신과학 총서 35

희망, 웃음과 치료

노먼 커즌즈 지음
이 정 식 옮김

(주) 범양사 출판부

HEAD FIRST : THE BIOLOGY OF HOFE

Copyright ⓒ 1989 by Norman Cousins

The Korean translation rights arranges with Dutton, an imprint of New American Library, a division of Penguin Books USA Inc. through DRT International, Seoul

Korean edition Copyright ⓒ 1992 by Publishing Department, a division of Pumyang Co., Ltd.

Head First
the Biology of Hope

NORMAN COUSINS

이 책을
저의 단순한 호기심을 과학적 연구로 발전시켜 주신
셔먼 멜린코프 학장,
그리고
자신의 꿈을 다른 사람들이 꿀 수 있는 꿈으로 바꾼
조언 크로크 부인에게
바칩니다.

죽음을 눈앞에 두고 소크라테스는 그가 진 빚을 기억해 냈다. 그는 "나는 아스클레피오스(Asklepios)에게 닭 한 마리를 빚졌다"라고 말했는데 이는 환자가 치료를 받으면 의술의 신에게 공양하는 희랍의 의식을 언급한 것이다.

아스클레피오스의 라틴어는 아에스큘라피우스(Aesculapius)이다. 자신의 생애를 의술을 베푸는 데 바치는 사람들을 아에스큘라피언(Aesculapian)이라고 부른다. 본서는 아에스큘라피언과 함께 보낸 본인의 10년 동안의 세월을 인정해 줄 것이다.

차 례

머리말 ——————————————————— 9

1. 신념의 탄생 ————————————————— 15
2. 환자와의 만남 ———————————————— 40
3. 의과대 학생들에게 배운 교훈 ————————— 48
4. 의사와 환자와의 관계 ———————————— 69
5. 인간 뇌의 무한한 불가사의(AIDS에 미치는 영향) — 102
6. 부정은 '노(NO)', 거부는 '예스(YES)' —————— 113
7. 부질없는 기대와 부질없는 불안 ———————— 136
8. 질병과 죄책감 ———————————————— 144
9. 의사의 손이 미치지 않는 문제들 ———————— 155
10. 질병과 웃음과의 관계 ———————————— 170
11. 의료 과오 ————————————————— 206
12. 메즈머(MESMER), 최면술 및 정신력 —————— 224
13. 파이어 워킹(FIRE WALKING) ————————— 238
14. 문학 속의 의사 ——————————————— 245
15. 특별 연구 위원회의 발족 —————————— 258
16. 수세에 몰리다 ——————————————— 275
17. 승리 없는 성공 ——————————————— 289
18. 신념이 생물학적 작용을 일으킨다 ——————— 298
19. 기능 연령 ————————————————— 314
20. 도전자 단체 ———————————————— 321

21. 신념의 부활 —————————————— 339
22. 최종 보고서 —————————————— 342
23. 의학 관련 포트폴리오 ————————— 359

용어 해설 ———————————————— 393
참고 자료 ———————————————— 403
참고 문헌 ———————————————— 430
찾아보기 ———————————————— 434
옮기고 나서 / 이정식 ——————————— 459

머리말

이 책이 출판되기까지 여러모로 도움을 주었던 모든 사람들에게 진 빚을 **감사하다**라는 말 한마디로 갚는다면 그것은 너무 성의가 없고 소극적인 태도일 것이다. 이 책이 출판되기까지의 모든 과정——조사, 연구, 조회, 사실의 확인, 편집 등——과 이 책에 언급돼 있는 견해에 관해서는 아래와 같은 많은 분들로부터 중요한 충고와 협조를 받았다.

UCLA 의과 대학의 셔먼 멜린코프(Sherman M. Mellinkoff) 학장과 그의 후임자인 케네스 샤인(Kenneth I. Shine) 박사, 정신 의학 및 행동 과학과의 학과장인 졸리언 웨스트(Jolyon West) 박사, 해부학 교수이며 전 UCLA 뇌 연구소 소장인 카민 클레멘트(Carmine Clemente) 박사, 샌프란시스코 캘리포니아 대학 정신 의학과 부교수인 조지 솔러먼 박사 등은 귀중한 비평을 해주었다. 또한 편집을 맡은 진 앤더슨(Jean Anderson) 양은 워드 프로세서로 초고를 수십 번씩이나 교정하면서 최종 원고가 탈고될 때까지 수고를 아끼지 않았다. UCLA 정신 신경 면역학 특별 연구 위원회의 관리 책임자 핑 호(Ping Ho) 씨는 이 책에 기술된 연구 보고서들을 정리하고 용어 해설, 명예스러운 인물 및 참조 부분에 대한 앤더슨 양의 편집을 지도했다. 재닛 토머스(Janet Thomas)는 연구에 필요한 수많은 자료를 입수해서 사용하기 쉽도록 도와주었다. 에블린 실버즈(Evelyn Silvers) 박사와 도리 루이스(Dori Lewis)는 정성스럽게 원고를 한줄한줄 꼼꼼히 교정 보았으며 현실적인 충고도 해주었다. 나의 오랜 지기인 줄리언 바흐(Julian Bach)는 이 책의 목적과 관계자의 의견을 분명히 밝히려는 나의 의사에 따라 전문 편집인으로서 경험을 충분히 살려 편집에 협조해 주었다.

독립적이고 특별한 부분은 더튼(Dutton, E. P.) 출판사의 편집장인 조이스 엥겔슨(Joyce Engelson) 씨가 수고를 해주었는데, 그는 이 책을 제작하기 위해 뛰어난 편집 기술을 구사했으며 초고의 집필이 계속되도록 믿을 수 없을 정도의 인내심으로 나를 이끌어 주었다.

다시 한 번 나를 성심껏 도와준 모든 사람들에게 깊은 사의를 표한다. 분명히 말해 두지만, 이 책에서 나타나는 어떠한 결함, 미비점, 오류, 부적절함 등은 전적으로 나에게 책임이 있다.

이 책을 조언 크로크 부인에게 봉헌하는 것은 UCLA 의과 대학의 정신 신경 면역학 관련 계획을 수립하는 데에 그녀가 지대한 공헌을 했기 때문이다.

이 책을 읽는 독자 여러분께 : 본문에 일일이 주를 달아 번거롭게 하는 것을 피하기 위해 이 책의 말미에 참조란을 설정하고, 각 장마다, 본문에 나오는 연구 보고서, 논문, 기사, 서적 및 기타 참고 자료 등의 출처를 밝혔다.

이 책에 사용된 의학 용어는, 그 부분의 문맥으로 대강 이해할 수 있을 것으로 생각하지만, 이 책의 말미에 용어 해설란을 따로 설정해 자세히 설명했다. 그러한 학술 용어에 대한 해설이 독자들의 이해를 돕는 데 필요할 것이며 관련 의학 서적이나 기타 학술 서적의 도움을 받지 않더라도 그 요점을 이해할 수 있을 것이다.

이 책에서 정신과 신체와의 관계에 대한 이론이나 연구의 역사를 서술하려는 의도는 없다. 그러나 23장 의료 관련 포트폴리오의 '명예스러운 인물' 부분에서는 과거 수십 세기에 걸쳐 신체와 정신과의 상호 작용을 한다는 사실을 알고 있었던, 상당수에 이르는 의학자와 사상가들을 소개했다. 물론 이 부분에 열거돼 있는 인물들 이외에도 위와 같은 생각을 했던 인물들은 수없이 많다. 현재에도 정신 신경 면역학의 연구 분야에 중요한 기여를 하고 있는 사람들이 매달 새롭게 나타나고 있다.

본문이나 '영광스러운 인물' 부분에 어느 인물에 대한 소개가 빠졌다고 해서 그 사람의 업적을 과소 평가해서는 안 될 것이다.

희망, 웃음과 치료

1

신념의 탄생

무대는 로스앤젤레스에 있는 캘리포니아 대학의 종합 보건 과학 연구소의 한 연구실. 의자에 앉아 있는 사람은 직업 여배우다. 그녀는 지금 의학 연구자의 이야기를 주의 깊게 듣고 있는 중이다.

"당신이 브로드웨이 연극 무대에서 처음 연기할 때를 상상하십시오" 라고 연구자가 그녀에게 말하고 있다. "당신은 주역을 맡았습니다. 당신은 지난 모든 세월을 이 순간을 위해 연습해 왔으며 또한 모든 희망을 바로 이 순간에 걸고 있었습니다. 이제 당신은 이 연기를 훌륭히 해내기 위해 당신의 모든 재능과 정력을 쏟고 있습니다. 당신과 당신의 동료 배우가 지금까지 노력해 온 모든 것의 성공 여부는 이제 《뉴욕 타임스 *The New York Times*》의 연극 평론가의 평가에 좌우될 것입니다. 연극이 끝난 후, 당신은 그 평가를 고대하면서 사르디 식당에서 제작자, 감독 그리고 동료 배우들과 함께 앉아 있습니다."

"이 기다림의 순간은 마치 당신의 평생처럼 느껴질 것입니다. 그때 몇 사람이 《뉴욕 타임스》 조간판을 흔들면서 식당 안으로 뛰어들어옵니다. 제작자는 신문을 재빨리 펼쳐서 연극 평론란에 시선을 집중시키고 기사를 크게 읽기 시작합니다. 연극은 대성공을 거두었고 연극 평론가는 장기 흥행을 예상하고 있습니다. 그는 당신의 연기를 그가 본 최고의 것 중의 하나로서 극찬하고 있습니다. 이제 당신은 어떤 느낌이 듭니까? 이제 무엇을 하겠습니까? 또 무슨 말을 하겠습니까? 지금 당신이 사르디 식당에서 모든 사람의 경탄의 시선을 온몸에 받고 있는 것처럼 행동해 보십시요."

그러자 이 젊은 여배우는 몸을 의자 뒤로 한껏 젖혔다. 그녀는 양손을 얼굴에 갖다대면서 입을 벌리고 눈을 크게 떴다. 곧이어 함박 웃음이 터져 나왔다. 그리고 로켓 연료가 그녀를 추진하고 있는 듯이 자리를 박차고 뛰어올랐다.

"아아!" 그녀는 소리쳤다. 그것은 의기 양양한 탄성이었다. 최초의 평가를 사르디 식당에서 고대하고 있었던 브로드웨이의 초일 공연 관람자들은 손쉽게 그녀를 알아보았다.

"믿을 수 없어요. 도저히 믿을 수 없어요!" 그녀는 외쳤다. "정말 우리 모두에게 행운이 찾아왔군요."

그녀는 기쁨을 참을 수 없어 동료들을 껴안고 키스하는 듯한 몸짓을 했다.

이때, 연구자가 그녀의 팔에서 혈액 샘플을 채취했다. 그리고 혈압도 측정했다. 물론 피부 변화와 다른 신체 조직의 변화도 전류 기록기로 측정했다.

이 실험의 목적은 긍정적인 정서──특히 행복감──가 면역 체계를 항진시키고 긍정적인 생리적 효과를 유발한다는 것을 확인하기 위한 것이다.

이런 특수 실험은 뇌, 내분비계 및 면역 체계와의 상호 작용을 연구하는 새로운 의학 학파인 정신 신경 면역학(Psychoneuroimmunology)에 대한

UCLA 계획의 일환으로 이루어졌으며, 본 계획을 수행하고 있는 UCLA 담당 연구 팀도 상기 학파와 같은 몇 안 되는 연구 단체 중의 하나다. 이 단체는 정서(emotion)가 인체에 영향을 미치는 방법을 조사 연구하기 위해 결성됐다. 이 연구의 또 다른 목적 중의 하나는 중병과 투쟁하고 있는 환자의 태도(원문에서는 attitude로 표기됐음. 이 말에는 사물에 대한 몸가짐, 마음가짐, 정신적 자세 등 포괄적인 의미가 있다=역주)의 역할에 관한 것이었다.

어떤 의미에서, 담당 연구 팀의 결성과 배우의 정서가 야기하는 생리적 효과에 대한 고찰이 포함된 연구 계획은 나를 10년 전에 이곳 UCLA로 찾아오게 한 어떤 끈질긴 신념과 관계가 있다고 볼 수 있다. 이 신념은 입증될 필요가 있었으며 적어도 그것을 만들어 내는 데에 도움을 주어야 했다. 그 신념은 바로 인간의 뇌는 인간이 질병과 대적할 때에 그 상황을 개선시킬 수 있다는 것이다. 인간의 뇌가 증오, 불안, 공포, 분노, 절망, 우울, 격분 및 좌절 등과 같은 부정적 정서 상태에 처해 있을 때에 인체에 강력한 화학적 변화를 야기시키고 질병을 더욱 악화시킨다는 연구 보고서는 수없이 많다. 그러나 삶의 목적, 결단, 사랑, 희망, 신념, 생에 대한 의욕, 환희 등과 같은 긍정적 정서 역시 인간의 생리적 상태에 영향을 미친다는, 위와 대등한 증거 자료는 일찍이 없었다. 우리가 자신을 병들게 할 수 있는 능력을 가지고 있다는 것은 주지의 사실이다. 그렇다면 우리를 호전시키는 능력에 대해서는 어떨까? 긍정적 태도가 실제로 내분비계와 면역 체계의 치유력을 활성화시키는 데에 도움을 준다는 것을 증명할 수 있을까? 중병을 치유하는 데 있어서 이런 것들이 어떤 관련이 있을까?

물론 이런 질문들에 대한 답은 처음부터 존재하지 않았다. 의학의 아버지인 히포크라테스는 의술을 배우는 학생들은 질병의 원인인 동시에 회복의 요소가 되는 데에 기여하는 정서에 대해 충분히 고려할 것을 주장했다. 아리스토텔레스도 건강과 질병에 있어서의 정서의 역할에 대해서 강조했다. 우리는 인류의 역사를 통해 의사들이 질병과 싸우고 있는 환자의 살려는 의지의 중요성에 대해 강조해 왔다는 것을 알고 있다. 그러나 여기에 결여돼 있는 것은 이런 긍정적 정서가 미치고 있는 생리적 효과에 대한 정확한 지식이었다. 희망이나 의지 같은 정서가 실제로 인체에 생리적 변화를 가져오게 한다면 그것의 정확한 구조(mechanism)와 방법은 과연 무엇일까?

나는 이런 추구를 밑바탕에 깔고 있는 이론이나 가정이 의학계의 전반적인 경향에 적합하지 않다는 경고를 받았다.

"의사들은 자신들을 과학자로 간주하고 있으며 또한 그들 중 대부분은 의지력이나 태도가 중병을 회복시키는 데에 도움을 준다는 소견을 비과학적이라고 믿고 있습니다." 이것이 프랭클린 머피(Franklin Murphy) 박사가 내게 들려준 이야기이다. 자신도 의사인 머피 박사는 전에 UCLA 총장을 역임했던 사람이다.

그는 계속해서 다음과 같이 말했다. "나는 이 문제에 관한 귀하의 기사를 읽은 의사에게 말해 주고 있습니다. 솔직히 말해서, 그들 중 몇몇 사람은 당신을 현실과 동떨어진 사람으로 생각하고 있습니다. 다행스럽게도 환자가 치료를 받아서가 아니라 자기 자신 내부의 강력한 삶의 의지로 중병을 이겨내고 살아난 환자를 목격한 의사들도 있습니다. 이러한 의사들은 아직까지는 소수에 불과합니다. 귀하는 동조자 없이는 정서와 태도가 인체의 화학적 성질(또는 화학 반응)에 영향을 미칠 수 있다는 신념을 가질 수 없을 것입니다."

의학계에서의 이런 단체의 전망은 고무적이다. 그러나 여기에서 잠시 내 개인적인 이야기를 하고자 한다. 1978년까지 나는 나의 직업 생활의 거의 모든 시간을 저술과 편집에 바쳤으며 그 막간에 잠시 교단에 서거나 정부에서 일을 해 왔다. 나는 의학과 질병의 치유 체계에 깊은 관심을 가지고 있었는데 이것은 1940년부터 1971년까지 내가 편집장으로 근무했던 《새터디이 리뷰 Saturday Review》지에 때때로 특별 기고란의 기사로

1. 신념의 탄생 19

반영됐다. 또한 나는 내 자신의 신체가 하나의 시험대가 되는 계기도 가졌는데 그것은 내가 중병에 걸리고도 완치됐던 경험이다. 그리고 《뉴잉글랜드 의학지 New England Journal of Medicine》의 편집장인 프란츠 잉겔핑거(Franz Ingelfinger)가 이런 사례 중의 하나에 관해 잡지에 기사로 투고해 달라는 부탁을 하면서 나를 격려해 주었다. 그 기사——아마 단순한 하나의 요인 이상의 것이다——는 나에게 여러 의학 센터의 학생들과 교수들을 만나게 하는 계기를 만들어 주었다. 그것은 또한 내가 의학계에 관심을 갖게 하는 계기도 만들어 주었다.

여러 위원회에서의 동료 위원으로 함께 일했던 머피 박사가 나를 UCLA로 향하게 했던 것이다. 그는 내게 신념을 추구할 결심을 했다면 그렇게 할 수 있는 좋은 곳이 바로 UCLA라고 말했다. 그는 또한 UCLA 의과 대학이 인간적인 의학 교육에 관심을 갖고 있음은 물론이고 이에 대해 광범위하게 조사 연구할 능력이 있음을 말해 주었다. 그는 지난 20년 동안에 UCLA 의과 대학이 규모와 수준에서 괄목할 만한 성장을 해 왔다고 설명했다. 전국 6대 의과 대학으로 올라서기까지 UCLA 의과 대학은 해마다 국내에서 지위가 상승됐다. 머피 박사는 이렇게 인정받기까지에는 셔먼 멜린코프(Sherman Mellinkoff) 학장의 공이 컸다고 말하고 있다.

이와 병행해서, 전에 프랑스령 적도 아프리카(현재는 서가봉)의 람바레네(Lambaréné)에 있는 알베르트 슈바이처 병원에서 본 적이 있고 《새터디이 리뷰》지에 의해 조직된 해외 의료 사업단에 참여했던, 로스앤젤레스의 오마르 파리드(Omar Fareed) 박사도 UCLA와의 접촉 가능성을 타진해 볼 것을 권했다. 우리가 뉴욕에 소재하는 컬럼비아(Columbia) 내과 및 외과 의학 대학의 초청 문제에 대해 의논하고 있을 때, 오마르 박사도 UCLA의 유리한 점을 지적해 준 머피 박사의 충고를 따르는 것이 좋다고 동감했다.

그리고 또 다른 가능성이 버나드 타워즈(Bernard Towers) 박사에 의해 제시됐는데 그는 몇 년 전에 UCLA로 초빙된, 저명한 영국 의사이며 철학자이며 의과 대학에서 사회와 인간의 가치라는 주제의 공개 토론회를 주재한 경험도 있었다. 나의 최초의 UCLA 방문은 1978년 초에 이루어졌는데 이것은 그 토론회에 참석해서 발언해 달라는 그의 초청에 대한 응답인 셈이었다. 주제는 최근에 내가 《새터디이 리뷰》지에 기고한 '위약(僞藥)의 효험'이었다. 멜린코프 학장도 여기에 참석하기로 예정돼 있었다. 이는 정말 뜻밖의 초청이었으므로 나는 흔쾌히 수락했다.

내가 의과 대학의 초청을 받아 그곳에 머무르고 있는 동안에 잠시 멜린코프 박사와 이야기를 나눌 기회가 있었다. 그는 무려 사반세기 동안이나 UCLA에 재직하고 있었다. 그는 위장관학(gastroenterology) 학자로서 성장했으며 존스 홉킨스 의과 대학에서 교육을 받았다. 의사이고 교육자이며 동시에 의학 철학자로서의 그의 능력은 날로 그 명성을 더하게 했다. 그는 UCLA 의과 대학의 조교수로 출발해서 마침내 스태포드 워렌(Stafford Warren) 박사의 뒤를 이어 학장의 자리에 앉은 사람이다.

멜린코프 박사의 사무실에 들어가고 나서 얼마 후에 나는 왜 머피 박사가 그 사람에 대해 극찬하고 있는지 이해할 수 있게 됐다. 나는 멜린코프 박사가 윌리엄 오슬러(William Osler) 경과 교분을 맺고 있으며, 그가 위대한 정통적인 철학자인 동시에 교수이며 실천가라는 것을 한눈에 알 수 있었다. 멜린코프 박사의 관심은 질병이 아니라 건강에, 질병의 치료가 아니라 예방에, 병원균의 규명이 아니라 그것들이 지배할 수 있는 환경에 관한 지식에 있었다. 최종적으로는 환자들에게 자신감을 심어 줄 수 있고 또한 신뢰감을 줄 수 있는 의사와의 어떤 친밀한 관계를 발전시키는 데에 지대한 관심이 있다는 것을 알았다.

멜린코프 박사는 나를 의과 대학과 대학 캠퍼스로 안내했다. 나는 UCLA 대학이 세계적인 학문과 문화의 교차로로써 점차 명성을 얻고 있음을 깨달았다. 세계 각 대륙에서 모인 학부 학생과 교수들은 대학 구성인원의 중요한 부분을 이루고 있었다. 나는 UCLA가 국제적인 풍취와

문화적 효소로 인해 한 세기의 전환점에서 하이델베르크(Heidelberg) 대학과 제휴하고 있는 교육의 중심부라는 것을 느꼈다. 의과 대학 자체만의 넓은 부지를 보고 넋을 잃을 정도였는데 그것은 수많은 학과와 연구소 및 병원을 수용하고 있었으며 그 길이도 20마일 이상이었다. 나는 UCLA의 보건 연구소가 미국방성 서쪽 건물들보다 더 많은 부지 면적을 차지하고 있다는 이야기를 듣고는 그 규모에 아연실색할 수밖에 없었다.

학장과의 최초의 회동에서 나는 잘 훈련받은 의사보다 잘 교육받은 의사의 필요성에 관해 이야기를 나눴다. 또한 우리는 의사들이 문학계에 어떻게 이해되고 있는지 그리고 어떤 과목이 교과 과정에 포함돼 있는지 등 상호 관심사에 대해서도 이야기를 나눴다. 멜린코프 박사는 정신 의학 및 생물 행동 과학(Biobehavioral Sciences)과의 학과장인 졸리언 웨스트(L. Jolyon West) 박사를 비롯해서 의과 대학의 다른 교직원들도 만나 보기를 적극 권했다. 마침 웨스트 박사는 미 동부 지역에서 강연중이었는데 수일내에 귀교할 예정이었다. 사실, 나는 웨스트 박사를 몇 개월 전에 미국 정신 의학회가 주최하는 한 회합에서 만난 적이 있었는데 당시 우리는 함께 동일한 위원회에 소속돼 있었다. 나는 그를 대단히 정력적이고 철학적인 깊이가 있는 사람으로 기억하고 있으며 또한 그가 학장에게 나를 특별 연사로서 자기 학과의 교수들과 함께 일하기 위해 초청해 달라고 제안했다는 이야기를 듣고 기쁜 마음이 들었다. 그리고 멜린코프 박사는 이 제안을 강력히 지지했던 것이다.

나는 내 인생에 중대한 변화가 일어나기를 고대하면서 뉴욕의 사무실로 돌아왔다. 전술한 바와 같이, 나는 내 직장 생활의 대부분을 《새터디이 리뷰》지에서 보냈다. 정부의 해외 사업 때문에 잠시 잡지사를 떠날 때가 가끔 있었을 뿐이다. 어쨌든 내 지난 인생의 주요 부분은 다른 상황을 상상하기조차 어려울 정도로 오랫동안 《새터디이 리뷰》지와 함께 성장해 온 것이다. 직장은 뉴욕에 있었지만 대부분의 생애는 코네티컷 (Connecticut) 주에서 보냈다. 62세란 나이에 대륙의 반대쪽 끝에서 새로운 인생을 시작할 수 있다고 믿는 나는 과연 어리석은 낙관주의자일까? 아내인 엘런(Ellen, 공식적으로는 Eleanor, 그러나 가까운 사람들은 그냥 Ellen이라고 부른다)은 유타(Utah) 주에서 태어났으며 소녀 시절을 샌프란시스코에서 보냈다. 그녀는 내가 이사라는 도전을 즐거이 받아들일 수 있도록 격려까지 해줬다——늘 그랬던 것처럼.

내가 UCLA를 방문하고 뉴욕에 돌아온 지 얼마 후 멜린코프 박사로부터 한 통의 편지를 받았다. 그 편지는 내가 정신 의학 및 생물 행동 학과의 요원으로서 의과 대학에 참여하기 위한 초빙이 학과 교수들의 투표로 결정됐으며 웨스트 박사가 내가 할 일에 대해 상의하고자 나를 만나고 싶어한다는 내용이었다. 그날 아침, 나는 코네티컷 주의 뉴카나안에 소재하는 부동산 중개업소에 전화를 걸어 우리 집을 매각하도록 부탁했다. "우리는 팔기로 결심했습니다"라고 말하는 것은 한 곳에서 생애의 대부분을 보낸 사람에게는 정말 괴로운 일이었다.

엘런과 나는 코네티컷 주에 있는 우리 집과 땅을 큰 자랑으로 여기고 있었다. 여기에서 나의 네 딸이 태어나 자랐고 수천 권의 장서와 수많은 개인 서류를 쌓아 놓을 수 있는 충분한 공간이 있었다. 엘런은 생명체가 자라는 것을 보기 원했고 또한 그것들을 위한 땅도 많이 가졌는데, 실제로 거의 끼니 때마다 대여섯 가지 야채가 식탁에 오르는 유리한 점도 있었다. 내 딸들은 성장에 아무 방해도 받지 않고 이웃 친구들과 집 안 팎으로 즐겁게 뛰어 놀 수 있었다.

내가 부동산 중개업소에게 전화를 걸기 바로 직전까지 뿌리까지 뽑아 내야 하는 이런 결정은 비현실적이라고 생각했지만 이미 문지방은 넘어섰다. 단순한 하나의 거주지가 아니라 우리 삶의 일부분이 된 집이 어느 날 갑자기 남에게 넘겨줘야 할 하나의 상품이 된 것이다. 여러 가지 물건이 들어가야 할, 수많은 포장 상자를 보니 이런 결심이 비로소 고통스럽고 현실적인 것이 되고 말았다.

엘런과 나는 캘리포니아 남부에서는 집값은 고사하고 집 자체도 구하기 어렵다는 소문을 듣고 있었다. 어쨌든 우리는 어떤 점에서 보면 다행스러웠다. 우리가 25년 전에 코네티컷 주에 있는 이 집으로 이사 올 때만 해도 적당한 땅을 확보할 수 있었다. 당시만 해도 토지는 상대적으로 저가였는데 그 가격은 해마다 급격히 올라, 이제 우리는 로스앤젤레스 서쪽에 있는, UCLA 캠퍼스에서 그다지 멀지 않은 곳에 집을 구하기 위해 뭔가 하지 않으면 안 되었다.

엘런과 나는 캘리포니아에서 집을 구하기 위해서 일주일 동안 대강 계획을 세웠다. 그러나 그것은 단 몇 분만에 해결됐다. 파리드 박사를 통해 이 지방의 유수한 부동산업자인 잭 후프를 알게 된 것이다. 그의 테니스 코트는 웨스트 코스트 스타디움과 사회국 외곽에 위치하고 있었으며 몇 안 되는 최고의 테니스 부지였다. 해를 넘겨 내가 로스앤젤레스를 방문했을 때, 나는 잭 후프가 정규 회원으로 있는 오마르 코트에서 테니스를 칠 행운을 가졌다. 그래서 우리의 집 구하기 여행은 당연히 잭에게 떠넘겨졌다. 잭은 우리의 요구 사항을 주의 깊게 듣고 난 후에 우리를 자기 차에 태우고, '도시'쪽과 '계곡'쪽을 분할하고 있는, 아주 위험하기 짝이 없는 분수령인, 저 유명한 멀홀랜드 드라이브(Mulholland Drive) 코스로 차를 몰고 올라갔다.

나 같은 동부 출신은 로스앤젤레스를 아주 넓게 뻗어나간 도회지, 무수한 고속 도로와 '무료 고속 도로'가 벌집처럼 교차하는 평면적 도시로, 그리고 공식적으로 알려진 바와 같이, 수백만 명의 사람들이 서로 타고 올라가려고 숨을 헐떡이는 도시로 생각하고 있었다. 나는 이렇게 앞으로 탁 터진 전경, 울창한 수풀로 뒤덮인 계곡과 준령들, 도시 지역 내에 있는 거대한 자연 보호 구역, 뉴욕 센트럴 파크의 두 배 크기인 공원 시설 구역, 뉴 카나안과 거의 같은 거주 구역을 이렇게 보리라고는 생각지도 않았다. 잭 후프는 우리를 UCLA에서 그다지 멀지 않은 콜드 워터(Coldwater) 협곡 상부 지역 바로 옆에 그리고 멀홀랜드 산맥 가까이 있는 어느 한 집으로 안내했다. 우리는 뒤쪽에 있는 테라스에 서서 20

마일이나 아무 장애물 없이 펼쳐진 전경과 그 넘어 멀리 솟아 있는 연봉들을 바라보고 있었다. 머리 위로는 세 마리의 붉은꼬리매들이 위풍당당하게 날고 있었다. 집 한 채 없이 급경사지고 녹색으로 뒤덮힌 왼쪽 산허리 옆에 펼쳐져 있는 평지는 이 나라에서 두번째로 큰 도시의 거주지역이라기보다는 차라리 애디론댁(Adirondacks ; 미국 뉴욕 주 북동부에 소재하는 애팔래치아 산맥의 일부=역주)을 연상케 했다.

로스앤젤레스가 밀집 지역이 아닐까 하는 염려는 금세 사라졌다. 악명 높은 로스앤젤레스 스모그는 과연 어떨까? 우리는 로스앤젤레스의 스모그가 주로 시의 동부와 남부 지역에만 영향을 미친다고 들었다. 그러나 시의 서부 지역의 스모그는 태평양으로 발산된다. 잭 후프는 우리에게 서늘한 산들바람이 부는 서북향 가옥을 한 채 보여 주었다. 대부분의 방들이 서향이고 커다란 유리문이 나 있었다.

이방 저방을 돌아다니면서 엘런의 눈은 시시각각 커져 갔다. 그녀가 부엌 중앙에 훌륭한 조리대와 넓은 찬장 그리고 드넓은 공간이 있는 커다란 현대식 부엌을 살필 때 나는 우리가 살 새집을 구했다는 것을 느꼈다. 집값도 적절한 것 같았고 더구나 코네티컷의 부동산을 매각한 대금의 범위 안이었다. 우리는 그 자리에서 살 값을 제시했다. 아마 우리가 이 집 안으로 들어 온 지 5, 6분이나 지났을까? 우리의 제안은 수락됐다. 잭 후프는 후에 우리가 집을 구입하는 속도에서 기록을 수립했다고 말해 주었다.

《블랜딩, 꿈의 집을 짓다 Mr. Blandings Builds His Dream House》의 저자인 에릭 홋긴즈(Eric Hodgins)는 부동산 구입자는, 집을 아무리 잘 조사하고 구입했더라도 나중에 뜻밖의 결과에 대해 놀라게 될 것에 대비해야 할 것이라고 경고하고 있다. 콜드 워터 협곡의 상부 가까이에 위치한 이 집을 구입한 후에 엘런과 나도 수없이 놀랐지만 그것은 모두 즐거운 것이었다. 우리는 가옥이 튼튼하게 지어졌고 대형 유리문과 유리창, 높은 천장 그리고 균형잡힌 방의 배치에 대해 만족했다. 또한

1. 신념의 탄생 25

우리는 큼직한 방들과 그림을 걸기에 충분한 공간도 마음에 들었다.
 특히 우리가 조류 보호 구역에 살고 있다는 느낌이 들어 기분이 흡족했다. 벌새들이 테라스 위에 피어 있는 히비스커스(hibiscus ; 무궁화 속의 식물=역주)에 모여들었다. 힘센 어치들이 언제나 모이통을 독점하고 있지만 연약한 피리새(참새과의 작은 새=역주)들도 공존의 기술을 구사하며 모이통 옆에 엎질러진 모이를 찾아오곤 했다. 비둘기들도 많이 날아와 지붕의 낙수 홈통 위에 앉아 다른 새들이 날아다니는 광경을 바라보고 있다. 한 무리의 부엉이 가족이 집과 뜰을 가리고 있는 소나무 꼭대기에 둥지를 틀기도 했다. 우리는 또한 메추리 가족이 날마다 여기를 방문하는 것을 환영했는데 이들은 우리의 존재를 알아차리지 못한 듯, 담쟁이 덩굴의 우거진 잎새들, 선인장, 얼음나무, 오렌지나무와 레몬나무, 바나나나무 및 들꽃 사이를 누비고 다녔다. 때때로 사람이 살지 않는 로키 산록의 남쪽 숲 사이로 사슴들이 뛰어다니는 것도 목격됐다. 코요테(Coyote ; 북미의 대초원에 사는 늑대=역주)들도 정기적으로 방문했는데 주로 목요일 밤의 정기 쓰레기 수거 때에 우리가 음식 찌꺼기를 내다 버리고 난 후에 야음을 틈타 찾아오곤 했다. 쓰레기를 수거하기 위해 시 당국은 수거 일자를 다르게 정했지만 코요테들은 용케도 이 스케줄과 시간을 잘 알고 때를 맞춰 야습하는 것이었다.
 UCLA를 찾은 첫날에 나는 체격도 거인이지만 지적인 면에서도 거인인 웨스트 박사를 만났다. 그는 오클라호마(Oklahoma) 대학에서 UCLA로 왔는데 그곳에서는 정신 의학과의 학과장을 역임했다. 그는 국내의 저명한 교수와 연구원을 UCLA에 초빙함으로써 학과 규모를 크게 확장시켰는데 그 중에는 예일 대학의 정신 의학 과장을 역임한 프리츠 레들리히(Fritz Redlich) 박사, 매사추세츠 주의 정신 보건국 정신 의학 과장을 역임한 밀턴 그린블랫(Milton greenblatt) 박사, 전에 토론회의 초청으로 나를 로스앤젤레스로 초청해 준 버나드 타워즈 박사, 정신과 육체에 관한 연구의 선구자이며 《정신 생물학 Psychobiology》의 저자인 허버트 와이너(Herbert

Weiner) 박사, 노인 정신 의학(geriatric psychiatry) 및 정신 약학(psychopharmacology)의 세계적 권위자인 리시(Lissy) 박사와 머리 야빅(Murray Jarvik) 박사, 시카고(Chicago) 대학의 전(前) 정신 의학 과장인 대니얼 프리드먼(Daniel X. Freedman) 박사, 현재 UCLA에서 생물 정신 의학(Biological Psychiatry) 교수인 저드슨 브라운(Judson Braun), 알코올 연구 센터의 이사인 어니스트 노블(Ernest P. Noble) 박사, UCLA의 신경 정신 의학 연구소에서 알코올 연구를 하고 있는 파이크(Pike) 교수 등 다수가 재직하고 있다.

웨스트 박사는 또한 이 학과를 "정신 의학 및 생물 행동 과학"이라고 부르고 있는데 이것은 육체, 정신 및 사회가 상호 작용을 하고 있다는 그의 확신을 반영한 것이다. 그는 육체적 혹은 정신적 질환이 여러 가지 원인으로 인해 일어나는 결과라고 이해하고 있다. 그것에는 위장은 물론, 정신에 영향을 미치는 것으로 가족, 친구 및 외부 세계와의 관계 그리고 야망, 희망 및 공포 등이 있다고 한다. 의학은 언제나 이 모든 세력을 극복하거나 개선시킬 수 있어야 하며 최소한 그 존재를 인식할 수 있어야 하며 어느 특정 개인에게 미치는 전반적인 영향을 평가하려는 시도를 해야 한다는 것이다. 간단히 말해서, 웨스트 박사는 복잡성과 기계적인 진단을 회피할 필요성과 인간에게만 있는, 다양한 질병의 원인에 대한 치료법을 역설하고 있다. 그가 지도하고 있는 UCLA의 신경 정신 의학 연구소의 요원들은 인류학에서 동물학에 이르기까지 약 30여 개의 학문을 대표하는 사람들이며 200개의 병상이 있는 신경 정신 의학 병원은 모든 연령층에 걸쳐, 모든 유형의 신경증 및 정신 질환자를 다루고 있다.

다음 이야기는 '즐거운(Jolly)' 웨스트의 자서전이다. 그는 전에 존 케네디(John F. Kennedy) 대통령을 암살한 잭 루비(Jack Ruby)를 조사했다. 루비가 투옥돼 있는 동안 졸리 웨스트는 그와 충분히 이야기를 나누었고, 그 후 그는 그 당시 가장 수수께끼 같은 성격 중의 하나인 잭 루비의 정신 상태와 인격에 대해 연구하기도 했다.

또한 웨스트 박사는 미국 신문업계의 대부 중의 한 사람의 딸인 패트리셔 허스트(Particia Hearst) 양의 상담자로 정부의 위촉을 받기도 했다. 그녀는 몇 명의 행원을 사살하고 돈을 강탈한 혐의로 구속돼 있었다. 그의 관심 분야는 그의 경험만큼 광범위했다. 그는 음악에도 해박한 지식을 갖고 있어 칼 융(Carl Jung)의 개념에 못지않게 라흐마니노프(Rachmaninoff)의 작곡에 대해서도 강연할 정도로 정통해 있다. 만일 그가 자택에서 음악회라도 연다면 거기에 참석한 사람은 국내의 유명한 현악 4중주나 모나 골라벡(Mona Golabek) 같은 세계적 피아니스트가 치는 피아노 연주를 들을 수 있을 것이다. 그는 또한 동물의 세계와 자연계에 대해 심오한 지식을 갖고 있어 자택에서 로런 아이즐리(Loren Eiseley)나 조지프 우드 크루츠(Joseph Wood Krutch)와 같은 작가들과 담소하고 있을 때가 많았을 것이다.

졸리 박사도 멜린코프 학장처럼 나에게 의과 대학과 일반적인 대학 생활에 대해 간단히 설명했다. 그는 현재 진행중인 연구 계획에 대해서도 언급했다. 그는 학부의 교직원들에게 나를 소개했다. 그는 또한 내가 테니스를 칠 수 있도록 배려했으며, 어떤 때는 자신이 직접 내 파트너 또는 상대가 돼 주기도 했는데 이것이야말로 정말 기쁜 일이었다. 졸리는 빨랐고 경쾌했다. 우리의 실력은 거의 비슷했다.

내가 학부에 들어온 지 얼마 되지 않아 멜린코프 학장은, 정서에 관한 생물학 일반 분야를 탐구한다는 목적하에 나에게 적합한 '싱크 탱크(think tank 두뇌 집단)'를 학부 교직원들 중에서 선발해서 소규모 연구 단체를 결성했다. 이 단체의 소장은 밀턴 그린블랫(Milton Greenblatt) 박사였는데 그는 전술한 바와 같이 매사추세츠 주 정신 위생국의 정신 의학 과장이었다. 그린블랫 박사는 정신 신체 의학(psychosomatic medicine) 분야에서 많은 경험을 쌓았다. 그리고 이런 인사 이동은 아주 바람직한 것이었다.

1년 이상, 보통 1주일마다 한 번씩 우리 싱크 탱크 요원들은 신경 정신 의학 연구소의 회의실에서 회합을 가졌다. 평상시의 구성 인원은 10명이었지만 우리는 수시로 토론에 상정될 주제에 관해 전문적인 지식과 기술을 가진 학부 요원들을 증원했다.

"치료법으로서 웃음에 관한 당신의 소견은 많은 반대에 부딪힐 것 같습니다." 이렇게 말하면서 그린블랫 박사는 그 뒤를 이어 말했다. "나는 당신의 소견이 오해를 받고 있으며 또한 당신이 웃음뿐만 아니라 모든 긍정적 정서에 대해서도 언급하고 있다는 것을 잘 알고 있습니다. 그렇지만 솔직하게 친구로서 한마디 해야겠습니다. 다름이 아니라, 여기 있는 내 동료들은 당신이 의학상 육감과 일화를 혼동하고 있다고 생각합니다. 그들은 당신의 긍정적 정서가 바람직하다는 소견에는 동조하지만 환자의 태도도 질병에 영향을 미칠 수 있다는 소견에 대한 확고한 과학적 증거를 찾아내지 못했다고 합니다. 나는 당신이 의사가 동정심이 많아야 하고 환자에게 많은 시간을 할애할 필요가 있다는 데에 상당한 중요성을 부여하고 있는 것으로 알고 있습니다. 그러나 많은 의사들이 환자의 태도와 질병 사이에 어떤 관련이 있다고 생각지 않는다는 것을 당신이 인식하는 것도 중요합니다. 그들은 현미경을 사용하고 확고 부동한 사실과 숫자를 다루고 있습니다. 그들은 당신이 작가와 편집자로서 이룩한 업적을 존중합니다. 그러나 당신은 지금 그들의 잔디밭 위에 서 있으며 그들의 규칙에 따라 경기하지 않으면 안 됩니다. 그렇게 하지 않으면 당신을 잘라낼 것입니다. 당신은 이 의과 대학에서는 비전문가에 불과하며 또한 당신의 이러한 취약점을 인식해야 할 것입니다."

나는 그린블랫 박사에게 내가 UCLA에 온 특별 목적은 그가 요구하는 바로 그런 증거들을 찾는 데에 있다고 설명했다. 나는 의사들이 엄격한 과학적 조사 연구에 전념하고 있다는 것을 잘 이해할 수 있기 때문에 그가 충고한 대로 그들의 규칙에 따라 행동하겠다고 말했다. 나는 내가 주관적 경험을 객관화시키고 이것을 과학적 증거와 결부시켜야 된다는 것을 알았다. 그렇지만 나의 그러한 증거의 존재에 대한 확신은 그것을 찾아내기 위한 결심보다 강했다. 그린블랫 박사의 조언에 따라 나는 내 동료들이 신뢰할 수 있는 연구 계획을 작성하기로 결심했다.

그린블랫의 우정어린 충고는 UCLA의 '치어(CHEER)' 계획의 최고 책임자인 찰스 클리먼(Charles Kleeman) 박사에 의해 강조됐는데 이 '치어'라는 말은 건강의 증진, 교육 및 연구 센터(Center for Health Enhancement, Education, and Research)의 머리 글자다. 세계 각국에서, 영양, 운동 및 스트레스 대처법 등을 포함한 새로운 삶의 양식을 계발하는 방법을 배우기 위해 많은 사람들이 '치어'로 모여들 것이다. '척(Chuck)' 클리먼은 그린블랫 박사의 경고성 지시 사항을 그대로 반영했다.

"의사들은 과학적으로 생각하도록 훈련을 받습니다." 그는 계속 말했다. "당신이 알고 있는 특수한 경우나 당신 자신의 경우에 대해서 말할 때에 의사들은 당신이 과학적이 아니라 일화적(逸話的)으로 이야기한다고 생각할 것입니다. 이것이 바로 당신이 생각하는 방법입니다."

그날 밤에 나는 편히 잠을 잘 수 없었다. 클리먼 박사, 그린블랫 박사 그리고 머피 박사의 우정어린 경고가 밤새 나의 뇌리를 떠나지 않았다. 나는 과연 전문의의 머리를 지배하고 있는 고정 관념에 대항해서 나의 신념을 계속 밀고 나가고 있었나? 태도와 감정이 실제로 생리적인 변화를 유발할 가능성이 많이 있더라도 역시 나는 여기에서 어리석은 짓을 하는 것이 아닐까? 그러나 실은 내 자신의 직접적인 경험과 이성은 나에게 "만일 부정적인 정서가 나쁜 쪽으로 생리적 변화를 일으킬 수 있다면 긍정적 정서는 좋은 쪽으로 영향을 미칠 것이다"라고 말하는 것이었다. 그렇지만 이런 변화가 과학적으로 입증되지 않았다는 현실을 무시할 수 없다. 만약 멜린코프 박사, 웨스트 박사 그리고 히치흐(Hitzig) 박사(내 개인 주치의)와 같은 의사들의 계속 밀고 나가라는 격려가 없었더라면 아마 나는 염려할 만큼 뻔뻔스럽지는 못했을 것이다. 그때 나는 내가 현재 활약하고 있는 의사들의 동조 없이는 그 신념을 견지할 수 없을 것이라는 머피 박사의 말이 생각났다.

나는 또한 '일화'의 위험에 대해 한마디해 준 클리먼 박사의 말이 생각났다. 나는, 일반적으로 말해서, 의사와 작가는 인생을 서로 다르게 보도록 교육받는다는 것을 깨달았다. 의사들은 일화에 대해 불안한 것이다. 의사들이 단순한 체험을 불신하거나 경멸하는 방법 중에 가장 빠르고 확실한 것은 그것에 일화라는 딱지를 붙이는 것이다.

의사들은 단순한 체험에 바탕을 두고 결론을 내리지 말고 다수의 실재적인 사례에 근거한 증거를 찾도록 교육받는다. 따라서 그들의 접근방법은 통계적이다.

그러나 작가들은 더 넓게 말할 수 있는 방법으로 일화를 찾는 것이며, 주의를 끄는 방법이 아니라 요점을 돋보이게 하는 방법을 사용한다. 일화나 개인적인 이야기는 작가의 자연스러운 언어이다. 의사와는 달리 작가는 통계를 피하려고 한다. 작가의 세계에서 통계는 영혼을 가릴 뿐이다. 모든 생명은 모든 숫자에 의해 침식당하고 있는 것이다. 의학 연구자에게 있어서 그것이 많은 사람들에게 일어나지 않는 한 아무것도 실재하지 않는 것이며, 작가에게 있어서는 그것이 한 개인에게 일어나지 않는 한 어떤 것도 실재하지 않는 것이다.

의학자는 그것이 반복해서 일어나지 않는 한 결론을 내리지 말라는 교육을 받으며, 일반적인 것에서 특수한 것을 추론한다. 작가는 기꺼이 한 인간의 경험에 관심을 쏟고 특수한 것에서 일반적인 것을 추론하며, 대중 속에서 그 시대의 전기적(傳記的)인 인물을 찾는다. 소설 속에서 거대한 인간 집합체의 경험은 몇몇 개인의 삶을 통해 묘사됨으로써만 현실이 되는 것이다. 사회의 여러 분야에 침투돼 있는 악이나 가혹한 시련은 그들의 개인적 삶에 미치는 충격을 통해서만 가장 잘 이해될 수 있는 것이며, 바로 독자들이 소설 속의 그들을 보고 있기 때문에 의의가 있는 것이다. 또한 현실은 바로 하나의 생명체가 다른 생명체와 맺고 있는 직접적인 관계를 통해서만 나타나는 것이다.

그러나 이 말은 작가와 과학자가 공통점을 전혀 갖고 있지 않다는 의미가 아니다. 이 양자는 모두 진실을 추구하고 있지만 그들은 단지 그것을 서로 다른 방법을 통해서 그리고 각각 다른 장소에서 추구하고 있을 뿐이다. 대체로 과학자들은 궁극적 진리가 언젠가 발견된다면 그것은 실험실 안에서이며, 또한 증명할 수 있으며, 계량화할 수 있으며, 실험할 수 있는 동시에 그 반대 실험도 할 수 있을 것으로 생각하고 있다. 그리고 이러한 견해를 비난할 생각은 조금도 없다. 어쨌든 작가는 궁극적인 진리──만약 그것이 자신을 내 보일 수 있다면──가 어떤 하나의 방정식에서 튀어나오는 것이 아니라 한 어린이가 찾아낸, 저 잃어버렸던 시 속에서 그 모습을 드러낼 것 같다는 좀 엉뚱한 생각을 하고 있는 것이다. 물론 그 진리를 실험할 수 없을 것이다. 동시에 실험이 필요하지도 않을 것이다.

서서히 나는 새로운 생활 환경에 적응해 갔고 또한 의학계의 용어와 방식을 배우기 시작했다. 개인적인 문제에 대해서는 원칙을 분명히 밝히려고 했지만 원칙을 꼭 증명하려고 하지는 않았다. 연구 활동을 하는 데 있어서도 나는 어떤 유용하고 새로운 방법을 받아들이기 전에 그것을 어떤 경우에 적용하는 것이 적절하다고 믿을 만한 증거를 먼저 찾았다. 동시에 나는 의사들이 일화에 대해 반감을 갖고 있음에도 불구하고 그들도 종종 개인적인 경험을 이용하고 있다는 것을 알았다. 그리고 사실 교수들도 학생들에게 교과서에서 배우는 것 이상으로 환자에게서도 많은 것을 배울 수 있다고 가르치고 있는 것이다.

나는 내가 작가로서의 어느 개인의 삶에 대한 호기심을 버릴 수 없다는 것을 안다. 그 이유는 바로 그 개인에게 무슨 일이 일어났는가를 아는 것이 중요한 것이 아니라 그것을 경험한 그 개인에 대해서 되도록 많이 아는 것이 중요하기 때문이다. 그리고 그 개인의 질병에 대해서처럼 그 개인의 삶과 욕구에 대해서 관심을 갖도록 하는 것이 필요한 것이다.

이제부터는 의학계와 관련된 나의 경험을 차례대로 기술하고자 한다. 내가 중병에 걸렸지만 그 후 완전히 회복됐다는 이야기를 포함해서 몇 가지 에피소드도 이야기하겠다. 우선, 내가 10세 되던 해에 결핵 요양소에 입원하게 됐다는 이야기부터 시작하겠다. 두번째는 내가 15세 때에 나타난 마비 증세에 대해서이다. 세번째는 내가 UCLA에 온 지 2년 후인 내 나이 65세 때에 일어난 심장 발작에 관련된 것이다. 이 모든 경우에서 나는 인간의 살려는 의지의 중요성을 깨달았던 것이다. 결핵 요양소에서는 청소년을 제외한 성인들은 명확히 두 집단으로 나눌 수 있었다. 즉, 현실주의자와 낙관주의자로 구분할 수 있었던 것이다. 사람들은 쉽사리 어느 한쪽에 속하게 되고 이것이 결국 그 사람의 인생에 결정적이고 중요한 요소로 작용하게 되는 것이다. '현실주의자'들은 20세기 처음 사반세기 동안 주요한 사망 원인의 하나로 생각됐던 결핵의 파괴성을 너무 잘 알고 있었다.

그러나 요양소의 젊은 낙관주의자들은 이런 기초적 사실을 믿지 않았다. 그들은 그 당시 어떤 젊은이들은 이 시련을 '잘' 극복했다는 사실을 알고 있었다. 이러한 증거가 사실인 이상, 그것은 그들에게 희망을 심어주었고 살려는 의욕을 불러일으켰다. 그리고 나는 이들 낙관주의자들이 '현실주의자'들보다 훨씬 더 많이 자신의 병을 극복했다는 사실을 기억하고 있다. 이 두 집단 사이의 차이는 단순한 이성적인 문제는 아니다. '현실주의자'는 단체 행동을 하지 않으려는 경향이 있다. 나에게 그들은 기쁨이 없는 인생을 살고 있는 것 같았다. 그러나 낙관주의자들과 함께 있을 때는 나는 웃을 수도 있었으며 재미있게 놀 수도 있었다. 우리는 책을 서로 공유했다. 나의 '톰 스위프트(Tom Swift)'라는 연속 출판물을 다른 소년이 갖고 있는 《방랑 소년 The Rover Boys》이라는 책과 서로 바꿔 보기도 했다. 밤에 불이 꺼진 후에도 우리는 군용 담요 속에서 플래시 불빛으로 책을 읽었다. 내 플래시의 건전지가 다 닳으면 바로 내 옆에 있는 또래에게나 다른 병실에 있는 친구에게 빌려 오기도 했다. 우리는 함께 눈사람을 만들기도 했고 눈싸움도 했다. 그리고 우리는 그곳에 있는 동안 줄곧 이렇게 하기로 정했다.

1. 신념의 탄생 33

　많은 세월이 흘러 내가 50세가 됐을 때, 결체 조직에 이상이 생겨 발을 절게 됐는데 이때 나는 살려는 의지가 중요하다는 어렸을 적에 배운 교훈을 기억해 냈다. 이 교훈에 더불어 내가 새로 발견한 것은 몇 분 동안만이라도 통쾌하게 웃으면 한 시간 이상 고통에서 해방돼 편히 잠잘 수 있다는 것이다. 물론 그 당시에는 고통을 해소시키는 작용을 하는 엔도르핀(endorphin)을 분비하거나 활성화시키는 뇌의 기능에 대해서는 전혀 아는 바가 없었다. 그리고 기분, 태도 및 정서 상태가 면역 체계에 영향을 미친다는 사실도 몰랐다.
　새로운 의학 연구 가운데 내가 가장 중요시하고 있는 것은 최근 급진전하고 있는 인간 뇌에 관한 개념인데, 뇌를 의식이 자리 잡고 있는 곳 또는 신경계의 중추 기관으로서가 아니라 일종의 선(gland ; 생물체의 몸 속에서 액체 물질을 분비 및 배설하는 기능을 갖고 있는 상피 조직성의 기관. 동물의 경우는 내분비선과 외분비선의 구분이 있다=역주)으로 파악하고 있다는 것이다. 그리고 모르핀과 같은 분자 구조식을 갖고 있는 엔도르핀에 대해 한마디 덧붙인다면, 인간의 뇌는, 인체의 균형을 유지하는 역할 및 주요한 약국 역할을 하고 있는, 몇십 종류의 분비물을 생산하고 있다는 것이다.
　나는 또한 60세 되던 해에 심장 발작을 일으켰는데 이로 인해 나는 인체의 필수적인 강인성——특히 아주 심하게 손상받은 심장이 스스로 그것을 치유할 수 있다는 것——에 대해 많은 것을 배울 수 있었다. 이로 인해 나는 공포감(정신적 공황 상태=역주)과 무력감을 회피할 필요가 있다는 것도 알게 됐다. 나는 불안과 의기 소침(원문에는 depression, 일반적으로 우울이나 억울을 지칭하며 정신 의학에서는 억압 상태 또는 우울증이라고도 한다=역주)이 중병을 극복하거나 회복하는 데 있어서 주요한 적이 되고 있다는 것도 깨달았다. 또한 나는 재생력이 인간의 근본적인 생명력이라는 것과 인간의 성장은 어떤 불가능한 문제에 봉착하고 난 후에 무엇이 남았느냐로 결정해야 한다는 것을 배웠다.

과학적 연구는 이론이나 직감으로부터 시작된다. 이론이 연구를 낳게 하고 연구가 진전된 이론을 낳게 한다. 나와 그린블랫 박사는 UCLA가 장차 인간 뇌의 위대한 기능에 관한 연구 분야에서 정보 교환 장소가 될 것이라는, 같은 희망을 품고 있다. 그린블랫 연구 팀은 인간의 몸과 마음에 관한 연구가 보고된 세계 의학 간행물에서 논문들을 인용했다. 이러한 논문들은 인간의 뇌가 인체에서 아마도 가장 큰 선(腺)이라는 것과 자체적으로 여러 분비물들을 생산하고 활성화시키고 있을 뿐만 아니라 인체를 위해 전술한 분비물들을 결합시키고 있다는 것을 밝히고 있다.

나 역시 인간이 어떤 때는 전문가의 무자비한 예상을 뒤집을 수 있다는 것에 대한 과학적 증거를 찾아내려고 했다. 그리고 나는 이러한 관점을 떠나서 이야기할 수 없다. 하나의 극적인 사실이 전문가들도 종종 중대한 도전에 직면한 인간의 정신력을 과소 평가할 수 있다는 것을 보여 주고 있는데, 그 실례로서 1953년에 히로시마의 생존자들을 미국으로 데려와서 외과 및 심리적 치료를 해주고 그들의 갱생을 도모한다는 계획을 들 수 있다.

미 국무성은 히로시마와 나가사키의 원폭 투하로 인해 자신들의 외관에 상처를 입었거나 불구자가 된 수십 명의 젊은 여성이 포함된 이 계획에 반대했다. 그 당시 국무성은 그 계획은 실패로 끝날 것이라고 예상한 몇몇 문화 인류학자들에게 자문을 구했는데 이들이 내세운 이유는 젊은 여성들은 언어, 문화 및 음식 등의 차이 때문에 이국 땅에서 급속히 사회 문화적 적응을 할 수 없다는 것이었다. 그러나 이들은 고향을 멀리 떠나 낯선 곳에서 두려운 병원 생활이나 수술을 해야 되는 점에 대해서는 한마디도 언급하지 않았다. 그 전문가라는 사람들은 효과적인 치료에 방해가 되는 공포감만을 강조했던 것이다.

그런데 그 자문에 응한 사람들의 예상은 뭔가 잘못돼 있었던 것 같다. 의심할 여지도 없이, 광범위한 조정이 이루어졌고 '히로시마의 처녀들'

은 머나먼 나라로 여행을 떠나게 됐으며 특히 의학과 수술이 이들을 기다리고 있었다. 그러나 그들은 비개인적인 상황이나 단체가 아닌 미국인 가정에서 살았으며 도와주는 손길에 응답했다. 그들을 치료했던 미국의 외과 의사들과 내과 의사들은 그들을 이해하기 위해 일본까지 건너갔다. 물론 이들은 수술 도구를 가지고 가지 않았다.

다행히도 맥아더 장군의 점령지 사령관의 직책을 인수받은 존 헐(John E. Hull) 장군은 미 국무성 관리들의 의견에 동조하지 않았기 때문에 이 계획을 적극적으로 지원했으며 심지어는 미국까지 타고 갈 비행기 편까지 제공해 주었다.

히로시마의 처녀들은 2년 동안 미국에서 체류했지만 적응하지 못한 사람은 한 사람도 없었다. 낯선 음식, 습관, 향수나 전에 전문가들이 예상했던 다른 심리적 장애 때문에 수술을 거부하거나 고향에 돌아가겠다고 요구한 사람은 한 사람도 없었다. 전문가들은, 인간의 마음이 단호한 결심과 사랑에 반응하며, 통계적 증거들을 능가한다는 것을 미처 몰랐던 것이다.

이 히로시마의 실례를 보고 나는 의학적인 문제를 취급하는 데 있어서 심리적 및 정신적 요인의 효력에 대해 더욱 확신할 수 있게 됐다.

그린블랫 팀에 의해서 하고 있는 마음과 몸과의 관련성에 관한 연구는 현재 12곳 이상의 의학 연구 센터에서의 그것과 병행해서 행해지고 있다. 로체스터(Rochester) 대학의 로버트 애더(Robert Ader)는 80년대 초에 **정신신경 면역학**(psychoneuroimmunology)이라는 용어를 창안해서 사용하고 있는데, 이를 뇌와 내분비계와 면역 체계와의 상호 작용을 연구하는 학문이라고 설명하고 있다. 비록 용어는 생소하지만 주제 그 자체는 의학적 전통에 필수 불가결한 것이다. 주지하는 바와 같이 히포크라테스는 마음과 몸을 각기 하나의 유기체 조직의 일부분이라고 생각했다. 1852년, 프리드리히 비더(Friedrich Bidder)와 칼 슈미트(Carl Schmidt)라는 2명의 독일 의학자가 각기 다른 정서적 상황 아래에서 일어나는 개의 위장의 변화를 관찰했다. 그리고 파블로프(Pavlov ; 러시아의 유명한 생리학자로 노벨상을 수상했다. 그의 개를 이용한 조건 반사 실험은 유명하다=역주)라는 이름이 조건 반사라는 말과 거의 같은 뜻으로 사용되지만 그의 명성의 주된 원인은 기대감이 소화계의 변화를 유발한다(그는 개가 음식물이 입에 들어가기 전에 침을 흘리거나 실험자의 발소리만 듣고도 침을 흘리는 것을 관찰하고 그것에 착안해서 메트로놈 실험을 한 결과 그 사실을 입증했다. 이를 정신적 분비라고 부른다=역주)라는 발견에 있다고 할 수 있으며, 이러한 일련의 과정을 월터 캐넌(Walter Cannon)도 '정신적 분비'라고 불렀다.

캐넌 박사는 금세기 전반부에 미국 의학계를 대표하는 주요한 인물이다. 하버드(Harvard) 의과 대학의 교수, 생리학자, 내분비학자, 철학자로서의 캐넌 박사는 육체와 정신 관계 연구의 전분야에 정통하고 있다. 그는 또한 전술한 비더, 슈미트 및 파블로프의 연구 결과를 발전시키기도 했다. 그의 연구 결과 중 가장 흥미있는 것은 정서가 고조된 상태에서 지라가 적혈구 수를 무려 15퍼센트나 증가시킨다는 것이다. 그는 정신이 질병에 영향을 미친다는 엄격한 형태학적 증거를 요구하고 있는 병리학자에게도, 정신이 질병을 치유하는 데에 있어 큰 역할을 한다고 과장하는 신비주의자에게도 비판적이다. 이 양자에게는, 그에 의하면, 깊은 정서적 체험이 수반된 생리 과정에 대한 정확한 이해가 필요하다는 것이다. 그의 주요 연구 결과는 정서가 광범위한 인체의 질병을 유발하는 원인이 된다는 것을 밝히고 있다. 하버드 생리 연구소 연구원에 의해 42페이지로 요약된 그의 저서인 《고통, 기아, 공포 및 분노 상태에서의 신체적 변화 Bodily Changes in Pain, Hunger, Fear and Rage》에서 정서가 신경계, 내분비계 및 소화계에 미치고 있는 영향에 대해 자세히 설명돼 있다. 캐넌 박사는 20세기의 가장 창조적인 의학자 및 연구자들 중의 한 사람이다. 주제에 벗어나는 말이지만, 독자 여러분이 《신체의 지혜 Wisdom of the Body》나 《연구자의 길 The Way of an Investigator》이라는 책을 아직 읽어 보지 않았다면 이 책을 벗삼아 한번 읽어 보기를 권하는 바다.

캐넌과 동시대인인 독일의 주목할 만한 의학자인 프리츠 모어(Fritz Mohr)는 "전적으로 정신적인 병도 존재하지 않으며 전적으로 육체적인 병도 존재하지 않는다. 살아 있는 조직 안에서 일어나는 생명 현상은 그 안에서 정신적인 것과 육체적인 것이 일체가 되어 있다는 사실만으로 그 자체가 살아 있는 것이다"라고 의미 심장하게 논파하고 있다.

정신 신경 면역학이라는 새로운 학문의 길을 개척하는 데 일익을 담당했던, 이 밖의 학자들 가운데에는 셀리에(Selye), 알렉산더(Alexander), 마이어(Meyer), 엥겔(Engel), 베르나르(Bernard), 울프(Wolf), 비처(Beecher), 메닝거(Menninger), 바이스(Wyss), 레샤우어(Reshauer), 헤이어(Heyer) 같은 의학자도 있는데, 이들은 인간의 마음이 육체에 생리적으로 자신을 기록한다는 과학적 증거를 수집해 왔다. 이러한 상호 작용에 관한 최근의 가장 충격적인 연구 보고 중의 하나는 루이스 토머스(Lewis Thomas)의 최면술에 의한 혹 제거에 관련된 문헌인 《메두사와 달팽이 The Medusa and the Snail》에 기술돼 있는 것이다. 그는 혹이 "그저 생각이라고밖에 부를 수 없는 어떤 것 혹은 생각과 같은 어떤 것에 의해 사라지는 현상"을 관찰했다. 그는 또한 이러한 과정 안에서 면역 체계에 관련된 신비스러운 현상에 대해서도 언급했다. UCLA에서 행해지는 우리의 특수 연구도 바로 이러한 현상들이 그 기초를 이루고 있다.

그린블랫 박사가 주도하는 우리 팀의 연구 대상도 태도(정신적 자세=역주)나 정서에 대한 과학적 의료 행위가 아니라 이 양자를 어떻게 일관된 방법으로 결합하느냐에 있는 것이다. 과연 인간의 마음에 의사의 처방전보다 훨씬 강력하고 유용한 힘이 내재하고 있을까? 과연 질병에 대한 환자 자신의 태도(마음가짐=역주)가 치료 환경에 영향을 줄 수 있을까?

이러한 질문들이 우리의 논의 과정중에 계속 제기됐다. 점점 나는 우리 팀의 의사들과 학부의 다른 요원들의 태도에 변화가 생기고 있다는 것을 느끼기 시작했다. 내가 알기로는, 학부 요원들도 내가 생리적 요인에 대해 심리적 요인을 강조하는 것이 아니며 이 양자의 결합, 특히 환자와 의사와의 협조에 관해 이야기하고 있다는 것을 깨닫게 됐다. 결과적으로 보면, 나와 전의학계와의 인연은 깊어진 셈이다. 점점 더 많이 나는 캘리포니아는 물론이고 다른 곳에 있는 의과 대학과 병원으로부터 소위 '대순회 강연회(Grand rounds)'의 연사로 초빙을 받게 됐다. 이 말은 종합 병원이나 의과 대학의 모든 부서가 참여하는 회합을 가리키는데, 여기에 초청된 연사가 나와 그의 견해를 피력하고 그 회합에 모인 참석자들과 함께 전반적인 문제에 대해 토론하는 것이다.

회합이 나에게 가져다 주는 이점은 이루 헤아릴 수 없을 정도였다. 나는 미국의 유수한 의학계 저명 인사를 만날 기회를 얻게 됐고 또한 의학 분야의 새로운 조류에 관한 견해를 경청할 수 있는 혜택도 받은 것이다. 나는 나의 일차적인 관심사――무형의 것이 환자에게 유리하게 작용한다는 것 ; 환자의 살려는 의지와 정신적 자세가 대체적으로 의사의 치료 계획에 편입될 수 있다는 것 ; 그리고 신념――의사에 대한 환자의 확신과 자신의 치유 능력에 대한 환자의 자신(自信)――이 환자의 회복 계획에 필수적이라는 것――에 관련된 선구적인 연구 결과를 보고 배울 수 있었던 것이다.

UCLA와의 인연은 급속도로 배움의 기회를 나에게 제공해 주었다. 나는 지식이 기록되거나 흡수되는 속도보다 빠르게 축적되는 것 같은 새로운 활동 무대로 이끌려 들어가고 있었다. 나의 일차적인 관심이 집중돼 있는 이 활동 무대의 특별 코너는 바로 인간의 육체가 거대한 도전, 특히 중병에 걸린 상황에 처해 있어도 이에 대응할 수 있다는 데 있었다. 그것은 모든 인체의 기관이 총망라된, 일련의 상호 작용의 과정이다.

UCLA에 온 지 몇 년이 지나서야 나는 비로소 나의 신념에 실체를 부여해 줄 수 있는 과학적 증거가 이제는 내가 걱정했던 만큼 그리고 많은 의학 연구자들이 생각했던 만큼 멀리 떨어져 있는 것이 아니라는 예감을 갖기 시작했다.

동시에 나는 이러한 우리의 추구에 철학적 의의가 함축돼 있다는 것을 깨달았다. 우리는 단순히 정신 내부를 연결하는 새로운 실마리를 탐구하는 것이 아니라 무한한 신비로 통하는 문 앞에 서 있는 것이다. 이 세상 만유 중에 인간의 생명보다 더 복잡한 것도 없고, 그 투철한 체계적 사고력에 대항할 만한 것도 없으며, 그 발현에 있어서 더 다양한 것도 없으며, 그 기원을 알 수 없는 것도 없으며, 그 능력에 있어서 경탄할 만한 것도 없는 것이다. 우리가 풀어야 할 신비는 표면적으로는 사고와 정서가 마음에서 육체로 흘러 들어갔다가 다시 마음으로 되돌아오는 불가사의한 통로와 관련돼 있다. 근본적으로 우리는 생명의 불꽃, 불안정한 파편, 진화 과정에 있는 본질의 변화 및 양자에서 혹성에 이르기까지 모든 물질에 작용하고 있는 상호 작용을 이해하기 위해 계속 모색해 가고 있다는 것이다.

우리는 가설이 지식으로 둔갑하는 것을 막기 위해 조심해야 하지만, 동시에 우리는 위대하고 새로운 명제——그 스스로 검증할 수 있든 없든 간에——를 추구할 필요가 있다는 것은 인정해야 할 것이다.

2

환자와의 만남

 내게 배정된 사무실은 뇌 연구소가 사용하고 있는 슬릭터 홀(Slichter Hall)의 한 구석에 있었다. 여기를 처음 방문한 사람 중의 한 사람은 졸리 웨스트 박사였다.
 "이제 봄 학기도 다 끝나가고 있군요"라고 그가 말했다. "그러니까 귀하의 강연도 몇 달 후에나 시작되겠군요. 이 기회에 귀하의 새로운 생활 환경도 정리하시고 또 정을 붙이셔야 되겠습니다. 의과 대학에서의 일도 잘 진행되리라고 생각합니다. 우리는 귀하가 정신과 육체의 상호 작용에 관한 분야에서 연구하시도록 조치하겠습니다. 또 이번에 새롭게 개발된 최면술 분야에도 관심을 가지실 것이라고 생각합니다. 개인적으로 의과대 학생들도 만나시게 되고 또 내 생각이 틀리지 않는 한, 환자들도 개별적으로 만나셔야 될 것 같습니다. 이게 아마 시간이 가장 많이 드는 귀하의 일 중에 하나가 될 것입니다. 아마 의사들도 환자들을 정서적으로 지원해 주기 위해 귀하를 찾을 것입니다. 중병을 극복한 사람과 이야기하는 것도 환자에게 도움을 주는 일이 되겠죠."

졸리 웨스트의 예상은 정확했다. 의과 대학으로 발령을 받은 지 몇 주일이 지난 후, 의과 대학이나 이 지역의 의사들로부터, 내가 환자들의 살려는 의지를 북돋아 주기 위해 병원이나 그들의 가정을 방문해 줄 수 있느냐는 문의 전화가 걸려 오기 시작했다.

나를 찾은 첫번째 환자는 30세의 젊은 남성이었는데 그는 기계공으로서 관절에 악성 염증을 일으켜 걷거나 손을 움직일 수도 없었다. 그가 마약 취급 혐의로 오인되어 로스앤젤레스 경찰에 체포되었다는 사실도 알게 되었다. 그는 멕시코계 시민이었는데 겉보기에는 마치 국경을 넘나들며 코카인을 밀수하는 일에 깊이 관련돼 있는 범죄인의 얼굴과 닮았다.

경찰은 그의 지문을 채취하지 않고 사진만 촬영했다. 페드로(Pedro)라고 부르는 이 젊은이는 내게 그 사진을 보여 줬는데 나는 그것을 보고 오인을 받은 이유를 금방 알 수 있었다. 그의 얼굴이 범죄인의 얼굴과 너무 닮았다는 이유로 그는 누명을 썼던 것이다.

체포된 후, 그에게 보석금이 부과됐는데 그것은 그의 능력으로서는 도저히 납부할 수 없는 액수였다. 그는 재판을 기다리기 위해 감옥으로 이송되었고 실망한 나머지 음식도 제대로 못 먹어 날로 그의 체중은 급속히 감소되어 갔다. 정부측에서 선임해 준 변호사가 그의 변호를 맡았다. 재판이 시작된 지 얼마 후에 진범이 체포됐고 페드로는 석방되었다. 그러나 그 젊은이와 그의 부인에게 호된 시련의 종이 울리기 시작했다. 극도의 분노나 좌절(욕구 불만=역주) 또는 격정 상태에서는 자신의 감정의 희생자가 된다는 것은 조금도 이상한 일이 아니다. 본서에서 다른 의학자들보다 훨씬 더 많이 그 이름이 등장했던 월터 캐넌은, 전술한 바 있는, 그의 《고통, 기아, 공포 및 분노 상태에서의 신체적 변화》라는 저서에서 그 과정을 분명히 기술하고 있다. 캐넌 박사의 제자이자 동료인 한스 셀리에는 그의 스트레스에 관한 연구 보고서에서 캐넌의 연구 결과를 발전시켰다. 즉, 셀리에는 인체가, 사실상 부정적인 정서에 사로잡혀 있을 때 특히 장기적인 좌절 상태에 처해 있을 때는 스스로 해로운 독물을 만들어낸다는 것을 증명했다.

젊은이의 담당 의사는 그를 치료하기 위해서는 정서적인 면에서의 치료가 보강될 필요가 있다고 생각했다. 페드로의 증상은 나의 저서인 《질병의 해부 Anatomy of an Illness》에 기술되어 있는 것과 유사했기 때문에 그 의사는 페드로도 내가 말한 방법과 비슷한 방법으로 그를 도울 수 있다고 생각했던 것이다. 나는 2개월에 걸쳐 그 젊은이와 그의 부인을 일주일에 두세 번씩 만났다. 그와 그의 부인은 튀김과 기름진 음식의 애호가였다. 그런데 이것은 몸에 불필요한 부담만 주는, 되도록 빨리 제거해야 하는 부정적 요인으로 작용하는 것이다. 내 아내인 엘런이 그들에게 신선한 야채, 과일 그리고 생선을 주로 한, 간단하지만 영양가가 풍부한 식단을 꾸미는 데에 많은 도움을 주기도 했다. 그 동안 나는 그들에게 새로운 생활 양식을 개발하도록 격려해 주었다. 그들에게는 인간에 대한 신뢰의 회복과 좋은 일을 하는 데에 참여하게 하는 것과 웃고 놀 수 있게끔 하는 것이 필요했다. 부당하게 체포됐기 때문에 그들은 아무튼 진범이 체포됐다는 것에 대해 다행스럽게 생각했다. 마침내 당국은 공정하게 일을 처리했다. 페드로는 사진에 찍혀 있는 마약범과 너무 닮았던 것이다. 실수는 밝혀졌다. 일이 잘못될 뻔했다. 그것도 아주 잘못될 뻔했다.

서서히 호전되는 기미가 나타나기 시작했다. 그의 젊은 부인이 먼저 우울증에서 해방됐다. 그녀는 그들의 식단에 비상한 관심을 보이며 행복하게 그 책임을 떠맡았다. 또한 그녀는 긍정적인 정서인 사랑, 생의 의욕, 놀이, 재미, 웃음과 목적의 설정 등과 같은 것을 실천에 옮기기 위해 그들의 생활 양식을 재조정하기도 했다. 그들의 담당 의사는 페드로의 신체적인 증세의 계속적인 호전, 즉 부기의 감소, 신열의 소멸, 체중의 증가 및 라텍스 고착 시험(latex fixation test ; 류머티즘성 요인의 정도를 표시하는 지표)에서 좋은 반응이 보인다고 보고했다. 그 중에서도 가장 바람직한 일은, 당연한 말이겠지만, 페드로의 관절 통증이 점점 감소되기 시작했다는 것이다. 그래서 그는 다시 일할 수 있게 된 것이다.

그 동안 나는 UCLA 의과 대학 학장과 학부 요원들로부터 절망과 패배주의로 인해 치료에 악영향을 미치고 있는 다른 환자들도 면담해 보라는 요청을 받았다. 무엇보다도 나는 치료 환경의 개선에 가장 애를 썼다. 생각했던 대로 그것은 치료에 효과적으로 작용했고 또한 인체 자체의 재생력에 의해 회복될 수 있다. 가능한 한, 넓게 말하자면, 나는 생명의 촉진제로써 희망의 소재, 결의 및 삶의 의욕 등을 활용했던 것이다. 만일 환자가 장래의 부정적인 결말이 자신에게 필연적인 것이라고 믿고 있다면 그는 자기가 기대하고 있는 그대로의 길을 걷게 될 것이다.

나는 중병에서 회복하려고 노력했던 환자나 예상보다 훨씬 더 오래 생존했던 환자로부터 배운 것을 교훈삼아 격려자의 역할을 하려고 시도했다. 더 나아가 나는 환자의 가족들에게도 그렇게 했다. 그들도 정서적으로 메말라 있는 동시에 갈기갈기 찢겨져 있기 때문에 위태로운 것이다.

그 중 가장 인상적인 사건이, 내가 엘런과 함께 중국으로 막 여행을 떠나려고 할 때인 1978년 말에 일어났다. 자신의 이름을 애브럼 블루밍 (Avrum Bluming)이라고 밝힌, 셔먼 오크스(Sherman Oaks)의 한 의사에게서 전화가 걸려 온 것이다. 그는 당시 엔치노(Encino) 병원에서 암의 말기에 처해 있는 어떤 환자(그는 판사였다)를 담당하고 있었다. 그 의사의 말로는 이 환자의 심정은, 당연한 말이지만, 참담하다는 것이다. 그는 과거의 사생활이나 공적인 생활에 있어서 언제나 용기 있게 처신했고, 결단력 있게 인생을 적극적으로 살고 있는 사람으로 알려져 있었다. 그러나 병에 걸리자 그는 운명론에 사로잡혔다. 그는 처자식에게 자기는 가망이 없으니 하루라도 빨리 죽고 싶다는 말까지 했다.

블루밍 박사는 환자의 그런 심정이 온 가족을 파멸로 이끌고 있다고 했다. 판사가 질병에 대해 싸우지 않고 자포자기하는 것은 전적으로 그 성격 탓이라고 했다. 그는 판사의 부인도 중병에 걸릴 위험이 많다고 염려하고 있었다.

중국행 비행기를 탑승하러 공항으로 가는 도중에 나는 엔치노 병원에 잠깐 들렸다. 판사의 병실로 들어가기 전에 나는 블루밍 박사를 먼저 만나서, 판사가 마침내 식사도 거부하고 정맥 주사로 영양을 공급하는 것에 대해서도 저항하고 있다는 말을 들었다. 그의 말로는 현재의 추세대로라면 앞으로 이삼 일도 못 넘길지도 모른다는 것이다.

병실에 들어서자 판사는 나를 보고 자기 침대 곁에 앉으라고 말했다. 그가 쉰 목소리로 희미하게 말했기 때문에 뭐라고 말하는지 알아듣기 힘들었지만, 자기가 《새터디이 리뷰》지의 오랜 독자였으며 많은 관심을 갖고 호의적으로 지켜보고 있다는 말은 대충 알아들을 수 있었다.

나는 그의 손을 잡아 감사를 표시했으며 또한 내 인생에 그 잡지의 독자를 만나보는 일보다 즐거운 일은 없다고 말했다. 그리고 지금 무엇을 생각하는지 물어 보았다. 그는 조용히 눈을 감고 머리를 흔들었다.

나는 블루밍 박사한테 간단하게 그의 상태에 관한 이야기를 들었다면서 내가 걱정하는 것은 그의 부인과 자녀들이며 또한 그를 사랑하는 모든 사람들―― 사실이 그랬다―― 이라고 말했다.

그는 마치 내 이야기를 해 달라는 것처럼 눈을 가늘게 떴다. 나는 그가 전생애를 통해 공정하다고 생각되는 것을 위해 싸워 왔다는 것을 잘 알고 있다고 말했다.

그는 고개를 끄덕이면서, 내가 뭘 암시하는지 알았다는 듯이 다시 눈을 가늘게 떴다.

내가 의과 대학에서 배운 것 중의 하나는 "환자의 마음가짐이 모든 가족들에게 깊은 영향을 미친다"라는 것이라고 말해 주었다. 환자가 부정적인 마음을 갖고 있으면 가족들의 건강도 위태로워진다. 또 판사의 노골적인 패배주 때문에 가족들이 고통을 받고 있다는 말을 하는 나를 용서해 주기를 바란다고 말했다. 누구나 다 그런 패배주의에 빠지는 것도 무리가 아니나, 그렇지만 판사님은 다른 사람과 다르지 않느냐……
 판사는 잠시 눈을 감았다. 그리고 난 후, 나를 쳐다보고 딱 한마디 말했다.
 "알았습니다!"
 그가 이 말을 강조하는 것은 그 뜻하는 목적을 알고 있다는 것이며 분명히 그것은 내가 그곳을 떠나기 전에 그와의 악수를 통해 악력으로 전해졌다.
 나와 엘런은 홍콩에 도착하자마자 우선 먼저 엔치노 병원에 전화를 걸었다. 블루밍 박사가 간호사실에서 내 전화를 받았다.
 "믿기 어려운 일이 여기에서 벌어지고 있습니다"라고 그가 말했다. "간호원이 다시 정맥 주사를 놓기 위한 장치를 설치하기 시작할 때, 판사는 쟁반에다 음식을 가져 오라고 부탁했습니다. 그의 말대로 했더니 그는 음식을 남기지 않고 다 먹었습니다. 그리고 계속 그렇게 하는 것이었습니다. 그가 왜 그랬는지 모르겠습니다. 그의 부인이 찾아오면 옆에 앉혀 놓고 브리지 게임의 문제를 풀어 보라고도 합니다. 판사는 전에 브리지 게임 토너먼트에 선수로 출전하기도 했죠. 그가 브리지 게임에 정신을 집중할 수 있는 힘을 어디에서 얻었는지 나는 도저히 모르겠습니다."
 "그러나 그것뿐만이 아닙니다." 그는 계속했다. "브리지 게임이 끝난 후에 욕의(robe)와 슬리퍼를 신고 혼자 힘으로 목욕실에 걸어가려고 했습니다. 간호원이 환자용 변기를 사용하라고 말하면서 그를 만류하자 그는 간호원을 뿌리치면서 자기 스스로도 할 수 있다고 말했죠. 그는 사람들이 알고 있는 바와 같이 고지식하고 단호했습니다."
 나는 그로 인해 주변 상황에 어떤 변화가 일어났는지 물어 보았다.
 "내가 말할 수 있는 것은 단지 그의 처와 자녀들의 삶에도 변화가 일어났다는 것만은 확실하다는 것입니다. 그는 아마 이번 주말까지, 아니

그보다 조금은 더 살 것 같습니다."

중국에 도착하고 나서 우리는 국제 전화 시설이 준비되어 있지 않은, 내륙 오지로 에스코트를 받고 여행하게 됐다. 2주일이 지나서 상하이에 도착하자 비로소 나는 병원에 다시 전화할 수 있었다.

그러자 그 판사의 부인이 간호사실까지 와서 내 전화를 받았다. 그 부인의 목소리는 힘찼고 밝았다.

"판사님의 정신력은 훌륭합니다." 그녀는 말했다. "그는 아들과도 잘 이야기하죠. 신문도 자세히 들여다보고 예의 그 기지에 넘치는 비판을 하기 시작했습니다. 지금은 병원 복도를 걸어다니면서 다른 환자들과 잡담도 주고받습니다. 궁극적인 태도는 변하지 않았지만 일반적인 분위기는 바뀌었습니다. 우리는 잘 지내고 있고…… 또 그 전처럼 실망하고 있지 않습니다."

그 판사는 몇 주일이나 더 생존했다. 이는 인간의 마음이 얼마나 중대한 변화──비단 자신의 생명을 연장시킬 수 있을 뿐만 아니라 다른 사람들의 삶까지 고무한다는 의미에서──를 일으킬 수 있는지를 보여주는 위대한 실례인 것이다. 비록 판사의 강한 목적 의식이 그의 운명──암이 그의 인체 조직 전체에 널리 확산돼 있어 그의 임종의 날이 언제가 되느냐는 것만이 문제가 되는──을 바꾸지는 못했지만 그는 의사들이 예상했던 것보다 훨씬 오랫동안 자신의 생명을 연장시킬 수 있었던 것이다. 동시에 그는 그를 사랑하는 사람들에게 정신적인 자양분을 공급한다는 식으로 주어진 환경을 지배할 수 있었던 것이다. 그는 그답게 죽음을 맞이했다. 이것이 바로 그를 알고 있는 모든 사람에게 줄 수 있는 마지막 선물이었다.

희망, 믿음, 사랑 그리고 강렬한 삶에의 의욕은 인간의 '영원 불멸(immortality)'을 기약할 수 없지만, 그것은 오로지 인간만이 가질 수 있는 '유일무이성(uniqueness)'을 증명하고 있으며, 동시에 어떤 최악의 상황 속에 처해 있어도 '자기 완성(full growth)'이라는 체험을 할 수 있는 기회를 제공하고 있는 것이다. 시계는 우리가 얼마나 살 수 있는지 기술적으로 시간을 측정할 수 있게 한다. 그러나 이 시간의 똑딱거림을 멀리 뛰어넘어서 우리가 해야 할 현실적인 일은 바로 찰라적 순간을 활짝 열어 그 의미를 추구하는 일이다. 죽음은 결코 인생에 있어서 궁극적 비극이 아니다. 궁극적 비극은 바로 자기 완성의 가능성도 깨닫지 못하고 죽는 다는 것이다. 죽음과 사귄다는 것이 인간으로서의 성장을 거부하는 것이라고는 할 수 없다.

3

의과대 학생들에게 배운 교훈

"의과대 학생들에게 허물없이 대해 주면 좀더 좋은 관계를 맺을 수 있다는 것을 아시게 되리라 생각합니다"라고 버나드 타워즈 박사가 말했다. 타워즈 박사는 "과학, 법률 및 인간의 가치"라는 그의 계획에 나를 참여시켜 주었다. 그는 십여 년 전에 영국에서 이곳으로 건너왔으며 의학적 윤리학자로서 주목받고 있다. 그는 또한, 앞에서 이야기했던, 내가 이 대학의 학부 요원으로 임명되기 몇 주 전에 참여했던 UCLA 의학 공개 토론회의 사회자였다.

타워즈 박사는 의과대 학생들에게 저녁 강의를 우리 집에서 할 수 있도록 조치하는 데 도움을 주기도 했다. 엘런도, 종종 저녁 끼니를 샌드위치나 햄버거로 서둘러 때우고 있는 젊은 학생들에게 영양가가 풍부한 저녁 식사를 제공할 수 있게 된 것을 기뻐했다.

이 저녁 강의를 수강하는 학생들 중 몇 명은 질병의 원인으로서의 심리적 요인의 역할과 치료 계획에 있어서의 기여도를 의심하는 것처럼 보였다. 병균이 원인이라는 것이 밝혀지면 비로소 그 병이 분명하다고 믿으려는 경향이 있었다. 그리고 그 병에 적절한 항생 물질을 처방해 주는 것이었다. 학생들은 정확한 해답이 준비돼 있는 새로운 기술 세계에 살고 있는 것이다. 기술은 모든 것이 들어맞는 굉장한 것을 토해내고 있다. 해부학이나 생리학이나 생화학 등은 정확하게 설명해야 한다. 모든 것에 이름이 붙어 있고 또한 모든 것이 제자리에 있어야 한다.

일부 학생들은 환자와 의사와의 상호 협조의 필요성, 의사의 화술, 의사의 윤리, 의학에 있어서의 철학이나 의학사를 '소프트(soft)'하다고 생각하고 있으므로 실제로 의학 교육의 기초 학문으로 보고 있지 않다. 반면에 물리학, 생화학, 약리학, 해부학 등은 호의적인 형용사인 '하드(hard)'를 사용하고 있다.

그런데 그 이유가 모호하다. '모호한(soft ; 모호한, 흐릿한, 불분명하다는 뜻도 있다=역주)' 주제에는 정확한 해답이 없다. 그래서 학점을 의식해야 되는 학생들은 시험지 위에 쓴 답이 교수의 판단과 일치할 것이라고는 절대로 확신할 수 없는 것이다. 그러나 '틀림없는(hard ; 엄연한, 엄격한, 가차없는 이라는 의미도 있다=역주)' 주제에는 정확한 숫자나 사실이 존재하며 그것이 또 예상할 수 있는 학점을 따는 것을 보증하고 있기도 하다. 이런 사연으로 학생들은 '소프트'를 멀리하고 '하드'에 끌리는 경향이 있다.

이런 사고 습관이 나를 난처하게 했다. 학생들은 도처에서 불확실성과 부정확한 해답이 대기하고 있고 그 대부분의 방정식의 해답이 일정하지 않고 변화 무쌍한, 의과 대학이라는 장소를 넘어서는 세계로 이르는 불행한 길을 더듬어가야 하기 때문이다. 그러나 분명히 병을 식별할 수 있지만 그 병에 걸려 있는 병자는 그럴 수 없는 것이다. 의학계의 현실적인 기지보다 훨씬 큰 부분인 바깥 세계에서 더 많은 것을 새롭게 발견하거나 연구하기도 쉬운 것이다. 그리고 의사는 언제나 환자에게 동기를 부여하거나 생기를 불어넣을 필요성이 있다. 의과 대학을 졸업하고 몇 년이 지나면 '하드'하다고 생각했던 것의 많은 부분이 허약하고 그 릇된 것으로 밝혀지고 반면에 '소프트'하다고 생각했던 것의 많은 부분이 강하고 본질적이라는 것을 알게 될 것이다.

이 저녁 강의를 통해서 나는 의학 교육은 마땅히 원만한 인격을 갖추고 미생물이 아닌 인간에게 관심이 있으며 고통이라는 증상에 대해서가 아니라 그 실체를 이해할 수 있고 그의 처방전에 인간적인 정이 배제돼 있지 않은 의사를 만드는 교육이 되어야 한다는 나의 견해를 피력하려고 노력했다.

이런 문제점을 강조하고 있음에도 불구하고 아직도 많은 의과 대학의 입시 위원들은 학생들의 자질을 비교 대조하는 것만 강조하는 척도만을 사용하려는 경향이 있다. 물론 그 까닭을 이해할 수 있다. 새 학기가 시작될 때마다 최소한 20명 이상의 수강 신청자가 있었다. 필연적으로 이 때문에 학교측이 수강을 허가하는 가장 확실한 척도로 사용해 신청자들에게 등급을 매기고 있다. 불행히도, 이 성적만을 강조하는 제도는 의과 대학 입시생들간의 격심한 경쟁을 불러왔다. 그들은 서로 물어뜯어 죽이는 배러쿠더(barracuda ; 꼬치 고기의 일종으로 열대 및 아열대 지방에 서식하고 있다=역주)를 닮아가고 있으며, 학급에서 하위 절반은 낙오되고 상위 절반만이 위로 올라갈 수 있다는 것을 알고 있다. 필연적으로 그들의 최종 목표는 훌륭한 학자가 되는 것이 아니고 학문적 약탈 기술을 더 잘 연마하는 데에 있다.

몇 년 전에 그들은 의과 대학에 입학 원서를 제출했다. 그들은 자신이 수치를 다루는 분야로 진로를 바꾸었다는 것을 알았을 것이다. 이러한 세계에서는 생각할 시간과 학생들이 다른 잠재적 가능성을 추구할 시간은 주어지지 않는다. 그들은 오로지 그들이 지적인 능력만을 과시하는 시간이나 의과 대학을 입학하고 졸업하기 위한 학점 따기에 급급한 시간만을 가지고 있다. 이로 인해 필연적으로 그들은 훌륭한 의사도 되지 못하고 또한 사람들의 건강을 돌보는 전문가로서의 필수적인 자질인 동정심이나 감수성 그리고 존경 같은 것에 역점을 둘 수 없게 됐다.

70년대 후반과 80년대 초반 상황에 대해서 잠깐 언급하기로 하겠다. 바로 이때부터 의과 대학들은 인간성과 교양 과목의 중요성을 점차 인식하기 시작했다. 그러나 그때까지도 많은 의과대 학생들은 수치와 학점에 더 많은 가치를 부여하고 있었다. 성적만을 강조하는 것은 비록 형태는 달라지더라도 높은 수치의 계속적인 추구로서 발전하게 되고 또한 자신이 병원을 개업할 수 있는 좋은 장소 또한 대부분의 사람들이 그들의 전문적인 지식과 기술을 필요로 하는 대부분의 사람들의 경제적 능력을 훨씬 넘어서는 비용을 지불해야 되는 전문의만을 염두에 두게 된다.

만일 사람들이 기술자에 의해서만 치료를 받는 것으로 만족한다면 여기에 관심을 가질 필요는 조금도 없다. 그러나 만일 우리가 원하는 의사가 질병의 개인성을 이해하는 사람이고 환자의 질병과 싸울 수 있는 능력을 개발하는 것을 도울 수 있는 사람이며 동시에 인간의 모든 기능을 충분히 작동시키게 하는 모든 무형의 그리고 헤아릴 수 없는 능력을 제대로 평가할 수 있는 사람이라면 우리는 의학 교육을 확대하기를 희망하는 의학 교육계의 지도자들을 지원하고 싶은 마음이 들지도 모른다. 바로 그러한 지도자 중의 한 사람이 존스 홉킨스(Johns Hopkins) 대학의 명예 교수이며 현재 루이스빌(Louisville) 대학의 행동 과학 의학부의 책임자이며 정신 의학 교수인 조엘 엘키스(Joel Elkes)인데 그는 이 기계적 사회 안에서 어떻게 자신의 인간성을 유지하느냐를 의과대 학생들에게 교수하는 계획을 주도하고 있다.

입시 정책이나 교과 과정 정책이 대중의 합의와 동의 없이 전적으로 일부 사람들에 의해 이루어질 수 있다고 생각하는 것은 큰 잘못이다. 만일 의과 대학 당국자에게 젊은 사람들이 의학을 어떤 예도의 수준까지 끌어올릴 수 있게끔 적극적으로 모색하라고 장려한다면 상황은 보다 광범위하게 개혁이 이루어질 것이고 또한 큰 이점도 있을 것이다.

이 글을 쓰는 데에 한 달 정도 걸렸는데 마침 내가 의과 대학에 들어온 지 10년이 되는 경축일이기도 했다. 당시에 일어나고 있는 주요한 변화에 대해서 생각하고 있을 때에 내 머리에 우선 떠오른 것은 의과 대학의 남녀 학생들 중 상당수가 제3 세계의 국가에서 의료 봉사를 하고 싶다는 것이다. 의과대 학생들이 우리 집으로 와서 저녁 식사를 하고 또 강의를 듣기 시작했을 때, 그들 중 대부분은 의학계에 전문 분야를 전공하고 싶다고 말하는 것이었다. 80년대 말에 의료 지원이 시급한 곳은 아프리카, 아시아 또는 라틴 아메리카였다.

이상과 같이 1980년부터 일어난 또 다른 하나의 중대한 변화는 의과 대학을 지원하는 사람들 중에 여성의 수가 점차 증가하고 있다는 것이다. 1978년도의 여자 신입생은 전체 신입생의 25퍼센트를 차지하고 있었다. 그 후 10년이 지난 후 무려 40퍼센트 이상으로 그 수치가 높아졌는데 이것은 바로 앞으로 10년 후에 여자가 더 많이 의과 대학에 입학한다는 징후다.

UCLA에서의 실정이 이렇다면 미국의 다른 의과 대학들도 역시 마찬가지일 것이다. 이러한 성의 교체 현상은 미국 의학 교육계에 있어서 가장 충격적이고 새로운 경향이라고 할 수 있을 것이다. 이러한 변화에 뒤따르는 단순하고 큰 결과는 많은 수의 의사들이 일반의로서 개업 또는 취업하게 된다는 것이다. 약 반세기에 걸쳐 추세는 전문화 쪽으로 흘렀는데 그 장점은 고도로 훈련받은 의사가 질병과 무능력과 관련된 문제를 취급해야 한다는 것으로 나타난 것이다. 단점은 환자와 의사 사이의 거리가 필연적으로 멀어질 수밖에 없었고 또한 환자와 의사와의 협조 관계를 왜곡시키는 몰개성화(비인격화)의 현상의 증가로 나타났던 것이다. 그리고 또한 우리는 이러한 고도의 전문화가 이루어짐으로써 이에 수반되는 의료 비용의 막대한 증가도 결코 간과해서는 안 된다. 반세기 전에 일어난 의학계의 건강한 발전——걷잡을 수 없이 얽힌 의학상의 문제를 풀기 위한 숙련된 전문 지식의 유용성——은 이제, "환자에 대한 종합적인 연구"라는 히포크라테스적 철학으로부터 멀리 떨어진, 과도한 전문의들만 양산했을 뿐이다. 한 분야의 전문의에서 또 다른 분야의 전문의로 일일이 찾아 다녀야 하는 환자는, 다른 방법으로는 도저히 진단 받을 수 없기 때문에, 고도로 정교한 치료를 받게 되지만 이상적인 치료를 받거나 병을 고칠 수 있는 환경의 수혜자로 볼 수 없을 것이다.

솔직히 말해서, 이런 의학의 전문화 현상은 너무 지나쳤다고 해도 과언이 아니다. 분명히 말해서, 의학계의 여성 전문 인구의 실제적 증가는 전문의와 일차 치료의 사이에 좋은 적절한 균형을 이루게 할 것이다. 과도한 전문화로 뒤로 밀려나는 자질——대화의 요구에 대한 지대한 관심, 환자의 자신감(안심)의 중요성에 대한 인식, 환자의 증상이 아닌 환자의 생활 환경을 이해하는 것이 필요하다는 생각——이 의학계의 여성 인구의 증가로 인해 다시 한 번 주요 관심사로 등장할 것이라고 생각한다.

사실, 난 아직껏 여성 의사가 남성 의사보다 더 동정심이 많고, 남성 의사보다 여성 의사가 화술에 더 관심을 보이며, 동료 남성 의사보다 여성 의사가 환자를 더 잘 안심시켜 줄 수 있다는 연구 보고서를 접한 적이 없지만 환자와 의사 사이의 협조가 가장 잘 이루어지고 있는 것은 환자와 일반 개업 의사 사이이며 이 일반의 분야에 바야흐로 여성들이 많이 진출하고 있다는 것을 알고 있다. 다른 전문 분야 의사들보다 일차 진료 의사들이 의료 과오 소송에 있어서 훨씬 낮은 비율로 제소돼 있다. 아마 그 이유는 사람들이 그들에게 친절하게 대해 주거나 인간적 관계를 맺은 의사를 제소하고 싶지 않았기 때문일 것이다.

여하튼, 내가 세미나 또는 가정에서 만난 의과대 여학생들은, 그녀들의 동료 남학생보다 환자들이 요구하는 음식물을 더 잘 제공해 주겠다고 스스로 말하기도 했다. 물론 일반적으로 남학생이 그렇지 않다는 것은 아니지만…….

이러한 차이점이 실제로 존재하는 이상, 보다 낮은 의료 비용의 부담이 관련 효과로 나타날 것이다. 전문화의 고도의 의술 때문에, 그리고 이 두 요소의 결합이 과다한 비용 부담을 야기하기 때문에, 아마 이 반대 방향의 어떤 경향도 의료 비용의 절감을 가져오게 할 것이다. 물론, 이것은 가정에 불과하지만 만일 여성들이 실제로 점점 더 많이 개업하게 된다면 많은 관심을 끌게 될 것이다.

또한 남성들보다 여성들이 더 높은 비율로 일반의로서 취업하려고 한다는 것은 여성들에 의한 소위 '소프트'한 주제, 예를 들어, 의사 윤리나 의사의 인간성 등의 보다 높은 수준의 치료로서 반영될 수 있다는 것도 기대해 볼 만하다. 그러나 아직도 이 양자는 거의 비슷하게 성적에만 관심이 있다.

나는 이 집단이 전체적으로 의사로서 효과적인 개업(취업)을 하는 데에 필요한 기초적 요소를 경시하고 있다고 생각한다. 그리고 내 희망은 '소프트'한 주제야말로, 아마도, 계량화나 정확한 해답 또는 좋은 성적을 얻기 위한 주제보다 성공적인 의사가 되기 위해 보다 필수적이라는 것을 납득시키는 것이다.

대부분의 의과대 학생들은 연구자나 교육자가 되기보다 의사로서 개업(취업)하고자 한다. 그리하여 그들의 장래에 의사의 과잉 상태가 예견되는 어떤 조짐이 나타날 때는 환자를 유치하기 위해 서로 경쟁할 수밖에 없을 것이다. 왜 사람들이 의사를 선택하는 방법에 대한 '하드'한 정보는 밝히지 않는가? 환자가 높이 평가하는 개업의의 특성 및 스타일은 과연 어떤 것일까? 환자들은 과연 지식이 많은 의사를 찾는 것일까? 아니면 사람들이 의사들이 이것은 물론이고 다른 자질도 구비하고 있다고 생각하는 것일까? 그리고 실제로 그것을 요구하는 것일까?

UCLA 캠퍼스를 둘러싸고 있는 거주 지역의 주민들은 인구 통계 조사자가 지칭하고 있듯이 '상류층'이다. 교육 수준, 직업 및 경제 상태 등을 고려하면, 이 지역의 주민들은 바람직한 환자의 최적 조건을 충족하고 있다. 이 지역 주민을 대상으로 실시한 우편 앙케트를 잠깐 고찰해 보기로 하자. 일반적으로 설문서의 내용을 다음 두 가지 질의로 요약할 수 있다.

1. 과거 5년 동안 귀하는 의사를 바꾼 적이 있거나 지금 바꾸려고 생각하십니까?
2. 의사를 바꾼 적이 있거나 바꾸려고 한다면 그 주요한 이유는 무엇입니까?

1500명의 대상자에게 상기 설문지가 배포되었고 그 중 70퍼센트가 이에 응답했다. 분명히 이 지역 주민들의 의료 비용을 부담할 능력이 의과대 학생들의 장래의 개업에 있어서 불리한 요소로는 생각되지 않았다. 그러나 이 조사에서 나타난 가장 놀랄 만한 통계 수치는 이 지역 주민의 85퍼센트가 과거 5년 동안 그들의 의사를 바꾸었거나 지금 바꾸려고 생각하고 있다는 것이다. 더 놀랄 만한 것은 그 변경 사유이다. 그 사유를 보면 사람들은 의사 자격을 경시하고 있다는 것이다. 그들은 의사 자격이 문제가 아니라 환자 문제를 중시하고 있다는 것이다. 설문지의 응답에 나타난 것을 보면 대부분의 사람들은 의사의 실력 때문이 아니라 스타일이나 대하는 태도가 원인이 되어 의사를 바꾸고 있다는 것을 알 수 있다. 사람들은 의사의 환자의 요구에 대한 무감각, 빈약한 화술, 환자의 견해에 대한 존경심의 결여 또는 의술만의 지나친 강조 등으로 어려움을 겪고 있다는 것이다. 아래에 그 중 몇 가지 대표적인 응답 내용을 열거한다.

"나는 병원에 들어설 때보다 더 기분 나쁜 심정으로 그곳을 나왔다. 그곳을 찾아간 것은 그러려고 그런 것은 아니었는데……."

"나는 내 차례가 돌아올 때까지 무려 2시간이나 기다렸다. 그 의사는 장시간의 개인적인 전화를 다 끝내고 나서야 진찰실에 들어왔다."

"나는 의사가 내 말을 정말 이해했다고 생각지 않는다. 내가 증상에 대한 이야기를 다 끝마치기도 전에 그는 나에게 기나긴 일련의 테스트를 받게 했다."

"의사가 담배를 피웠기 때문에 나는 자기 자신의 건강에 대해서도 소홀히 하는 사람에게 나를 맡길 수 없다고 생각했다."

"의사는 최근에 만났을 때보다 체중이 많이 늘었고 뚱뚱해졌다. 나는 그 의사가 진지하다고 생각할 수 없다."

"의사가 뭐가 잘못됐느냐고 묻는 말이 냉정하고 사무적으로 들렸고 내 건강 따위에는 관심이 없다는 것을 느꼈다."

"의사가 등기 우편으로 나쁜 소식을 알려 주었다. 그는 자신을 변호하고 싶었겠지만 동시에 한 사람의 환자를 잃었다고 생각한다. 나는 법적 대상도 아니고 괴상한 물건도 아니다. 나는 오직 인간일 뿐이다."

"의사가 건네준 처방전에는 그가 경고도 하지 않은, 끔찍한 결과들만 적혀 있었다."

"나는 의사가 나의 지성과 응당한 질문권을 존중하고 있다고 생각지 않는다."

이 앙케트는 내가 생각했던 것보다 훨씬 큰 충격을 의과대 학생들에게 주었다. 밝혀진 사실은, 그 자체가 '소프트'한 것이 아닌 돈지갑만큼 중요성을 가지고 있었다. 그것은 병원의 간판을 빛내는 일과 직접 관련되어 있었다. 내가 이 앙케트 결과를 이야기할 때—— 학교의 강의실이나 비공식 저녁 강의 때이거나—— 마다 의과대 학생들이 이에 무관심하지 않다는 것을 알게 됐다.

이 앙케트의 설문 항목은 《뉴잉글랜드 의학지》에 소개됐으며 중대한 반응을 불러일으켰다. 편지에 나타난 대다수의 의견은, 환자는 개업의의 성향에 지배돼서는 안 된다는 것이며 환자는 개업의의 자질의 최종 심판자라는 것이다. 환자에게 의사를 선택할 수 있는 자유—— 의료 전문가가 격렬하게 항의하고 있는 원칙—— 가 있는 이상, 환자들의 선택은 개업의에게 있어 생사의 문제가 될 것이다.

UCLA의 나의 동료 중의 한 사람은 이런 조사 결과에 대해, 특히 사람들이 중요시하고 있는 동정심이나 화술에 대해서는 전적으로 불만족을 표시했다. 그의 말은 환자에게 잘 보이는 것이나 인기를 얻는 데에 관심이 없다는 것이었다. 그는 환자에게 자신의 특수한 기술과 지식이라는 유익한 것을 주고 싶다고 말했다. 그리고 만일 그가 병에 걸린다면 자신은 정확하게 진단할 수 있고 정확하게 해야 할 일을 알고 있는 의사를 선택하지 달콤한 말이나 하고 친하게 지내거나 사람들을 감동시키거나 좋은 사람이라는 평판을 얻고 싶어하는 의사를 선택하지 않겠다는 것이다.

나는 내 동료가 주요한 핵심을 간과하고 있다는 것을 알았다. 의사는 어느쪽이든 한쪽이 되어야 한다고 그는 가정했던 것이다. 만일 그가 유능하다면 그는 환자에게 동정할 수 없을 것이다. 그는 의학이라는 학문은 의술(또는 의학의 기술)과는 다른 수준에서 그리고 다른 방식으로 구실을 한다고 생각하는 것 같았다.

또 다른 동료는 화술에 대해 상당히 많은 역점을 두고 있었다. "내게 무엇을 바라십니까?" 그는 물었다. "당신은 내가 진단 결과를 모호하게 말하거나 속이기를 바라십니까? 나는 당신에게 내가 알고 있는 그대로의 사실을 이야기해 줄 의무가 있습니다. 내 환자는 진실을 알 권리가 있고 나는 환자에 그것을 말해야 하는 의무가 있습니다. 변호사는 내가 환자에게 말한 것보다 환자의 상태가 더 좋지 않다는 것을 알게 되면 나는 의료 과오로 제소당하며 내가 패소한다고 합니다."

나는 다시 한 번 내 동료가 주안점을 간과하고 있다는 것을 알았다. 분명히 의사는 환자에게 진실을 말해 줄 의무가 있다. 그러나 동시에 의사에게는 환자를 정서적 황폐 상태——치료에 지장을 주는 일종의 정서적 황폐 상태——에 방치해 두지 않으면서 진실을 말해 줄 의무도 있는 것이다. 의과대 학생들은 몇 년 동안이나 진단하는 방법을 배우지만 그것을 최선으로 수행하는 방법에 대해서는 거의 배우지 않는다.

질문 : 환자에게 상태가 심각하다는 진단 결과를 사실대로 알려 줄 수 있는 동시에 환자에게 희망을 가질 수 있게 할 수 있을까?

물론 그것은 가능하다. 나는 한때 암이라는 진단을 받았다. 유난히 그 때의 상황이 생각난다. 나는 그 의사가 말하는 태도에 주목하고 있었다. 그는 병에 대해 사형 선고문을 읽듯이 이야기하지 않고 오히려 도전해야 한다는 식으로 이야기해 주었다. 그 의사는 자신이 알고 있는 이하를 이야기하지 않았고 또한 그 이상도 이야기하지 않았다. 그는 의료 일지를 보고 의사도 예상치 못한 수많은 회복 사례를 들려주었다. 그는 경험에 의해, 자신의 진단 결과를 부인(deny)하지 않고 다만 그런 운명의 심판을 거부(defy)하는 환자가 그렇게 하지 않은 환자보다 더 좋은 결과를 가져 온다는 것을 잘 알고 있었다. 그래서 그는 최후의 날을 알려 줄 의무감을 느끼지도 않았을 뿐더러, 설사 요청을 받았더라도 말하지 않았을 것이다. 그는 어떤 사람들에게는 어떤 예상도 들어맞지 않는다는 것을 알 만큼 현명했고 그래서 그는 환자에게 악영향을 미칠지도 모르는 어떤 일이나 말도 하고 싶지 않았던 것이다.

말할 필요도 없지만, 어떤 의사는 환자가 자신의 병에 대해서 상담조차 하지 못하게 한다. 어쨌든 내가 아는 바로는 대부분의 의사가 건전한 치료의 열쇠는, 환자의 이야기를 주의 깊게 듣는 데 있다고 생각한다는 것이다. 비록 그것이 이론에는 크게 빗나간 것이지만. 환자의 횡설수설 하는 말 속에는 의사가 선용할 수 있고 가치 있는 단서가 숨겨져 있을 지도 모른다. 더 나아가 대화 자체가 환자의 감정을 정화시키기도 한다. 자신을 표현하는 행위를 통해서 환자는 불안이 경감되는 것이다. 불안과 우울은 질병에 부수되는 불리한 요소로서 대부분의 의사들도 환자들의 근심과 흥조라는 무거운 짐을 덜 수 있는 의욕과 능력을 진실로 환영하고 있다.

사람들은 걱정하는 동시에 기대를 걸고 의사를 찾는다. 걱정은 기우 일지도 모르지만 기대는 걸 수 있는 것이다. 만일 의사가 이러한 환자의 요구를 치료에 고려하지 않는다면 그는 환자를 반쪽밖에 치료하지 못하는 것이다. 지금 문제는―― 더욱더 ―― 의사가 과학적 교육 훈련보다 환자와의 관계에 중점을 두어야 하느냐, 아니냐가 아니라 환자의 효과적인 치료에 관련된 모든 것에 중점을 두어야 하느냐, 아니냐인 것이다.

의료 분야에서 일어나고 있는 최근의 가장 중요한 변화는, 내가 생각하는 바로는, 인간 시스템에 대한 약제의 구축을 위한 확대된 지식과 새로운 관심이다. 물론 논리적으로 고찰해도 의사와 환자와의 협조에 새롭게 역점을 두고 있다는 것을 알 수 있다. 이러한 의사와 환자와의 협조 관계란 의사는 환자에게 현대 의학이 제공할 수 있는 최선의 것을 제공하고, 환자는 치료에 도움이 되는 환경, 즉 의사에 대한 신뢰, 삶에의 강력한 의욕 및 최선을 다해서 병을 이겨내려는 단호한 결의 등을 통해 협조하는 것이다.

인체의 내부에서 외부의 침입자나 이상 상태에 대처하는 광범위한 전력의 배치만큼 경탄할 만한 것은 거의 없다. 즉, 인체는 어떠한 병에 대해서도 응전하게끔 만들어진 면역 체계를 갖고 있다. 이 면역 체계에 속해 있는 다양한 종류의 세포들은 각기 상황에 따라 상이한 작용을 한다. '감시' 세포는 온몸을 돌아다니면서 외부에서의 침입자(세균이나 병균)나 이상 상태의 소재를 파악하고 그 정체를 식별해서 인체 내의 방어 세포들―― 병균을 비집어 열어 그 세포 안에 자신의 독물을 주입하는 세포, 전염병균을 파괴시키는 세포, 바이러스를 포획하고 면역 체계를 보강시키는 세포 등 ―― 을 활성화시킨다.

이러한 면역 체계와 그 구성 부분 및 기타 인체 조건과의 상호 작용에 관해 상세하고 광범위하게 알게 된 것은 최근의 일이다. 뇌, 비장, 흉선, 골수 및 임파선도 면역 체계로 기능하고 있다는 것도 밝혀졌다. 그러므로 면역 체계가 어느 일정한 부위에 소재하고 있거나 단순한 과정으로 파악하려는 생각은 잘못이다. 그것은 인체의 방대한 조직과 체계에 직결돼 있는 것이다.

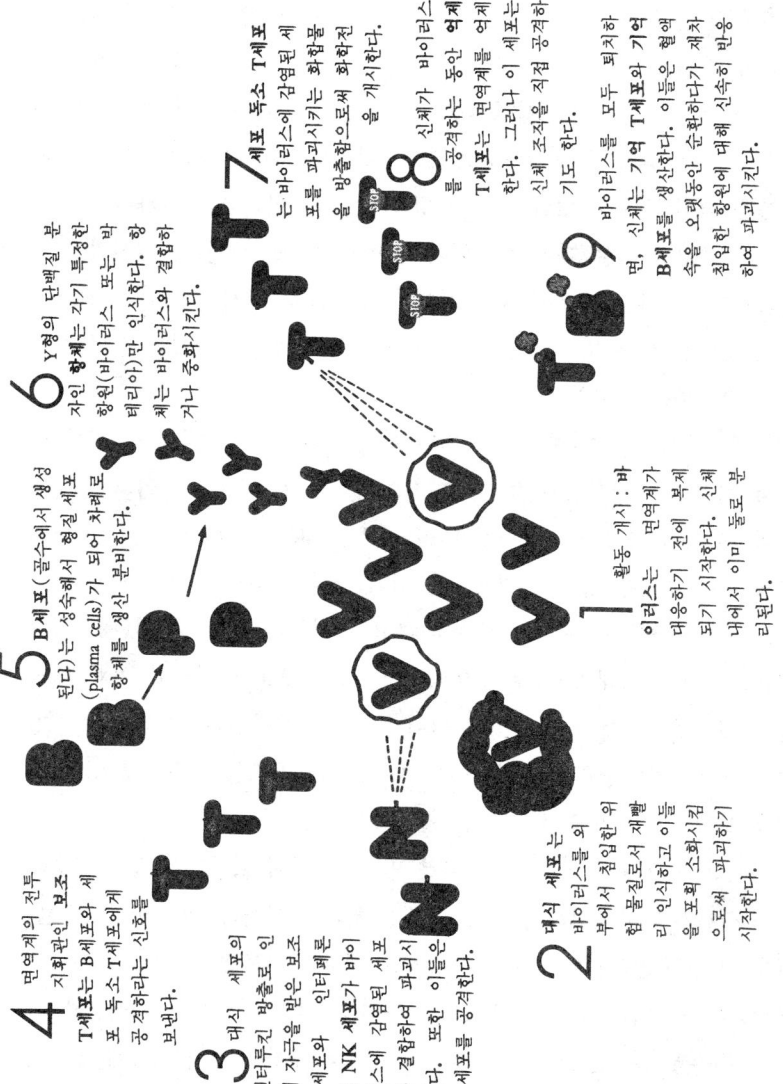

그럼 이러한 면역 체계를 근본적으로 움직이고 있는 것은 도대체 무엇이냐는 질문을 할 수 있을 것이다. 그 대답은 실제로 거의 모든 것이다. 면역 체계는, 인체 내부의 생화학적 변화, 미생물의 침입, 독물, 호르몬의 힘, 정서, 행동, 음식 그리고 이 모든 요소들의 다양한 수준에서의 결합 등에 영향을 받고 있는 것이다. 면역 체계는 생명을 비추는 거울과 같은 것으로 이는 희로애락, 생명력의 충만함과 권태, 웃음과 눈물, 고양과 억울 및 문제점과 가능성에 반응하고 있다. 이러한 인체의 작용에 대해서는 우리의 머리로서는 도저히 상상할 수조차 없는 것이다. 사실, 우리가 생각하는 것과 느끼는 것과의 관계는 아마 인간의 정신과 육체가 각각 분리된 실체가 아니라 하나의 통합체의 일부분이라는 사실을 나타내는 가장 극적인 증거이다.

기술이 발달하여 면역학자들이 각기 다른 조건 아래에서 작용하는 상이한 면역 세포가 존재하고 있다는 정확한 지식을 얻은 것이 고작 10~20년 전의 일이다. 오스트레일리아의 빅토리아 주 멜버른(Melburne) 왕립 병원 월터 일라이저 홀(Walter Eliza Hall) 의학 연구소에 근무하는, 세계적으로 유명한 면역학자인 구스타프 노살(Gustav J. V. Nossal) 박사는 면역 체계의 경탄할 만한 역할에 대해서 다음과 같이 요약해서 표현하고 있다.

"선천적인 방어 체계의 임무는 다음 6개의 단어로 압축해서 표현할 수 있다. 즉, 접촉, 확인, 활성화, 배치, 식별 및 조정이다."

외부에서 침입한 세포 또는 유해 세포 및 물질은 면역 세포의 목표가 되는데(만나게 되는데), 사전에 면역 세포는 무엇을 확인해야 하는지 모르고 있다. 이때 면역 세포는 이에 대처하기 위해 활성화되고 침입한 병균이나 미생물을 제거하기 위해 정교하고 다각도의 방어(배치) 전략을 개시한다. 물론 바람직하지 않은 해를 인체에 주지 않기 위해 병원균과 인체 자체의 조직을 구분해서 식별한다. 최종적으로 면역 체계는 인체를 적절하게 보호하기 위해 필요한 여러 반응을 판단하는 조정 작업을 하기 시작한다. 버밍햄 시 앨라배마(Alabama) 대학의 에드윈 블레일럭(J. Edwin Blalock) 박사는 면역 체계를 다른 인체 조직이 인지할 수 없는 '감각 (senses)' 세포와 물질로 이루어진 하나의 감각 조직으로서 적절히 표현하고 있다.

그리고 현재, 인간의 정신이 그 육체에 자체를 기록하는 방법에 관한 연구가 이전보다 한결 깊숙이 연구되고 있다. 정서에 관한 생물학적 연구도 진행중이다. 예를 들어, 신경 내분비 및 면역 체계가, 신경 내분비 및 면역 작용을 제어하는 동일한 물질(펩티드 호르몬[peptide hormones] 또는 뉴로펩티드[neuropeptide])을 만들어 낸다는 연구 결과도 발표됐다. 또한 이 2종류의 체계는 상호 작용하고 정보를 교환할 수 있는 수용 기관을 공유하고 있다고 한다. 이러한 증거를 통해 블레일럭 박사는 중추 신경계와 면역 체계가 위와 같은 호르몬 신호로서 그와 유사한 정보를 전달한다고 생각하고 있다.

이러한 사실과 부합하는 글이 최근에 《뉴잉글랜드 의학지》에 게재됐는데 이 글을 쓴 사람은 고 프란츠 잉겔핑거였다. 그는 이 글에서 의사들은 인간의 질병 중 약 85퍼센트는 인체 자체의 치유 체계에 의해 치유될 수 있다고 생각한다는 것이다. 따라서 몸과 마음이 협동해서 심각한 도전(병)을 물리친다는, 진전된 지식의 중요성이 강조되는 것이다.

당연한 말이지만, 많은 의사들이 이 새로운 지식이 오용되거나 보도되는 것에 대해 염려하고 있다. 그들은, 모든 종류의 색다르고 실험을 거치지 않은 착상들이 경쟁적인 치료 분야에서 대용물로서 통할 수 있는, 넓은 문이 열려질 수 있다는 위험에 대해, 마땅히 그래야 되겠지만, 깨닫기 시작하고 있다. 이러한 위험에 대처하기 위해 무엇보다 중요한 것은, 월터 캐넌 박사가 말한 바와 같이, 균형된 입장을 견지하는 것인데 이것은 과도하고 비과학적인 방법을 제외시키는 동시에 몸과 마음의 상호 작용에 대해 충분히 파악하는 것이다.

새로운 학문인 정신 신경 면역학은 이러한 복잡한 상호 작용들 —— 신경계, 내분비계 및 면역 체계 사이에 존재하는 상호 작용──에 관해 자세히 설명해야 될 것이다. 또한 인간의 여러 가지 체계──순환계에서 자율 신경계에 이르기까지의 인체 내의 모든 체계──에 관해서는 기왕의 연구에 자세히 설명되어 있으나, 이들간의 상호 작용 체계에 관해서는 현재 연구가 진행중이다. 이 체계에서는 모든 작용 또는 과정이 전체적으로 서로 영향을 미치고 있다.

이러한 광범위하고 새로운 연구 결과로서 사고, 정서, 경험 및 태도가 생물학적인 변화를 초래한다는 것을 보여 주는 보다 명확한 모습을 생생하게 그릴 수 있게 될 것이다. 예방 화학 요법에 있어서 일부 환자들은 실제로 의약을 복용함으로써 심한 구토증과 부작용이 일어날 것이다. 혼잡한 강당에서 "불이야!"하고 외치는 소리가 광범위한 생리적 반응──혈관 수축, 혈압의 급상승 및 심근의 파열 등──을 불러일으킬 수도 있다.

어떤 때에 생물학적 반응이 급작스럽게 일어나지 않는다고 해서 중요하지 않다는 것이 아니다. 예를 들어, 잘 알려진 바와 같이, 회계사들은 세금 납부일이 가까워짐에 따라 콜레스테롤 수준이 상승한다. 이와 똑같은 변화가 최종 시험을 앞두고 있는 학생들에게 일어난다. 면역학자인 로널드 글라저(Ronald Glaser)와 오하이오(Ohio) 주립 대학 의과 대학의 심리학자인 재니스 키콜트 글라저(Janice Kiecolt-Glaser)는 '정신 신경 면역학'이라는 새로운 분야의 거인이다. 이들은 의과대 학생들이 시험이 가까워짐에 따라 질병을 퇴치하는 면역 세포가 감소되고 또한 면역 체계의 다른 구성 요소 역시 인체에 해로운 쪽으로 변화가 일어난다는 사실을 발견했다.

또한 글라저와 키콜트 글라저 팀은 만성적인 스트레스에 시달리고 있는 개인은 자체 면역 능력이 약화된다는 것을 관찰했다. 어떤 연구 보고서에 의하면 알츠하이머병(Alzheimer's disease)을 앓고 있는 환자를 간호하는 가족 34명과 통제 대상 34명을 서로 비교하고 있다. 이 가족 간병인들은 비교 대상 인원들에 비해, 총 T세포, 보조 T세포 및 보조/억제 (T세포) 비율에서 낮은 비율을 기록하고 있을 뿐만 아니라 엡스타인-바 바이러스(Epstein-Barr virus ; 허약한 T세포가 바이러스를 통제하고 있다는 뜻= 역주)에 대해 더 높은 항체 농도를 갖고 있다고 보고했다. 따라서 간병인들이 환자들과 친밀하게 지내면 지낼수록 그들 자신의 '선천적인 파괴 세포(natural killer cells ; 이하 NK로 표기함)' 비율이 낮아진다는 것이다 (60페이지의 그림을 참조할 것). 어쨌든 후원 집단에 속해 있는 간병인들은 장기간에 걸쳐 환자를 돌보고 있음에도 불구하고 후원 집단에 속해 있지 않은 사람들보다 실질적으로 고독감을 덜 느끼고 있으며 NK 세포의 비율이 훨씬 낮았다는 것이다.

만성 스트레스에 관한 또 다른 연구 보고서에서, 키콜트 글라저와 글라저 박사는 38명의 기혼 여성과 38명의 별거 또는 이혼 여성을 비교하고 있다. 이 연구에서는 별거중이거나 이혼한 여성이 더 우울하고 NK 세포도 낮은 비율을 기록하고 있으며 면역 활성 능력도 낮은 반면에 잠재하고 있는 바이러스에 대한 항체 농도가 높았다고 보고되어 있다. 또한 최근에 별거중인(1년 이전에) 여성 집단은 보조 T세포의 비율이 더 불리한 수치고 나타났다. 그렇지만 기혼 여성들 중에도 면역 상태에 반응을 보이는 사람도 있었다. 또한 별거중인 남성에 있어서 면역 체계에 미치는 영향에 관한 연구에서 위와 비슷한 결과가 보고되어 있다.

그리고 글라저는 스트레스의 감소 또는 긍정적 정서의 고양이 면역력을 강화시킨다고 증명했다. 1개월 이상의 기간 동안 노인층을 대상으로 한 연구에서 글라저는 일주일에 세 번씩 긴장 해소 훈련을 함으로써 NK세포와 T세포의 활동이 현저하게 증대한다는 것과, 이와 관련해서 단순 포진 바이러스의 항체의 감소와 스트레스 증상의 강도가 약화되었다는 것을 보고하고 있다. 사회적 접촉만 하고 있는 사람이나 그렇지 않은 사람은 이와 같은 득을 보지 못한다.

또한 글라저와 키콜트 글라저 박사는 시험 스트레스를 많이 받고 있는 의과대 학생들의 긴장 해소 훈련이 면역 체계에 미치는 영향을 측정했다. 긴장이 해소된 학생들과 긴장이 해소 안 된 학생들, 이 양자 모두가 어떤 일정한 면역 기능에서 스트레스와 관련되어 약화 추세를 보였지만 그 후에 자주 긴장 해소 훈련을 받으염 보조 T세포가 더욱 증가한다는 것을 알게 되었다. 또한 위의 긴장 해소 집단과는 달리 긴장이 해소 안 된 집단은 불안 및 기타 질병의 증상에 있어서 현저한 증가를 보였다고 보고하고 있다.

이 두 개의 연구 결과는 긍정적 정서가 스트레스의 면역학적 효과에 대해 완충 역할——아마 질병의 위험을 감소시킬지도 모른다——을 한다는 것을 시사하고 있다.

분명히 심리적인 요인들은 의사와 환자와의 의사 소통에 있어서 중요하다. 진단을 받고 정서적으로 황폐해진 환자들은 긴급 치료를 해야 할, 이상적인 대상이라고 할 수 없다. 이것은 의사가 환자와의 대화를 통해서 발견한 것을 감추거나 바꾸어야 한다는 것을 의미할까? 분명히 그렇지 않다. 앞에서 강조한 바와 같이, 그것은 의사의 화술이, 환자의 효과적인 치료에 필요한 다른 능력에 못지않게 중요하다는 뜻이다. 중환자에게 대해 불명확한 예상을 말해 주는 것보다 병에 도전할 의욕을 고취시킬 수 있으며, 전체적인 치료 계획의 일부분으로서 환자 자신의 능력을 총동원시킬 수 있는 의사야말로 실제로 의료 분야에서 가장 바람직한 사람인 것이다. 어쨌든 중병에 대해서는 현명한 의사라면 개인에 대한 처방 못지않게 환자의 삶의 의욕과 희망을 불러일으켜 적절히 활용해야 할 것이다. 지금부터 2000년 전에 세네카(Seneca)는 "병을 고치려는 마음도 치료의 일부분이 된다"는 것을 깨달았다.

용기가 나는 일은 다름이 아니라 이제 의과 대학에서도 점차 인간성에 가치를 두기 시작했다는 것이다. 하버드 대학의 총장 데릭 복(Derek Bok)은 교양 과목을 대단히 강조하면서 주요한 교육적 담화를 발표한 적이 있었다. 그는, 여러 사람들을 다룬다고 공언하는 사람은 누구든지 인간성, 문화 및 역사에 대한 소양을 갖추어야 한다고 정곡을 찌르고 있다. 그의 목소리는 케임브리지를 넘어 널리 좋은 영향을 미치고 있다.

의과대 학생들에게는 그들이 직업으로서 의사를 선택하는 순간부터 그들이 의원 간판을 내걸기까지 그것에 관련된 것보다 더 관심을 끄는 것은 거의 없다.

분명히 경제적인 기회는 많다. 그렇지 않다면 그들은 다른 직업을 택했을 것이다. 그러나 의과 대학에 들어가고 나면 이타심이 많아진다. 그들은 자신들의 동포인 인류에 봉사하고자 한다. 슈바이처의 윤리는 그것을 알든 모르든 강해진다.

하지만 고조된 목적 의식은 막대한 노력이 필요한 인턴 기간에 뼈저린 육체적 시련을 통해서 증대하는 압력의 영향을 받게 되는 것이다. 의사에게 가장 바람직한 자질——동정심, 이해심, 도덕감——을 병원에서 수련하고 있는 인턴들이 공통적인, 육체적인 고초를 겪으면서 몸에 붙이기는 정말 어려운 일이다.

내가 UCLA에 있는 동안 다른 지역에 있는 의과 대학이나 병원을 방문할 수 있는 특전을 부여받았는데 여기에서 수련 과정 또는 경력의 여러 단계에 처해 있는 학생들과 의사들을 만날 수 있었다. 의사 수련 과정 중에 가장 힘든 고비는, 내게는 그렇게 생각됐지만, 아마 인턴 기간으로 알려진 시련기일 것이다. 구체적으로 말하면, 의과 대학 졸업생을 충분히 제 몫을 할 수 있는 한 사람의 의사로서의 자격을 인정받기까지 인간 연마기에 집어 넣을 필요가 있다는 것이다. 인턴에 대한 공통적인 기대 사항은 24시간 계속——어떤 때는 32시간——일하라는 것이다. 이것의 근본적인 이유는 의사라는 직업을 가지려고 하는 사람은 누구를 막론하고 반드시 의사 생활이라는 현실을 혹독하고 조직적으로 경험해 보라는 것이다.

그래서 인턴 시절에 의사의 '현실'에 대비해서 무엇을 하느냐고 묻는 것도 당연하다. 그런데 만약 이러한 대비가 의사의 감수성을 둔화시킨다면? 만약 그것이 새벽 3시에도 일해야 하는 고통을 감수시키려는 성향이 인턴에게 환자에 대한 적개심을 조장케 하는 것이라면 어떻게 생각해야 할까? 하루에 32시간을 일하기 위해 거의 한잠도 자지 못하는 의사에게 어떤 종류의 판단이나 과학적 능력을 기대할 수 있다는 것인가? 수면 박탈 영향에 관한 연구는 극도로 피곤한 의사의 상태가 중환자의 치료에 위험을 초래하는 요인이 된다는 것을 강조하고 있다. 과중한 작업 부하(負荷)는 도전의 견본이 되기는 커녕, 앞에서도 언급한 바와 같이, 잘해야 위장된, 의식의 몽롱한 상태를, 못 되면 체계적인 둔감을 초래하는 훈련에 불과한 것이다. 주로 이러한 과정을 이겨낸 사람들이 주장하는 논리 정연한 변명에는 다른 사람들도 이것을 피할 수 없도록 하는 의도가 숨어 있다는 사실에 어떠한 중요성을 부여할 수 있을까? 그럼에도 불구하고, 전직 현직을 불문하고 병원 요직에 있었던 의사들은 이러한 실습을 올바르다고 생각하지 않지만 실제로 그것에 대해 언급하는 것을 자제하고 있다. 그들은 그와 같은 장시간 근무는 병원측의 경제적인 방침과 이해 관계에 원인이 있다고 생각한다.

 인턴 실습 기간에 대한 가장 생산적인 토론이 나를 초빙해 준 여러 종류의 병원의 강연회에 부수되어 행해진 공개 토론회에서 이루어졌다. 그러나 인턴 기간중 의사와 환자와의 관계에 대한 주제에 관해서는 그렇게 자주 거론되지 않았다. 그러나 의사가 환자 자신의 치유 능력에 자신감을 갖도록 고취하는 동시에 환자에게 충분한 신뢰를 얻기 위해 특히 노력해야 한다는 것은 인정되었다. 또한 동정적인 태도는 환자를 감동시키는 좋은 방법이라는 것도 언급이 됐다.

 바로 여기에서 토론은 급진전하게 됐다. 어떤 의사들은 현재의 인턴 제도는 환자에게 동정심을 우러나오지 못하게 한다고 단언하기도 했다. 또한 이러한 압박과 피로 상태에서 못 벗어난 인턴에게 치료를 받아야 하는 환자는 환자 자신에게는 물론이고 인턴에게도 만족감을 줄 수 없다고 지적했다. 그러나 한편으로 이러한 관점에 대해서 응급실에서 피 묻은 칼로 환자를 다루는 의사는 자신의 영혼 깊숙이서 우러나오는 동정심을 진정시켜야 한다는 주장도 있었다. 또 어떤 의사는 긴급 호출 환자가 그가 도착하기도 전에(보통 새벽 3시) 죽기를 바라는 것에 수치를 느낀다고 말했다. 동정심은 분명히 환경에 좌우되고 있는 것 같았다.

이러한 특수한 문제점이 중요하다는 것을 좀 전에 언급한 바 있다 ; 어느 한계까지 조건을 붙인다는 이름 아래 인턴의 정신을 몽롱하게 할 셈인가? 일부 레지던트의 인턴에 대한 가혹하고 처벌적인 태도가 젊은 의사의 훈련 과정에 필수적인 부분이라도 된다는 말인가? 일부 레지던트들이 새로운 입문자들에게 권력을 맛보고 또 착취할 수 있다는 말인가? 이런 식으로 입문자들에게 고통을 주는 것이 이 직업의 명예라도 된다는 말인가? 정말 그것이 꼭 필요한가?

물론 젊은 의사를 고통스러운 환경 속에서도 일할 수 있도록 훈련할 필요가 있다는 반론도 있을 수 있다. 그들은 긴급 상황시, 환자를 돌볼 수 있도록 새벽 3시에도 깨어 있어야 하는 비공식적인 실습에 대비하고 있지 않으면 안 된다. 의사의 특권을 획득하기 위해서, 의학 교육을 받기 위해서 수많은 고난이 뒤따른다. 멜린코프 박사는 내가 직접 눈으로 보고 크게 놀란 것에 대해 충분히 이해할 수 있으나 대부분의 의사들이 이러한 인턴 과정을 잘 극복하는 것 같으며 실제로 그렇게까지 나쁘게 생각하고 있지 않다고 한다.

물론 나는 이러한 점에 충분히 비중을 두고 있다. 그러나 한편 지금 서서히 일어나고 있는 인턴 제도의 변화에 희망을 걸고 있다. 일부 병원에서는 인턴의 훈련 과정에서 인간화를 도입하고 있다. 뉴욕 주는, 인턴이 하루에 24시간 계속 근무하는 것을 금지하는 새로운 병원법을 제정했다. 그리고 나는 특히, 젊은 의사에 대한 배려에 못지않게 환자에 대한 배려에서 우러나온 인턴의 근무 조건을 개선하기 위한 UCLA 의료 센터의 가정 실습과 및 소아과의 노력에 큰 희망을 걸고 있다.

4

의사와 환자와의 관계

　내가 의과 대학에 공식적으로 발령을 받았다는 것은 의료 관계 민원 조사관으로 근무하라는 뜻으로, 종합 대학의 하나의 구성원이 되었다는 것으로 이해할 수 있다. 나는 곧 특별한 문제점이나 불평 불만이 있는 사람들로부터 전화나 서신을 받기 시작했다. 그리고 이러한 문제의 대부분은 치료 자체 또는 과정에 관련돼 있는 것이 아니라 환자와 의사와의 그릇된 인간 관계에 그 원인이 있는 상황 때문이라는 것을 알았다.
　〔실례 ①〕 어떤 부인이 일련의 진찰을 받았다. 의사는 그녀에게 아직 검사 결과를 보지는 않았지만 암이 분명하다고 말했다. 그러나 그녀는 파국적인 진단을 개인적인 추측만으로 내리는 의사의 비과학적이고 비전문가다운 태도에 대해 불평했다. (검사 결과는 의사의 비관적인 예상이 틀렸음을 입증했다.)
　〔실례 ②〕 어떤 암 환자의 부인은 담당 의사가 남편의 병실 문간에 서서 말했다며 불평하고 있다. 자기 말에 대한 환자의 충격을 완화시키

려는 노력도 하지 않고 느닷없이 나타나 검사는 완료되었고 결과가 아주 나쁘다고 말했다는 것이다. 얼마나 상태가 나쁘냐고 물어 보았더니 진단 결과 암으로 판명됐고 그것도 말기 증상이라고 말했다는 것이다. 나는 그 부인에게 "의사가 진실을 말해 주기를 원하지 않느냐?"고 물었다. 그녀는 진실을 말하는 데에 반대한 적이 없으며 다만 진실을 전해 주는 의사의 무감각한 태도에 실망했다는 것이다.

〔실례 ③〕 30대 초반에 뇌암으로 큰 수술을 받은 부인이 있었는데 그녀는 자기가 병원에서 퇴원한 후에 외과 의사가 전화 한 통 걸어 주지 않는 데에 대해 아주 실망했다는 것이다. 두통이 재발하자 그녀는 그 외과 의사의 집무실로 전화를 걸었다. 그러나 그 의사는 자리에 없었기 때문에 그녀는 이름과 전화 번호를 가르쳐 주고 전화를 끊을 수밖에 없었다. 의사로부터 전화는 걸려 오지 않았고 그녀는 의사에게 환멸을 느꼈다. 일 없으면 돌아서는 의사에게 치료를 받았다는 생각을 하니 섭섭하기 그지없었다고 말했다.

〔실례 ④〕 자기 면역증(autoimmune disease)을 앓고 있는 5세 된 딸을 둔 부모가 진료 의사로부터 아이의 관에 깔, 예쁜 색의 공단을 고를 기회를 놓치지 않도록 통지해 주겠다는 말을 들은 일이 있다. 그 소녀의 아버지는 의사가 소견을 말할 때에 그렇게 무신경한 태도를 취한 것에 충격을 받았고 아이가 흑인이어서 그런 태도를 취했는지도 모른다고 했다. "백인 부모에게도 감히 그런 식으로 말할 수 있을까요?" 그 소녀의 부친이 나에게 물었다.

〔실례 ⑤〕 가끔 구토, 두통 및 근육통으로 고생하고 있는 20대 스페인계 청년이 전문 용어로만 진단을 내리는 의사에게 진찰을 받았다. 그가 아는 단어는 단 하나뿐이었는데, 그것은 장님, 발작 그리고 마비가 갑자기 일어나는 어떤 병명이었다. 그 환자는 정말 어디가 잘못되었는지 그리고 왜 조심해야 하는지에 대해 알 수 있는 기회가 결코 없을 것 같이 느꼈다. 이런 의사의 거만함에 그는 무너졌고 증세는 더욱 악화됐다고

한다.

〔실례 ⑥〕 대학원에 재학중인, 나의 젊은 동료 여성은 그녀가 의사의 진단 결과나 지시를 따지려고 할 때마다 거절당했다고 불평했다. 그 의사는 그런 일로 골치 아프게 하지 말라면서 자기는 의사이기 때문에 무엇을 해야 하는지 잘 알고 있다고 말했다 한다. 그녀가 이의를 제기하거나 의학 관계 문헌에서 조사한 몇 가지 문제에 대해 상의하려고 할 때마다 그는 그녀의 고집에 대해 욕하는 것 같았으며 자기를 신뢰하지 않는다면 자기를 떠나라고 했다는 것이다. 그러나 그녀는 그를 믿지 않는 것이 아니고 다만 그와 주치의와의 관계처럼 그녀도 그와 협조 관계를 맺고 싶다고 말했다고 한다. 그는 협조를 원한다면 자기 일이나 열심히 하라고 말하면서 환자를 최선으로 치료하는 방법을 공부하는 데에 자기 인생의 10년을 바쳤지, 좋은 협조자가 되는 방법을 배우려고 그랬던 것이 아니었다고 말했다는 것이다.

〔실례 ⑦〕 폐암을 앓고 있는 어떤 부인이 어느 국내 유수의 의료 센터에서 진료를 받았다. 약물 치료를 통해서만 약간 증상이 진정되는 아주 심한 통증에 시달리고 있는 그 부인은 여러 가지 부작용으로 고통을 받고 있었다. 그러나 다른 종양 전문의가 원래의 엑스레이 사진을 자세히 재검토한 결과, 원래의 진단이 착오였다는 것을 밝혀 냈다. 이 새로운 진단에 따라 부인의 통증은 점차 가라앉아 마침내 사라졌고 따라서 약도 점차 복용하지 않아도 좋게 되었다. 그 부인은 질병으로부터 해방되어 무척 기뻐했지만, 불안이 원인이 되어 더 아팠던 통증에 대해서는 한마디의 언급도 없었던 첫번째 진단에 대한 고뇌와 의구심이 무려 4개월간이나 지속된 것에 대해 격분하고 있었다.

〔실례 ⑧〕 어느 암 환자의 부인은 자기 남편이 앞으로 6~8개월밖에 살 수 없다는 것을 한 종양 전문의로부터 들었다. 그녀는 심한 충격을 받았지만 그 의사는 그녀에게 이 두려운 소식을 남편에게 알려 주어야 한다는 지시도 했다. 그녀가 의사에게 항의하면서 그 예후를 요구하자

"그렇게 하는 편이 좋다"라는 말만 했다는 것이다. 그녀의 남편은 우연히 예상보다 일찍 죽었지만 불행한 소식을 전하는 책임을 떠넘긴 의사에 대해 아직도 분개하고 있었다.

〔실례 ⑨〕 82세 된 노인이 측관 수술을 받은 후에 흉통(胸痛)을 느꼈다. 수술 후에 곧 흉통을 느낄 테지만 걱정하지 말라는 말은 들었다. 그러나 통증이 지속되고 더욱 심해지자 그는 다시 외과 의사를 찾아갔으나 통증이 앞으로 2년 동안 간헐적으로 일어날지도 모른다는 말만 들었다. 그리고 그 의사는 앞으로 그것이 걱정이 돼서 여기를 찾아오지 말라고 했다는 것이다.

〔실례 ⑩〕 어느 부인이 흉부의 생체 조직 검사 결과를 듣기 위해 대기실에서 거의 2시간이나 의사를 기다렸다고 불평했다. 그리고 그녀는 의사에 불려 가서 생체 조직 검사 결과가 부정적이라는 말을 들었다. 그러나 그녀가 그곳을 떠날 때, 간호원이 그녀를 불러 세우고 기록상에 본의 아닌 잘못이 있었다고 말하면서 생체 조직 검사 결과는 긍정적이었다고 말해 주었다. 그녀는 다시 의사를 찾았으나 약속 때문에 만날 수 없다는 말만 들었다.

〔실례 ⑪〕 엄격한 진단 절차를 거친 한 환자가 담당 의사에게 그 결과를 물었다. 의사는 그에게 "내가 당신이라면 말이요, 되도록 빨리 일이나 하겠소"라고 말했다. 다시 말해서 의사의 이런 태도는 불평 불만의 원인이 되는, 형식적이고 졸렬한 말투였다.

〔실례 ⑫〕 의사가 환자에게 검사 결과가 방금 나왔는데 지금 즉시 병원으로 와서 꼭 확인하라고 전화했다. 그리고 한 시간 후에 그 부인을 안내실에서 만나자고 했다. 부인이 병원에 도착하니 의사는 출타중이었다. 한 시간 이상이 지난 후에 의사가 돌아왔지만 의사에게 실수가 있었음을 알게 되고 또 진찰실도 비어 있는 곳이 없었다. 그 부인은 다시 집에 돌아가서 다음날 아침에 찾아오라는 말을 들었다. 그 환자는 병원에서 자기를 호출하여 까무러치도록 놀랐는데, 병원에 오니 집에 돌아

4. 의사와 환자와의 관계

갔다가 내일 다시 오라는 말을 할 정도의 무성의에 당혹했다는 것이다.

이러한 대부분의 불평 불만에 공통된 점은 환자들이 적절한 대우를 받지 못하거나 정상적인 감정을 가진 사람으로 취급받지 못한다고 생각한다는 것이다. 그 다음으로 중요한 문제점은 의사 또는 병원측에서 청구하는 의료 비용이 과다하다는 불평이다. 일부 환자는 의료 보험에 가입하고 있어 이 청구 액수로 인해 직접적으로 피해를 입고 있지는 않지만, 정부나 보험 회사가 그 필요성 여부도 잘 모르는 일련의 수많은 검사를 실시하는 대가로 터무니없이 엄청난 비용 지불을 요구하고 있는 것에 대해 불평하고 있다.

한 부인(전화를 걸어 온 사람들 중 90퍼센트가 여성이었다는 사실에 나는 특별한 중요성을 부여하고 있지 않다)은 자기가 왜, 처음부터 내이염이라는 한 증세에 대해 수백 달러의 비용이 드는, 일련의 예비 검사를 받아야 하는지 모르겠다는 것이다. 이런 부당한 행위에 대해 분개한 부인은 다른 의사에게 찾아가 불과 몇 분 만에 일차 진단을 확인했다. 이 때의 청구 금액은 첫번째 의사의 청구 금액의 10분의 1이었다.

내가 접수한 대부분의 불평들은 결국 환자에게 만족을 주는 방향으로 해결됐다. 또한 그것은 일부 환자가 의사에 대해 오해를 했거나 관련 의료 문제를 오인한 것으로 판명됐다. 나는 이런 불만의 원인이 저질의 치료에 있었다기보다 졸렬한 의사 소통에 있었다는 것을 자주 보아 왔다.

이러한 실례를 든다고 해서 내가 의사라는 직업에 대해 어떤 판단을 내린다고 생각해서는 안 된다는 것을 특히 강조하고자 한다. 나는 일종의 민원 조사자 자격으로서 배려해야 되는 불평을 조리 있게 처리해야 한다. 담당 의사에 만족하고 있는 사람들은 그러한 사실을 보고하기 위해 전화하지 않는다. 잡지사에서의 내 경험으로 보아 이러한 반응에 대해 대비하고 있는 것이다. 내가 《새터디이 리뷰》지에서 근무할 때 받은 대부분의 편지들은 잡지의 여러 기사를 축하하기보다 오히려 특별한 방침이나 기사에 의견 차이를 보이거나 비난하는 경우가 많았다. 물론 편집자는 이러한 비평에 깊은 관심을 쏟고 있다. 잘 균형잡힌 독자의 의견이 신규 구독률에 반영된다는 사실을 잘 알고 있기 때문이다.

사람들은 주의 깊고 인정 있고 유능한 의사가 아니라고 생각되면 중대한 실수를 범하게 된다. 그들이 해야 할 일은 그들 친구 중에 그런 사람을 찾아내는 것이다. 만약 그들이 새 차를 사고 싶어한다면 무엇을 해야 하는지 정확히 알고 있어야 할 것이다. 그들은 차를 만드는 법을 알고 있는 친구와 함께 점검하기를 주저하지 않을 것이다. 의사들 중에도 환자를 이해심과 의술로 치료하기 위해 많은 시간을 할애하는 훌륭한 의사들이 많이 있다.

나는 지난 반세기 동안 여러 곳에서 살면서 상당히 많은 의사들을 겪어 보았다. 그리고 그들이 나와 내 가족에 쏟았던 특별한 관심과 사랑이 머리에 떠오른다. 예를 들어, 윌리엄 히치흐(William Hitzig) 박사는 응급 치료가 필요할 때, 한밤중에도 무려 100마일이나 되는 거리를 마다 않고 차를 몰고 우리 집으로 달려온 적도 있었다. 이제는 의사들이 더 이상 왕진하려고 하지 않지만 그러나 아직도 그렇게 하고 있는 의사도 많으며 그렇게 함으로써 칭찬을 받고 있다. 나는 그들의 인간적 손길로 위대한 전통을 계승해 가는, 존경할 만한 의사들과 계속해서 관계를 맺고 있다. 나는 그러한 의사들로서 빌 히치흐 박사를 위시해서 데이비드 캐넘(David Cannom), 미첼 커블(Mitchel Covel), 오마르 파리드(Omar Fareed), 밥 코시체크(Bob Kositchek), 켄 샤인(Ken Shine) 및 하워드 와인버거(Howard Weinberger) 등의 이름을 열거할 수 있다.

민원 조사관이라는 역할에 부수해 나 자신이 격려자의 역할도 해야 한다는 것을 깨달았다. 점차 나는 의사들로부터, 살려는 의지가 시들해져 사기 진작이 필요한 중환자들을 만나 달라는 요청을 받기 시작했다. 중병에 걸린 경험이 있는 의사들은 환자의 의기 소침이나 낙담이 치료의 이상적인 조건이 안 된다는 데에 어느 정도 중요성을 부여하고 있었다.

4. 의사와 환자와의 관계 75

내가 처음 의과 대학에서 일하기 시작했을 때, 학부의 일부 의사들이 나와 환자와의 관계에 대해 멜린코프 학장에게 하나의 질문을 던졌다. 멜린코프 학장은 내가 환자들로부터 돈을 받지 않으며 환자들이 나에게는 아무런 보수도 줄 필요도 없고 또한 준다 해도 받아들이지 않을 것이며 나에 대한 보수는 의과 대학의 기금으로서 출연했다는 점을 강조했다. 이런 식으로 의과 대학에 수십만 달러가 기증되었다. 또한 학장은, 나의 주요한 보수는 환자의 태도에 의해 치료 환경이 개선되는 징후가 나타나는 데에 있다는 식으로 표현했다. 그는 또한 내가 종합적인 치료 계획의 일부분이 아니라 전통적이고 과학적인 치료의 보완으로서 정서적 또는 심리적 요인을 중시하고 있다는 인상을 주지 않으려고 애를 썼다. 마침내 의과 대학에서의 내 입장도 대체적으로 모두들 이해하게 되었는데 그것은 학장이 "그가 환자들에게 무슨 일을 하고 있느냐?"라는 질문을 더 이상 받지 않는다는 사실로서도 판단할 수 있었을 것이다.

내가 만나 본 모든 환자가 자기를 담당하는 의사에 대해 이야기했던 것은 아니다. 매일 10통 이상의 전화가 걸려 오지만 그 대부분은 정서가 고갈되거나 도움을 바라고 있는 환자들로부터 걸려 온 전화였다. 그러나 자주는 아니지만 환자의 가족들에게서도 전화가 걸려 왔다. 특히 기억에 남는 전화는 새벽 5시에 피츠버그에 사는 한 부인으로부터 걸려 온 전화였다. (그 부인은 동부 표준 시간으로 생각했기 때문에 이곳이 서부와 3시간의 시차가 있다는 것을 몰랐던 것 같았다.)

"선생님의 도움이 필요해서요." 그 부인은 이렇게 말문을 열었다. "제 여동생이 결혼할 생각이에요. 그들은 청첩장을 보내려 하고 있어요. 그런데 그것을 정말 이해할 수 없군요. 도대체 무슨 일을 할 마음일까요? 몇 달 후에 장례식에 참석해야 할 사람들에게 청첩장을 보낼 수가 있을까요? 여동생은 암이에요. 그리고 거의 가망이 없습니다. 여동생은 현실적이 아닙니다. 선생님이 여동생과 함께 이야기해 보신다면 아마 심각할 정도라고 생각하실 거에요. 제가 알기로 여동생은 《새터디이 리뷰》

지의 구독자이며 선생님의 책도 몇 권 읽어 본 것 같아요. 선생님만이 정말 우리를 도와주실 수 있을 것 같습니다."
"여동생은 자신의 암이 많이 진행되었다는 사실을 알고 있습니까?"
"그럼요."
"그 결혼 상대자도 여동생이 암에 걸렸다는 사실을 알고 있습니까?"
"예."
"그래도 결혼하겠다고 하던가요?"
"그렇습니다."
나는 그 여동생에게 기꺼이 전화를 걸어 주겠다고 그 부인에게 말했으며 또한 그렇게 했다. 그렇지만 나는 요청받은 메시지는 전하지 않았다. 그 대신에 나는 그녀에게 축하 인사를 했고 그녀가 자신의 인생을 최선을 다해 살아가겠다고 결심한 것에 대해 큰 감명을 받았다고 말했다. 나는 그녀와 그녀의 약혼자를 위해 최고의 찬사를 보냈으며 둘이서 행복하게 살기를 바란다고 말했다. 그 한 쌍의 남녀는 결혼 계획을 추진시켰다.
결혼식은 예정대로 거행되었다. 그녀의 병도 점점 회복되어 갔다. 나는 1년에 한 번 혹은 두 번 그녀의 건강 상태를 묻기 위해 전화를 걸었다. 10년이 지난 지금 그녀는 이제 완전히 회복되었다. 그녀의 담당 의사는 그녀의 단호한 결심이 암을 퇴치시켰다는 것은 정말 믿기 어려운 일이라고 말하고 있다.
그렇다고 새벽 전화가 전부 좋은 결말을 가져 온다는 이야기는 아니다. 그 하나의 실례가 바로 매사추세츠 주에 사는 해외 여행에서 방금 돌아온 한 부인으로부터 걸려 온 전화였다. 그 부인은 집에 돌아오자마자 자기 아들이 외과 수술을 받아야 한다는 것을 알게 되었다. 그러나 그 부인은 수술이 필요 없다고 생각했다.
"무슨 수술이죠?"라고 물어 보았다.
"고환암이래요."

"왜 수술할 필요가 없다고 생각하시죠?"
"그렇게 갑자기 암이 생길 수 없어요. 그는 내 아들이에요. 뭔가 잘못된 것 같아요."
"의사와 이야기해 보셨습니까? 수술이 불필요하다면 연기할 수도 있습니다."
"소용없는 일이에요. 내 아들은 수술받기를 원해요."
"아드님 나이가 어떻게 되죠?"
"33세예요."
"그 나이라면 이제 스스로 결정할 수 있다고 생각지 않으세요?"
"그건 그렇지만 며느리가 반대하면 나한테 와서 동의를 구할 것입니다. 며느리가 아들을 지배하고 있죠."
"며느리와는 이야기해 보셨습니까?"
"우리는 지금 대화가 중단된 상태예요."
　나는 그 부인에게 충고할 마음이 내키지 않았지만 이것은 특별한 의료상 결정에 관련돼 있기 때문에 그런 심각한 상황에 참견한다는 것이 별로 현명하지 않을지도 모른다는 말을 해주었다. 그러한 특수한 경우에 무엇이 관련돼 있는지 정확히 의사에게 문의하는 것이 그 부인에게 과해진 최소한의 의무이기도 했다. 분명히 그 부인은 아들의 생명을 구할 수 있는 치료를 막고 싶지 않았던 것 같다.
"고환암이 그렇게 무서워요?" 그녀가 물었다. "그 애가 정말 고환암이라는 것을 어떻게 알 수 있어요?"
"그렇기 때문에 아들의 담당 의사와 상의하는 것이 좋다는 것입니다. 원하신다면 부인의 단골 의사에게 부탁해서 그 외과 의사에게 전화 좀 해 달라고도 할 수 있겠죠. 그가 진단 결과를 듣고 그것을 평가해 줄 것입니다. 아마 부인도 아드님에게 기꺼이 그렇게 하겠느냐고 한번 물어보는 것이 좋겠죠."
"좋은 생각이십니다. 며느리가 없을 때, 아들 집에 한번 전화하도록 하겠습니다."

내가 상담 요청을 받은 것 중에 서로 비슷한 경우는 하나도 없었다. 어느 유명한 영화 배우가 흉부 통증으로 고통을 받고 있다고 나에게 전화를 건 적이 있었다. 그는 그의 주치의가 권하는 대로 심장 전문의를 찾아갔다고 한다. 그 심장 전문의는 그를 주의 깊게 진찰한 다음 일종의 운동 검사를 했다. 그리고 나서 그 의사는 그에게 측관(bypass) 수술을 받아야 될 개연성이 많다고 말했다. 우선 그에게 필요한 것은 동맥의 막힌 부위와 범위를 알기 위한 맥관도였다. 그는 어떤 일이든지 일하기를 두려워했고 스스로 병자처럼 생각하고 행동한다는 것을 잘 알고 있었다.

분명한 이유가 있기 때문에 나는 그 배우의 이름이 누구라고 밝힐 수 없다. 그러나 화면에서 보는 그의 외관은 너무 원기 왕성하게 보였기 때문에 그가 병자처럼 행동하리라고는 상상조차 할 수 없는 일이었다.

다음날 우리가 만났을 때, 나는 그가 걱정하는 바의 징후를 알아차릴 수 있었다. 그의 얼굴은 창백했고 목소리도 조금 떨렸고 더구나 몸을 앞쪽으로 구부리고 의자에 앉아 신경질적으로 글을 쓰고 있었다. 그는 자기가 훌륭한 체격을 갖고 있는 것을 항상 자랑스럽게 생각했다는 것이다. 그것이 자기 직업에 요구됐기 때문에 실제로 그는 그래야만 됐다고 말했다. 그러나 지금 그의 귀에는 세상이 무너져 내리는 소리가 들린다고 했다. 그는 개심술(開心術) 의사를 생각하기조차 싫어했다. 수술의 공포보다 그는 오히려 그 소식 —— 자기가 수술한다는 —— 이 세상에 알려지게 되는 것을 걱정하고 있었다.

"만일 그렇게 된다면……." 그는 시무룩하게 말했다. "끝장이죠. 만일 관객들이 심장이 나빠서 생긴 선생님의 한계를 알고 있다면 선생님도 절대로 낭만적인 연기를 할 수 없겠죠. 선생님, 그것이 정말 걱정입니다."

나는 과거에 심장병 증세가 나타난 적이 있었는지, 그리고 가계에 심장병 환자가 있었는지, 그에게 물어 보았다.
"바로 그것입니다." 그가 말했다.
"전에 그런 증세가 나타난 적은 한 번도 없었습니다. 또 우리 가계에서 사소한 심장병이라도 앓은 사람은 한 사람도 없었습니다. 다만 2주일 전에 가슴이 이상하다고 느끼기 시작했을 뿐입니다. 내가 맥을 짚어 보니 고동이 안 뛰는 것입니다. 나는 의사에게 전화를 걸었습니다. 의사는 당장 병원으로 뛰어오라고 말했습니다. 의사는 몇 가지 검사를 한 후에 걱정할 것은 없다고 말하면서 좀더 자세한 검사를 받기 위해 심장 전문의를 찾아가 보라는 것이었습니다. 심장 전문의는 불규칙적인 심장 발작이 일어났다는 사실을 확인했습니다. 그는 나에게 겁을 주었죠. 그의 말로는 이러한 불규칙적인 심장 발작은 심장에 심각한 문제점이 있기 때문에 나타나는 결과라고 말했습니다. 답차(treadmill) 검사를 해 보니 내가 심기능 부전과 동맥이 막힌 것 같은데 맥관 조영도가 필요할지도 모른다고 했습니다. 그렇게 해야만 장애가 무엇인지 알 수 있고 측관 수술 계획을 세울 수 있다는 것입니다. 그것이 내가 두려워하고 있는 이유입니다. 나는 내가 살아 남을 수 있다고 생각지 않습니다. 다만 내가 해야 할 일을 알고 싶습니다."
나는 그에게 혹시 두번째 의견을 듣고 싶지 않느냐고 물어 보았다. 1980년에 내가 심장 발작을 일으켰을 때 나를 처음 진료해 준 심장 전문의인 케네스 샤인 박사는 UCLA 의학부의 학장이었으며 그때도 치료에 비용이 많이 들지 않았다. 나는 또한 그 배우에게 내 개인적으로도 많은 도움을 받았고 종합적인 치료로서 환자들에게 대단한 신망을 얻고 있는 데이비드 캐넘 박사 이야기도 해주었다. 그리고 나는 그의 평소의 일과를 물어 보았다. 그 이야기를 듣고 내가 특히 놀란 것은 그가 오후 때는 어김없이 1시간 이상 사우나에서 보낸다는 것이었다. 그래서 그에게 왜 사우나를 하는지 그 이유를 물어 보았다.
"그렇게 하면 몸무게에 대해서 걱정을 할 필요가 없지요. 나는 잘 먹습니다. 과자도 좋아하고요. 사우나를 하면 몸무게가 줄어드니까 뭐든지 먹고 싶은 것을 먹을 수 있습니다."

사우나에서의 무리한 체중 감량, 특히 그것을 매일 반복하는 경우는 건강에 해롭다. 땀을 많이 흘리는 것은 탈수 현상을 일으키지 않는다고 하더라도 미네랄을 부족하게 만든다. 즉 신체는 나트륨(sodium)과 칼륨(potassium)의 '보급'을 계속해 주어야 하는 법이다. 만약 이들 미네랄의 부족이 심하면 신체의 전해질에 영향을 미쳐 심장의 전기적 활동에 지장을 초래할 수 있다. 비정상적인 심장 발작이나 부정맥도 이러한 영향으로 야기되는 하나의 증상으로 나타날 수도 있다.

나는 그 배우에게 매일 사우나를 하고 있다는 사실을 심장 전문의에게 이야기했는지 물어 보았다.

"아뇨." 그는 말했다. "우리는 서로 많은 이야기를 주고받지 않았습니다. 의사 선생님은 곧바로 검사를 받게 했거든요."

그 배우는 측관 수술에 관한 캐넘 박사의 견해를 들어 보자는 내 제안을 수락했다. 장시간의 상의와 여러 가지 검사를 거친 후에 캐넘 박사는 측관 수술을 받지 않는 것이 좋을 것 같다는 충고를 했다. 그리고 또한 박사는 배우에게 사우나를 적당히 하고 미네랄을 적정량 섭취하도록 권했다. 그것도 나트륨과 칼륨이 아닌 마그네슘과 칼슘 및 다른 종류의 미네랄의 섭취를 권했다. 그리고 알맞은 영양분의 섭취가 필수적이며 지방, 설탕, 소금 및 질산염이 많이 함유된 음식은 삼가하는 것이 좋겠다고 충고해 주었다.

검사를 통해 동맥에 장애가 있다는 사실을 확인한 후에 캐넘 박사는 측관 수술보다는 훨씬 정도가 약한 맥관 플라스티(angioplasty)라는 새로운 기법의 시술을 제안했다. 즉 소형 기구를 잘못된 동맥 부위에 주입한 후에 팽창시키는 방법이다. 이렇게 함으로써 혈관이 넓어져 심장에 필요한 산소를 공급할 수 있게 되는 것이다.

그 배우가 캐넘 박사를 만나고 난 후에 한 번 그와 만난 적이 있었는데 사람이 변했다는 것을 알 수 있었다. 예전처럼 목소리도 떨리지 않았고 자신감도 되살아난 것 같았다. 당장이라도 쓰러질 듯한 인상도 사라졌다. 그는 그의 직업이 더 이상 그에게 심각한 위험이 되지 않는다는 것을 깨달았다.

이와 비슷한 경우가 약 1년 후에 다시 내 관심을 끌게 되었는데 이 역시 아주 유명한 배우에 관련된 것이다. 내가 로버트라고 부르는 이 배우에게는 아무런 증상도 없었다. 그는 정기적으로 건강 진단을 받았지만 검사 결과로 밝혀진 것은 아주 경미한 심장 발작 증세가 있다는 것 뿐이었다. 심장 전문의는 그에게 그 증세를 확인해 주었다. 그 결과 정상적인 상태이면서도 언제나 자신의 건강을 걱정하고 있었던 그 배우는 그야말로 낭패를 당했던 것이다. 그는 연기를 하려고 했지만 몸이 너무 떨린 나머지 촬영장을 떠날 수밖에 없었다.

그를 만났을 때 그는 최악의 경우를 두려워한다고 말했다. 그의 가족의 주치의는 답차 검사 결과, 추가로 다른 검사와 맥관도가 필요하다고 말했다는 것이다. 이러한 충고는 그의 공포심을 불안 신경증으로까지 발전시켰는데 그 배우는 맥관도와 측관 수술과의 관련성을 인식하고 있지 않았다. 그는 맥관도가 수술에 필요한 절차가 아님에도 불구하고 맥관도 검사를 받은 대다수 사람들이 수술을 받아야 한다는 말을 듣는 것으로 알고 있었다.

이 경우에 있어서의 배우는 완전 절망 상태에 빠져 있었다. 나는 그에게, 지금은 모든 것이 정상적으로 되돌아간 배우의 예를 들려줌으로써 그를 안심시키려고 노력했다. 또한 심장 상태에 대한 어떠한 부정적인 결론을 내리기 앞서 캐넘 박사와 상의해 볼 것도 권했다. 심장이 대단히 튼튼한 신체 기관이며, 일반적으로 생각되는 것과는 달리 손상된 심장도 회복될 수 있다는 것을 그가 깨닫는 것이 중요했다. 캐넘 박사는 이러한 방면에 많은 경험을 쌓았다.

며칠 후에 캐넘 박사로부터 전화가 걸려 왔다.

"당신 친구를 검사했죠." 그가 말문을 열었다. "먼젓번 검사에 대한 그 사람의 정서적 반응이 그 결과에 승복된 것입니다. 그에게 탈륨(thallium) 검사를 받게 함으로써 미주 신경 장애(vagal disturbance)가 일어난 것입니다. 그렇다고 그가 어떤 상태에 실제로 처해 있지 않다는 뜻은 아닙니다. 적어도 두 군데의 동맥 부위가 심하게 막혀 있었습니다. 그런데 검사를 받는 동안에 그의 불안감이 실제보다 결과를 더욱 나쁘게 만들었죠. 대개 우리는 맥관 플라스티를 권하지만 다만 그것을 시술하는 동안 그의 불안이 사건을 일으킬까 봐 걱정입니다. 당신처럼 심근의 손상이나 동맥 경화로 고통을 받았던 환자도 많았지만 그들은 지금 아주 활발하게 살고 있다는 이야기도 들려주었습니다. 그의 심장을 고치기 위해 필요한 어떤 종류의 규제가 필요한지는 잘 모르겠지만 그가 원한다면 그것과 투병할 계획을 기꺼이 수립할 의사가 있다고 말했습니다. 이제 그는 자신의 모든 생활 태도를 바꿔야 할 것입니다. 매일 운동도 해야 되겠죠. 또한 음식도 엄격히 조절해야 할 것입니다."

이 이야기는 단순히 해피 엔딩으로 끝났다는 것 이상의 의미가 있다. 로버트는 성실하게 새로운 생활 양식에 적응했다. 그는 저지방 및 저염분 음식을 섭취했다. 또한 정제된 설탕(흰설탕=역주)과 소맥분을 멀리했으며 하루에 5마일을 걸었다. 그는 창조적 휴식(긴장 해소=역주)을 취하면서 자신의 생활 양식을 바꾼 것이다.

만 6개월이 지난 후, 캐넘 박사는 로버트에 관한 결과를 전화로 이야기해 주었다.

"우리는 그에게 같은 검사를 받게 했는데 처음에는 그 결과가 우려할 만했습니다. 막힌 동맥은 아직까지도 막혀 있습니다. 그러나 좋은 소식도 있습니다. 심장에 막힌 동맥 주위에 새로운 측관(우회 혈관=역주)이 생겼습니다. 그것은 훌륭한 측관으로 심장에 충분한 산소를 공급해 주고 있죠. 그의 얼굴 모습도 환해졌고 심장도 먼 길을 걸어도 끄떡없습니다."

로버트는 육체적으로나 정서적으로나 정신적으로나 모두 완전히 다시 태어난 사람처럼 보였고 또한 그렇게 행동했다.

이 두 이야기를 통해서 몇 가지 교훈을 배울 수 있다. 그 첫번째는 환자와 의사 사이의 충분한 의사 소통이 정확한 진단을 내리는 데에 있어서뿐만 아니라 효과적인 치료 계획을 세우는 데에도 필수 불가결하다는 것이다. 두번째는 손상된 심장은 영구히 그 상태가 계속되는 것이 아니라 스스로 그 자체를 고칠 수 있다는 것이다. 세번째는 불안 공포심은 부정적인 증상을 확대 발전시킨다는 것이다. 네번째는 전문적이고 동정적인 치료와 더불어 새로운 생활 양식을 정해 놓고 이에 따르겠다는 결심과 실천이 실제로 자연적 측관이 생기게 하는 데 도움이 된다는 것이다.

잠시 첫번째 교훈에 대해서 숙고해 보기로 하자. 우선 매일 하는 사우나 때문에 심장 기능이 악화된 배우에 대해서 생각해 보면, 그는 '이야기를 별로 나누지 않고' 곧바로 검사를 받았기 때문에 검사하는 심장 전문의에게 이 사실을 알려 주지 못했던 것이다. 이 실례는 진료 자체가 환자와 의사와의 필수 불가결한 대화 시간을 빼앗았다는 것을 보여 주고 있다. 결정적으로 중요한 단서가 어떤 때는 간과되고 있다는 사실에 대해 이상하게 생각할 필요는 없을 것이다.

환자와 직접적으로 대화하는 시간이 거의 없다는 것은 전적으로 의사만의 탓이 아니다. 이 문제에 있어 중요한 사실은 의사가 환자와 대화를 하지 않았다는 것이다. 의료 관련 경제는 제3자 지급인, 즉 보험 회사와 정부 및 건강 계획 등에 좌우되고 있으므로 가혹한 현실은 의사가 각종 검사와 절차에 그 대부분의 시간을 할애할 수밖에 없다는 것이다. 그러므로 환자들이 그 모두가 필수적인 것도 아니고 위험하지도 않음에도 각종 검사에 대해 과대한 비용을 부담해야 한다는 것이 조금도 놀랄 일이 아니다. 마지막으로 최근에 의료 비용이 하늘 높이 올라가고 있는 현상을 이것이 잘 설명해 주고 있다. 개인 병원이든 종합 병원이든 검사 비용은 이제 진찰료 중에 큰 비중을 차지하고 있는 것이다.

물론 의료 전통에 있어서 높이 평가되고 있는 의사의 신중한 질문 시간의 단축은 더 한층 심각한 문제다.

로스앤젤레스의 한 신경학자에게 찾아와 상의했던 어떤 영국 부인이 생각난다. 의사는 그녀의 증상, 즉 일시적인 기절, 현기증, 머리와 손의 떨림, 우울 등에 대한 별다른 신체적 원인을 찾아낼 수 없었다. 그는 나에게 위축된 그녀의 정신을 되살리는 데에 도움을 주기를 바랬다.

나는 그녀를 만났고 그녀가 이러한 여러 가지 증상으로 무려 5년 동안이나 계속 시달려 왔다는 것을 알게 되었다. 그 부인은 런던에서 몇몇 신경학자를 찾아보았지만 그 증상의 원인을 찾아낸 사람은 아무도 없었다. 그래서 그 부인은 진료 센터로 명성을 떨치고 있는 로스앤젤레스까지 찾아가기로 결심했던 것 같다. 그 부인의 진전(tremor)은 파킨슨병(Parkinson's disease)과 닮았지만 검사 결과, 그 병이 아니라는 것이 판명되었다. 그 부인은 증상의 원인이 어디에 있는지 모르기 때문에 더 실망했다. 그 부인은 한 가정의 주부로서의 책임을 다할 수 없는 지경에 이르는, 아주 심각한 신경증에 걸렸다. 그 부인은 런던에 있는 한 백화점에서의 부문 책임자로서의 자신의 직위마저 포기해야만 했다.

나는 다른 사람에게도 늘 그랬듯이 부인에게 하루의 일과에 대해 물어보았다. 그리고 무슨 약을 복용하고 있는지도 물었다. 그 부인은 적어도 3년 동안 아무 약도 복용하지 않았다고 했다.

"진통제를 복용하십니까?"

"아녜요."

"그럼 우울할 때는 어떻게 하시죠? 전혀 아무 약도 복용하지 않으십니까?"

"아, 참 그렇군요." 부인이 말했다.

"전 발륨(Valium ; Diazepam의 상표명=역주)을 복용했죠."

"양은 어느 정도입니까?"

"보통, 하루에 서너 알 정도…… 너무 우울해질 때는 다섯 알이나 먹기도 하죠."

"어느 정도 독한 것을 복용했습니까?"
"최고로 독한 것으로요."
"언제부터 발륨을 복용하기 시작하셨습니까?"
"글쎄, 한 7, 8년 전쯤……."
"처음에 무엇 때문에 그 약을 복용하시게 됐습니까?"
"가족 문제 때문에 낙심 천만하고 있을 때인데 의사 선생님이 발륨을 처방해 주시더군요."
"필요하다고 생각할 때마다 처방을 받았습니까?"
"아, 아뇨." 부인이 말했다. "약제사가 의사 선생님에게 전화를 걸면 의사 선생님이 그것을 추인하는 거죠."
 그래서 나는 그 부인에게 진전과 기타 다른 증상에 관해서 영국의 신경과 의사와 상의할 때, 발륨을 정기적으로 복용하고 있다는 사실을 말했느냐고 물었다.
"아뇨."
"왜 말하지 않으셨죠?"
"물어 보지도 않더군요."
"미국의 신경과 의사도 부인에게 어떤 약물을 복용하고 있는지 묻지 않던가요?"
"예. 그랬어요."
"그래서 발륨을 복용하고 있다고 말했습니까?"
"아뇨."
"왜 그러셨어요?"
"발륨은 약이 아니예요. 그것은 비타민과 같은 것이잖아요?"
"아닙니다. 그것도 약입니다. 부인이 의사에게 처방을 받았을 때 이 사실을 분명히 아셨을 텐데요."
 나는 그 부인에게 신경 안정제와 그 부인의 증상과 어떤 관계가 있을 것이라고 생각해서 이 문제를 그 부인의 담당 의사와 함께 상의해 보도록 권했다.

발륨은 강력한 약효가 있는 약물로서 장기간에 걸쳐 다량을 복용하면 손발이 떨리는 증상이나 말소리가 분명치 않게 되는 증상을 유발할 수도 있다. 또한 그것에 중독될 수도 있다. 그리고 우울증을 완화시킨다고 하지만 오히려 악화시킬 수도 있다.

나는 신경과의 아는 의사에게 전화를 걸고 그 부인과의 대화 내용을 일러주었다.

"맙소사!" 의사가 말했다. "그 부인한테서 어제 저녁에 런던으로 당장 돌아가겠다는 전화만 걸려 왔는데요."

"발륨에 대해서는 말하지 않던가요?"

"아뇨. 그게 걱정입니다. 그 부인은 아마 중독되었을 테고 만일 약의 복용을 중지하려 하면 심각한 문제점이 발생할 텐데요."

바로 이런 일이 어김없이 일어났다. 신경과 의사가 런던에 전화를 걸어 그 부인이 로스앤젤레스의 도서관을 찾아가 발륨에 관한 자료가 게재돼 있는 《의사의 탁상용 참고서 Physicians' Desk Reference》라는 문헌을 복사해 가지고 돌아가 '금기' 항목을 찾아 약물이 자신이 시달리고 있는 비슷한 증상을 유발할 수 있다는 사실을 기술한 특별 항목을 읽었다는 것을 알게 되었다. 그 부인은 이것을 읽고 매우 기뻐했으며 그 약의 복용 금지가 자기가 찾고 있는 해답이라고 생각해서 이 좋은 소식을 가족들에게 전해주기 위해 급히 비행기를 타고 런던으로 돌아갔던 것이다. 그 부인은 로스앤젤레스를 떠나기 전에 약을 복용하지 않았다. 그러나 그 부인은 런던에 도착하자마자 심한 오한을 느꼈으며 다른 금단 증상(withdrawal symptoms)도 일어나기 시작했다. 만일 그 부인이 헤로인(heroin) 중독자였다면 갑자기 그 약효가 없어지자마자 비참한 결과가 발생했을 것이다. 다행히도 그 부인은 영국인 의사에게 전화를 걸었고 그 의사는 자세히 그 약효에 대해 설명하고 점차적으로 약물의 감량 및 중단하기 위한 계획을 우리와 함께 세웠다.

2개월 후, 영국인 의사로부터 그 부인에게서 파킨슨병과 유사한 증상이 사라졌다는 편지를 받았다.

나는 이 사건을 통해 몇 가지 소중한 것을 알게 되었다. 그리고 요즘 점증하고 있는 많은 의사들이 전화로 재처방을 해주는 데 왜 조심스러운지 그 이유를 알게 되었다. 나는 다시 한 번 환자의 증상의 정확한 진단과 치료 계획에 필수적인 기본적 요소를 의사들이 연구하고 필요하다면 자세히 추구하는 일이 얼마나 중요한지 절감하게 되었다. 의사들에게 충분한 시간이 없다는 항변은 오늘날 미국 의료계에서 가장 중요한 문제 중의 하나로 대두되고 있으며 강조되고 있다. 의사들이 환자와 대화하지 않기 때문에 의료 기법이 큰 지주가 되고 있다. 아무리 의료 기법이 발달해도 그것은 의사와 환자 사이의 직접적인 교류의 대체물이 될 수 없는 것이다. 기법은 측정치를 제공할지는 모르지만 환자만이 필수적인 배경이 될 수 있는 것이다.

환자를 위해서 한 사람의 참신한 의사에 대해 생각하기 앞서 과거 및 현재에 사용되고 있는 약물 요법의 분량에 관해서 정확히 기술하는 것도 유용할 것이다. 의사를 찾아가야 한다는 강박 관념에서 환자는 적절한 치료에 필수적인 정보를 의사에게 알려 주지 않는 경우가 많다. 환자가 그것을 목록으로 작성해서 제시하면 의사가 기본적인 요소에 대해 관심을 기울이는 데에 도움을 줄 수 있을 것이다.

런던에 사는 부인 환자에 대한 경험은, 2년 후에 자기 부인과 함께 내 사무실로 휠체어를 타고 왔던 한 남자에 관련된 문제를 해결하는 데 많은 도움이 되었다. 그들은 담당 의사의 제안에 따라 격려를 받기 위해 나를 찾아왔다. 그는 머리와 손발에 심한 경련 증상이 있었으며 입가에 침도 흘리고 있었는데 그의 발음이 분명치 않아 내가 아무리 정신을 집중해서 들어도 겨우 서너 마디밖에 알아들을 수 없었다. 그의 부인이 내게 진료 기록을 넘겨주었다. 증상은 파킨슨병이었다.

증상에 대한 검사는 약 1년 전에 실시되었다. 최초로 처방된 약물 요법은 L-도파(L-dopa)였으며 다른 약물 치료는 받지 않았다고 그의 부인이 대답했다.

예전의 같은 질문에 대한 영국 부인의 대답이 생각이 나서 나는 다시 한 번, 특히 발륨을 복용하고 있는지 물어 보았다.

"네, 그래요." 그녀가 대답했다.

"제 남편은 최소한 몇 년 이상 계속 발륨을 복용하고 있었어요."

내가 발륨도 하나의 약물이라고 말하자 그 부인은 그것이 자기 남편을 좀더 편하게 하는 한 방법에 불과하다고 말했다.

"담당 의사가 발륨을 처방해 주던가요?"

"아뇨, 다른 의사가 그랬지요."

"담당 의사에게 발륨에 대한 이야기를 했습니까?"

"아뇨. 이야기할 필요가 없다고 생각했습니다. 제 남편이 복용해야만 하는 약으로 알고 있을 것으로 생각했죠."

남편도 그렇다는 듯이 머리를 끄덕였다. 나는 그들에게 지난 몇 년 동안 발륨을 계속 복용해 왔다는 사실을 의사에게 알려 주는 것이 어떠냐고 말했다. 그리고 우리는 바람직한 삶의 질(質)의 필요성에 관해서도 이야기를 나누었다. 이것은 건강에 관한 문제로 골치를 앓지 않고 우울증에서 벗어나는 것이며 또한 수준이 높은 영양식을 섭취하는 것이며 투병하기 위해 단호히 결심하는 것이며 또한 의사와 자기 자신의 치유 능력에 강한 자신감을 갖는 일이기도 하다.

3개월 후에 그 부부는 다시 나를 찾아왔다. 남자는 아직도 휠체어를 사용하고 있었지만 그의 상태는 눈에 띌 만큼 좋아졌다. 머리와 손발의 떨리는 증상도 사라졌다. 말소리는 아직도 불분명했지만 그가 하는 말의 뜻을 파악하는 데는 아무 지장이 없었다.

환자는 담당 의사가 그의 발륨 복용량을 점차 줄여 갔다고 말했다. 그리고 나서 불과 3주일 만에 차도가 있다는 것을 깨닫기 시작했다고 말했다. 침을 흘리는 증상도 약화되었으며 거의 휠체어를 타지 않고 지낼 수 있었다. 그는 수영장에서 도보 훈련을 받기 시작했다.

"이것 좀 보세요." 그가 말하면서 스스로 일어서 보였다. 그리고 몸을 돌려 네댓 발짝이나 시험적으로 걸어가 보였다.

"의사 선생님이 약 2개월 후에는 휠체어가 필요 없게 될 것이며 제가 완치될 것이라고 말씀하시더군요. 그건 정말 상상도 못한 일이었습니다."

이 사건으로 인해 나는 발륨 및 기타 신경 안정제의 광범위한 복용 경향에 대해 재고하게 되었다. 발륨은 미국에서 가장 많이 처방되고 있는 약이다. 무려 연간 7000만 건 이상의 처방이 이루어지고 있다. 분명히 신경 안정제가 건강에 대한 중요한 요구를 충족시켰던 적도 있었다. 한 개인이 처한 환경은 가혹하고 또한 이를 바꿀 수 없다. 종종 신경 안정제가 자살과 생존의 갈등을 상징하기도 한다. 이를 하나의 미봉책으로 생각해서 사용하지 말고 대신에 심리학적 혹은 정신 의학적인 특성을 감안한, 다른 치료법을 채용한다면 그런 약이 일상화되지도 않을 것이다. 반면 그런 약의 수요는 점점 증가되고 있지만, 특히 근본적인 문제가 밑바탕에 계속 깔려 있는 한, 그 약효를 감소시킬 뿐이며 더 나아가 그 환자는 그 약에 중독되고 만다.

전술한 영국인 부인과 휠체어를 탄 환자의 예에서 보듯이 비감시 약품인 신경 안정제는 신경계를 파괴시킬 수 있으며, 또한 면역계는 물론이고, 침범할 기회만 엿보고 있는 수많은 질병에 대한 신체의 방어력도 약화시킨다. 일리노이 대학교 약학 대학 학장인 헨리 머내스(Henry Manasse) 박사의 말에 따르면 어떤 병원에도 약물을 오용(고의적인 남용 및 오용을 포함해서)하고 있는 환자들과 병원에 장기 입원 환자들 또는 약물 요법으로 인해 죽음에 이르는 환자들이 있다는 것이다. 모든 약물 투여는 위험이 수반되며 어떤 약물은 주요한 생리적 문제를 야기할 정도로 위험한 것이다. 머내스 박사는 또한 입원 환자의 10퍼센트가 부적절한 약물 투여에 그 병의 원인이 있다고 하는 병원 관련 연구 보고서가 있는데 이러한 연구 결과를 입증하기 위한 지역 보고 체제가 필요하다고 이야기하고 있다.

항생 물질은 20세기의 의학계에 있어서 가장 위대한 하나의 발전인지는 몰라도 그것의 광범한 사용은 문제가 안 된다고 할 수 없는 것이다. 세월이 흐름에 따라 병원균들도 점차 현존 항생 물질에 저항력이 생기게 되어 유수한 제약 회사들은 보다 강력한 약품을 개발하고 있다. 병원균과 항생 물질과의 싸움은 점점 치열해지고 악순환을 거듭하고 있다. 그러나 강력한 화학 물질에 대한 인체의 대항력은 무한하지 않다. 항생 물질이 강력해질수록 인체의 자연적인 박테리아 환경, 호르몬의 기능 및 면역계에 악영향을 미친다. 그래서 의사는 항상 발생 가능한 위험에 대비해 환자의 보호에 중점을 두고 있다. 환자가 병원을 떠난 후에도 그들을 계속 돌보아 주는 것만큼 중요한 일은 없다. 특히, 약물을 사용하는 것이 환자에게 불리하거나 환자가 약물에 의존하려는 경향이 보일 때는 더욱 그렇다.

한 가지 점만은 분명하다. 잔병에 항생 물질을 사용하는 데에는 의사들도 이제는 반대하고 있다. 멜린코프 박사가 UCLA 의과 대학의 학장직을 퇴임한 후에 그의 후임자로 1986년에 학장에 취임했던 케네스 샤인 박사와 나는 약물 투여에 관련된 일반적인 문제점에 대해 논의한 적이 있었다. 그의 말로는 그것은 예나 지금이나 변함없는 이야기라는 것이다. 의사들은 매우 바쁘기 때문에 언제까지고 계속해서 모든 환자의 약물 복용에 대해 관심을 가질 수 없다는 것이다. 그리고 심각한 정서적 문제가 있는 환자와 신경 안정제를 복용하고 있는 환자인 경우에만 계속적인 감시가 특히 중요할 뿐이라고 말했다. 많은 신경 안정제가 중독성이 있고 어떤 경우에 있어서는 비참한 결과를 초래할지 모르는데도 그들에게는 일상사에 불과한 것이다.

신경 안정제나 진정제 또는 다른 약물을 복용하고 있는 많은 환자들이 약제사에게 담당 의사한테 그 약을 재처방해 주도록 전화해 달라고 부탁하는 수법을 알고 있다는 것이 샤인 학장의 말이다. 그는 또한 다수의, 처방을 받지 않아도 되는 약품에도 현재와 같은 유사한 문제점이 많이 있다는 것을 지적했다. 수면제, 기침약 하물며 아스피린까지도 중독성이 있으며 다른 위험성이 있을 수도 있다는 것이다.

물론 많은 사람들에게 있어서 아스피린이나 이와 유사한 약물이 강력한 약효를 갖고 있고 의사의 지시에 의해서만 복용해야 된다는 말을 이해하기가 어려울 것이다. 아스피린이 유해하지도 않을 뿐만 아니라 일상사에 대단히 유용하다는 일반적인 통념이 존재하고 또한 광고 선전에 의해 대대적으로 조장되고 있기도 하다. 아스피린은 혈병(血餠 ; 체외로 나온 혈액은 곧 응고되어 젤리 모양의 덩어리를 만드는데 이것을 혈병이라고 한다=역주)을 방지할 필요가 있는 심장병 환자에게는 귀중한 약이다. 그것은 또한 효과적인 혈액 희석제이기도 하다. 그렇지만 그러한 성질이 동시에 내부 출혈을 일으키기도 한다. 아스피린은 혈소판의 형성을 방지하며 교원질(膠原質)에 해로운 영향을 준다. 그러므로 **누구나** 다 아스피린을 규칙적으로 복용해도 좋다고 하는 것은 무책임한 말이다.

아스피린이 처방약이 아니라는 유일한 이유는 현행 기준이 채택되기 오래전에 시중에 팔리고 있었다는 것이다. 만약 아스피린이 새로운 약이고 오늘날처럼 FDA(미. 연방 식품 의약품국=역주)의 공인을 받아야 한다면 처방 면제 품목 실험에 통과하지 못했을 것이다.

가끔 사람들은 낯선 곳으로 이사 가서 증상이 발발하면 그곳 의사를 찾아가지만 자신이 약을 복용하고 있다는 이야기를 하지 않는다. 그리고 드물지 않게 다시 처방을 받지만 어떤 때는 그것이 복용하던 약과 길항(拮抗)하는 약도 있게 마련이다. 내가 만난 적이 있는 어느 환자는 혈압 강하제를 처방받은 직후에 유럽 여행을 떠나게 되었다. 그는 유럽 각지를 여행하는 도중에 점차적으로 여러 가지 증상이 생겨 이로 인해 고생하게 되었다. 그는 각지에서 적어도 몇 명의 의사에게 치료를 받았다. 그가 캘리포니아로 돌아왔을 때는 여덟 가지의 다른 약을 복용하고 있었는데 그동안 체중이 약 30파운드나 줄었으며 가슴, 배, 팔이 아픈 것은 물론이고 심한 신장 이상 증상에 시달리고 있었다. 그의 주치의는 신속히 그 원인을 확인하고 신중하게 모든 약물 복용을 금지시켰다. 그 사람이 정상적인 활동을 재개할 수 있게 된 것은 그로부터 3개월이 지난 후였다.

혈압 강하제나 어떤 종류의 심장 이상 증상을 치료하는 약은 철저하게 관리 및 감시해야 한다. 로스앤젤레스에 사는, 내가 아는 어느 의사는 교통 사고를 당해 거의 죽을 뻔했다. 그는 평소에 혈압 강하제를 복용하고 있었는데 운전중에 갑자기 눈앞이 캄캄해졌던 것이다. 그는 혈압을 정상화시키려고 평소에 노력하지 않고, 잘못 생각해서 약물의 복용을 일상화시켰던 것이다. 그가 복용했던 혈압 강하제는, 자세히 검토하지 않으면, 신장 기능을 악화시키고 근육을 약화시키는 등 여러 가지 유해한 약효가 있었다.

고혈압을 치료하기 위해 강력한 약물을 투여하는 것만이 **유일한** 방법은 아니다. 체중 과다와 고혈압은 아주 밀접한 관계가 있다. 한 사람의 생활 양식을 주목해서 보면, 특히 정서적 긴장의 완화 방식, 적당하고 매일 규칙적인 운동, 저염분과 저당분 음식 그리고 지방이 많은 육류 및 튀김 음식의 무리하지 않는 절제 그리고 충분하고 신선한 물 마시기 등등 이 모든 것이 건강에 유용하고 또한 실제적으로 필수적인 것이다. 이런 것들이 바로 용인할 수 있는 한계 내에서 혈압을 유지하는 데 도움을 줄 수 있다. 그러나 미국 생활 양식은 즉효약을 찾는 경향이 강하기 때문에 환자들은 의사에게 자신의 생활 양식을 바꾸지 않고서도 이 모든 것을 다 해결할 수 있는 편리한 약물을 요구하는 것이다.

나를 찾아온 어떤 환자는 자기 머리의 주요 연결선이 교차되거나 서로 잡아당기는 것 같이 느낀다고 호소했다. 그는 분리감으로 고통을 받고 있으며 그를 둘러싸고 있는 세계에 초점을 맞추려고 하면 할수록 더욱 신경질적으로 된다는 것이다.
 그래서 내가 무슨 약을 복용하느냐고 물으니까 하루에 복용하고 있는 56개나 되는 알약과 캡슐 목록을 건네주었다. 이뇨제——신체의 수분을 감소시키는 알약——가 그 목록에 포함되어 있었지만 거기에는 수분 부족에 따르는 미네랄 부족을 보충해 주는 것은 아무것도 없었다. 특히 신체의 전기적 시스템을 유지하기 위해 칼륨이 중요하며, 또한 마그네슘은 심장의 리듬을 조절하는 중요한 역할을 맡고 있다.
 그 중에서 가장 놀란 것은 신경 안정제가 다수 포함되어 있었는데 그것 한 종류만 가지고도 환자에게 극단적인 신경질과 방향 감각의 상실감을 유발시키는 원인이 된다. (그 사람은 신경 안정제를 8년 동안이나 복용하여 그런 증상이 생긴 것이다.)
 나는 그 약품 목록을 평가받기 위해 학장실로 보냈다. 부학장인 미첼 커블은 환자의 심장 상태에 직결된 약물 복용 근거는 충분하지만 여러 가지 약물을 한꺼번에 복용하는 것은 누구라도 모두 좀비(zombie ; 산 송장=역주)로 만들 것이라고 내게 알려 왔다. 이 경우에 초진 의사에게 잘못하지 않았다는 의미에서, 환자 자신의 일상 요양법에 있어서도 신경 안정제나 진통제를 계속 복용하는 것이 분명하다는 것을 밝혀 둔다. 어떤 경우에 있어서나 다량의 약물 복용에 위험이 뒤따른다는 것은 명백하다.

 우리는 병을 치료하는 것이 약을 복용하는 것과 같다고 생각되는 시대에 살고 있다. 뭔가 잘못되면, 특히 엄청난 노력이 필요한 경우, 우리는 그 근본적인 원인을 찾아내지 않는다. 우리는 의사를 마치, 처방전을 마법사의 지팡이처럼 흔들 수 있고 무슨 병이든지 당장 치료할 수 있는, 기적을 행하는 사람으로 생각하고 있다. 이것은 의술의 고상한 시혜가 아니다. 불행히도 질병이나 고통으로부터 벗어나려는 방법을 손쉽고 빨리 하겠다는 대중의 통념이 바로 의사에게 처방만을 요구하거나 아니면 다른 의사를 찾아가게 만드는 것이다.

그러나 이러한 관점은 독창적인 것이 못 된다. 멜린코프 학장은 자신의 강의 시간에 의과대 학생들에게 환자들이 말하는 것을 경청하도록 교육하고, 창조적으로 주목하기 위해 의료 기법을 통해 증상이 판명되기까지, 적어도 환자의 판단을 활용하기 위해, 일시적 해결 방법(즉효약=역주)을 회피할 필요성을 역설하고 있다. 나는 학장의 회진에 동참했던 어느 날 이의 좋은 예를 직접 눈으로 확인했다.

우리는 UCLA 의과 대학 병원에서 일어난 재미있고 교훈적인 사례에 관해 상의할 목적으로 레지던트와 인턴을 만나 보았다. 가깝고 특이한 경우로서 34세의 과테말라 출신의 남성 환자의 예를 들어 보겠다. 그는 결핵과 간종양의 합병증으로 진단받았다. 그는 계속 열이 났고 치료에도 아무 효과가 없었다. 추가로 진단 검사를 하려는 계획은 있었지만 살아날 가망은 거의 없었다.

멜린코프 학장은 그 환자의 식사에 관해 물어 본 후, 환자가 식욕이 없기 때문에 영양 상태가 아주 불량하다는 사실을 알게 되었다. 따라서 그 환자는 정맥 주사로 영양을 보급받고 있었다.

환자의 병력과 일반적인 배경에 관해 몇 가지 질문을 더 해 본 후, 멜린코프 박사는 환자를 만나 보겠다고 말했다. 그가 학부 요원들과 그 환자의 병실을 찾아갔을 때 그는 엑스레이를 찍기 위해 아래층에 휠체어를 타고 내려 갔다는 것을 알게 되었다.

"엑스레이를 빨리 찍도록 그에게 특별히 시간을 내주기 바랍니다." 학장은 이렇게 말하면서 "그가 휠체어에 앉아 있다고는 하지만 줄을 서서 기다릴 형편이 아닌 것 같군요. 자, 아래층으로 내려 가서 그의 용태를 한번 봅시다."

학장이 염려한 것처럼 그 과테말라 출신 환자의 얼굴은 창백했고 몸은 야위었다. 그는 엑스레이 촬영실 밖 복도에서 담요를 둘러쓰고 휠체어에 앉아 있었다. 환자를 기다려야 한다는 사실에 못마땅했지만 학장은 내색하지 않았다. 그는 환자에게 다가가서 스페인어로 자신을 소개하고 아주 부드럽게 환자의 상태를 물었다.
 학장의 출현에 다소 우쭐해진 환자는 미소를 지었고 모든 것이 문제 없다고 말했다. 그때 학장이 환자에게 식사는 잘하고 있는지 물었다.
 환자는 배가 고프지 않다는 듯이 우물쭈물하면서 말했다.
 "좋아하는 음식을 먹습니까?"
 환자는 아무 말도 하지 않았지만 그의 표정은 대답하기가 난처한 듯이 어색했다.
 "집에서 먹는 음식 종류를 먹고 있습니까?"
 고개를 약간 가로 젓는 것을 보니 대답은 부정적이라는 것을 알 수 있었다.
 학장이 그 환자의 어깨 위에 손을 얹고 아주 부드러운 목소리로 말했다.
 "먹고 싶은 음식이 있다면 지금이라도 먹겠습니까?"
 "네, 그럼요." 그가 말했다.
 환자의 표정과 기분에 놀랄 만한 변화가 일어났다. 학장과의 대화는 그를 안심시켰고 또한 치료 효과도 가져왔다.
 학장은 인턴과 레지던트들을 둘러보았다. 아무 말도 없었지만 메시지는 전달되었고 또한 받아들여졌다는 것은 말할 필요도 없을 것이다.
 회의실로 돌아오자 학장은 왜 그 과테말라 사람이 먹을 수 있는 음식을 주지 않았느냐고 물었다.
 한 레지던트가 용감하게,
 "우리 모두는 예외적으로 식당 일을 하는 것이 얼마나 어려운지 잘 알고 있습니다"라고 말했다.
 "그럼 이렇게 생각해 보지."
 학장이 말을 이었다.
 "만일 자네가 어떤 약물의 투여가 꼭 필요하다고 생각하는데 약제실에 그것이 없다고 하면 자네는 그냥 물러날 텐가, 아니면 약제실이 자네의 요구를 들어줄 때까지 힘껏 그것을 구해 달라고 우기겠는가?"
"아마 후자겠죠."
인턴이 말했다.
"바로 그대롤세."
학장이 이렇게 대답하면서 다음과 같이 말을 이었다.
"식당 일도 그렇게 했어야지. 쉽지는 않겠지만 응원군이 필요하다면 내가 도와주지. 가능한 한 빨리 영양을 보충시키고 그 상태를 유지시키게. 아마 자네들 중에 스페인어를 할 줄 아는 사람이 있을 걸세. 정말 우리가 발전하길 바란다면 우리 사이에 좀더 효과적인 대화가 필요할 거야."

3주 후, 멜린코프 학장은 내게 그 과테말라 사람이 자신의 발로 병원을 걸어 나갔다고 알려 왔다. 그는 훌륭하게 환자를 치료했던 것이다. 환자의 몸무게도 불어나고 있었으며 폐와 간의 질환도 회복되고 있었고 체열도 사라지고 전망도 밝아졌다.

나는 이런 소식에 기뻐했지만 만약에 학장이 관여하지 않았다면 전혀 다른 결과가 나왔을 것이라고도 생각했다. 우리가 여기서 배워야 할 교훈은 약물 치료보다 훨씬 더 효과적인 치료가 있다는 것과 환자와의 의사소통과 환자를 안심시키는 것이 회복에도 필수적이라는 것이다.

내가 지난 10년 동안 의과 대학에서 배운 것 중 환자를 안심시킬 필요성보다 더 중요한 것은 없었다. 내가 병원에서 만났거나 내 사무실까지 찾아왔던 수백 명의 환자들을 돌이켜 생각해 보면, 그들 중 어떤 사람들은 인도, 파키스탄, 그리스, 프랑스 혹은 미 대륙의 반대쪽과 같이 아주 먼 곳에서 찾아온 사람도 있었다. 안심을 시키는 것(혹은 자신감을 불어넣는 것=역주)과 효과적인 치료 사이에 어떤 필연적인 관련이 있다는 것을 인정하지 않을래야 않을 수 없다. 병에 걸리는 것은 두려운 체험이다. 우연히 걸린 어떤 병에 어떻게 대처해야 할지 사람들은 그 방법을 모른다. 그들은 의학의 도움을 받기에 앞서서 자신을 비참하게 만든 질병에 대해서만 생각하는 것이다. 그들은 희망을 붙잡으려고 손을 뻗는다.

사람들은 환자에게 실재하는 희망이 없다면 차라리 희망을 주지 말라고 하지만 구원을 바라며 뻗치는 손을 모른 채 할 수 있는 능력이 내게는 없다. 나는 희망이 실재하는 것이 아니라는 말을 할 줄 모른다. 나는 희망을 부정할 만큼 많이 아는 사람을 믿을 수 없다. 나는 지난 10년 간 저 고도의 전문적인 의사로부터 죽음의 선고를 받았을 때에도, 유형의 생물학보다 인간의 정신, 즉 막연한 말일지는 몰라도 인간 내부에 있는 가장 위대한 힘을 바탕으로 하여 그 선고를 영광스럽게도 거부한 환자들을 너무나 많이 보았다. 인간의 정신은 도식화하거나 분석할 수 없다. 또한 그것은 엑스레이 촬영기로도 볼 수 없으며 의료 차트에 숫자로 표시할 수도 없다. 그렇지만 그것은 인간의 유일무이성을 증명하는 단순하고 확인할 수 있는 인간만이 갖고 있는 특징이다. 그것을 이해하지 못하고 존중하지 않는 한 다른 모든 요소는 부차적인 것이 되고 마는 것이다.

환자를 안심시키는 일이나 자신감을 불어넣는 일은 사람을 기만하기 위한 폴리애너(Pollyanna ; 미국의 작가 Eleanor Porter가 지은 소설의 여주인공 이름으로 극단적인 낙천가를 뜻한다=역주)의 책략이 아닌 것이다. 또한 그것은 조작된 평온 상태를 만들기 위한, 언어의 형태로 바뀐 신경 안정제도 아니다. 그것은 인간의 정신을 작동시키는 하나의 방법이다. 다시 말해서, 그것은 새로운 도전에 직면한 환자의 요구를 존중하는 것이며 한 인생의 가장 중요한 투쟁에 있어서 그 사람의 모든 힘과 능력을 불러일으키는 방법이다. 환자가 최선의 의료적 협조를 바라고 있다는 타당성과 필요성에 대해 어느 누구도 반론을 제기하지 못할 것이다. 그럼, 왜 환자가 자신의 내부에 존재하는 약제실의 도움을 받아 병을 고치려고 한다는 것에 대해 논쟁해야 하나? 환자의 안심과 희망은 이 약제실을 활성화시키는 방법이다.

현명한 의사는 결코 질병의 심각성을 최소 한도로 축소해서 말하지 않는다. 그는 그것을, 의사와 환자가 최선을 다해야 할 도전이라고 표현할 것이다. 온갖 우울증에 빠져드는 대신에, 그는 환자가 적극적인 역할을 맡는 전투 계획을 수립할 것이다. 그는 적절한 치료에 필수 불가결한 한 부분으로서 환자의 사기를 중시하면서 환자와 밀접한 관계를 유지할 것이며 또한 의료적 도움에 부가해서 해야 할 일의 종합적 명세서를 작성할 것이다. 이 명세서에는 환자의 영양 보충에 관한 주요한 사항, 가능하고 바람직한 운동, 비정상적인 스트레스로부터의 해방 혹은 가정에서나 직장에서의 피할 수 없는 스트레스에 대한 대처법, 최선의 '삶의 질(quality of life)'에 대한 요구, 우울과 근심에 대한 싸움, 유사한 문제점에 직면해 있는 다른 환자 집단에의 참여 권고, 환자가 꿈도 꿀 수 없었던 능력을 갖게 할 수 있는 방법 등이 포함되어 있을 것이다.

회복 가능성이 아무리 희박하더라도 자신감(안심)은 의사와 환자의 합작 투자 사업에 있어서, 서로를 연결하는 생명선인 것이다. 지혜가 있는 의사는 환자의 자신감이 회복을 촉진한다는 사실을 잘 알고 있다. 또한 그는 아무리 소소한 병이라도 그것에 수반되는 불확실성과 불안이나 걱정은 통증을 증폭시키고 치료 과정을 지체시킨다는 것을 알고 있다. 질병은 공포로 인해 발생되는 모든 질병 악화 요인처럼 환자의 근심을 불러 일으키고 불안을 공포로 바꾼다.

특히 가슴이 아팠던 사건은 3살 난 딸을 둔 한 의사로부터 걸려 온 전화였는데 그의 딸은 얼마 전에 뇌종양 수술을 받고 현재는 로스앤젤레스 아동 병원에서 특별 치료를 받고 있었다. 그 의사 부부는 딸이 말도 할 수 없고 손발도 움직일 수 없게 되어 매우 낙담하고 있었다. 그 의사는 솔직하게 이 난국을 어떻게 타개해야 할지 그리고 자기 아내를 어떻게 위안해 주어야 할지 모른다고 토로했다. 그는 지금 희망을 가질 만한 근거를 모색하고 있었다. 의사로서의 그의 경험이 비록 딸의 악성 증상──딸의 병명은 성상 세포종(星狀細胞腫)이었다──이 재발하지 않더라도 영원히 말을 할 수 없게 되거나 거동을 할 수 없게 되지 않을까 하는 불안을 가중시키고 있었다.

나는 그렇게 심한 병에 걸린 어린이를 다룰 만한 능력은 없지만, 그 의사는 자신이 딸에게 뭔가 도움을 주고 싶었으나 그 방법을 몰랐기 때문에 나에게 그러한 도움의 손길을 뻗쳤고 나는 그런 그의 손길을 뿌리칠 수가 없었다.

그 아동 병원으로 찾아가기에 앞서 나는 어린이의 뇌종양을 취급한 경험이 있는, UCLA의 몇몇 신경 전문의와 대화를 나누었다. 현상된 사진은 희미했지만 그렇다고 가망이 전혀 없는 것은 아니었다. 경우에 따라서는 언젠가는 그 어린이가 생각이나 말도 할 수 있게 되고 또한 몸도 움직일 수 있게 된다는 것이었다. 운명은 뇌종양의 크기와 정확한 부위의 확인에 달려 있었다. 회복 가능한 아주 작은 기회도 부모에게는 구명선이 될 수 있다.

병원의 아동실에서 나는 그 의사와 부인을 만났다. 나는 또 유아용 침대에서 나를 빤히 쳐다보고 있는 그 의사의 조그마한 딸에게도 인사를 했다. 눈은 짙은 갈색이었고 검은 고수머리를 하고 있었다. 손을 뻗어 아이의 손을 잡으니 손가락에 경미한 반응이 나타나는 것을 느끼고 어느 정도 자신감을 얻었다. 그때 갑자기 내 머리 속에, 내 딸이 아주 어렸을 때 10센트와 25센트짜리 은화를 딸의 귀에서 끄집어내니까 아주 즐거워 했던 기억이 떠올랐다.

나는 25센트짜리 은화를 호주머니에서 꺼내 꼬마 아가씨 눈앞에 보인 후 멀리 던지는 시늉을 했다. 꼬마 아가씨의 얼굴은 무표정했지만 눈동자는 내 손을 따라 움직였다.

나는 꼬마 아가씨에게 은화가 어디로 갔느냐고 물었다. 그러자 꼬마 아가씨의 입이 뭔가 말하려는 듯이 조금 벌어졌다. 나는 은화가 엄마 귓속에 있느냐고 물었다. 엄마가 고개를 저었다. 그럼 아빠 귓속에 있느냐고 묻자 아빠도 고개를 저었다. 그래서 나는 그것은 틀림없이 꼬마 아가씨 귓속에 있을 것이라고 말하면서 귓속에서 은화를 꺼내 보였더니 모두들 놀라는 것이었다. 꼬마 아가씨의 눈동자에는 기쁨이 넘쳐 흘렀다. 그리고 희미하게 목소리를 냈다.

이것은 중한 수술을 받았지만 일부 인지(rcognitive) 기능이 그대로 작용하고 있다는 증거며 시간이 경과하면 실제로 증세가 호전되리라는 것을 의미한다. 그리고 적어도 부모들은 희망을 가질 수 있게 되었다. 사실, 이 희망이 그 어린이에게 절실하게 요구되는 양육 과정의 핵심적인 부분이 되는 것이다.

꼬마 아가씨의 병실을 나와 부모들과 나는 마음놓고 이야기를 나누었다. 중요한 뇌 발달이 저해됐다고 말할 수 없으므로 좋은 방향으로 희망을 품는 것과 또 그렇게 되도록 최선을 다하는 것이 중요하다고 말했다. 나는 어린이의 존재에 대한 부모가 취할 태도는 결코 근심이나 절망이 아니라는 것을 그들이 깨달았다는 것을 확신했다.

나는 병원 엘리베이터로 걸어가면서 밝고 여러 색으로 꾸며진 큰 갱생실을 지나갔다. 그곳에는 불구 아동들이 여기저기 돌아다니고 있었고 그 중 몇몇 어린이들은 목발을 하거나 유모차를 타고 있었다. 그리고 또 말을 할 수 없는 한 유아가 타고 있는 장난감 자동차를 머리에 붕대를 칭칭 감은 8, 9세된 한 어린이가 이리저리 끌고 다니고 있었다. 나는 여기서 이런 어린이들을 보고 근 반세기 전에 내가 입원해 있었던 뉴저지 (New Jersey) 주의 결핵 요양소가 문득 생각났다. 나는 그때 요양소를 찾아와서 우리를 쳐다보고 있었던 방문객들을 기억하고 있다. 그때 나는 저렇게 마음대로 걸어다닐 수 있는 저들은 얼마나 행복할까 하고 생각했던 것이 지금도 기억이 난다. 돌이켜보면, 병이나 신체 불구로 고통을 받고 있는 모든 어린이들에게 내가 나중에 알게 된 의미——즉, 재생력은 인생에 있어서 가장 위대한 힘이라는 것, 더 좋은 것을 꿈꾸는 일은 어리석은 일이 아니라는 것, 그리고 우리가 꿈을 지향해서 행동할 때

비로소 하나의 인간으로서 우리를 발견하게 된다는 것——가 올바르다는 것을 전할 수 있었다.
 몇 년 후, 나는 그 요양소를 떠났지만 사람들이 나를 멀리할까 봐 아무 이야기도 하지 않았다. 중병을 앓았던 사람과 접해 보면 그들이 완전히 병에서 회복됐어도 쉽게 이 사회로 다시 복귀하지 못한다는 것을 알 수 있다. 결국 나는 문제를 더 이상 회피하지 않았다. 사람들에게 질병은, 논쟁의 여지없이, 명백히 퇴치할 수 있으며 진정 위험한 것은 질병이 실제로 자기로부터 떠나지 않을 것이라는 고정 관념이며 또한 우리는 이 침묵의 악마와 함께 공존해야 할 운명에 처해 있다는 것을 깨닫는 것이 중요하다.
 그렇다, 내가 너무 낙관적이라는 것은 알고 있지만 동시에 나는 그것에 한계선을 그을 만큼 현명한 사람을 보지 못했으며, 인간의 목표를 향한 전진을 막는 일보다 멀리 떨어져 있고 비록 가망이 없는 목표라도 그것을 추구하게 하는 것이 훨씬 더 좋다는 것을 알고 있다. 내 인생은 이런 본질적인 요소들을 배우는 교육이었으며 내 실존을 부정할 망정 이런 것들을 더 이상 외면할 수는 없었다. 이런 본질적 요소들에 대한 신념을 공유하는 일은, 물론 위험 부담이 전혀 없는 것은 아니다. 어떤 사람은 이런 노력을 지나친 공상적 사회 개량주의(do-goodism) 정도로 해석할지 모르지만 그 위험은 부담할 만한 가치가 있다. 이따금 희망은 인간의 영혼에 불을 붙이고 막대한 양의 새로운 에너지를 생성케 하고 인간을 진정한 성장 단계에 들어서게 한다. 나는 이것을 적어도 이론적인 것에서가 아니라 용기와 결단이 참되고 중요한 목표에 관련되어 있어 온 누리가 열릴 듯한 방법을 통해서 배운 것이다.

5

인간 뇌의 무한한 불가사의

AIDS에 미치는 영향

전술한 바와 같이 의과 대학에서 처음 발령을 받은 부서는 정신 의학 및 생물 행동 과학과였지만 몇 개월 후에 이 부서는 카민 클레멘트(Carmine Clemente) 박사가 소장으로 있는 뇌 연구소에 흡수되었다. (몇 년 후에 내 직무도 확충되어 학장실 근무로 전임되었다.)

처음 내 사무실은 뇌 연구소에 소속된 슬릭터 홀(Slichter Hall)에 있었다. 얼마 후 나는 새 사무실로 이전했고 그곳에서 클레멘트 박사가 뇌 연구소에 오게 된 것을 환영해 주면서 업무에 대해서도 이야기를 나누었다. 그는 또한 무한한 불가사의와 웅대한 세계, 즉 인간 뇌의 세계에 대해 설명해 주었다.

클레멘트 박사는 인상적이고 다양한 경력의 소유자다. 그는 널리 사용되고 있는 해부학 교과서를 저술하기도 했다. 또한 1세기 이상에 걸쳐 의과 대학의 기초 교과서 중의 하나인 유명한 《그레이 해부학 *Grey's Anatomy*》의 최신 개정판의 저자이기도 하다. 그는 1952년에 의과 대학에 새로 창설된 해부학과의 전임 강사로서 UCLA에 들어온 후, 승진을 거듭해 1963년 이래 10여 년 간을 해부학과 교수 겸 과장으로 재직하고 있다. UCLA 의과대 학생들은 클레멘트 박사의 35년간의 해부학 교수 경험을 통해 집적된 지혜와 지식의 수혜자들이다. 또한 클레멘트 박사는 해부학 및 신경학 분야의 연구 업적을 인정받아 다수의 유명한 상을 수상한 바 있다.

1976년부터 11년 동안을 클레멘트 박사는 UCLA의 뇌 연구소(Brain Research Institute)를 이끌고 있으며 어려운 문제점들을 해결했다. 연구소는 10층 건물에 입주해 있으며 여기에는 135개의 연구실이 있어 총 140명의 UCLA 학부 요원들이 신경학이나 뇌 분야의 연구에 종사하고 있다.

나는 클레멘트 박사가 주도하는 뇌 연구소가 이 세계에서 가장 매력적인 과제인 동시에 중심적 임무인 인간의 뇌를 정밀하게 연구하기 위해 인간의 뇌를 훈련하는 데 있다는 것을 알았다. 뇌 연구소는 지능의 근원과 작용을 이해하려는 목적하에 인간의 지능을 이용하려고 시도하고 있었다.

이것은 대단한 일이다. 헤아릴 수 없이 무수한 은하계로 이루어진 이 대우주도 인간 뇌의 경이스러움이나 그 복잡성과 비교할 바가 못 된다. 인간의 뇌는 무한으로 통하는 거울이다. 여기에는 규모나 범위 또는 창조적 성장 능력에 있어서도 그 한계가 없다. 그것은 새로운 지각과 새로운 시야를 창조하며 인간에게 보다 밝은 전도를 밝혀 준다.

50세의 보통 사람의 뇌에 저장돼 있는 모든 생각과 기억을 테이프에 기록한다면 달과 지구 사이를 7번 왕복할 수 있는 길이가 될 것이다. 실제로 뇌의 기억 내용을 완전히 목록으로 만들 수 없으며 새로운 인상은 다시 확인해야 하는 예전의 인상보다 빨리 머리에 떠오른다. 컴퓨터의 기억 용량에 대해서 많은 이야기가 오고가지만 컴퓨터는 인간 뇌의 잠재 능력에 필적할 정도로 만들어지지 않았다. 실리콘 칩과 반도체는 현대 과학 기술의 최고의 성과로 칭송되고 있지만 이런 칩도 기능면에서 인간의 뇌신경 세포와 비교해 보면 상대가 안 될 정도로 조잡한 것이다.

인간의 뇌는 신체라는 생물학적 경이의 세계를 다스리고 있다. 뇌의 평균 중량은 약 3파운드로 몸무게의 약 2퍼센트에 불과하지만 산소는 20퍼센트 이상 소비하고 있다.

뇌 활동의 대부분은, 너무 작아서 측정하기도 어려운 뇌신경 세포에 의해 이루어지고 있다. 얼마나 많은 뇌신경 세포가 뇌 속에 들어있는지는 아무도 모른다. 그러나 10년마다 그 대략적인 수가 차츰 증가하고 있다. 1950년대의 뇌 연구자는 어처구니없게도 그 수가 10억일 것이라고 추측했다. 오늘날은 대충 500억 내지 1000억 개로 추산하고 있다. 이들 뇌신경 세포는 수백만의 신호를 동시에 전달한다. 정확하게 어휘를 구사해야 하는 작가의 뇌는 한번에 몇백만 번의 전기 화학 반응을 일으킨다. 우리가 알고 있는 어떤 사람의 얼굴 모습을 머리에 떠올릴 때에도 동일한 과정이 일어난다. 간단히 말하자면, 우리가 깨어 있는 시간 중, 거의 매초 헤아릴 수 없이 많은 신호가 섬광처럼 교차하고 있는 것이다. 잇달아 일어나는 우리의 생각도 이런 막대한 뇌신경 세포의 활동에 관련돼 있는 것이다.

뇌의 주요 제어 장치는 시상 하부이며 신체와 뇌를 연결하는 아주 중요한 부분이다. 대뇌 피질 아래와 척추 상부에 위치하고 있어 위와 같은 목적에 적합하다. 여기에 신체의 기초적 욕구——성욕, 식욕, 위험의 지각 등——가 자리잡고 있다. 시상 하부의 뇌하수체도 이와 유사한 조절 기능이 있으며 신체에 필수적인 호르몬의 생성 및 순환을 조절하고 있다.

정서는 신경계로부터 감각이 전달되면 발생한다. 클레멘트 박사는 다음과 같이 정보의 전달 과정을 설명하고 있다.

"완전히 비정서적인 실험실 동료의 손의 촉감은 연인의 손의 촉감과는 전혀 다른 정서적 입력으로 나타난다. 이것은 온몸에 퍼져 있는 신경이 뇌로 정보——오감과 신체 기관으로부터 전달되는 정보, 신체 운동에 관련된 정보 및 정서적 특성이 있는 정보――를 전달하는 일에 관여하고 있다는 뜻이다. 또한 현재 호르몬을 제외하고 혈액 속에 순환되고 있는 여타의 물질도 직접 뇌 중심부와 접촉하고 있는 것이 분명히 밝혀지고 있다."

뇌에서 비롯되는 이런 모든 감각의 입력은 온몸에 영향을 미친다. 또한 뇌가 면역계에 정보를 기록하는 방법보다 더 기가 막히고 중요한 것은 별로 없다. 이러한 방법을 통해서 우리의 생각이 우리의 건강과 질병을 퇴치하는 능력에 영향을 미치고 있는 것이다. 뇌 세포와 면역 세포는 직접 서로 정보를 교환하기 위한 구조로 만들어져 있다.

소련 레닌그라드 실험 의학 연구소의 엘레나 코르네바((Elena A. Korneva) 박사에 의하면, 시상 하부의 앞부분을 자극하면(이곳은 정서의 진정과 치유 과정에 필요한 영양분을 섭취하는 기능에 관여하고 있다) 신체의 면역력이 증대하고 시상 하부의 뒷부분(이곳은 '투쟁 혹은 도피' 반응에서 나타나는 것처럼 스트레스에 관련돼 있다) 면역계에 속한, 병균과 싸우는 세포의 활동을 약화시킨다고 한다. 코르네바 박사의 동료인 빅토르 클리멘코(Victor M. Klimenko) 박사는 면역 반응이 차례로 뇌에 화학적·전기적 변화를 일으킨다고 보고하고 있다.

뇌는 한 인간의 주체성을 나타내는 데에 있어 필수 불가결한 신체의 유일한 기관이다. 우리의 콩팥이나 간장 더 나아가 심장에 결함이 생겨 다른 사람의 장기를 이식받는다 해도 자기가 누구인지, 무엇을 하고 있는지, 무엇을 바라는지, 자기의 의무와 소망을 알고 있는 등의 자아 감각을 계속 유지할 수 있다. 그러나 만약――현대의 의학이 뇌 이식에 따른, 믿을 수 없을 정도의 복잡한 문제들을 해결한다는 가정 아래――에 우리의 뇌를 다른 사람의 뇌와 바꾼다면 우리 자신 또한 딴 사람으로 변할 것이다.

한때 사람의 신체를 분할한다는 생각이 일반적으로 받아들여진 적이 있었다. 뇌와 신체 사이의 해부학적·기능적 관련에 관한 최근의 지식은 다른 방향을 가리키고 있다. 현재 뇌 연구가들은 신체에서 발생한 것이 뇌에 영향을 미치고 있고 뇌에서 발생한 것이 신체에 영향을 미치고 있는 것으로 생각하고 있다. 희망을 품는 것, 존재 이유나 목적 의식이 있다는 것, 의지나 결단은 단순한 정신 상태가 아니다. 이런 것들이 면역계에서 큰 역할을 하고 있으며 전기 화학적으로 작용하고 있고 실제로 모든 신체 기관의 완전한 유기적 조직(entire economy)을 유지하고 있다.

간단히 말하면, 나는 희망의 생물학 혹은 어떤 긍정적 정서에 관해 말하는 것이 비과학적이 아니라는 것을 깨달았다. 환자의 정서 상태는 질병과 건강에 관련된 '기전(mechanism)'에 특정한 영향을 미친다. 그래서 현대의 의사들은 진단할 때나 질병을 다루는 데 있어서 신체적 증상에만 매달리지 않고, 있을 수 있는 정서적 또는 스트레스성 요인을 탐색하고 있다. 이런 의사들은 약물이나 자신의 작고 검은 가방을 갖고 처방하지 않고, 신체의 치유 기구를 활성화시키고 강화시킬 수 있는 인간의 뇌라는 방대한 약국을 이용할 것이다. 나를 UCLA로 오게 했던 신념의 원인이 된 정서들을 열거해 보면 희망, 신념, 사랑, 삶에의 의욕, 환희, 놀이, 목적 의식 및 결단이었는데 이런 것들이 강력한 생화학적 처방인 것이다.

한편, 우리는 우리의 뇌를 충분히 활용하고 있지 않다는 사실에 대해서 심사 숙고할 필요가 있다. 우리 뇌의 기능적 수용력(용량)의 한계가 어느 정도인지 알고 있는 사람은 한 사람도 없다. 모든 사물에는 한계가 있다고 생각하는 것이 합리적이지만, 그러나 이 문제를 탐구하고 있는 연구자들은 자신들의 연구가 뇌의 기능적 한계를 알 수 있는 단서를 찾아내야 한다고 보고하고 있다. 그래서 뇌의 보존 용량은 인류가 장래에 맞부딪칠 어떠한 문제나 도전—— 아무리 복잡하더라도 —— 도 해결할 수 있는 가장 위대한 자산을 뜻한다. 생명에 있어서 우리를 가장 안심시키는 사실은 인류라는 종은 그 자신의 요구를 감당할 만한 능력이 있다는 것이다. 아무리 많고 복잡하더라도 인간이 효과적으로 대답할 수 없는 문제는 존재하지 않는다. 인간의 뇌에 관한 것 중에서도 가장 의미 심장한 것은 개인에게 그 이전에 어느 누구도 하지 않았던 행위를 할 수 있게 하는 것이다. 이것이 가능한 이상 인류는 이 지구상에서 가장 많이 특전을 가진 종(種)인 것이다.

 과학자들이 뇌의 구조와 기능을 탐구하기 시작한 이래, 그 주요 연구 과제는 의식과 인지에 관련된 것이었다. 지난 반세기만 하더라도, 본서의 다른 부분에서 기술한 바와 같이, 새로운 연구 결과에서 뇌의 선(腺)과 같은 역할이 강조되고 있다. 사실, 새로운 연구 결과는 뇌가 신체에서 가장 풍부한 선(腺)일지도 모른다고 시사하고 있다. 뇌는 36종류의 분비물들을 생성하게 하거나 활성화시키고 있다. 또한 뇌는 이러한 분비물들을 결합시킬 능력이 있는데 이는 문자 그대로 신체의 요구에 응하여 몇천의 처방전을 쓸 수 있다는 뜻이다. 이러한 분비물 중 어떤 것들——예를 들어 엔도르핀이나 엔케팔린(enkephalin) 같은 물질——은 신체의 통증을 덜어주는 진정제의 구실을 하기도 한다. 또한 엔도르핀과 엔케팔린은 면역 기능과 종양의 성장을 조정하는 역할을 맡고 있다. 그 예를 들면, 일리노이 대학의 니콜러스 플로트니코프(Nicholas P. Plotnikoff) 박사는 암 환자와 후천성 면역 결핍증(AIDS) 환자들에게서 엔케팔린의 수준이 변동함에 따라서 면역 반응이 증진되거나 감퇴되는 것을 발견하기도 했다. 인터페론(interferon) 같은 분비물은 뇌에서 생성되는데 면역계와 마찬가지로 일반적인 면역 기능이 있다. 처음에는 이것의 임무가 지체없이 병원균과 싸우는 것인 줄만 알았다. 그런데 그 후의 연구 결과에서 밝혀진 사실은 인터페론이 바이러스를 공격할 뿐만 아니라 특정한 종양 세포의 성장을 막거나 암에 대해 다른 면역학적 방어를 촉발할 수 있다는 것이다.
 인간의 뇌는 의식의 개입이 없어도 신체의 각 기관에 명령을 전달하는, 몇백만의 전령들을 통제하는 중심부다. 최근의 연구에서는 뇌와 신체와의 상호 작용 과정을 서술하기 위해 이들의 '연결'보다 '통신'을 더 강조하고 있다. 이러한 쌍방간의 상호 통신 체계는 이 지구상에서 가장 큰 공항의 관제탑의 운용보다 더 다양하고 복잡하고 분주하다는 것이다. 뇌에서 내린 지시들은 아주 붐비는 전기 화학적 통로를 따라 전달된다. 이러한 지시들은 특정의 활성화 물질의 전달에 의해 증대된다.

예를 들어, 국립 정신 건강 협회의 캔데이스 퍼트(Candace B. Pert) 박사의 연구 결과에 따르면 뉴로펩티드(neuropeptide)라고 부르는 호르몬 같은 물질이 뇌, 선(腺), 면역계의 기능을 조정(통합)하기 위한 정보 전달체의 역할을 수행하고 있다고 한다. 그녀는 또한 이 뉴로펩티드를 '정서의 생화학 물질' 또는 정서를 육체적 현상으로 변환시키는 데 도움을 주는 물질로 간주하고 있다. 퍼트 박사는 대뇌 변연계(뇌 속의 정서가 자리잡고 있는 부분)가 뉴로펩티드에 관련된 수용기의 중심부라는 것을 증명했다. 장(腸)의 모든 줄무늬에도 뉴로펩티드와 뉴로펩티드의 수용기가 풍부하게 존재하는데 이것이 많은 사람들이 '기분 좋은' 감정을 느끼는 원인이 된다는 것을 시사하고 있다. 더 나아가 그녀의 남편이자 공동 연구자인 마이클 러프(Michael Ruff) 박사는 모든 뉴로펩티드의 수용기——적어도 50 또는 60개가 있다——가 면역계의 세포들도 갖고 있는 것을 발견하기도 했다. 면역 세포도 역시 뉴로펩티드를 생성할 수 있다.

뇌의 다양한 기능 중에서도 가장 흥미있는 것은 신체의 예비(대체) 시스템의 활성화 기능이다. 예로, 만일 호흡계의 일부분에 기능 장애가 생겼다면 뇌가 그 부족분만큼 호흡계의 다른 부분이 떠맡도록 지시하는 것이다. 한쪽 폐에 이상이 생기면 다른 쪽의 폐가 부가된 기능을 수행하게끔 되어 있다. 콩팥도 마찬가지다. 또한 심장도 동맥이 막히면 측관을 스스로 만든다는 증거도 있다. 심장의 동맥이 협소해지는 것은 기름진 음식을 많이 섭취하거나 콜레스테롤 또는 스트레스가 많이 쌓이는 생활 양식 또는 운동 부족이 그 원인이 된다. 그러므로 이러한 잘못을 시정한다면 심장이 새로운 혈관망을 통해 더 많은 산소를 공급받을 수 있도록 측관을 만들 수도 있는 것이다. 심장병을 앓고 있는 사람들이 부지런히 이러한 새로운 생활 양식을 실천에 옮긴다면 위와 같은 혜택을 받을 수 있는 기회가 생길 것이다. 뇌는 이러한 기능을 수행하도록 지시하는 사령탑인 것이다.

의학 연구자들이 현재 가장 몰두하고 있는 문제는 면역계에 속한 부분에 이상이 발생했을 경우, 신체의 대체 시스템에 관련된 것이다. 그 대표적인 실례가 후천성 면역 결핍증인데 이 병의 원인이 되는 바이러스가 우리의 보조 T세포를 파괴한다. 우리 신체의 저항력의 약화가 수많은 병원균에게 침투할 길을 넓게 터주고 있는 것이다. 이러한 보조 T세포의 파괴가 다른 면역 세포의 작용을 저해하는 것은 아니다. UCLA의 조지 솔러먼(George F. Solomon) 박사와 그의 동료 연구원은 면역계가 보조 T세포가 파괴된 후에 대체할 것이 없는 전적인 예증이 아니라는 이론을 전개했다. 오랜 병력이 있는 에이즈 환자를 연구하는 과정에서 솔러먼 박사는 직접 바이러스에 공격을 받은 면역 세포보다 더 큰 규모로 다른 면역 세포의 활동이 급증했다는 증거를 제시했다.

어째서 이 급증한 면역 활동이 다른 환자가 아닌 일정한 에이즈 환자에게만 중요한 증거가 되어야 한다는 말인가? 여기서 직접 확인할 수 있는 중요한 사실이 하나 있다. 오래 살 것이라고 예상되는 에이즈 환자에게는 공통적으로 어떤 일정한 특징이 있는 것 같다. 그 특징 가운데 가장 중요한 것은 아마 그들이 죽음이 필연적이라는 무자비한 판정을 거부했다는 것이다. 웰니스 공동체(Wellness Community)에서 거주하는 암환자들처럼(6장 참조) 그들은 진단을 부인하지 않지만 그것과 관련되어 장차 찾아올 것으로 예상되는 죽음을 거부(원문에는 defy로 표기되어 있는데 무시하다, 반항하다, 도전하다라는 뜻도 있음=역주)한 사람들이며 솔러먼이 연구한 에이즈 환자들도 질병에 굴하지 않고 꾸준히 노력해서 이를 극복하려는 강렬한 의지와 결단의 소유자들이었다. 그들은 질병에 대한 보통 사람들이 생각하는 것처럼 운명론으로 받아들이지 않았다는 특징을 갖고 있다. 그들은 서로 정서적으로 지지했으며 그들의 인간적 지평은 패배주의와 운명의 필연성에 의해서도 붕괴되지 않았던 것이다.

그럼 실제로 인간의 뇌가 환자의 태도를 바꾸어 면역계에 특정한 변화가 일어나게끔 변환시킨 것일까? 이것에 대해서는, 본서에 후술하겠지만, 치명적인 질병에 걸렸다는 진단에 거의 예외없이 뒤따르는 실의 상태에 빠지지 않았기 때문에 그들의 면역계가 두드러지게 강화된 암환자들에 관한 UCLA의 연구 계획에 상세하게 기술돼 있다. 이 환자들의 특징인 단호한 결의는 그들의 상태를 평가하는 데 있어서 결코 무시될 수 없는 것이다. 반세기 전에 월터 캐넌 박사로부터 들은 이야기는 고양된 정서 상태가 비장(지라)을 자극해서 적혈구 수를 증가시킨다는 것이었다. 오늘날 우리는 비장이 전면역계의 기능에 영향을 미치고 있다는 것을 알고 있다.

뇌와 비장과 면역계의 상호 작용에 관한 생각이 떠오른 것은 1988년 초에 한 치과 의사와 변호사가 나를 찾아왔을 때였다. 그 치과 의사는 자기는 에이즈로 죽을 것——그는 인간의 면역 결핍 바이러스(Human Immune Virus ; HIV) 양성이었다——이라면 UCLA의 연구를 지원하기 위해 상당한 금액을 기증하려고 했다. 그는 변호사와 자기가 재산을 정확히 UCLA에 유증한다는 유언을 기록하기 위해서 동행했던 것이다. 나는 치과 의사에게 유증에 대해서는 말하지 않고 살려는 의욕과 질병과 싸우려는 결심을 확고히 하기를 바란다면 기꺼이 협조하겠다고 말했다. 그는 이 도전을 받아들였다. 나는 그를 6장에 기술할 메닝거(Menninger) 재단의 진료소에 근무하는 엘머 그린(Elmer Green) 박사가 개발한 정신과 신체 훈련 과정에 참여케 했다.

3개월 후, 그 치과 의사는 나를 찾아와 이제 더 이상 HIV 양성이 아니라는 것을 증명하는 진료 기록을 보여 주었다. 내가 믿지 못하겠다는 표정을 짓자 그는 크게 미소를 지어 보였다.

"나의 담당 의사도 다른 의사들과 나에 대한 이야기를 할 때 선생님과 똑같은 반응을 보이더군요." 그리고 나서 그는 "몇몇 그의 친구들은, 그것은 불가능한 일이다, 오진이었을 것이다라고 말할 정도였지만 내 담당 의사는 그들보다는 더 잘 알고 있었습니다. 그는 원래의 검사를 몇 번씩 점검해 보고 아무 착오도 없었다는 것을 잘 알고 있었죠."

나는 이 일에 관해 샌디에이고(San Diego) 의과 대학에서 캘리포니아 대학의 면역학자로 재직하는 커렌 블로크(Karen Bulloch) 박사와 같이 논의한 바 있지만 그도 의학 관계 출판물에 HIV 진단이 역전된 5가지 사례를 기고한 적이 있었다. 솔러먼 박사도 샌프란시스코에 사는 6명의 에이즈 환자들도 진단을 받은 후 7년이 지난 현재도 생존하고 있다는 사실을 환기시켜 주었다. 그들의 면역계의 검사 결과는 실제로 보조 T세포가 어느 정도 증대되었다는 것을 보여 주고 있다. 진단을 받은 후에도 몇 번 다른 시기에 재검사를 받은 에이즈 보균자들 중에서도 적응성 정서적 태도(운명에 대해서 '노(no)'라고 말할 수 있는 능력)와 보다 개선된 면역 측정치(보조 T세포 수를 포함)와의 사이에 어떤 상관 관계가 있다는 것을 솔러먼과 그의 동료들이 발견한 바 있다. 그리고 또한 낙심, 분노, 적개심 등과 같은 부정적 정서와 더 악화된 면역 측정치와도 상관 관계가 있다는 것이 밝혀졌다.

그러나 솔러먼 박사는 어떤 경우를 막론하고 HIV 양성으로 판명되었다는 사실만으로 질병이 갑자기 환자의 상태를 악화시키지 않는다는 것을 의미하지 않는다고 지적하고 있다. HIV 양성으로 판명된 어떤 사람은 병균의 휴면 상태로 몇 년간 계속 생존한다. 진단시에 예상을 시도해 보지만 어떤 사람에게는 활성화될 수도 있고 어떤 사람에게는 단순한 어림짐작이 아닌 경우도 있을 것이다. 다양한 요인들이 관련돼 있기 때문에 그들 중 많은 요인들이 앞으로 밝혀져야 될 것이다. 단, 질병의 증상이 당분간 나타나지 않는다는 사실이 면역계가 전적으로 작용하지 않는다는 것이 아니라는 것이다. 에이즈에 있어서의 큰 희망은 어떤 특정

대안을 발견하거나 고안하는 것이 아니라 에이즈에 의해 녹초가 되지 않는 면역계를 이루고 있는 구성 분자들이 강화되고 증대되는 방법을 발견하는 것이다.

사람들에게 중요한 것은 에이즈에 대해 공포심을 갖거나 패배주의에 빠지지 않는다는 것이다. 실제로 에이즈를 효과적으로 공략하는 데에 있어서 주요한 장애가 되고 있는 것 중의 하나는 이 병에 관련된 사회적 히스테리 증상이다. 이 히스테리 증상이 HIV 양성으로 판명된 사람들을, 치료와 환자 자신의 치유 능력 모두를 손상시키는 정서적 붕괴 상태로 몰아넣는 사회적 분위기를 만들고 있는 것이다. 에이즈는 우리의 질병에 대한 사고 방식이 그 결과에 영향을 미치고 있음을 보여 주는 또 하나의 실례이다.

이 말은 에이즈에 대한 해답이 패배주의적 자세를 취하지 않는 데 있다는 의미가 아니다. 그 의미는 질병과의 싸움에 있어서, 증상을 호전시키기 위해서는 질병 그 자체를 부정하는 것이 아니라 현재 가능한 것 중에서 최대의 그리고 최선의 것을 실현시킬 수 있도록 환자의 단호한 결심과 의지가 필요하다는 것이다.

6

부정은 '노(NO)', 거부는 '예스(YES)'

최근 2주일 동안에 내 관심을 끌었던 두 개의 사례는 거의 모든 면에서 같은 점이 많았다. 22세의 청년인 첫번째 환자는 다발성 경화증(multiple sclerosis ; 이하 MS로 표기)이라는 진단을 받았다. 그는 스페인어로 말했고 그의 부인이 이를 통역했다. 그는 부인과 네 살 난 딸을 데리고 나를 찾아왔다. 그가 보인 여러 가지 증상에 대해 6, 7개월에 걸쳐 적어도 6종류의 상이한 진단을 받았는데 마침내 MS라는 진단——우연히도 나중에 그의 담당 의사도 동의했던 진단——의 근거가 되는 검사 결과를 통보 받았다.

그 청년의 말로는 언젠가 척추 지압 요법사를 찾아갔더니 그가 갑자기 심하게 척추를 압박했는데 그 후 왼발이 아프기 시작했다는 것이다. 그는 이것이 MS라는 진단을 받게 한 여타 증상들의 시작에 불과했다고 말했다. 이 경우에 더욱 놀라운 사실은, 그 청년의 통증이 MS라는 진단을 받은 직후에 세 배나 심해졌다는 것이다.

"깜짝 놀랐습니다." 이렇게 말하고 나서 그 청년은 "그전에도 왼쪽 다리가 아팠지만 움직일 수 없을 정도로 아프지는 않았습니다. 의사 선생님이 'MS'라고 말하고 나서 통증이 온몸으로 확산된 것 같습니다. 한 순간 나는 어렵지만 참고 견딜 만했습니다. 그러나 다음 순간 나는 온 몸이 아프기 시작했습니다."

나는 젊은 부인을 쳐다보았다. 그녀는 아기를 안고 있었는데 시선을 아기에게서 남편으로 옮겼다. 그녀는 지금 무슨 생각을 하고 있을까? 그녀는 결혼한 지 2년도 채 안 되었으며 또한 이제 막 아기 엄마가 되었는데 그녀의 가족들은 무서운 불확실성이라는 짐을 짊어지게 된 것이다.

그 청년은 중병에 거의 예외없이 뒤따르는 깊은 절망감에 빠져 있었다. 나는 그에게 이와 유사한 상태에 처한 환자들을 다루어 좋은 결과를 낳게 한 정신 요법자를 찾아가 보라고 말해 주었다. 그리고 전술한 바 있는 엘머 그린 박사가 개발한 훈련 계획에서 따온 '피를 순환시키는' 기법도 가르쳐 주었다. 청년이 자기 손의 표면 온도가 10도 이상 올라가는 증거를 볼 수 있게 되자 그의 무력감도 현저히 감소되기 시작했다. 그가 자신의 제어 방법을 알게 되었다는 사실이 그의 절망감을 감소시키는 데 일조한 것이다. 가장 중요한 것은 그가 수동적인 역할을 맡지 않아도 된다는 것을 느끼게 되었고 또 담당 의사와 함께 병을 고치려고 노력할 수 있게 되었다는 점이다.

앞서 이야기한 두번째의 경우도 첫번째의 경우와 거의 모든 점에서 유사했다. 환자는 26세였는데 그는 부친과 함께 내 사무실을 찾아왔다. 그는 의자에 천천히 앉으면서 머리를 저었다.

"모든 일이 너무 갑자기 일어났죠."

"어느 날 나는 내 인생을 책임지게 되었습니다. 나는 통증이 완화될 것으로 믿었습니다. 그런데 다음날 너무 아파서 손가락 하나 움직일 수 조차 없게 되었습니다. 통증이 너무 심했고 특히 다리와 등이 더 심했습니다."
 "무엇이 갑자기 그런 변화를 일어나게 했습니까?" 내가 물었다.
 청년은 입을 다물었고 대신 그의 부친이 대답했다.
 "우리가 전문의를 찾아갔을 때부터 일이 벌어졌습니다. 그는 검사 결과를 갖고 와서 내 아들이 다발성 경화증이라고 말하더군요. 사실 그대로였습니다. 하늘이 무너져 내리는 것 같더군요. 집으로 돌아왔을 때, 내 아들이 20세나 더 나이가 들어 보이더군요. 아들은 늙은이처럼 걷고 있었죠. 한 발자국씩 걸을 때마다 고통스러워했습니다. 아침에도 일어날 수 없는 것 같았습니다. 마치 전신 마비가 된 것 같았습니다."
 "그렇습니다." 내가 말했다. "당분간 그런 증세는 계속될 것이고 언젠가 무엇이 잘못됐는지 아시게 될 것입니다."
 "그들이 다녀갔죠." 청년이 말했다. "한 반년 전에 내 근육에 힘이 빠지는 것을 느끼기 시작했습니다. 얼마 후에 나는 의사 선생님을 찾아갔습니다. 그는 몇 가지 검사를 한 후에 근육은 이상이 없고 류머티즘이 필시 원인일 것 같다고 말했습니다. 약물의 독성 때문일 수도 있다고 하면서 통증은 사라질지 모르지만 약효는 남기 때문이라고 하더군요. 두 달 후에 다시 통증이 재발했습니다. 그러나 예전처럼 심하지는 않았습니다. 그러나 나는 아무 일도 할 수 없었습니다. 우리 가족을 평소 돌보아 주던 의사가 나를 신경 전문의에게 데리고 갔죠. 그는 내게 나쁜 소식을 알려 주었죠. 그 즉시 모든 것이 무너져 내리는 듯했습니다. 나는 그냥 죽고 싶었을 뿐입니다."
 이러한 경우에는 어떻게 하면 좋을까? 그 청년은 자신의 병에 대해 어느 정도 가망성이 있다고 생각할 수 있게 도와 달라는 것이었다. 나는 그 청년에게 심리 요법자뿐만 아니라, 전술한 경우에 내가 했던 것처럼, 이 경우에도 그에게 쿼터백(quaterback; 미식 축구에서 공격을 지휘하는 선수=역주)이 돼 줄 수 있는 초기 진료 의사를 소개해 주었다. 그 의사가 바로 UCLA에서의 동료'이며 특히 동정심이 많고 대화술이 능숙한 미첼 커블 박사였다. 중요한 것은 내가 커블 박사에게 보낸 환자들 모두 자신감을 얻게 되었고 안심하게 되었다는 것이다. 상태가 심각한 환자라도 모두 정서적으로 강화되었고 질병에 부수되는 심리적 문제점을 극복할 수 있었다.

방금 언급한 이 두 가지 경우는, 내가 10여 년 간 UCLA에 있는 동안 나를 찾아왔던 수많은 환자들의 경우와 같이 유사한 점이 많았다. 그들은 여러 가지 증상을 앓고 있었으며 주치의를 찾아갔고 또 전문가들에게 찾아가 여러 가지 검사를 받았으며 병이 심각하다는 갑작스러운 진단을 받아 낙심 천만해서 병이 갑자기 그리고 심하게 악화되었던 사람들이다.

언젠가 의과 대학의 한 동료가, 일련의 검사를 받아 보니 한쪽 콩팥이 완전히 못쓰게 되었다는 한 부인에 대한 이야기를 내게 들려주었다. 이 충격으로 인해 그 부인은 일시적으로 귀까지 멀게 되었다. 몇 달에 걸친 지속적이고 장기적인 심리 치료를 받아 그녀의 청각 장애는 사라졌다. 내 동료를 난처하게 만들었던 것은 그러한 장애는 일어날 필요가 없었는데 일어났다는 것이다. 진단이 환자에게 알려지면 판에 박힌 듯이 건강상의 문제가 원래의 상태보다 악화된다는 것이다.

나를 찾아온 대부분의 환자들은 암 환자였는데, 중환자의 대다수는 다발성 경화증, 낭창, 공피증(scleroderma), 당뇨병, 심장병, 파킨슨병 등 거의 모든 종류의 질병에 걸려 있었다. 이들 경우에서 특히 주목을 끄는 것은 그런 진단을 받은 후에 병이 악화됐다는 것이다.

왜 이들 환자들이 진단을 받기가 무섭게 상태가 심하게 악화될까? 왜 나쁜 소식이 그들의 상태를 악화시킬까? 그들의 증상에 라벨이 붙는 순간에 도전(병=역주)에 대한 신체 대응 능력이 현저히 저하된다는 것이 과연 가능할까?

나는 과연 합리적으로 추론했을까? 이 문제에 대해 몰두하고 있는 동안, 내게 단서를 제공해 준 《로스앤젤레스 타임스 *Los Angeles Times*》에 게재된 작은 기사를 읽게 되었다. 그 기사는 로스앤젤레스 동부 지역에

6. 부정은 '노(NO)', 거부는 '예스(YES)'

소재하는 몬테레이(Monterey) 공원의 축구 경기장에서 일어난 하나의 사건을 전하고 있었다. 소수의 사람들이 경기 관람중에 식중독 증상을 보였다는 것이다. 엄밀한 질문을 통해 이를 조사한 의사는 그들 모두가 스탠드 아래에 있는 자동 판매기에서 청량 음료를 사 마셨다는 사실을 확인했으므로 음료의 시럽(Syrup)이 오염됐을 가능성이 있다고 생각했다. 그는 구리 파이프에서 황산동이 누출되었는지도 모른다고 말했다. 관람객들을 보호하기 위한 노력으로 학교 당국은 확성기를 통해, 일부 관중들이 식중독에 걸렸기 때문에 자동 판매기를 이용하지 말도록 안내 방송을 하기도 했다.

이러한 안내 방송을 하자마자 온 경기장은 구역질을 하는 사람들과 기절하는 사람들의 바다로 변했다. 수백 명의 관중들이 스탠드를 뛰어넘어 방금 도착한 의사와 대야(basin)를 향해 돌진했다. 수백 명 이상의 사람들이 증세를 보여 5개의 병원에서 출동한 앰블런스에 실려 갔거나 경기장과 응급실 사이를 발에 불이 날 정도로 왔다갔다했다. 그리고 나서 무려 1000명 이상의 사람들이 응급 처치를 받은 후, 병원에 입원해야만 했다. 그러나 청량 음료는 완전 무죄였다. 정확한 원인이 무엇이든 적어도 자판기에 혐의가 없다는 것이 밝혀졌다. 이 소식이 퍼져 나갔고 사람들에게 나타났던 증세도 갑자기 그리고 신비스럽게도 씻은 듯이 사라졌다. 병상에 누워 있던 환자들도 일어나 집으로 돌아갔다. 병의 원인이 되는 것도, 병을 극복하는 데 있어서도 결정적으로 중요한 요인은 바로 언어였던 것이다. 말은 사람의 머리 속에서 병을 나게 하거나 회복시키는 식으로 가공처리 되었던 것이다.

그래서 이런 질문을 한번 던져 보기로 하자.

만일 예의 경기장에서의 관중들이 확성기를 통한 안내 방송을 듣는 것만으로도 병원에 입원할 정도로 아팠다면, 실제로 증상을 일으켰던 사람들이나 병원을 찾아갔던 사람들이나 '암', '심장병', '당뇨병', '다발성 경화증' 혹은 다른 치명적인 질병에 걸렸다는 말을 들은 사람에게 영향을 미친 것은 과연 무엇이었을까?

내가 만났던 암 환자들 중에 병이 심각하다는 진단을 받은 후에 보이는 공포감이라는 반응보다 더 주목했던 점은 어떤 환자들은 이와는 정반대의 반응을 나타낸다는 사실이다. 그들은 병을 극복하겠다는 단호한 결심으로 반응한다. 그들은 진단을 부정하지 않는다. 그들은 통상적으로 병과 관련된 판정을 부정할 뿐이다. 이것은 이런 환자들 중의 상당수가 종양 전문의의 예상보다 훨씬 오래 생존하는 것과 어떤 관계가 있지 않을까?

거의 200명에 달하는 이런 생존자들이 웰니스 공동체라고 알려진 한 집단 속에서 한꺼번에 발견되었다. 그들은 해럴드 벤저민(Harold Benjamin)이라는 변호사이며 사회 복지가가 기증한 건물과 공회당을 캘리포니아의 산타모니카에 소유하고 있다. 그들은 그들의 장수를 축하할 목적이 아니라 암으로 진단받은 새로운 환자의 정서적 요구를 충족하는 데 도움을 주기 위해 서로 협력하고 있다.

나는 이 웰니스 공동체를 방문해서 이 집단의 5, 60명이나 되는 회원들과 솔직하게 이야기를 나누어 보았다. 나는 그들이 장수하는 이유에 대해서 어떻게 생각하고 있는지 열심히 물어 보았다. 70세가 넘은 한 부인——이 부인은 그레이스 켈리(Grace Kelly)처럼 조용하고 위엄 있는 아름다움을 지니고 있었다——은 자신의 상태를 개선시키기 위한 전기에 관해 분명한 생각을 했었다고 한다. 그녀의 말로는 병마가 너무 빨리 자기에게 찾아왔다는 것이다. 의사는 그녀에게 모든 검사 결과를 보이면서 진단으로 보아 암이 분명하다고 말했다. 또한 암은 이미 말기여서 앞으로 4, 6개월 정도밖에 살 수 없다고 말했다.

"나는 그의 눈을 직시했어요." 그리고 나서 그녀는 이렇게 말했다. "그런 다음 나는 그에게 곧바로 지옥에 가 보라고 말했죠. 하느님이 나에게 살 수 있는 기간을 4개월 주셨다면 그것은 다른 사람일 것이라고 말입니다. 벌써 6년 전의 일이었죠."

그곳에 있는 모든 사람들은 자신감에 넘쳐 있다. A부인은 웰니스 공

6. 부정은 '노(NO)', 거부는 '예스(YES)'

동체에 있는 사람들의 체험을 다음과 같이 요약해서 말했다.

"그들은 증상을 부정하지 않는다. 그들은 다만 그것에 예상되는 결과에 관한 판정(의사의 소견=역주)을 부정하고 거부할 뿐이다. 이러한 거부(혹은 도전=역주)는 단호한 결의로 나타나며 이것이 미래의 창문이 된다. 예상을 넘어선 수명 연장은 반년에서 9년까지 다양하다. 그들 대부분이 아직도 치료를 받고 있다. 그들 중 많은 사람들이 현대 의학이 자기 신체 내의 암과 직접 싸울 수 있다는 인식을 갖고 있어 암에 대한 공포를 물리침으로써 화학 요법의 내성을 증대시킬 수 있다고 믿고 있다. 그들은 이 싸움에서 긴장과 부담이나 희생 없이 이길 수 있다고 기대하지 않는다. 중요한 것은 이 싸움에 그들이 가진 모든 능력을 동원할 수 있느냐는 것이다."

이 웰니스 공동체에서의 경험을 통해 나는 전에 없이 의사가 진단 결과를 전해 주는 방법이 병의 향후 결과에 영향을 미칠 수 있다는 것을 더욱 강하게 느꼈다. 만일 진단 결과가 공포감, 무력감, 절망감을 느끼게끔 전달된다면 신체 자체의 병마와 싸울 수 있는 능력이 현저하게 감퇴된다. 한편, 진단을 받고 나서 그것을 도전으로 받아들인다면 병이 아무리 위중하더라도 환경이 치료에 도움이 되는 방향으로 호전된다.

나는 대부분의 의사들이 자신들이 발견한 것을 전하는 데 있어서 환자의 정서적 요구나 반응을 무시하고 있다고는 생각지 않는다. 그러나 의사의 경제적 동기는 아주 그릇된 길로 이끈다. 전술한 바와 같이 의료 계획에 의사와 환자와의 대화를 보충하지 않고 있다. '금단 상태(cold turkey)'를 전하는 데 있어서의 보다 기본적 요인은 아마 의사들이 의료 과오 소송을 염려하고 있다는 것이다. 그들은 변호사로부터 질병의 진행 과정에서 일어날지도 모르는 어떠한 사고에 대해서도 의심을 받지 않게 환자에게 분명히 언급하라는 지시를 받아 왔다. 진단 결과를 분명하고 철저하게 전하는 방법을 많은 비용이 드는 소송 사건으로부터 자신들을 보호하는 수단으로 어떤 의사들은 생각하고 있다. 그렇지만 효과적인 치료를 저해하는 부정적 기대감이 환자들의 마음속에 싹트게 된다.

미국의 일부 지역의 의료 과오 소송에 대한 보험료는 연간 10만 달러를 상회하는 경우도 있다. 어쨌든 의사들은 점차 의료 과오 소송에 대한 최선의 방어책이 환자와의 좋은 인간 관계라는 것을 알게 되었다. 가정 상대의 개인 의사들은 소송에 최소로 연루되어 있다는 것을 인정하기 어렵지 않다. 고도로 전문화된 의료 분야가 의료 과오 소송에 연루될 위험성이 높다. 항문 전문의와 부인과 전문의들이 내과 전문의들보다 법정에 설 기회가 많다.

동정심, 개인적 관심 및 대화가 고도로 숙련되고 필수적인 의술보다 더 중요하다. 이런 것들이 의사가 연루될지도 모르는 소송 사건에 대한 최선의 보험 수단이 될 것이다. 또한 이런 것들이 의사들의 특수 능력을 가장 돋보이게 하는 환경을 조성하는 데에 도움이 될 것이다.

내가 의과 대학에 근무하는 동료들에게 증상에 대한 공포 반응과 질병의 악화와의 관련성에 대해 근거 없는 가정을 설정하고 있는지 물어 보았을 때, 나는 그들 중 몇몇 사람으로부터 그것과 관련되어 특이한 생리적 근거를 발견했다는 이야기를 듣고 용기가 났다. 그들은 부정적 정서 상태가 원인이 되어 면역계를 무력하게 만드는 효과를 설명해 주는 새로운 의학적 연구 결과를 가르쳐 주었다. 내가 추구하던 정서 상태와 생물학적 효과 사이의 관련성을 이제 먼 곳에서 찾아야 될 필요성은 없어진 것 같다.

UCLA의 생체 임상 의학 도서실에서 나는 그러한 경험의 결과로서 면역계가 약화된다는 보고서를 의학 출판물들 중에서 찾아낼 수 있었다. 예를 들어, 피츠버그 대학 및 피츠버그 암 연구소의 샌드라 레비(Sandra M. Levy) 박사와 로널드 허버먼(Ronald B. Herberman) 박사는 억압된 행동 (피로, 무관심, 무감동 등)이 선천적 파괴(natural-killer ; 이하 NK) 세포 활동의 감소 및 유방암 환자의 암의 급속한 확산에 관련이 있다는 것을 관찰했다. 이러한 발견은 NK 세포의 활동이 암의 확산에 깊이 관계하고 있다는 관련된 발견으로 인해 더욱 그 중요성이 인정되고 있다. 이와 마찬가지로 뉴욕 시립 대학의 마운트 시나이(Mt. Sinai) 의과 대학의 마빈 스타인(Marvin Stein) 박사와 그의 동료인 뉴저지 의과 대학의 치과학 및 약학 대학의 스티븐 실라이퍼(Steven J. Schleifer)와 스티븐 켈러(Steven E. Keller)는 상처한 홀아비 집단에 대한 연구를 하는 도중에 배우자가 사망한 지 불과 2,3주 후에 T세포와 B세포가 감소됐다는 것을 발견했다. 우울증의 정도와 약화된 면역성과의 관계를 확인하기 위해 연구자들은 우울증으로 입원한 사람과 입원하지 않은 사람과 다른 이유로 입원한 사람들을 비교하는 일련의 연구를 진행시켰다. 그들이 내린 결론은 심한 우울증이 T세포와 B세포의 감소 및 활동에 관련돼 있다는 것이었다. 이런 결론은 우울증이 해소된 사람은 동시에 면역계에도 변화가 나타났다는 관찰에 의해 더욱 보강되었다.

오하이오(Ohio) 주립 대학의 재니스 키콜트 글라저(Janice Kiecolt-Glaser)와 로널드 글라저(Ronald Glaser) 박사는 심한 우울증에 빠져 있는 비정신병적·정신 의학적 입원 환자는 그보다 덜한 우울증 환자보다 방사선에 노출된 면역 세포에 있어서 DNA(유전 인자) 회복에 심한 결함을 나타내고 있다는 것과 이 양자 모두가 DNA 복구에 있어서 심리학적으로 건강한 비정신병 환자보다 상당히 열악하다는 것을 알았다. 또한 이들 집단간의 차이점은 방사선에 노출된 지 5시간 후—이것은 DNA가 방사선에 노출되기 이전의 상태로 회복될 것으로 예상되는 시간이다—에 측정한 5개의 최종 항목에 의해 지지되고 있다. 이러한 연구 결과는 연구자에게 정서적 스트레스는 직접적으로 비정상적 세포의 발달이나 간접적으로 면역 감시 능력 및 면역 능력 자체를 저하시킴으로써 암의 발생에 기여할지도 모른다는 것을 시사하고 있다.

또한 동일한 정신적 과정을 통해 면역 반응이 강화되기도 하고 회복되기도 한다. 긴장 해소 훈련이나 창조적 상상이 암 환자의 연구에 도움이 된다는 것이 메릴랜드(Maryland) 체비 체이스(Chevy Chase)의 의료 질병 상담소의 배리 그루버(Barry L. Gruber) 박사와 그의 공동 연구자인 조지 워싱턴 대학의 니콜러스 홀(Nicholas R. Hall) 박사——후에 사우스 플로리다 대학으로 전직——에 의해 밝혀졌다. 1년 후에 환자들은 암세포에 대항해 충분히 싸울 수 있는 면역계의 능력에 대해서도 상상하게끔 되었다.

연구자들은 이러한 훈련들이 림프구를 자극하고 항체와 인터루킨-2(interleukin-2 원주 참조)의 생성의 증가 및 NK세포 활동의 증대와 세포 독소 T세포의 효력의 증대에 영향을 미친다는 것을 확인했다. 면역 상태는 상응한 긴장 완화와 상상의 수준에 따라 바뀐다. 이와 마찬가지로 흥미 있는 일은 환자들이 자신의 질병을 극복하려고 단호한 결심을 한다는 사실이다. (16장에 언급된 연구 결과도 이러한 결심이 암과 싸우는 데 있어 도움이 된다는 것을 보여 주고 있다.)

신체 자체의 반응이 현대 의학의 암을 퇴치하려는 요법과 함께 동원된다면 이러한 결합은 종종 주목할 만한 결과를 가져올 수도 있다. 그러나 환자의 면역계가 약화되면 화학 요법이나 방사선 조사 등과 같은 외부적 수단이라는 특별 조치를 취해야 한다. 이러한 수단도 신체 자체의 약제실과 협동함으로써 그 효과가 최고도로 발휘되는 법이다.

화학 요법은 신기한 치료법이 아니다. 그것은 암세포를 파괴하는 독물을 함유하고 있기 때문에 정당화되고 있다. 얻는 것이 잃는 것보다 많다는 이론하에 가혹한 치료 행위가 이루어지고 있다. 의사들은 암세포에 가한 타격으로 표현할 수 있는 이득을 계산함에 있어서, 화학 요법이 암세포와 다른 질병과 싸울 수 있는 신체 자체의 방식인 면역계에 주는 손상으로 표현할 수 있는 손실에 대해서도 고려해야 할 것이다. 또한 비록 암세포를 파괴한다고는 하지만 다른 정상적인 신체 조직의 손상을 초래하는 방사선 조사에 대해서도 같은 말을 할 수 있다. 이것이 바로 현명한 의사가 신체를 되도록 건강하게 만든 후에 화학 요법의 엄격성과 방사선 조사와의 상호 작용의 필요성을 특히 강조하는 이유이다.

높은 수준의 영양 보급, 우울증과 비정상적인 스트레스로부터의 해방, 강렬한 삶에의 의욕 등 이 모든 것들이 바로 위중한 질병과 싸우기 위한 종합 전략에 있어서 빠져서는 안 될 중요한 요소들이다.

이것이 사실이기 때문에 나는 언제나, 가능하다면, 처음 진단을 받은 환자와 그 환자와 비슷한 병을 앓았지만 그것을 극복한 사람과 인연을 맺어주려고 노력하고 있다. 다발성 경화증에 걸린 청년의 경우도 나는 그가 몇몇 생존자들을 만나보게끔 조치를 취했다. 병을 극복할 수 있다는 명백한 증거가 강장제처럼 환자의 원기를 북돋아 주며 실제로 효과적인 치료의 전망을 밝게 해준다. 본서의 이후 부분에, 거의 모든 암 환자가 파국적인 진단 결과를 통보받은 후에 으례 뒤따르는 실의와 공포로부터 해방될 수 있는 방법을 배울 때에 면역계에 나타나는, 측정할 수 있는 활성화를 증명해 주는 연구 계획이 기술되어 있다.

환자를 낙담이나 우울 상태에서 벗어나게 하는 일은 결코 용이하지는 않지만 그렇다고 아주 불가능한 일도 아니다. 몇 페이지 앞에서 나는 토페카(Topeka) 소재 메닝거 재단 진료소의 엘머 그린 박사가 편두통으로 고통을 받고 있는 사람들의 통증을 덜어 주기 위한 목적으로 개발한 기법에 대해서 언급한 바가 있었다. 그곳에서 환자들은 손에 혈류를 증진시키는 훈련과 같은, 단순한 생체 자기 제어(biofeedback) 훈련을 받고 있다.

중환자에게 수반되는 무력감으로부터 벗어나게 하는 데에 위와 같은 기법이 아주 쓸모 있을지도 모른다는 생각이 든다. 예를 들어, 환자 자신이 직접 자기 눈으로 피부 온도를 10도(화씨[F]=역주) 이상 상승시킬 수 있는 능력을 가졌다는 증거를 볼 때, 그들 신체의 모든 관련 기관이 크게 변화되기 쉬운 법이다. 대부분의 사람들은 자신이 신체 내부에서 일어나는 것을 제어할 수 없다고 생각하지만 연구 결과는 그것들을 활성화시키거나 어느 경우는 치료 효과도 갖는 어떤 제어 수단을 갖고 있다는 것을 보여 주고 있다. 사람들에게 어느 때나 기대되고 있는 것을 할 수 있는 능력의 한계는 그들의 의식적 지성을 초월하고 있다. 의지의 실체물로서 그들이 피를 돌게 할 수 있는 능력을 가졌다는 사실은 피부 온도계로 입증할 수 있으며 아주 중대한 영향을 미치고 있다. 그들은 접할 수 있는 무엇을 가졌다는 것과 실제로 환자와 의사의 협조에 관한 개념이 단순한 슬로건이 아니라 기능적 필요성과 현실성이 있는 것이다.

내가 본 엘머 그린의 손을 따뜻하게 하는 기법을 중환자들에게 활용하는 데 있어서 나는 그것을 긴장 완화 요법에 포함시키려고 시도해 보았다. 그것은 가벼운 기분 전환에도 유용하다. 다행히도 내 사무실에는 환자용 의자가 있다. 환자는 눈을 감고 드러누워 다리를 받침대에 올려 놓고 온몸을 쭉 뻗는다. 그리고 환자에게 손 온도계의 둥근 부근을 잡고 있으라고 지시한다. 다음에 심호흡을 천천히 시작한다. 3, 4분 후에 환자는 다음 단계를 실시할 준비를 한다. 순서는 이런 식이다.

"당신의 인생을 돌아보세요. 과거에 당신이 아주 기분 좋았던 일이나 가장 즐거웠던 일에 대해서 생각하세요. 그 기억이 머리에 떠오르면 새끼 손가락을 들어올리세요."

통상적으로 기억이 날 때까지 걸리는 시간은 대개 30초 이내다. 새끼 손가락을 위로 들어올린 후,

"이제 그 기억을 가능한 한 현실화시켜 보세요. 그것을 체험할 수 있도록 생생하게 상상해 보세요. 당신이 그것을 다시 체험하고 있다고 상상하세요. 천천히 숨을 깊이 쉬세요. 그때 느꼈던 것처럼 느끼도록 해보세요. 그것과 관련된 모든 것이 그때 그랬던 것처럼 똑같은 즐거움으로 느끼도록 해 보세요. 혈관에 감미로움이 도는 것처럼 느끼세요. 천천히 그리고 깊게 숨을 쉬세요. 기분이 아주 좋아졌습니다. 기억이 당신을 즐겁게 웃게 하고 노래하게 합니다. 한번 그렇게 해 보세요."

훈련의 이 단계는 대략 5분 정도 걸린다. 환자는 긴장이 해소된 상태에 있는 것처럼 보이지 않지만 마음이 열리고 만족해 한다. 다음 단계는

6. 부정은 '노(NO)', 거부는 '예스(YES)'

심장으로 옮긴다.

"이제부터는 탐험하러 갑시다. 칠판의 지시봉이 당신의 머리 속의 여기저기를 옮겨 다니는 것처럼 한 곳에 의식을 집중할 수 있다고 상상하세요. 이제 집중된 의식을 얼굴 전면, 바로 코끝으로 옮겨가서 거기에서 정지하세요. 코끝에 의식을 집중하세요. 이제 마음속으로 코끝에 무엇이 와 닿는다고 상상하세요."

"좋습니다. 이제 집중된 의식을 눈 뒤쪽으로 옮겨가서 거기서 멈추세요. 그 지점에서 의식을 집중하세요. 이제 곧 뒤쪽에서 가볍게 맥이 뛰는 느낌을 받게 됩니다. 이것을 느끼면 새끼손가락을 들어올리세요."

이 단계의 반응 시간은 사람에 따라 몇 초에서 몇 분까지 다양하다. 나는 이 단계에서, 시간이 길고 짧고는 강하게 받지 않는 환자를 만나기도 했다.

"이제 집중된 의식을 더욱 고양해 그것이 머리 중심부의 머리 껍질 밑으로 옮겨 그곳에서 멈추세요. 그 지점에 의식을 집중하세요. 더 강렬하게 집중하세요. 이제 곧 당신은 약간 따끔한 느낌을 받게 됩니다. 그런 느낌을 받으면 새끼손가락을 다시 한 번 올리세요."

이 단계는 대체적으로 전 단계보다 시간이 더 걸린다. 머리 껍질에 느낌을 받으면 최종 단계로 들어간다.

"이제 당신은 의지라는 실재물로서 피를 돌게 할 수 있습니다. 의학자들은 우리가 자율 신경계의 기능까지 지배하는 수단을 갖고 있다는 것을 증명했습니다. 우리의 제어 능력은 우리가 알고 있는 것보다 강합니다. 이제 손으로 피를 보내세요. 당신은 그렇게 할 수 있습니다. 당신의 심장이 고동쳐 피를 어깨로 보냈다고 상상하세요. 이제 피가 어깨를 통과합니다. 이제 팔로 내려와서 팔꿈치를 통과하여 팔뚝으로 내려와 손목을 지나 손으로 왔습니다. 이 순서를 다시 한 번 반복하세요."

환자가 이러한 순서로 진행하고 있는지는 얼굴 표정을 보면 대개 알 수 있다.

"이제 눈을 뜨고 온도계를 보세요. 어떻습니까?"

피부의 평균 온도는 화씨 76도에서 82도까지 상승했다. 대부분의 환자들은 이러한 과정이 진행중에 손의 온도를 10도 이상 상승시키는 데 아무 어려움이 없었다. 그들은 자력으로 피를 돌게 했다는 증거를 보고는 눈이 휘둥그래졌다. 가끔 이렇게 묻는 사람도 있다.

"정말 내가 이렇게 했습니까?"

"그렇습니다. 만일 당신이 이렇게 할 수 있다면 이것 이외에도 무엇을 할 수 있습니까?"

환자들은 핵심을 파악한다. 그들은 자신이 이제 전혀 무력하지 않고 제어 수단을 가졌다는 사실을 깨닫는다. 그들이 병에 걸려 결과적으로 낙심 천만하게 되고 완전히 무력감에 빠지게 되지만 이러한 발견을 통해 정신이 다시 활력을 되찾게 되고 치료 환경을 개선시키는 데에 도움을 주는 것이다. 훈련의 또 다른 이점은 환자가 그것을 통해 화학 요법이나 방사선 요법 등과 같이 어려운 치료를 받는 계획을 세우는 방법을 배울 수 있다는 것이다.

그러나 모든 환자들이 이 훈련에 반응을 보이는 것은 아니다. 나는 95세 된 전립선암 환자를 만나도록 요청받았다. 그는 별 지장 없이 첫번째 숨쉬기 단계를 끝마쳤지만 다음 단계에 들어서서 과거에 가장 즐거웠던 일을 생각해 보라고 하자 머리를 흔들었다.

"즐거웠던 일은 한 번도 없어"라고 그가 말했다.

나는 믿지 못하겠다는 듯한 표정을 애써 감추었다. 그리고, "아마 제가 분명히 설명하지 못한 것 같습니다." 이어서 "지나온 과거를 뒤돌아 보고 그 중 특히 즐거웠던 추억을 되살려 보십시오."

"즐거웠던 일이 한 번도 없다고 말하지 않았나?"

"미안합니다, 선생님." 내가 질문했다. "결혼식날은 어땠습니까? 그 때는 즐거웠겠죠?"

노인은 눈을 지그시 감고 깊은 숨을 내쉬면서 잠시 생각에 잠겼다.

6. 부정은 '노(NO)', 거부는 '예스(YES)'

"음, 그때는 그랬지. 그랬지만 사흘 후에는 마음이 변했어."

나는 할 말이 없었지만 포기하지 않았다. "그럼, 첫애를 처음 안아 볼 때를 생각해 보세요. 그건 즐거운 추억이 아닐까요?"

"첫애는 사내애였지." 그가 대답했다. "그런데 애가 커서 내 일을 망쳐 놓을 때마다 나는 그 애를 목졸라 죽이고 싶었지."

나는 '이쯤에서 포기하는 것이 좋지 않나' 하고 생각했다. 방안을 둘러보니 사회에 봉사한 공로로 받은 표창장이 눈에 띄었다. 엘리너 루스벨트(Eleanor Roosevelt) 여사가 사인한 표창장이었다.

"선생님, 저는 지금 선생님이 사회에 봉사한 공로로 받은 이 표창장을 보고 있습니다. 특히 엘리너 루스벨트 여사가 사인했기 때문에 선생님은 틀림없이 자랑스럽게 여길 것입니다."

그는 머리를 흔들었다.

"그 여자는 민주당원이요"라고 그가 말했다.

나는 내가 졌다는 것을 깨달았다. 나는 그가 그런 기질의 소유자임에도 불구하고 아니 아마도 바로 그것 때문에 여지껏 오랫동안 살 수 있었다는 생각이 들었다. 나는 그 노인과 악수하면서 자제력에는 아무 이상이 없으며 내게 많은 것을 가르쳐 주었다고 말했다. 그리고 내가 그의 조언이나 도움이 필요할 때, 그를 찾아가 뵙겠다고 말했다.

그제서야 비로소 그 노인은 히죽 웃었다. 힘찬 악수에 이어서 미소가 만면에 퍼졌다.

그 노인은 그 이후에도 6개월을 더 살았고 96번째의 생일 직전에 운명했다. 나는 그 노인의 자식들, 손자들, 증손자들이 모든 것을 있는 그대로 가만히 내버려 두어야 한다는 강박 관념으로부터 해방되었다고 확신한다. 나는 그 노인에게 외부의 조종이 필요하다고 생각하지 않는다. 그에게 문제점이 있었다면 그것은 틀림없이 자제력이 아니었을 것이다.

나를 찾아온 모든 사람에게 건강상 문제가 있는 것은 아니었다. 그 중에서도 가장 기억에 남는 사람은, 내가 콜 부인이라고 부르는 한 할머니였다. 내 판단으로는 80대 초반은 되었을 것이다. 그 할머니는 활발했고 조그마한 체격으로 마치 새처럼 경쾌했다. 그 할머니의 머리는 딸기처럼 핑크색으로 염색되어 있었고 고수머리를 하고 있었다. 또한 밝고 흰 모피 망토를 걸치고 있었다. 말을 할 때, 몇몇 단어는 다른 소리로 발음되기도 했다. 예를 들면, '보더(bother)'를 '바더(bodder)'라고 발음했다.

"선생님의 도움이 필요해서요." 그 할머니가 입을 열었다. "아무도 믿어 주지 않는 일이 일어났어요. 내겐 애너라는 친구가 있는데 그 여자는 정신병자예요. 그 여자가 제게 집에 도둑이 들어올테니 조심하라고 경고를 했지요. 내가 그 일이 언제 일어나느냐고 물었더니 다음 수요일 새벽 2시라고 하더군요. 그래서 그날 내 작은 손자들이 우리 집에 온다고 말했더니 각기 다른 시간에 찾아올 것이래요."

"그런데 그 여자가 말한 것 중에서 아주 이상한 말은 경찰을 부르면 좋지 않다는 거예요. 그래서 내가 그 이유를 물었더니 경찰이 '귀찮게 굴지 마'라고 말할 거래요."

바로 이때 이 말을 어떻게 이해해야 할지 몰랐지만 물어 보지 않고 그냥 지나치기로 했다.

"난 내 남편 해리에게 걱정을 끼쳐 주고 싶지 않았어요." 계속해서 그녀는 "그는 정신병자의 말을 믿지 않았지요. 언젠가 그이는 내가 애너 이야기를 하니까 고함을 쳤어요. 그래서 바로 그 수요일 밤에 남편이 잠든 후에 나는 집을 지키려고 거실로 나갔는데 그만 그 일을 보고 말았어요."

"자정이 조금 지나자 거실에서 테라스로 나가는 한 유리문에서 손잡이를 돌리는 소리가 났어요. 문이 열리자 한 남자가 거실로 들어와 은(silver)를 보관하고 있는 식당으로 걸어가기 시작했죠. 나는 전등불을 켰어요."

"나는 그에게 겁을 주고 싶지 않았고 폭력도 쓰고 싶지 않았기 때문에 이렇게 물었죠."

"미안합니다. '여기가 당신 집이라고 생각하세요?'라고 말이죠."

"그 남자는 내 말에 신경도 쓰지 않고 그냥 식당으로 걸어갔죠. 나는 해리가 들을 수 있도록 목소리를 높여 말했어요. '당신은 지금 남의 집에 들어 왔어요! 제발 나가세요!'라고요."

"내 목소리를 듣고 남편이 잠에서 깨어나 거실로 들어와 도둑을 보고 '무엇을 원하나?'라고 큰소리로 말했죠."

"그 소리를 듣고 도둑은 겁이 났는지 뒤돌아서 도망쳤죠. 해리가 전화기가 있는 곳으로 가서 경찰을 불렀죠. 난 애너가 경찰이 '귀찮게 굴지 마'라는 말을 할 것이고 해서 그이에게 경찰에 전화를 걸지 말라고 했죠."

"그러자 해리가 정말 미친 듯이. '내가 살아 있는 한 두 번 다시 애너라는 이름을 입에 올리지 마!'라고 고함을 쳤죠. 그리고 그이는 경찰에다 전화를 걸었습니다."

"그 도둑이 사람을 해쳤습니까?" 경찰이 물었다.

"아니오."

"무슨 물건이라도 훔쳐 갔습니까?"

"아니오."

"분명히 그 사람을 보았습니까?"

"아니요."

"귀찮게 굴지 말고 가서 잠이나 자시오."

"내 친구 애너는 정말 무슨 일이 일어날지 알고 있었던 거예요. 나는 고마워서 계속 그녀를 찾아가고 있죠. 그런데 한 3주 전에 애너가 아주 조심스럽게 그들이 우리를 또 해치려고 한다는 거예요."

"나는 애너에게 그럼 우리 집에 또 다른 도둑이 들어오느냐고 물었죠. 그녀의 말로는 전과는 다르다는 거예요. 이번은 아주 합법적이라는 거죠. 그들은 권리 증서를 가졌대요. 난 즉시 좋은 변호사를 선임하지 않으면 안 된다는 거예요. 애너에게 누가 우리 집을 빼앗을 것 같으냐고 물었더니 내가 미리 그 조짐을 알아차려 집을 구할 시기를 알게 된다고 말했어요."

"그런데 지난 토요일 나는 그 조짐을 알게 됐어요. 내가 램프의 슈퍼마켓 계산대에 있을 때, 《내쇼널 인콰이어러 National Enquirer》지의 사본을 꺼내 보았는데 거기에 우리 집을 빼앗으려고 하는 사람의 사진이 실려 있었어요."

"부인은 정말 애너가 말한 사람의 사진을 보았습니까?" 나는 못 믿겠다는 듯이 물었다.

"그럼요. 여기 그 사본이 있어요."

그 부인은 자기의 큰 핸드백을 열고 접혀져 있는 《내쇼널 인콰이어러》지의 사본을 꺼내 내게 건네주었다.

"미안합니다, 이것은 찰스(Charles) 황태자의 사진인데요."

"아, 그래요. 선생님은 찰스 황태자라고 생각하겠지요. 또 여왕도 찰스 황태자라고 생각하겠지요. 《내쇼널 인콰이어러》지도 찰스 황태자라고 생각하겠지요. 그러나 그 사람은 조지예요, 조지 화이트먼(Georgie Whiteman)입니다."

"조지 화이트먼이 누군데요?"

"그는 전에 영화 제작자였죠. 나는 오래전에 조지를 알게 됐어요. 당시 나는 영화 배우였죠. 나는 신데렐라 이야기 속에 나오는, 이민 온 작은 소녀 역을 맡았지요. 조지는 나와 결혼하고 싶어했지만 난 이미 해리에게 결혼하겠다고 이야기했었죠. 조지는 내 마음을 돌리려고 했죠. 그는 우리에게 매우 친절하게 대해 주었죠. 제 어머니가 집을 사려고 할 때, 우리는 그만한 돈이 없었는데 조지가 돈을 돌려 달라고 하지 않겠다며 빌려 주었어요. 그 후 내가 해리와 결혼했기 때문에 매우 화를 냈죠. 그는 절대로 날 용서하지 않을 거예요."

"그는 아직도 차용증을 갖고 있어요. 애너의 말을 들어 보니 그가 권리를 행사하려나 봐요. 나는 연전에 그와 마지막으로 만났을 때 자기와 결혼하지 않으면 언젠가 한탄할 날이 올 것이라고 한 말을 지금도 기억하고 있어요. 그는 합법적으로 우리 집을 빼앗을 거예요."

나는 시계를 보았다. 콜 부인의 대하 소설 같은 이야기는 거의 한 시간이나 계속되고 있었다.

"콜 부인, 저에게 뭘 원하시죠?" 내가 물었다.

그 부인은 간절한 눈으로 나를 쳐다보았다.

"제 손발에 부담을 주지 않을 변호사가 필요해요."

마침 그때, 다행스럽게도 내 비서가 도중에 끼여들면서 내게 사무실 밖에 약속이 있는데 그 약속 시간이 지났다고 말했다. 이리하여 이 만남은 비로소 끝이 났다. 만일 누가 내게 캘리포니아에서 민원 조사관의 직책을 맡게 될 때가 올 터이고 그래서 정신병자들이 예언한, 끔찍한 사건에 대한 의사의 청구서에 관한 모든 불평들을 들어주어야 할 처지가 될 것이라고 한다면 나는 《새터디이 리뷰》지에서의 일까지 되돌아봐야 하지 않을까 하는 생각도 든다. 그러나 분명히 나는 믿지 않을 것이다. 설사 그 사람이 애너라는 이름을 예언한 사람일지라도.

나는 환자들과 훈련 과정에 들어가기 전에 내 스스로 '손을 따뜻하게 하는' 기법을 실천에 옮기고 있었기 때문에 내 자신에 어떤 문제가 일어날 때에도 이 과정을 아주 쓸모 있게 활용할 수 있게 되었다. 예를 들어, 1985년 7월, 내가 테니스 코트에서 팔꿈치의 요골(橈骨)이 골절되는 심한 부상을 입어 UCLA의 응급실로 가서 팔에 깁스를 대어야만 했다.

며칠 후에 나는 할리우드(Hollywood) 경기장에서 열린 한 연주회를 관람했다. 나는 프랭크 조브(Frank Jobe) 박사의 옆 좌석에 앉았는데, 그는 유명한 운동 선수를 치료해 주었기 때문에 국제적 관심을 끌고 있는 정형외과의였다. 그는 내게 왜 깁스를 대고 있느냐고 묻고 나서 당분간 정구장에 갈 생각은 하지 않는 것이 좋겠고 통증이 없는 손가락을 움직일 수 없다는 것을 걱정했다. 내가 환자이어야 하는 이유는, 그의 말로는, 팔꿈치에 대한 혈액 공급이 빈약한 때문이고 이로 인해 완전한 회복은 며칠 후가 아니라 몇 달 후로 예상된다는 것이다.

연주회가 끝나고 집에 돌아와서 밤에 나는 조브 박사의 조언을 곰곰이 생각해 보았다. 팔꿈치의 혈액 공급이 빈약하다면 혈액 공급을 증대시키면 치유 과정이 촉진될 것으로 예상되었다. 나는 내 손에 피를 보내는 데 능숙했다. 그것은 피를 팔꿈치 아래로 보내는 것을 해부학적으로 상상하는, 단순한 과정이다. 나는 피를 잠시 동안 팔꿈치 근처에 머물러 있게 할 수 있을지도 모른다고 생각했다. 나는 서너 번 그 과정을 반복했고 내 손가락을 더 많이 움직일 수 있다는 것을 발견하고 너무 기뻤다. 그 다음 주까지 하루에 몇 번씩 이 과정을 반복하니 점점 상태가 좋아지기 시작했다. 열흘 후에는 깁스를 떼어 낼 수 있었고 그 다음 주에는 테니스 코트로 운동하러 갈 수 있게 되었다.

2년 후, 내 아내와 함께 복식 테니스를 하는 동안 우리 둘은 코트의 중앙으로 떨어지는 낮은 공을 쳐내기 위해 달려오다 서로 부딪쳤다. 나는 아내의 상체와 부딪치지 않기 위해 내 앞에 넘어져 있는 아내의 몸을 뛰어 넘었다. 아내는 턱을 딱딱한 땅에 세게 부딪쳐 입술이 터졌다. 아내는 치과 의사에게 가서 치료를 받았고 나는 조브 박사의 치료 센터를 찾아가서 엑스레이를 찍었는데 갈비뼈가 부러진 것으로 판명되었기 때문에 또 갈비뼈에 깁스를 대야만 했고 의사로부터 어떻게 누워야 하고 일어나야 하는 것을 지시받았고 당연히 해야 할 것을 해야 했다.

전에 팔꿈치를 다친 경험을 생각해 내고 나는 자연스럽게 다친 갈비뼈에 대해서도 같은 요법을 활용하기로 했다. 내 회복 속도는 굉장했다. 3주가 지나기도 전에 나는 다시 테니스와 골프를 칠 수 있었다.

요기(yogis ; 요가 수행자=역주)에게 자율 신경계의 통제 능력이 있다는 것은 널리 알려진 사실이다. 몇 년 전에 인도에 갔을 때, 나는 인도에서 유명한 요가 훈련소를 방문한 적이 있었다. 그곳에서 나는 맥박을 서서히 감소시키는 기법을 직접 눈으로 보았다. 요기들은 자율 신경계를 통제하는 수단으로서 다른 묘기들도 수행할 수 있다. 그리고 손을 따뜻하게 하는 훈련 과정도 역시 정신과 육체의 상호 작용과 관련이 있다. 그것은, 일반적으로 불수의 기능에 관련되어 있다고 생각되는 여러 기능을 의식적으로 통제하는 힘이 있는 정신력의 존재를 입증하고 있다. 예를 들어, 일정한 범위 내에서 혈압을 조정하기는 그다지 어렵지 않다. 데이비드 캐넘 박사도 내 혈압을 측정할 때, 의지의 실체로서 수축기 혈압을, 어떤 때는 20포인트 이상, 증감시킬 수 있는 내 능력을 보고 일단은 이를 인정하는 것 같았다. 처음에 그는 내가 고의적으로 화를 내서 혈압을 올리는 것으로 생각했다. 그래서 나는 의식적으로 내 손이나 머리에 피를 흐르게 해서 그 결과로 혈압이 상승한다는 것을 그에게 입증해 보였다.

우리가 여기서 논의하고 있는 것은 어떤 신비스러운 동양의 수행 과정이나 신비주의적 체험이 아니라 엘머 그린 훈련 과정이다. 이것은 건강을 증진시키는 응용 기법이며, 방금 전에 언급한 바와 같이, 중병에 걸렸을 때의 무력감이나 우울증(실의, 비관, 낙담, 절망감 등=역주)으로부터 벗어나게 하는 데 도움을 줄 수 있는 방법이다. 사실 생체의 자기 제어는 '묘기 쇼' 정도로 곡해를 받는 경우도 있겠지만 그것을 신중히 활용한다면 효과적인 치료를 위한 복잡한 방정식의 일부분이 될 수 있다. 최면 요법과 같이 생체 자기 제어 기법도 오용되기 쉽지만 동시에 혼자의 자기 자신의 능력에 자신을 갖는 데에 도움이 되기도 한다.

건강 교육의 바람직하지 못한 측면 중의 하나는 우리를 우리의 강점 보다 약점을 더 많이 의식하도록 만드는 경향이다. 우리의 관심과 주의를 잘못된 방향으로 초점을 맞추면 우리는 신체에 대해 일방적인 관점만을 발전시켜 신체가 온갖 질병을 쉽게 받아들이는 것으로 착각하게 만든다. 모든 사람이 배워야 할 가장 중요한, 건강에 관한 교훈은 인간의 몸은 그 자체의 대부분의 요구에 응할 수 있는, 훌륭하고 강건한 구조를 가졌다는 사실이다. 그러나 우리는 그러한 요구를 다루는 신체 자체의 과정에 관해서는 거의 아무것도 모르고 있다. 우리를 부당하게 위협하는 고통만 생각하고 있는 것이다. 우리는 고통과 질병을 동일하게 생각하는 잘못을 범하고 있다. 대부분의 고통이 우리가 무엇인가 잘못하고 있다는 것을 알려 주는 경고 체계에 속하고 있다는 사실에 대해서는 거의 언급하고 있지 않다. 우리는 너무 많이 먹고 있거나 해로운 음식을 먹고 있을지도 모른다. 우리는 너무 많이 담배를 피우고 있거나 너무 많이 술을 마시고 있는지도 모른다. 우리는 우리의 인생에 있어서 우리가 쉽게 살 수 있는 것보다 더 많이 정서적으로 긴장되어 있거나 과잉되어 있을지도 모른다. 가정에서나 직장에서 점차 우리의 통제를 벗어나는 문제들이 많아지고 있는지도 모른다.

고통이 우리에게 전달해 주려는 메시지를 이해하고 그 원인에 관심을 갖는 대신에 우리는 거의 자동적으로 이것저것 진통제만 찾고 있다. 다시 한 번 나는, 병이 나지 않고도 아플 수도 있고 알약이 없어도 통증을 사라지게 할 수도 있다는 사실을 사람들이 모르는 것 같다는 점을 강조해 두는 바이다. 우리는 약이 넘쳐 흐르고 약으로만 병을 고치려고 하는 사회에 살 수밖에 없게 되었다. 사실, 우리는 병약자와 우울증 환자가 돼 가고 있으며 가벼운 통증도 두려워하며 최악의 사태를 예상해서 대비하고 있는 것이다. 물론 최악의 사태를 생각한다는, 문제점이 많은 사고 방식은 곧 최악을 불러들이는 경향을 갖게 되는 법이다.

올바른 건강 교육이, 인간 시스템에 구축되어 있는 위대한 자산을 먼저 인식시킴으로써, 지금이라도 시작되어야 한다. 또한 우리는 질병을 피할 수도 있고 싸울 수도 있는 기전(메커니즘)을 갖고 있다는 것을 알 필요가 있다. 온몸을 순회하며 침입자의 출현을 탐지해서 그 소재를 뇌 속의 사령탑에 보고하고 사령탑은 즉각 대항군——이에 속한 세포들이 직접 침입자가 있는 곳으로 출동하여 신체 자체의 화학 시스템을 가동시켜 병균과 싸우거나 세포의 이상(異常) 성장을 바로잡아 준다——을 출동시킨다는 경이롭고 경탄할 만한 세포의 전력 배치에 관해 이제는 잘 인식할 필요가 있다. 이 훌륭한 시스템은, 통증을 경감시키는 방법이라고 우리가 잘못 생각하고 있는 소위 자가 약물 치료로 인해 약화되기도 한다. 그것은 원인보다 결과만을 치료함으로써 그 근저에 숨어 있는 문제를 더욱 확대 강화시켜 주는 데에만 성공했을 뿐이다.

  국민의 장래를 위해 모든 미국인들이 건강에 관해 재교육받을 필요성보다 더 시급하고 필수적인 것은 없다. 그 교육은 질병을 피하거나 싸울 수 있는 내부 및 외부의 기전을 가르쳐 주는 것이며, 바람직한 건강의 요건을 가르쳐 주는 것이며, 공포와 패배주의는 질병을 더욱 악화시키는 증폭기라고 가르쳐 주는 것이며, 환자와 의사와의 협조의 필요성을 가르쳐 주는 것이며, 인간의 자체 치유 시스템이 무엇인지 그리고 그것이 어떻게 하면 최고도로 작용하는지 가르쳐 주는 것이며, 가능한 것을 최대화하기 위해 최선의 노력을 경주하는 것이 가치가 있음을 가르쳐 주는 것이며, 마지막으로는 마음속에서 일어나는 것이 건강을 촉진하기도 하고 저해한다는 것을 가르쳐 주는 교육이어야 한다. 이러한 의미에서 뇌가 모든 것에 우선되어야 하는 것이다.

7

부질없는 기대와 부질없는 불안

　의료 과오 소송에 관련된 문제점들은 하늘 높이 치솟는 보험료나 기타 다른 법적 책임 문제에만 국한되어 있지 않다. 의료 과오 소송의 가장 심각한 면은 의사와 환자간의 이해 상충이 점차 심화되고 있다는 것이다.
　중환자를 취급하는 데 있어서 가장 미묘하고 중요한 것은 환자의 심리적 환경이다. 만약 의사가 위중한 질병의 진단을 환자가 절망감을 느끼도록 전달한다면 결과는 종종 질병의 진행에 부정적 효과를 미칠 것이다. 전장에서 기술한 바와 같이 과학적 증거는 현재, 위중한 질병의 진단 후에 통상적인 결과로서 일어나는 우울증(실의, 낙심, 절망, 의욕 상실 등=역주)이 실제로 면역계의 질병과 싸우는 세포의 능력을 손상시킨다는 사실을 증명하고 있다. 그러므로 의사가 진단 결과를 환자에게 전달하는 방법이 대부분의 치료에 영향을 주게 된다.
　그러나 불행히도 의사들은 나쁜 쪽의 가능성에 대해 어떤 의심스러운 점이나 불확실한 점을 남겨 놓아서는 안 된다는 사고 방식을 주입받고 있다. 만약 좋지 않게 될 수 있는 가능성이 조금이라도 있으면, 환자를 놀라게 해서는 안 된다고 변호사들은 말한다. 이로 인해 의사들은 소송 가능성에 대비해 자신을 변호할 수 있게 최악의 것을 환자에게 말하게 된다. 그런데 이 최악의 것을 말함으로써 종종 최악의 사태가 발생하는 것이다. 전술한 바와 같이 불안과 공포는 강력한 질병 증폭기다. 정서가 황폐화된 상태로 병원문을 나서는 환자는 거의 모두가 부정적으로 생리학적 변화가 일어난다. 사람은 자기가 기대하는 대로 되기 쉬운 법이다.

부정적인 결과를 예상하는 일은 절대로 옳지 않다. 의사들이 환자의 기록을 비교해 볼 때, 그들은 모든 징후가 다른 방향을 가리키는데도 질병의 완화 또는 완치에 관해 의논한다. 예를 들어, 기침 증세가 있는 부인에 관한, 로스앤젤레스에서 일어난 최근의 경우에 대해서 고찰해 보기로 하자. 그 부인의 담당 의사는 엑스레이를 포함한, 일련의 검사를 받게 한 후에 그 결과를 근거로 그 부인이 말기의 암을 앓고 있다고 알려 주었다. 물을 필요도 없이 그 의사는 그 부인에게 앞으로 60일밖에 살 수 없다는 말도 덧붙였다. 즉각적인 반응은 실로 파멸적이었다. 병을 앓고 있음에도 직장에 다니고 있었던 그 환자는 정서적으로도 육체적으로도 무너지고 말았다. 그 부인은 낙심 천만해서 마침내 식음을 전폐해 일주일 만에 18파운드 이상의 체중이 줄었다.

바로 그 시점에서 그 부인은 다른 의사를 찾아가 상담했는데, 그 의사는 그 부인에게 의학 잡지가 정규적으로, 완치된 암환자 또는 의사의 예상보다 믿을 수 없을 정도로 오래 산 암환자들에 대한 보고를 게재하고 있다고 이야기해 주었다. 이렇게 병이 완화된 사례를 보고, 그 의사는 환자의 생존 시한을 절대로 추측하지 않으며 오히려 현대 과학이 제공할 수 있는 최선의 치료를 하려고 전념하는 동시에 환자에게 삶의 의욕을 북돋아 주고 실제로 환자가 갖고 있는 육체적, 정신적, 정서적 모든 수단을 동원시킨다는 것이다. 또한 그 의사는 그 부인에게 비슷한 상태에 처해 있다가 회복된 환자들을 소개해 주었다. 그 후 그 부인은 극적으로 병세가 호전되었다. 그 부인은 지금도 암과 싸우고 있는데 장수 요인들은 광범위하게 개선되고 있다.

말은 환자에게 치명적이 될 수도 있다. 의사가 중환자를 다루는 데 있어서 능력 범위 내에서 할 수 있는 모든 것을 다해 보려고 한다면, 패배주의나 운명론에 빠질 만한 환경을 조성함으로써 병마에 양보하거나 치료를 복잡하게 만들지는 않을 것이다. 환자에게 죽음을 선언할 만큼 충분히 알고 있는 사람은 존재하지 않는다는 것보다 중요한 교훈이 없다는 것을 의과대 학생들은 배워야 할 것이다. 만일 의사가 환자에게 기회보다 불안감을 주어 병을 치료하려고 한다면, 같은 논리로 그는 환자에게 살려는 의욕을 불어넣어야 할 필요도 있는 것이다. 현명한 의사는 처방전보다 치료 분위기를 더 중시한다. 어떤 특별한 경우에 있어서 병세가 호전되거나 회복될 가능성이 희박하더라도 의사는 가능한 한 최선을 다할 의무가 있다.

그럼 의사가, 제소 가능성을 감소시킬 필요성과 동시에 중환자에게 진단 결과를 통보할 때의 심리적 요소의 참작으로 대표할 수 있는 딜레마를 어떻게 해결해야 될까? 그 대답은, 현명한 의사라면 치명적일 수도 있는(장차 예상되는=역주) 결과를 말하지 않고 그것에 도전하라고 말할 것이다. 그것은 의사와 환자가 서로 협조해서 극복해야 할 도전인 것이다. 만일 의사가 부질없는 기대감을 조장하는 것을 우려한다면, 이에 못지않게 특히 법적 보복에 대한 두려움을 포함해서 부질없는 불안이나 절망감을 조장하는 것도 우려해야 한다.

앞부분에서 우리는 진단의 졸렬한 전달 방법으로 인해 야기된 문제를 다루었는데 그 경우는 다발성 경화증이라는 진단을 받은 청년이 낙심천만했었다. 또한 경우에 따라서 비록 의도적이 아니었지만 사리 판단의 결여로 인해 야기된 문제도 있었다.

캘리포니아의 한 의사가 내게 암 수술을 받은 후에 정서가 완전히 붕괴된 17세 된 아들에 대해 이야기했다. 수술을 받은 다음날, 집도의가

희망의 의료적 활용

어느 날 아침 내가 아침 식사를 하고 있을 때, 두 사람의 종양 전문의가 미국 임상 종양 협회에서 주최하는 국내 회의에 제출한 문서에 대해 서로 의논하고 있는 것을 우연히 듣게 되었다. 한 사람이 심하게 불평하면서 다음과 같이 말했다.

"알다시피 밥(Bob), 난 도무지 이해할 수 없단 말야. 우리는 같은 약, 같은 분량, 같은 계획, 같은 기준을 적용했네. 그런데도 난 22퍼센트의 반응률밖에 못 얻었고 자네는 74퍼센트였네. 그 병은 지금까지 들어 본 적이 없는 전이성 폐암이었지. 자넨 어떻게 했나?"

"우리는 다같이 에토포사이드(Etoposide), 플래티놀(Platinol), 온코빈(Oncovin)과 하이드록시우리어(Hydroxyurea)를 사용했지. 자네는 이것을 EPOH(상기 약물의 머리 글자, 또한 희망이라는 단어 〔hope〕의 역순이기도 하다＝역주)라고 불렀네. 나는 내 환자에게 희망(HOPE)을 주겠다고 했지. 난 환자에게 이것은 실험적이며 우리는 함께 그 부수적 효과에 관한 긴 목록을 검토해 보자고 했네. 또한 나는 우리에게도 아직 기회가 있다는 것을 강조했네. 작지 않은 세포에게 형편없는 통계지만 언제나 정말로 잘 하는 몇 퍼센트는 있게 마련이지."

── 윌리엄 브흐홀즈(William M. Buchholz)
《The Western Journal of Medicine》

회복실에 들려 환자의 면전에서 환자는, 길어야 1주일이지만, 며칠 이내에 죽을 것 같다고 말했다.

환자의 부친은 그런 절망적인 소식 때문이 아니라, 환자의 면전에서 그런 선고를 하는 데에 아무 거리낌없는 의사의 태도에 충격을 받았다. "나는 그 외과의의 뒤를 쫓아갔습니다." 그가 내게 말했다. "그리고 같은 의사로서 그의 그런 비난받아야 할 행위에 대해 호되게 꾸짖었습니다. 그는 내가 화를 내는 것에 놀라서, 의사는 정직해야 되고 환자를 속여서는 안 된다고 변명하는 거예요. 그는 가장 중요한 점을 빠뜨렸습니다. 그는 먼저 나와 상의해야 했으며 그런 다음에 그러한 상황에서 해야 할 일과 말을 결정했어야 했습니다."

"나는 병실로 돌아와서 아들에게 그 외과의를 호되게 꾸짖었으며 그리고 그가 한 말 따위가 무색할 정도로 놀랄 만큼 병에서 회복한 수많은 환자들을 알고 있다고 말했죠. 그 외과의가 한 말을 무시하고 그가 틀렸다는 것을 보여 주기 위해 우리는 함께 힘을 합쳐 병마를 물리치자고 말했습니다. 아들은 나를 믿었습니다. 아들은 수술 받은 후로부터 일주일을 무사히 넘겼고 그 이래 병세는 호전되고 있습니다. 그 일은 4년 전의 일이었고 아들은 지금 모든 면에서 정상적인 생활을 하고 있습니다."

"의사들이 환자와 수준이 같아졌을 때에 자신의 의무만 하려고 생각하는 것 같아요." 그는 계속해서 다음과 같이 말했다. "대부분 그들의 예상은 들어맞습니다. 그러나 그 중 10퍼센트만 틀려도 그들은 환자를 해치는 행위를 하는 셈이죠. 어쨌든 나는 외과 의사가 실제로 자신의 길을 벗어나 내 아들에게 검은 상장(喪章)을 걸어 주었다고 생각합니다."

그 환자는 다행히도 아버지가 의사였기 때문에 외과의의 큰 실언에도 불구하고 병마에 대항할 수 있었다. 모든 환자가 그렇게 즉각적으로 도와줄 수 있는 사람을 옆에 두고 있는 것은 아니다. 의사의 아들처럼, 암 수술을 받고 회복실로 옮겨진 한 젊은 아이오와(Iowa) 주 여성이 생각난다. 그녀의 양친은 간단한 설명을 듣고 회복실로 가서 수술의를 만났다. 그때 그 젊은 여성은 겉보기에는 잠이 든 것 같았다고 한다.

7. 부질없는 기대와 부질없는 불안

"할 수 있는 최선을 다했습니다." 수술의가 양친에게 말했다. "그러나 우리는 그것을 완전히 제거하지 못했습니다. 그녀를 집으로 데리고 가서 여기 호스피스(hospice ; 말기 환자를 위한 간호 시설=역주)처럼 꾸며 주십시요."

의사가 병실을 나가자 양친은 딸이 흐느끼면서 울고 있다는 것을 알았다. 그녀는 의사의 말을 엿들었던 것이다. 몹시 당황한 양친은 그녀를 달래 줄 방법을 몰랐다. 그 여성은 삶의 의욕을 상실하고 음식과 치료를 거부했다. 의사의 사형 선고로 인해 그녀는 붕괴되었고 오로지 될 수 있는 대로 빨리 죽기만 바랐다. 바로 이 시점에서 나는 그 가족의 주치의로부터 그 젊은 여성이 다시 살려는 의욕을 회복할 수 있는지 보기 위해 아이오와 주까지 와 줄 수 없느냐는 전화를 받았던 것이다.

그 여성의 부친과 나는 데스 모인즈(Des Moines) 공항에서 만났다. 약 한 시간이나 걸리는 거리인 그들 집으로 자동차를 몰고 가면서 그녀의 부친은 내게 딸이 20대 초반이고 얼마 전에 결혼했다는 이야기를 들려 주었다. 그녀는 아주 건강했는데 갑자기 기침을 하기 시작했다는 것이다. 엑스레이를 찍어 보니 폐에 작은 종양이 생겼는데 그것이 악성이라고 판명됐다. 다른 검사 결과는 간에 종양이 있다는 것을 보여 주고 있다. 그녀의 남편과 양친은 무서운 적과 싸우고 있었다. 해야 할 최선의 방도는 외과 의사의 선고로 인한 해로운 효과를 없애 버리고 그녀에게 다시 삶의 의욕을 불러일으키는 것이었으며 그들은 그러한 노력이 정당하다고 생각했다. 그들의 말로는 그녀의 삶의 질을 개선하는 것이 중요하다고 한다.

그 여성의 부친과의 대화를 하다가 나는 2장에서 기술한 암의 선고를 받은 한 환자의 경우가 생각났다. 환자의 운명론이 가족에게 미치는 파멸적인 영향은 양자가 똑같았다.

집에 도착하자 그녀의 남편이 나를 침실로 안내했다. 내가 온다는 것을 알고 있었던 그 젊은 여성이 손을 내밀었다. 나는 그녀 옆에 앉아서 나를 찾은 것에 대해 고맙다고 인사했다.

"상황은 잘 아시겠죠." 그녀가 속삭이는 소리보다는 좀 큰 목소리로 말했다. "수술 의사는 가망이 없다고 생각해요. 제 가족들은 제가 병마와 싸우기를 바라죠. 정말 괴로워요."

나는 그녀에게 내가 부모의 심정을 이해할 수 있듯이 그녀의 심정도 이해할 수 있지만 의사나 수술 의사의 예상이 항상 들어맞는 것이 아니라는 것을 아는 것이 중요하다고 말해 주었다. 그리고 수술을 받고 며칠밖에 살 수 없다는 의사의 말을 엿들은 19세 소년의 이야기도 들려 주었다. 그것은 4년 전의 일이었다.

"제게 가망이 있다고 생각하세요?"

"난 의사는 아니지만, 좋은 의사들을 많이 알고 있는데 그들은 무서운 적을 격파한 수많은 환자들을 지켜 보았기 때문에 좋지 않은 예상을 하기를 꺼리고 있죠. 게다가 그들은 자기의 소견이 징크스[hex]가 되는 것을 바라지 않아요. 또한 그들은 환자의 내부에 존재하는 약이나 의술이 작용해야만 최선의 치료가 이루어진다는 것도 잘 알고 있죠."

그리고 나서 나는 강렬한 삶의 의지가 신체 자체 약제실을 기능케 하는 데 도움이 되며 또한 선천적으로 화학 요법을 수행하는 면역계의 세포들에 대해 설명하면서 이 세포들이 암세포를 비집어 열어서 차례차례 파괴시킨다고 말했다. 그러나 이러한 시스템은 단호한 결의가 있어야만 가장 잘 작동되는 것 같다고 했다. 나는 그녀에게 불확실한 예상을 거부한 환자들은 생명을 연장하려고 애쓰고 있으며 그 중 자신의 투병담을 전화로 그녀에게 들려줄 사람들도 알고 있다고 말했다. 그런데 그녀가 고려하기를 바라는 다른 문제점도 있었다. 그것은 그녀의 남편과 양친에게 미치게 될 영향이었다. 그들은 그녀를 위해서라면 뭐든지 다할 수 있었다. 그들은 그녀를 치료하기 위해 최대의 관심을 쏟고 있었다. 그러나 그들도 역시 그녀가 패배감에 빠져 세상에서 가장 훌륭한 간병도 단기간으로 끝나지 않을까 하고 우려하고 있었다. 나는 그녀가 자기 자신은 물론이고 그들에게 은혜를 입고 있기 때문에 이 도전에 응해 무슨 일이라도 해야 한다고 생각했다. 물론 보증할 수 없지만 나는 그녀가 자기 자신과 가족 모두를 위해, 그것이 노력할 만한 가치가 있는 것이라고 생각하기를 바랬다.

그녀는 한마디의 말도 안 했지만 미소를 지어 보였다.

다음날 캘리포니아에 돌아와서 나는 그녀의 젊은 남편으로부터 걸려온 전화를 받았다. 그의 말로는 자기 처가 다시 음식을 먹기 시작했고 또 자기와 그녀의 부모님에게 살고 싶다는 말을 했다는 것이다. 그는 온 세상이 그들을 위해 다시 활짝 열린 것 같다고 말했다.

불행히도 이 이야기는 해피 엔딩으로 끝나지 않았다. 이와 마찬가지로 절망적인 질병에 대해 최선을 다해 노력했지만 기대에 못 미치는 결과로 끝난 경우는 무수히 많지만 그러나 가장 괴롭고 쓰라린 환경 아래에서도 인생에 의의를 부여하는 투병에서 최선의 노력을 다한다는 데에는 귀중한 그 무엇이 있다. 이것은 환자 자신에게는 물론이고 심각한 도전에 전면적으로 대응하고 있다는 증거를 절실히 보여 주려고 애쓴 가족들에게도 해당되는 것이다.

아이오와 주의 젊은 여성은 그 후 몇 달을 더 살았다. 그녀가 통증이 가라앉아 침대에서 일어날 정도로 건강해진 날도 있었는데 그런 날은 그녀의 남편은 물론 부모님들도 함께 기뻐했다고 한다. 그녀와 주치의의 최선의 노력에도 불구하고 그녀에게 병마의 최후의 요구를 들어줄 날이 찾아왔다. 그녀의 부친으로부터 임종 소식을 전화로 듣게 되었지만 그는 결코 잊을 수 없는 귀중한 말을 들려주었다.

"메어리는 우리의 정신을 소생시켰으며 우리가 활기 있게 살아갈 수 있도록 도와주었습니다. 그녀는 위대한 인간이었습니다. 그녀는 우리에게 살아가기 위해서 필요한 많은 것을 가르쳐 주었습니다."

8

질병과 죄책감

가장 집요하고 비판적인 질문들은 주로 의사들이 해 온다. 《질병의 해부》라는 책의 초판은 다음과 같이 시작되고 있다.

"귀하의 투병 경험에 관한 보고가 그와 유사한 병마의 도전을 받고 있는 사람들에게 부질없는 기대감을 심어 줄 우려는 없습니까? 그러나 명랑하고 유머 감각이 있고 또한 강한 삶에의 의욕은 있지만 질병의 완치 호전조차 기대할 수 없는 상태에 처해 있는 환자에 대해서 어떻게 생각하십니까? 이런 환자에게 죄책감을 심어 주지는 않더라도 인생이 고통스러운 것은 아닐까요."

환자들에게 강한 삶에의 의욕과 웃음보다 중병과 싸우는 것이 더 중요하지 않다고 생각하도록 환자를 기만해서는 안 된다는 것은 명백하다. 그러나 이것이 진정한 주제는 아니다. 주제는 어디까지나 살기 위해 병마와 싸우는 사람들이, 그들에게 필요한 것은 하나도 빠져서는 안 되고 현대 의학의 모든 수단이 동원되고 있다고 믿고 싶어한다는 것이다. 또한

8. 질병과 죄책감

이와 관련하여 환자들은 자기 자신의 모든 능력이 충분히 발휘되고 있다고 믿고 싶어한다는 것이다.

만약 치명적인 중병에 걸린 환자에게 희망(기대)을 갖게 하는 것이 타당하다면 치료와 수술에 관련해 마땅히 희망을 심어 주어야 하지 않겠는가? 사람들은 병에서 회복되리라고 기대(희망)하고 치료를 바라고 있는데 자기의 신체가 의사의 치료에 상응하지 않는다고 죄책감을 느낄까? 환자의 희망이 그 질병의 경우에 있어서 현실성(실질적인 도움)이 없을지도 모른다고 해서 의사가 그러한 치료를 보류(억제)하는 것이 과연 정당화될 수 있을까?

물론 그 대답은, 완치가 불가능한 것처럼 생각되더라도 병세의 호전이나 수명의 연장의 기회를 제공하는——미약하지만——어떤 것도 금지되거나 지연되어서는 안 된다는 것이다. 이는 비단 치료 혹은 수술에 있어서뿐만 아니라 심리적·정신적 치료에서도 적용되어야 한다. 과학적으로 예상할 수 없고 확실히 평가할 수 없는 것도 있기 때문에 환자는 자기 자신을 포함해서 모든 수단이 총동원되어 치료를 받을 권리가 있다.

환자들을 다룬 내 자신의 경험이 좋은 본보기가 될지 안 될지는 모르지만 과거 10년 동안 나는 생사의 기로에서 필사적으로 투병하는 몇백 명의 환자들을 만나 보았지만 희망과 삶의 강렬한 의지가 위기로부터 탈출하기에 충분한 방법이 못 된다고 해서 죄책감을 느꼈다는 사람은 한 사람도 만나 보지 못했다. 중대한 문제는 결과의 차이를 만드는 어떤 것이 누락되었느냐, 아니냐는 것이다. 사람이 희망을 지속적으로 품고 있지 못하기 때문에 패배감이 죄책감보다 더 쉽사리 최선의 치료를 받을 수 없게 작용하는 것이다.

이와 유사한 가치관이 가족 관계에 있어서도 존재한다. 또한 아치형 다리처럼 서로를 연결하려는 요구가 의료 조사자의 자상한 배려가 이루어지도록 보증하는데 이것은 치료에 관련된 것이 아니라 삶에의 강한 의욕과 희망을 위시한, 환자 자신의 수단에 관련된 것이다.

이것은 내가 죄책감으로 괴로워하지 않는 환자를 보지 못했다는 의미는 아니다. 이상하게도 그러한 일은 질병으로 쓰러지는 상황보다 회복되는 상황에서 더 많이 일어난다.

네 살, 여섯 살, 아홉 살 난 자식 셋을 둔 젊은 어머니가 암으로 쓰러졌는데 주요 부위는 폐였다. 그 여성은 치료에 반응을 보이지 않았고 의사는 그녀의 남편에게 최악의 사태를 예상하라고 말했다. 시어머니가 어린아이들을 돌보고 집을 지키기 위해 미시간(Michigan)에서 캘리포니아로 비행기를 타고 왔다. 처음에는 어린아이들에게 나쁜 소식을 알리지 않았지만 애들 어머니의 상태가 계속 악화되자 그들은 최악의 사태에 대비해야 했다.

두 달 동안 그 어머니는 병원에서 사경을 헤매고 있었다. 그런데 그때 훌륭한 치료에 반응이 나타나 종양의 확산이 중단되었을 뿐만 아니라 수축되기 시작한 것이다. 그녀의 병세는 급속히 호전되어 병원에서 퇴원하기에 이르렀다. 예후는 아주 낙관적이었다.

그녀가 집에 돌아오자 새로운 시련이 그녀를 기다리고 있었다. 어린아이들은 그녀가 틀림없이 죽는 줄 알고 있다가 집에 다시 나타나자 당황하는 것 같았다.

"엄마!" 네 살 난 아이가 물었다.

"할머니는 엄마가 죽을 거라고 그랬어. 그런데 엄마는 왜 안 죽었어?"

미시간에 있는 집을 폐쇄하고 새로운 역할——아들과 손자들을 시중드는 일——을 맡기 위해 여기까지 달려온 시어머니는 새로운 사태의 진전에 별로 기뻐하는 것 같지 않았다. 남편 역시 아내의 회복을 못 믿겠다는 듯한 말투나 행동을 했다. 이웃들도 괜히 동정과 슬픔을 보였다는 듯이 생각하고 있는 것 같았다. 그 여성은 낙심 천만했다. 악성 종양이 재발하는 것은 그야말로 시간 문제였다. 이때는 적극적 화학 요법도 소용없었으며 단지 현실적으로 급속한 병세의 악화에 기여했을 뿐이다.

병원으로 되돌아온 지 2주일만에 그 여성은 이 세상에 하직을 고했다.

치료를 받는다는 사실만으로도 환자는 희망(기대)을 품게 된다. 만약 환자들의 희망이 없다면 의사라는 직업도 존재하지 않았을 것이다. 그래서 현명한 의사는 희망이라는 것을 파괴시키기를 주저한다. 그는 환자의 정서적 요구가 병의 진행에 영향을 미친다는 것을 알고 있다. 더욱이 환자가 정서 및 지성이라는 수단을 활용하는 데에서 오는 주요한 이점 중의 하나는 의사가 최선을 다할 수 있는 무대를 설정해 준다는 것이다.

대개 중증이라는 진단을 받고 난 후에 으레 뒤따르는 우울증과 절망감으로부터 벗어날 수 있는 능력, 의사와 자기 자신을 신뢰할 수 있는 능력, 최악의 상황에서도 훌륭한 '삶의 질'을 유지할 수 있는 능력—이 모든 것들이 병마의 도전에 대응하여 효과적인 치료를 가능케 하는 것이다.

의학 관련 출판물이 정기적으로, 주목할 만한 병의 호전(완화) 사례를 게재하는 이유 중의 하나는 바로 담당 의사가 그것을 전혀 예상치 못했기 때문이다. 병에서 회복되거나 호전될 수 있는 최소의 가능성이 존재하는 한, 현명한 의사는 환자의 기대나 희망을 깨뜨리지 않는다. 비록 결과는 의심스럽더라도 생명의 연장 자체가 종종 생명 자체의 승리가 될 수 있기 때문이다.

이와 같이 환자를 격려해 주고 적극적인 분위기를 만들려고 애쓰는 심리학자, 성직자 혹은 친구와의 인간 관계도 중요하다. 환자의 사기를 진작시키기 위해 그들 담당 의사의 요청에 의해 내가 만나 보았던 수백 명의 환자들을 되돌아보면, 환자들의 병세가 계속 악화될 때라도 환자가 삶의 질을 개선하려는 노력은 본질적으로는 마음이 아픈 일이지만 역시 가족에 관련된 가치관을 바뀌게 한다.

우리는 응당, 수많은 환자들이 몇 년 어떤 경우는 몇 개월에 불과하지만 생명을 연장하려는 노력의 의미 심장함을 간과해서는 안 된다. 심장 발작을 일으켜 살 수 있는 날이 몇 개월밖에 안 남아 있다는 것을 알고 있는 환자 역시 의미 심장한 그 무엇이 있다. 이야기하는 도중에 중환자가 자신의 남은 수명을 알게 되는 경우가 많이 있다. 담당 의사로부터 이제 앞으로 3개월밖에 살 수 없다는 말을 들은 환자는 6개월을 살 수 있는 환자를 부러워할 테고 6개월을 살 수 있는 환자는 1년을 더 살 수 있는 환자를 부러워할 것이다. 이런 식으로 어떤 환자라도 자기보다 더 오래 살 수 있는 사람을 부러워할 것이다. 환자는 자신을 위해 스스로 목표를 설정한다. 그들은 가족과 함께 한 번이라도 더 크리스마스를 보내고 싶고 자식들이나 손자들의 결혼식 혹은 졸업식에 한 번이라도 더 참석하고 싶은 법이다. 비록 미래는 불확실하고 죽음은 연기되어 있을 뿐이지만 이러한 목표가 이루어지는 것이 그들에게는 위대한 승리가 되는 것이다.

    생명은 궁극적 목적이며 생명이 얼마나 일시적이고 불확실하고 연약한지 어느 날 갑자기 깨달았을 때 비로소 우리는 그것에 궁극적 가치를 부여하게 된다. 살아가는 데 있어서 절대적으로 요구되는 예술은 절박한 위협이나 위기에서 해방되는 순간에 그 귀중함을 인식하고 음미하는 것이다.

    여기서 다시 전술한 주제로 돌아가기로 하자. '부질없는 불안'으로 인해 야기된 일반적인 문제를 무시하려는 경향이 있는 '부질없는 기대'에 관해 고찰해 보자. 이러한 불안은 의사의 무감각과 둔감으로 인해 일어나는데 진단 결과를 알려 줄 때의 전달 태도가 질병을 실제로 복잡하게 만든다.

    그럼 감수성이 풍부한 진료 의사는 어떻게 해야 할까? 거짓말을 해야 할까? 그것은 분명히 그렇지 않다. 자체로서도 위험스럽기 짝이 없는 정서적 황폐 상태에 빠지지 않게 환자에게 진실을 전달할 수 있다. 효과적이면서도 환자에게 세심한 배려를 하는, 다음과 같은 전달 방법에 대해서 생각해 보자.

"진지하게 의논할 것이 있습니다. 말씀 드리기 전에 우선 당신에게, 통계적으로 전혀 가망이 없음에도 불구하고 암에 걸려 이를 극복한 사람을 소개할까 합니다. 나는 이 경우나 그와 같은 다른 경우를 보고 깨달은 점이 많았습니다. 내가 깨달은 점은 병마를 퇴치하기 위해 충분한 수단이 되는 것은 비단 현대 의학뿐만이 아니고 환자 자신이 갖고 있는 능력을 활용하는 것입니다. 모든 인간은 병마와 싸울 수 있는 훌륭한 시스템을 갖추고 있습니다. 이 시스템(면역계)이 신체에 암과 싸우는 세포──암세포를 파괴할 수 있거나 신체 자체에서 생성된 화학 물질로 개개의 암세포에 독물을 주입하는 세포──를 공급해 줍니다. 이 시스템은 환자가 상대적으로 우울증에서 해방되어, 삶에의 강한 의욕과 단호한 결의에 차 있을 때, 더욱 훌륭히 작동됩니다. 우리가 의학이라는 수단에 이러한 우리 내부의 수단을 부가함으로써 우리는 최선의 결과를 얻을 수 있습니다. 나는 당신이 가능한 최선의 결과를 얻을 자격이 있다고 생각하기 때문에 이런 최선을 위해 당신을 돕고자 합니다. 당신의 협조를 부탁합니다."

의사 자신의 검은 가방(진료 가방의 비유적 표현=역주)으로서는 치료의 한계가 있다는 것과 신체 자체의 치유 시스템이 주요한 치료 수단이 된다는 것을 의사들도 잘 알고 있다. 그는 완치하겠다는 약속은 하지 않는다. 그는 예후의 까다로운 특성에도 불구하고 환자를 치료하려 하기 때문에 이러한 목적으로 가장 바람직한 환경을 조성해야 하겠다는 의무감을 느끼고 있다. 그는 환자에게 부질없는 기대감을 심어 주지도 않고 또한 부질없는 불안감을 주지도 않는다. 그는 자신이 최선을 다하고 또한 환자도 최선을 다하도록 도와준다. 버니 시걸(Bernie S. Siegel) 박사는 그의 저서 《사랑, 의술 그리고 기적 Love, Medicine & Miracle》에서 다음과 같이 조언하고 있다. "잘 사는 것만이 인생의 유일한 목표는 아니다. 보다 중요한 것은 두려움 없이 사는 것을 배우고 생명의 평화 속에 머물다가 마침내 죽음을 맞이하는 것이다."

종종 사람들은 비행이나 악행이 무엇인지도 확실히 모르면서도 악행에 대한 처벌의 한 형태로서 나타나는 것이 병이라는 생각에서 죄책감을 느끼게 된다.

어떤 경우는 그러한 반응이 종교적 신앙에서 유래되고 있다. 처벌과 보상이라는 개념은 내세에 국한된 것만은 아니다. 인간의 행위에 대해 심판하는 절대자의 개념은, 거의 모든 시대와 장소에 있어서, 문화에 공통적으로 존재하고 있다. 신의 징벌보다 더 확실한 것은 없다고 어린이들은 훈육되고 있다. 절대자의 능력——악행에 대한 식별뿐만 아니라 신속한 보상과 확실한 처벌——은 인류 역사를 통해 권위의 기준이 되는 수단이 되어 왔다. 거의 모든 문화의 문학은 죄나 악을 처벌하는 신의 방법으로서의 불행과 질병이 그 실례로서 풍부하게 묘사되어 있다.

현대의 심리학자들과 정신 의학자들도 예외는 아니다. 악행이나 범죄의 의식이, 종종 카타르시스가 결여된 상태로 실제로 신체 시스템에 악영향을 미치고 질병으로 통하는 관문을 열게 하는, 장기간에 걸쳐 회한과 자책감을 낳게 한다는 것을 인정하고 있다. 사기 진작의 목적으로 내가 만난 환자들 가운데에서도 자기가 병에 걸린 것이, 기수 또는 미수를 불문하고, 자기가 저지른 짓에 대한 처벌이라고 생각하는 사람들을 12명 이상 보아 왔다. 위궤양과 방광염 등 복합 장관 장애로 고생하고 있는 한 환자는 양로원에 86세 되는 어머니를 혼자 살게 했다며 그로 인한 죄책감을 불식시킬 수 없었다. 그녀는 어머니가 임종하기 한 달 전에 양로원을 방문했는데 이때, 어머니가 팔을 마음대로 움직일 수 없게 만든 구속복(straitjacket)을 입고 침상에 묶여 있는 것을 보았다. 의사는 그녀의 어머니가 발진(發疹)을 앓고 있어 치료를 받고 있으며 보호자(retainer)는 그녀가 가려움에 못이겨 크게 피부 조각을 떼어 내지 못하도록 하라는 지시를 받고 있다고 설명했다. 설명은 합리적으로 생각되었지만 그녀는 어머니가 아주 지독한 가려움 때문에 보호자에게 묶은 것 좀 풀어 달라고 울면서 애원하는 것을 보았으며 그 기억이 그녀를 내내 쫓아다니며 괴롭히고 있으며 죄책감을 느끼게 한 것이다. 나중에 그녀가 마취 크림이 가려움을 완화시킬 수 있다는 말을 들었을 때에도 죄책감은 누그러지지 않았다.

어머니가 죽은 후, 그 가족의 주치의는 딸에게 죄책감을 불식시킬 목적으로 정신 의학자를 만나도록 주선해 주었다. 전문의의 치료를 6개월 동안 받았지만 죄책감은 여전했다. 그 여성이 내게 "선생님도 그와 비슷한 상황하에서 어머니에게 잘못했다면 어떻게 느끼겠느냐?"고 물어서 나도 아마 똑같은 자책감에 빠져 괴로워했을 것이라고 대답했다. 동시에 나는 내 어머니가 나를 용서해 주실지 자문해 보겠다고 말했다. 나는 내 어머니가 나의 그러한 자책감에 몹시 화를 내실 것으로 굳게 믿으며 의심할 여지도 없이 어머니는 나를 용서해 주실 것 같은 생각이 든다고 말했다. 그렇다. 내가 비록 잘못할 수 있어도, 그리고 잘못했어도, 어머니가 내가 그것을 잊어버리기를 바라신다면 나는 내 인생에서 그것을 떨쳐 버릴 것이다. 더 나아가 나는 내 어머니가 86세가 되실 때까지 인생을 충분히 사셨다는 사실에 위안을 받을 것이다.

그 여성은 내 말을 충분히 이해했다. 그리고 나를 뚫어지게 쳐다보면서 다음과 같이 말했다.

"제 어머니는 훌륭한 분이었습니다." 그녀가 부드럽게 말했다. "네, 그래요. 저는 어머니가 저를 용서해 주시리라고 생각합니다. 어머니는 항상 어머니가 사랑하는 사람들의 마음에 대해 신경을 쓰셨습니다. 이 점에 관해서는 나는 너무 자기 중심적이었고 주로 제 감정만 생각하였지 어머니가 저를 어떻게 생각하시는지에 대해서는 생각조차 하지 않았습니다."

나는 그 여성에게 그녀가 문제를 이해했지만 보다 중요한 것은, 그녀의 담당 의사가 제공할 수 있는——언젠가 한번 말한 적이 있는 근본적 문제―― 궤양과 방광염의 치료에 있어서 실질적인 현대 의학의 진보를 활용함으로써 치료 과정을 도와주는 것이라고 말했다. 동시에 자신을 보답 행위에 투신하는 일은 그녀에게도 손해는 아닐 것이다.

자기의 관심 부족으로 여동생이 1년 먼저 죽은 것에 대한 신의 징벌로 질병이 생겼다고 믿어 중증에 시달리고 있는 환자에 대해 어떻게 생각 해야 할까?
생각으로 환자가 잘못 생각하고 있다거나 그녀가 생각하고 있는 것보다 여동생에게 더 많은 관심을 갖고 있었다고 논쟁하는 것은 아무 쓸모가 없다. 이런 것은 오직 특별하고 세세한 일에 대한 반박만 불러일으키는데 정력이 발휘될 것이다. 우리가 할 수 있는 일은 그 사람이 하는 이야기를 주의 깊게 그리고 수고를 아끼지 않고 듣는 일이며 그 환자가 그랬던 것처럼 환자가 왜 그렇게 생각하는지 우리도 이해할 수 있다고 말해 주는 일이다. 또한 우리는 사랑하는 사람을 위해서 최선을 다하지 못했다는 마음으로 인해 느끼는 자책감은 전적으로 자연스러운 것이라고 말할 수 있어야 한다. 그리고 이 세상에서 중병보다 더 이해할 수 없는 것은 없지만, 만일 암이 나쁜 짓한 사람에 대한 신의 징계 수단이라면, 수많은 어린이가 치명적인 병에 시달리고 있는 사실에 대해서는 어떻게 설명을 해야 할까? 비록 어린이들의 부모가 악행을 한 대가를 어린이가 치루어야 한다는 말이 있더라도, 신이 복수를 한다는 생각은 무서운 가정이며, 당사자에게는 일평생을 통해 짊어져야 할 너무 가혹한 짐이 되는 것이다.
우리는 치명적인 병에 걸린 사람이 '왜 하필 내가?'라고 묻는 것을 이해할 수 있다. 또한 우리는 질병에 걸릴 만한 그럴 듯한 원인도 없는 경우에 그 사람이 전능자에 의해 처벌을 받고 있다고 생각할 수도 있다는 것을 이해할 수 있다. 그러나 그것은 '신의 용서'라는 개념에 대해서 숙고하지 않고 오히려 죄악, 원한 그리고 신의 징벌에 대한 생각에만 사로잡힌 환자에게 도움이 될 수 있을 것이다. 분명히 말해서 신성(神性)에 있어서 용서보다 그 특징을 잘 나타내는 것은 아무것도 없다. 용서가 없는 종교는 이 세상에 존재할 수 없다.

어떤 사전에서는 **용서**를 '아무런 죄(빚)도 없다는 것을 인식하는 것'으로 정의하고 있다. 이러한 인식은 죄(빚)는 있지만 일방적으로 처리된다는 뜻이 내포되어 있는 망각이나 면죄라는 개념을 초월하는 것이다.

나는 내가 무리없이 오랫동안 살아온 만큼 인생에서 많은 것을 배웠는지 의심스럽지만(이 글을 쓰는 내 나이는 75세다) 몇 가지 점에 대해서는 남보다 뛰어났다고 생각한다. 나는 인생이 용서하면서 살아가는 하나의 모험이라는 것을 깨달았다. 자책감, 원한 및 비난만큼 영혼을 혼란시키는 것도 없다. 부정적인 정서는 우리 마음속에 상당한 공간을 점령하고 있어 우리의 지각과 기대와 기쁨을 빼앗는다. 용서는 비단 다른 사람들에게뿐만 아니라 자기 자신에게도 해야 할 필요가 있는 천부의 능력이며 동시에 자기 처벌로부터 자기를 해방시켜 주며, 죄악과 원한이 넘쳐 흐르는 환경에서도 그 가능한 것보다 더 넓은 지평을 인생에서 볼 수 있게 하는 것이기도 하다.

우리는 잘못 취급받고 있다거나 배신당했다거나 기만당했다거나 굴욕을 받았다고 생각할 때가 있다. 그러한 침해에 대해 반응하지 않는 것이 나약하다고 생각할지도 모른다. 그러나 원한과 분노와 같은 정서적 처벌에 설정되는 한계는 아무리 정당화시키더라도 우리에게 상처를 입힐 수 있다. 분명히 우리는 다른 무엇에게 우리를 타락시킬 권리를 주어서는 안 된다. 이러한 경우에 잘 잊는다는 것이 도움이 된다. 망각은 일반적으로 패배라고 생각되고 있다. 그러나 용서와 같은 망각은, 조롱이나 모욕이나 부정 부패나 부당함——이것이 실제이든 상상이든 간에——에 대해 오랫동안 잊지 않고 기억해 둔 것으로부터 생긴 마음의 얼룩을 지워 버리는 방법이 될 수 있다. 인간의 정신에서 으뜸가는 능력은 복수심이나 부담스러운 기억으로부터 자신을 해방시킬 수 있는 능력이다. 다시 한

번 강조하는 바이지만, 증오나 불만을 심화시키는 가장 손쉬운 방법은 그것에 더 집착하는 것이다. 그리고 질병을 악화시키는 가장 확실한 방법은 그것을 자기 자신이나 신의 탓으로 돌리고 비난하는 것이다.

9

의사의 손이 미치지 않는 문제들

　UCLA에서 한해 한해를 보내면서 내 근무 시간은 점차 치료 자체보다 여러 의료상 문제의 해결이 더 필요한 환자들과의 상담으로 채워지게 되었다. 그들 중 많은 환자들이 신체의 통증이나 한 가지 또는 그 이상의 증세로 고통을 받고 있었지만 담당 의사들은 그 원인이 주로 자신들의 손에 미치지 않는 곳에 있었기 때문에 그들이 할 수 있는 것이란 제한적일 수밖에 없었다. 의사들이 자주 해결할 수 없는 문제에 봉착하고 있다는 것을 알았기 때문에 나는 질병 자체에 관해서보다 그 밑에 깔려 있는 문제들에 관해서 언급하고자 했다. 내가 환자들을 만나 볼 것을 요청받는 이유는 환자의 치료가 아닌 사기를 진작시키기 위한 것이었다.
　〔실례 ①〕 간헐적으로 일어나는 흉부 통증, 불규칙적인 심장 발작 및 호흡 곤란 등의 여러 가지 증상으로 고통을 받고 있는 36세의 한 여성이 척추 하부 통증과 관절염까지 겹쳐 질병의 종합적인 상태의 판단을 더욱

복잡하게 만들고 있었다. 그녀의 남편은 8년 전 추수 감사절에 집에서 살해당했다. 남편의 쌍둥이 형제가 그때 그 자리에 있었다. 저녁 식사 도중에 한 남자가 문을 부수고 주방으로 뛰어들어와서 권총으로 그녀의 남편을 쏘았다. 가해자는 체포되었다. 범인은 살해당한 남편의 쌍둥이 형제가 전에 고용했던 사람인데 그에게 불만을 품고 이와 같은 범행을 저질렀다는 것이 밝혀졌다. 그녀의 남편은 범인의 착각으로 억울하게 살해당했던 것이다.

그녀가 법정에 출두했을 때, 그녀는 자신의 생명에 대해 위협을 받았다. 그녀는 그러한 위협을 거부하고 가해자를 확인했고 그는 유죄 판결을 받아 장기 징역을 선고받았다. 그러나 8년 후에 그 남자는 가석방되었다. 그 여성은 그의 석방 소식을 듣고 걱정이 태산 같았다. 그녀는 특히 전에 가해자가 위협한 사실을 생각하고는 그가 보복하지 않을까 하고 전전긍긍했다.

어떤 종류의 약물이 증상을 완화시키는 것은 분명하지만 그녀가 불안해 하고 있는 한, 이러한 치료법은 한계가 있다. 그 여성의 담당 변호사는 가해자의 가석방에 대해 항변할 수 있는 경우는 그녀의 생명에 대한 위협이 현실적으로 존재할 때만이라고 그녀에게 가르쳐 주었다. 가해자가 가석방된 지 얼마 후에 그 여성은 혹을 제거한 뒤에 이어서 유방 종양에 걸렸다. 그녀가 우려했던 대로 욕설을 담은 전화가 걸려 오기 시작했는데 이를 추적한 결과 전화를 건 장본인은 가석방된 가해자로 밝혀졌고 따라서 그의 가석방은 취소되었다. 심한 불안이 사라지자마자 그녀의 증상도 사라지기 시작했다.

〔실례 ②〕 미국 내에서도 유명한 투자 회사의 샌프란시스코 지점에 근무하는 한 증권 중개인은 그 회사에 10년 이상 근무해 왔는데 1987년 10월의 증권 시장의 붕괴로 인해 실직하게 되었다. 44세의 그 중개인은 쉬지 않고 다른 투자 회사들의 문을 두드리며 직장을 구하려고 돌아다녔다. 그는 점차 불안해지기 시작해서 깊은 우울증에 빠지게 되고 마침내

여러 가지 증상이 나타나기 시작했다. 증상은 시야 몽롱, 안구 후부 통증, 두통, 간헐적 현기증, 대퇴부의 중압감 등이었다. 그의 딸이 CAT 검사 결과를 들고 그를 부축해서 병원으로 데리고 왔다. 그러나 증상에 관련된 신경학적 이상은 발견되지 않았다. 또한 여러 가지 혈액 검사에서도 뚜렷한 원인을 발견할 수 없었다. 검사를 실시하는 동안에 증상은 악화되었고 의심할 여지도 없이 결과적으로 이 환자의 의료 비용이 보험의 한계를 초과하게 되었다.

이 중개인은 다른 직업을 구하려고 돌아다니다가 마침내 샌프란시스코에서 신규 개업한 한 식당에서 지배인으로서 일자리를 얻게 되었다. 그러나 식당은 불과 한 달 만에 문을 닫았고 그는 또다시 일자리를 잃게 되었다. 예금도 바닥이 나자 그는 낙심하여 자포자기 상태에 빠졌다. 증상이 악화된 채 그는 다시 입원했다. 병원의 청구서의 대금을 지불하기 위해 가족들과 친구들이 모였다. 나는 국내에서 잘 알려진 중개인 회사의 임원들에게 취업 약속을 받아낼 수 있었다. 편지를 쓸 당시에는 아직 약속이 실현되지 못한 상태였다. 그러나 면접한다는 기대감이 그의 전반적인 상태를 호전시켰다. 만약 이러한 약속이 취업으로 실현되지 않았다면 그 사람의 증세의 급격한 악화를 아무도 저지할 수 없었을지도 모른다.

이 환자를 치료하기 위해 의사들이 동원되었다. 다른 사람들도 그랬겠지만 그를 치료할 수 있는 유일한 처방은 일자리였으며 이것은 의사가 제공해 줄 수 있는 것이 아니었다.

"우리는 항상 이러한 비극을 보면서 살고 있습니다." 케네스 샤인 박사의 말이다. "어떤 의사들은 이러한 환자들을 외면하려고 하죠. 선생님도 그들만 탓할 수 없을 것입니다. 그들이 할 수 있는 일이란 통증을 완화시키는 일뿐이지만 그것만으로는 충분하지 않죠."

경제적 재난과 신체적 재난은 밀접한 관계가 있다. 최종선에 서 있는 의사는 자기 마음대로 할 수 없는 환경 조건에 의해 벼랑 끝으로 밀려

나고 있는 환자를 붙잡으려고 애쓰고 있는 것도 사실이다.

〔실례 ③〕담당 의사가 상담 요청한 여성은 성공적으로 난소 종양 제거 수술을 받았다. 그러나 그녀의 담당 의사는 그녀의 살려는 의지가 고취되지 않으면, 암이든 다른 질병이든 간에 중증의 질병으로 재발하는 것은 시간 문제라고 우려하고 있었다. 그는 내게 그녀가 짧은 시간에 계속적으로 너무 벅찬 충격을 받았다고 말했다. 그녀는 41세의 기혼 여성이고 또한 19세된 딸의 어머니이기도 했다. 그녀의 남편은 전기 분야에서 성공한 기술자였다. 몇 년전에 15세된 조카딸이 친어머니가 호흡기 질환에서 회복되는 기간 동안 그녀의 집에서 함께 생활하게 되었다. 그런데 어느 날 조카딸이 삼촌으로부터 몇 번씩이나 성적 폭행을 당했다고 폭로했다. 담당 의사의 말로는, 대개 한밤중에 성적 폭행을 하고 난 삼촌이 숙모나 다른 사람에게 이 일을 폭로하면 신체적인 위해를 가하겠다고 위협했다는 것이다.

또한 그 의사는 친딸 역시 근 3년 동안이나 아버지에게 성적 폭행을 당했다고 폭로했다고 밝혔다. 딸은 아버지가 이 일에 대해서 누구에게 한마디라도 발설하면 보복하겠다는 위협에 전전긍긍하며 살아왔다.

어느 날 밤, 그 아버지가 집에 돌아와 보니 아무도 없었다. 아내와 딸은 친구 집으로 이사를 갔다. 조카딸은 아직도 호흡기 질환에서 회복 중인 친어머니에게 돌아갔다.

그 부인은 남편을 고소하거나 그로 인해 불쾌한 체험을 하느니보다 차라리 이혼 소송을 하기로 하고 벌과금을 포기하기로 결심했다. 이의 없이 이혼은 성립되었고 남편은 충분한 이혼 수당과 부양금을 지불했다. 이혼한 지 얼마 후에 그 부인은 난소 종양에 걸렸다. 그 부인은 주치의의 권고로 정신 의학자를 찾아 다니기 시작했다. 그런데 그 부인의 딸이 자신과 비슷한 난소 종양 증상을 보이자 그 부인은 낙심 천만하여 살 의욕을 상실하고 말았다. 내가 이 환자에 대한 이야기를 들은 것이 바로 이 시점에서였다.

그 부인이 몹시 괴로워하는 것은 몇 년 전에 남편이 자기 딸과 조카딸에 가한 성적 폭행을 알았기 때문이 아니라 전 남편에게 벌과금을 부과시키지 않음으로써 자기가 올바른 일을 했는지 어떤지에 대하여 자신이 없었기 때문이었다. 당시 그 부인의 변호사는 전 남편에게 다시 한 번 그런 성적 폭행을 한다면 가차없이 고소할 것이라고 경고했다. 그래도 그 어머니는 전 남편을 법이 허용하는 최대한의 처벌을 받도록 고소하지 않은 것에 대해 심한 죄책감을 느끼고 있었다. 특히 딸과 조카딸이 고소하지 말라고 간청했기 때문에 딸과 조카딸이 받은 시련으로 인한 장기간에 걸친 심리적 충격을 무시할 수 없다는 것을 알고 있었기 때문에 더욱 심한 가책을 받고 있었다.

미첼 커블 박사는 질병의 비의료적 원인에 관해 관심을 가져야 된다고 생각하고 있다.

"의사들은 마땅히 온갖 종류의 해야 할 의무를 수행할 태세가 돼 있어야 한다. 또한 의사들은 환자의 결혼 상담자, 직업 소개자, 친구 같은 중재인 역할도 해야 한다. 의과대 학생들과 젊은 의사들은 이러한 역할을 회피하고 있다는 것을 알고 있어 연로한 의사들은 임시 고용원이 이 분야에 뛰어든다는 것을 알고 있다."

의과 대학에서 종신 재직 과정을 밟는 동안 나는 의사, 정신 의학자 혹은 심리학자들로부터 삶의 의욕이 없는 환자나 치료를 거부하는 환자들을 만나 보라는 요청을 받아 왔다. 나는 일주일에 평균 12명 내지 15명의 그러한 환자를 만났다. 그들 중 대부분은 위독한 병에 걸린 사람들이었다. 또한 그들 중 일부는 매우 심각한 문제점이 있는 사람들이었다. 나는 정신 의학자도 아니고 그렇다고 심리학자로서 전문적 교육도 받지 못했다. 가능한 한, 나는 언제나 환자에게 내 능력이 미치지 않는 분야의 치료에 대해서는 다른 전문의를 찾아가 보라고 권했다. 어떤 때는, 일자리를 구하는 증권 중개인의 경우처럼, 환자들에게 의료 관계 분야에 종사하는 사람들 이외의 사람들을 만나도록 주선해 주기도 했다. 그러나 대부분의 경우는 가슴이 찢어지는 듯한 고통을 느꼈다는 사실을 고백하지 않을 수 없다. 나는 환자들의 요구를 충족시킬 수 없는 경우라도 그것을 못 들은 채 하거나 그들의 요구에 둔감하다는 말을 듣고 싶지 않다.

그러면 도대체 무엇을 해야 할까? 최소한 내가 할 수 있는 일은 그들의 이야기를 동정심을 갖고 들어주는 일인데 그것은 의사나 정신 의학자나 심리학자의 역할을 대신하는 것이 아니라 중대된 그들의 임무를 내가 대신 떠맡는 것이다. 주어진 상황이 아무리 복잡하고 괴롭더라도 도움을 청하는 손길은 생명선인 것이다. 도움을 바라는 사람들이 병원을 떠날 때에 완전히 건강이 회복될지는 모르지만 그래도 병원을 찾아올 때는 최소한 정중하고 동정심을 갖고 맞아들여야 한다. 환자 자신의 문제에 대해서 충분히 이야기하게 함으로써 고통이 감소되는 것을 느낄 것이다. 경우에 따라서는 단계적인 도움도 줄 수 있을 것이다. 어떤 사람의 곁에서 도와줄 때 그 사람이 1, 2주 동안 버틸 수 있게 충분히 영양을 공급할 수도 있다. 그 사이에 순수하게 도움을 주는 어떤 일을 할 수 있는 것이다.

나는 환자가 아니라 비극적 환경을 스스로 조성하는 환자를 치료하는 의사들에게 깊은 동정심을 갖고 있다. 통상적으로 의사들은 자신도 어쩔 수가 없어 한정적인 도움밖에 줄 수 없다. 개인에게 부과된 사회의 불행에 직면했을 때, 의사 자신도 종종 무력감을 느낀다.

20세기의 위대한 의학자인 윌리엄 오슬러 경은 의과대 학생들에게, 중환자를 다루는 어려운 입장에서 너무 감정적이 되어서는 안 되며 특히 질병의 원인이 되는 환경을 바꿀 수 없을 때에 더 그래서는 안 된다고 말했다. 치료해야 할 불행한 환자들에게 정서적으로 냉담한 의사들이 있다는 것은 의심할 여지가 없다. 그러나 또한 질병이 악화되는 것을 저지할 수 없거나 근본적 원인을 효과적으로 전달할 수 없다는 자신의 무능력으로 인해 느끼게 되는 비애와 고독감을 피할 수 없다는 것을 깨달은 의사들도 있다.

신참 의사들과 인턴들은 특히 장시간 근무가 문제가 아니라 정서의 소모로 인해 탈진되기 쉽다. 그들은 환자들이 과학적 치료가 아닌 동정심을 갖고 인간적으로 보살펴 주는 치료를 바라고 있다는 것을 잘 알고 있다. 결과에 대해서 깊은 관심과 염려함이 없이 동정심을 갖고 환자를 이해하기는 어렵다. 모든 의사의 노력과 기대에도 불구하고 환자가 점점 쇠진해지면 의사는 마음에 동요를 일으킬 뿐만 아니라 용기가 꺾이고 의기 소침하게 된다. 이 환자뿐만 아니라 저 환자도 연달아서 증세가 악화될 때에 의사는 탈진되고 손을 놓게 된다는 것은 하나도 놀랄 일이 못 된다.

아주 위중한 질병을 앓고 있는 환자들의 누적된 중량을 지탱하기가 점차 힘들어진다는 것을 실토하기도 한다. 내 임무는 그들에게 용기와 희망을 주고 삶의 의욕을 고취하는 데 있다. 그러나 질병의 말기 상태에 있어서 증상의 완만한 호전은 내 의식에 심각하게 자리잡고 있다. 이것은 환자가 자신의 상상을 넘어서서 제어 수단을 스스로 갖고 있다는 것을 증명하려는 어려운 등정이다.

내가 만나 본 많은 환자들이 상당히 진행되고 위험성이 높은 질병에 걸려 있었기 때문에 결과적으로 재발되는 패배주의에 빠지게 된다. 만일 그것이 압도적인 가능성이 있지만 꼭 극복해야 할 특별한 경우가 아니라면 옆 환자에게까지 옮길 수 있는지 어떤지는 의심스럽다. 환자의 신뢰를 얻기 위해서는 먼저 자신을 믿어야 한다. 만일 곁에 있는 환자의 신뢰를 얻고 싶다면 자신의 신념 체계가 먼저 지금의 자포자기 상태로부터 탈피해야 하는 것이다.

다행히도 아주 정밀한 진단술에 근거해서 예상했음에도 불구하고 승리를 거두는 특수한 경우의 환자는 다시 건강을 되찾을 수 있는 에너지가 넘쳐 흐른다. 내 자신이 직접 목격한 이러한 가장 극적인 경우가 하나 있었는데, 그 환자는 유방 종양으로 입원하여 생체 조직 검사를 받은 결과 악성으로 판명된 34세의 한 여성이었다. 그녀의 담당 의사가 샌디에이고에서 나한테 전화를 걸어 그 이야기를 들려주었다.

"지금은 수술을 고려할 상황이 아닙니다. 종양은 정상적이 아닙니다. 그것은 얇은 피부 바로 밑에 있으며 크기는 수류탄만합니다. 유방은 심하게 주름이 졌습니다. 지금은 생명이 위태로운 상태입니다. 그래도 그 부인은 수술을 거부하고 있습니다. 평범한 이유죠. 절단, 여성다움의 상실 등등. 선생님이 그 부인의 마음을 돌리도록 해주시면 고맙겠습니다. 사실, 나와 상의중에 그 부인이 선생님 성함을 이야기해 주더군요."

그 젊은 여성──젊은 부인으로 부르기로 하자──이 내 사무실로 나를 찾아왔다. 한눈에 그녀가 높은 지성을 갖추고 감수성이 예민한 사람이라는 것을 알 수 있었다. 그리고 의사들이 그녀에게 유방 제거 수술을 제의했을 때에 너무 형식적으로 말한다고 생각했을 것이 분명했다.

나는 젊은 부인에게 심정은 이해하지만 만일 내 아내가 그녀와 같은 상황에 처해 있다면 무엇을 해야 할지 자문했을 것이라고 말했다. 내가 아주 분명히 했을 한 가지 일이 있다면 그것은 두번째 의견, 가능하다면 세번째 의견도 받아들였을 것이다.

"저도 그랬어요." 젊은 부인이 말했다.

"제가 해야 할 다음 일은 이 분야에서 높이 인정받고 있는 외과의를 찾는 것입니다."

"저 역시 그랬습니다." 그녀가 말했다.

"그 경우에" 내가 이렇게 말하면서, "저는 제 아내가 현대 의학의 첨병 (현대 의술의 도구)이 몸 속에 들어가 그 규칙 위반자를 끄집어내고 다시 우리 둘이 행복하게 살 수 있도록 하는 방법을 알고 있는 시대에 살고 있다는 것을 다행으로 생각하기를 바랄 것입니다."

"그렇지만 선생님과 부인께서도 수술받기를 꺼려하지 않으시겠어요?"

"수술 결과는 수술 의사의 기술의 결과인 동시에 부인이 수술에 대해서

9. 의사의 손이 미치지 않는 문제들 163

어떻게 생각하느냐에 따라 그리고 수술실로 들어갈 때에 자신감을 갖느냐에 따라 나타나는 결과이기도 합니다. 부인은 좋은 결과가 나타날 수 있도록 계획을 세울 능력이 있습니다."

"스스로 계획을 세운다고요? 어떻게 제 자신이 계획을 세운다는 말씀인가요? 제 생각이 왜 그렇게 중요하죠?" 나는 젊은 부인에게, 예전에 수술을 받은 환자들에 대해 많은 이야기를 들려주었다. 그리고 만일 환자가 좋지 않은 예감보다 많은 기대를 걸고 또한 병마로부터 해방되기를 바라는 마음이 증상에 중대한 영향을 미치고 또한 이것이 다른 결과를 낳게 한다는 것을 말해 주었다.

"선생님은 정말 제가 이러한 능력을 갖고 있다고 생각하십니까?"

이로써 '손을 따뜻하게 하는' 훈련을 시작할 단계에 들어서게 되었다. 젊은 부인은 훌륭한 피술자였고 자기 손의 체온을 14도나 상승시킬 수 있었다. 그녀의 반응은 환희와 경탄으로 나타났다.

젊은 부인은 샌프란시스코로 돌아가서 담당 의사에게 수술받을 준비가 돼 있다고 알렸다. 약 일주일 후에 그녀의 담당 의사가 수술이 취소되었다고 내게 전화로 알려 왔다. 수술 직전에 엑스레이를 찍어 보니 종양이 완전히 없어졌다는 것이다.

나는 그가 하는 말을 이해할 수가 없었다.

"사실입니다." 그가 말했다. "제 자신도 믿을 수 없을 정도입니다. 기꺼이 엑스레이 사진을 보내드리겠습니다. 유방은 다시 부드러워지고 모든 면에서 정상입니다."

"그러나 그것은 보통 종양이 아니었습니다. 그 수류탄만한······."

"글쎄, 그것은 보통 일이 아니었죠. 그렇지만 그것은 사실이었습니다. 우리는 그 부인을 면밀히 조사했죠. 그러나 중요한 것은 그것이 사라졌다는 것이죠."

이 사례는 위급에 처하여 젊은 부인 자신의 암과 싸울 수 있는 능력이 발휘되었다고 설명할 수밖에 없을 것이다. 그녀는 집에서도 약을 복용하고 있지 않았기 때문에 이 경우의 유일하고 합리적인 설명은 모든 면역 세포—— 세포 자체에서 화학 물질을 생성해서 암세포에 그것을 주입하는 세포—— 가 총동원되어 작용했다는 것이다.

물론 젊은 부인의 결의와 자신감이 이 과정에서 어떤 역할을 했느냐는 질문도 할 수 있다. 내가 동료들과 이 경우에 대해서 의논한 결과는, 공포와 불안 대신에 새롭게 익힌 조절 감각, 수술에서 최대의 것을 얻으려는 의욕 등이 그녀의 암과 싸우는 기구를 활성화시켰다는 것으로 의견의 일치를 보았다. 그녀는 자기가 한몫 할 수 있다는 것을 알고 철저히 그렇게 하겠다고 결심했던 것이다.

또 하나의 극적인 사례는 전에 자신의 환자인 판사(2장 참조)를 소개해 준 종양 전문의 애브럼 블루밍 박사가 보낸 유명한 배우에 관련된 것이다.

그 배우는 후두암에 걸려 쉰 목소리로 속삭이듯 말했다. 그는 목소리가 가장 중요한 재산이었기 때문에 아주 괴로운 입장에 처해 있었다. 그는 낙심 천만하여 마치 내게는 투병하게끔 정해져 있는 사람처럼 보였다. 우선 암의 진행에 기여하고 효과적인 치료를 저해하는 우울증이 미치는 영향을 인식하는 데에서부터 이야기를 시작하자. 분명히 우울증을 극복하기는 어렵지만 어떤 사람이 과거에 보람 있는 인생이 되도록 했던 것을 신중하고 체계적으로 추구한다면 그렇게 하는 데 도움이 될 것이다. 예를 들면 손을 따뜻하게 하는 기법이 그렇다. 또한 스스로를 가족들이나 친구들로부터 고립시키지 말고 바람직한 방향으로 각별한 노력을 기울여야 할 것이다.

결국 그는 책임감을 느껴 블루밍 박사가 언급한 자기의 최선을 다할 수 있는 환경을 조성하게 되었다. 블루밍 박사도 환자의 전적인 신뢰가 필요했으며 또한 환자도 자기 자신에게 자신감을 가질 필요가 있었다.

3개월 후에 그 배우가 내 사무실로 찾아왔다. 암이 축소되고 있으며 목소리도 예전과 같이 회복중이라는 좋은 소식을 갖고 온 것이다. 환자에게 절대로 부정적인 예상을 하지 말라고 주장한 블루밍 박사는 의학의 힘이 아닌 환자 자신의 힘을 빌어 최대한의 성과를 거둘 수 있었다.

일반적으로 환자에게 자기를 조정할 수 있다는 자신감을 불어넣어 주는 것은 중병을 치료하는 데 있어서 의사에게 많은 도움을 줄 수 있다. 이 자신감은 단순한 기분이나 태도 이상의 것이며 또한 뇌와 내분비계와 면역계를 연결하고 있는 중요한 통로이기도 하다. 우리가 가정하는 가능성은 중병의 도전에 대응하는 방법에 관한 지식이 그러한 뜻깊은 발전에 있어서도 그 근거를 제공할지도 모른다는 것이다.

파괴적인 병마로부터 회복된, 가장 극적인 사례는 바로 의사 자신들에 관련된 것이었다. 특히 기억에 남는 경우는 UCLA 성형 외과 의사들의 회합에서 나눈 대화 중에서 나온 이야기다. 대화중에 나는 예정된 유방 절제술이 취소된 한 젊은 여성에 대해서 이야기했다. 대화가 끝나고 공개 토론회에서 한 의사가 자기 자신의 암과의 투병에 관해 이야기하기 시작했다. 진단 결과는 분명했다. 암은 폐와 림프절과 간에 확산돼 있었다. "친구인 종양 전문의는 그 자리에서 내가 앞으로 3, 4개월밖에 살 수 없다고 말했습니다. 그 당시 나는 아내에게 이에 관해 아무 이야기도 하지 않고 내 자신과 의논했습니다. 나는 이러한 예상을 받아들이지 않기로 결심했습니다. 그 대신 나는 투병하기로 했습니다. 나는 이 싸움에 나의 모든 정신적·육체적 에너지를 투입하기로 작정했습니다. 나는 모든 면역 세포가 기능할 수 있도록 부드럽게 대하고 부추겼습니다. 처음 한두 달 동안 몸은 점점 쇠약해졌고 몸무게는 줄었지만 자신감은 잃지 않았습니다. 그러나 조금씩조금씩 대세는 바뀌기 시작했습니다. 나는 다시 몸무게와 체력이 회복되기 시작했습니다. 6개월이 경과하자 나는 이제 암에게 가망이 없어졌다는 것을 알았습니다. 그 일이 얼마 전의 일이었느냐고요? 약 8년 전의 일이었죠."

정신 신경 면역학의 선구자인 조지 솔러먼 박사는 하버드 대학의 한 교수의 이야기를 들려주었다. 그 교수는 암에 걸려 뇌와 폐와 간에 병소가 있었지만 그는 강의를 계속했고 전문의의 치명적이라는 예후에도 불구하고 친구들을 안심시켰다.

"그의 투혼이 얼마나 강력한지 보는데도 정말 온몸이 떨리는 것 같았습니다. 거의 일년 동안이나 그는 암과 싸웠습니다. 그리고 그는 마침내 승리를 쟁취했습니다. 그가 우리에게 가르쳐 준 가장 중요한 교훈은 그의 투병담이 아닌 그 자신의 체험과 본보기에서 우러나온 것입니다. 그는 모든 시련과 전문의의 예상과 정교한 기술에 근거한 보고를 상대로 승리를 거두었습니다. 이러한 종류의 일은 자주 일어나지 않지만 어쨌든 그것이 일어났다는 사실은 모든 의과대 학생들이 배워야 하는 가장 중요한 것입니다."

이러한 진술이나 증거──특히 의사 자신이 제공한 경우──는, 전문의의 예상을 뒤집는 병세의 완화나 회복에 관한 내 주장이 주제넘는 것이라는 생각을 떨쳐 버리는 데에 도움이 되었다.

가끔 의사들은, 내가 인용하는 좋은 결과가 내가 생각하는 것만큼 주목할 만한 가치가 없다고 하는데, 그 이유가 필시 초진시에 오진을 했기 때문이라는 것이다. 실제로 이러한 논쟁은 종종 《뉴잉글랜드 의학지》에 게재된 나의 척추병에 관한 기사로 진전되기도 한다. 나는 의사들로부터 24통 이상의 편지를 받았는데 그들은 내 병이 강직성 척추 관절염이 아니라 전신 근육통성 류머티즘이라면서 완치가 드문 일이 아니라는 것이다. 히치호 박사는 이러한 편지들 때문에 점차 고민하기 시작했다.

"이 친구들에게 무슨 일이 일어났나?" 그가 말했다. "전신 근육통성 류머티즘은 관절이 아니라 근육에 염증이 생긴다는 사실도 모르나? 만일 그 기사를 읽어 보았다면 그것이 근육이 아닌 관절에 문제가 있다는 것쯤은 알 수 있었을 텐데……."

1980년, 다시 내가 심한 심장 발작을 일으킨 지 2개월 후에 테니스 코트에 돌아와 단식 경기를 친다는 소식을 들은 의사들은 내가 틀림없이 오진을 받았다고 주장했다. 혈압이 급강하되지 않고 S-T 부분의 강하가 보이지도 않고 심전계에 2분 이상 답차 검사를 받을 수 없을 정도로 심각한 사람은 1, 2개월 후에 힘이 드는 테니스를 칠 수 없다고 말했다. 미국에서 가장 저명한 심장병 학자인 케네스 샤인 박사가 나를 초진했지만 그는 회의론자는 대답을 하지 않는다고 지적했다.

내가 심장 발작을 일으켰을 때는 공항에서 짧은 거리를 걷는데도 숨이 찼고 가슴에 통증이 심했기 때문에 약속 시간에 늦을 때도 있었다. 바로 그날 가슴에 통증을 느끼지 않고 테니스를 칠 수 있었다. 즐겁게 행동하는 것이 심장 기능에 크게 기여한다는 것은 분명하다. 체험함으로써 활성화되는 호르몬들──특히 엔도르핀과 엔케팔린──이내 신체적 활동에 많은 기여를 했던 것이다. 내가 알고 있는 하나의 사실은 내가 절대로 '호흡하는 힘(second wind)'을 답차 기계에서 체험하지 않았다는 것이며 또한 대부분의 다른 심장병 환자들이 그렇다고 하더라도 놀라지 않을 것이다.

어느 의미에서, 내가 이야기하고 있는 것은 신체 자체의 고유한 치유 시스템이며 동시에 어떤 일정한 환경 밑에서 그것이 균형을 유지해 주는 방법에 관한 것이기도 하다. 오마르 파리드 박사도 이러한 의미에서 타당한 말을 하고 있다.

"의과대 학생들은 실제로 치유 시스템에 대해서는 배우고 있지 않습니다." 계속해서 그는 이렇게 말하고 있다. "그들은 질병──진단법과 치료법──에 대해서 배우지만 신체가 스스로를 어떻게 치료하는가에 대해서는 배우지 않습니다. 이것은 면역계와 그 기능과 작용을 의미한다. 질병의 치유란 병균이나 바이러스를 죽이는 것뿐만 아니라 재건과 회복 과정인 것입니다."

파리드 박사의 견해를 접하고 나는 내가 처음 대학에 왔을 때, 신체의 치유 시스템의 존재를 찾아내려는 나 자신의 노력을 상기했다. 나는 몇 가지 일반적 의학 교과서를 구해서 '치유 시스템'이라는 항목의 색인을 찾아보았다. 거기에는 자율 신경계, 순환계, 소화계 및 대뇌 변연계 등 등의 독립된 항목은 있었지만 '치유계'라는 항목은 없었다. 그래서 나는 다시 의과대 학생들의 표준 참고서인 메르크(Merck)라는 책을 찾아보았다. 다시 한 번 '치유 계통' 혹은 '인간 치유 시스템'이란 항목을 색인에서 찾아보았다. 그러나 신체의 다른 시스템은 별도의 항목으로 색인에 나와 있었지만 이것만은 없었다. 다시 또 다른 표준 의학 사전을 찾아보았다. 역시 마찬가지였다. 그래서 나는 여러 의과 대학의 교과 과정 지도 교수에 문의했지만 인간의 치유 시스템에 관해 명쾌히 설명하는 말을 듣지 못했다.

내가 의과 대학의 학부 요원들과의 논의 도중에 이 분명한 공백에 대해 언급하자 그들은 치유 시스템이란 신체의 모든 시스템들을 총칭하는 것이며, 이것들이 모두 균형을 이루고 충분히 기능하는 상태를 기술하는 말로써 '호메오스타시스(homeostasis 항상성)'라는 전문 용어가 사용된다고 말했다.

그렇다고는 하지만 신체의 모든 시스템이 이 전체성에 관계하고 있으며 각기 그 기능이 한정되어 있고 별도로 연구되고 있다. 이와 같이 치유 시스템에 관한 특별한 관심의 결여는 내게만 문득 생각난 언어 의미상의 문제는 아니었다. 이것이 바로 치유의 주요 장소가 내부, 즉 신체가 아니라 외부에 있다고 잘못 생각하게 만드는 것이다. 본서의 다른 부분에서 인용된 바와 같이, 프란츠 잉겔핑거 박사의 말에 의하면, 인간의 질병 중 85퍼센트가 자기 제한적(self-limiting)이며 치유에 관련된 독자적인 과정이 존재한다는 분명한 관점의 필요성이 점차 강조되고 있다는 것이다.

절단된 손톱이 복원되는 방법부터 이야기를 시작해 보기로 하자. 그 손상된 부위에서 단단한 물질로 바뀔 수 있는 자기(磁器)형 세포를 운반할 필요가 신체에 있다. 또한 신체는 비단 같은 가닥(머리털)과 유연하고 늘어날 수 있는 표피(피부), 상아 같은 물질(치아), 광도의 다양한 범위를 조정하기 위해 신축할 수 있는 프리즘(눈), 체중을 지탱하고 보행을 쉽게 할 수 있는 견고한 구조(뼈대)를 생성해야 한다. 이러한 모든 본질적으로 다른 물질들이 멀리 떨어진 근원에서 전적으로 운반되어 오는 것이 아니고 바로 그 장소에서 생성되고 있는 것이다. 그들은, 신체 자체의 구조적·기능적 특징을 형성하는 다수의 특정한 물질로 변환될 수 있는 화학 물질을 공급하는 신체의 약제소를 작동시킬 수 있는 뇌 속에 있는 중앙 통제소로부터 조절되고 있다.

이와 같이 신비스럽지만 중요한 하나의 기능은 신체가 그 성장에 직접 참여하고 있는 방법이다. 예로 유전자의 지시를 따르는 호르몬은 팔다리를 길게 하고 어깨를 넓히고 손발을 자라게 하는 등, 신체 구조를 성장시킬 수 있다는 사실은 잘 알려져 있다. 그러나 이러한 과정을 관찰하고 측정할 수는 있어도 그 기전은 아직도 분명히 알려져 있지 않다.

그러한 지식이 얼마나 중요할까? 우리는 그것의 모든 비밀에 통달하지도 못하면서도 그 과정의 존재를 인식하는 데에 만족하는 것은 아닐까? 그 대답은 지식의 확충과 인간의 발전은 함께 이루어진다는 것이다. 사실, 인류라는 종은 지금까지 성장과 치유에 관한 불완전한 지식만으로도 생존해 왔다. 그러나 우리가 한번 사물의 '원인과 이유'를 알게 되면 더 많은 발전을 할 수 있을지도 모른다. 우리는 새로운 지식이 어디까지 도달할지 정확하게 모른다. 그리고 우리는 그것 없이는 아무 결과도 얻을 수 없다. 괴테는 이렇게 말했다. "우리가 이해할 수 없는 것은 무엇이든지 소유할 수 없다." 인간의 자기 인식(자각)은 우주의 지혜로 통하는 관문을 열 수 있다. 포프는 "인류의 바람직한 연구 과제는 바로 인간 자신이다"라고 말했다.

고도의 의술은 조그많고 검은 가방에서가 아니라 인간의 치유 시스템에 관한 지식에 근거를 두고 처방하는 것이다. 이 치유 시스템을 저해하지 않고 강화시키거나 확대시키는 데에 있어서 의사의 능력이 의술의 위대한 합류점과 의학이라는 과학을 이루게 할 것이다.

10

질병과 웃음과의 관계

"이 세상에서 가장 심한 고통을 받고 있는 동물이 웃음을 발명했다."
— 프리드리히 니체(Friedrich Nietzsche)

"의학에는 재미라는 것이 그다지 없지만 재미에는 상당히 많은 의학이 있다."
— 조시 빌링스(Josh Billings)

어느 날, 시카고 주재 AP 통신원으로부터 전화가 걸려 왔다.
"선생님에 대해 완전히 오해가 풀리게 됐는데 어떻게 생각하십니까?"
나는 어리둥절했다.
"《미국 의학 협회지 Journal of the American Medical Association ; JAMA》 최신호에 중병과 투병하는 데 있어서 웃음이 도움이 된다는 선생님의 말이 옳다는 것을 증명하는 과학적 증거를 제시하는 기사가 게재되어 있습니다." 계속해서 그는 다음과 같이 말했다.
"스웨덴의 의학지가 실험을 통해 웃음이 신체 자체의 약물 생성 작용에 도움이 된다는 것을 입증했습니다. 그 보고서의 내용을 읽어 드리겠습니다. '유머 요법의 계획이 만성 질환자의 삶의 질을 개선시킬 수 있다. 웃음에 이런 환자들의 증상을 즉각적으로 완화시키는 효과가 있다.'"
"선생님의 기사가 처음 《뉴잉글랜드 의학지》에 게재되었을 때에 일부 의사들로부터 심한 비판을 받았기 때문에 이러한 증명이 대단히 많은 도움이 된다고 생각하시겠죠."

물론 나는 JAMA의 기사에 만족한다. 1976년에 초판이 간행된 《질병의 해부》에서 나는 10분 동안 통쾌하게 웃으면 2시간 동안 고통 없이 편한 잠을 잘 수 있다는 나의 발견에 관해 언급한 바 있었다. 나는 척추와 관절에 심한 염증이 수반된 병에 걸렸기 때문에 잠자리에 들어 통증을 완화시키기 위해 웃기로 했는데, 그 웃음의 실제적 가치가 치료에 있어 점차 중요한 요소가 되었다.

윌리엄 히치흐 박사도 나처럼 웃음이 강력한 진통제가 될 수 있다는 명백한 증거를 보고 지대한 관심을 나타냈다. 그는 내가 영화나 책을 보고 유쾌한 상태가 된 후에 나타나는 반응의 전후에 통증의 완화(경감) 율을 비교함으로써 그 비율을 조사한 바가 있다. 이 통증 완화 검사는 신체의 염증이나 감염의 정도와 범위를 측정하는 것이다. 나의 완화율은 그 정도가 컸으므로 나로서는 대단히 고마운 일이었다. 히치흐 박사는 잠시 동안만이라도 크게 웃어도 완화율이 상당한 단위에 이른다고 알려 주었다. 그에게 가장 흥미있는 것은 계속해서 완화되고 또한 그것이 점증된다는 사실이다.

게다가 용기가 나는 일로 통증의 소멸이 신체의 가동성의 증대에 따른다는 것이다. 그 당시에는 인간의 뇌가 모르핀 같은 분자인 엔도르핀이나 엔케팔린이란 분비물을 생성하는 능력에 관해서는 거의 알려지지 않았다. 지금 과거를 되돌아보면서, 나는 그것에 관한 지식의 광명 속에서 웃음이 엔도르핀의 분비를 활성화시키는 데 어떤 역할을 할 것이라고 생각했다.

이러한 경험을 기술하면서, 웃음의 효용을 전통적인 치료법의 대체 수단으로 간주하지 않았다는 것을 조심스럽게 지적하고자 한다. 또한 여기에서 모든 긍정적 정서 등——애정, 희망, 신념, 삶의 의욕, 환희, 인생에 목적과 의의를 갖는 것, 결의——도 이러한 역할을 한다는 것을 증명해 보려고 한다는 점을 강조하는 바이다.

분명히 나에게는 그랬지만 다른 사람에게는 그렇지 않을지도 모른다. 웃음과 면역력의 증대와의 한계를 지적하는 연구 보고서가 접증하고 있지만 그것은 아마 착오일 것이며 사실 웃음——혹은 전반적으로 말해서 긍정적 정서——이 환경이나 조건이 어떻든 보편적이고 자동적(반사적)인 유효성을 갖고 있다고 추측하는 것은 좀 무책임한 면이 있다. 똑같은 사물이라도 사람에 따라 다르게 반응하는 법이다. 어떤 사람에게는 그것이 유머겠지만 다른 사람에게는 하품이 나는 따분한 소리로 들릴 수도 있다. 질병의 치료는 환자 개개인이 만족할 수 있도록 신중하게 행해져야 한다.

당연한 일이지만 병의 회복에 있어서 웃음이 갖는 측면은 좋은 기사거리가 되었다. 이러한 기사는 내가 웃음이 실제적인 치료를 대신할 수 있다고 생각하는 듯한 인상을 주었기 때문에 매우 난처했다. 사실, 《뉴잉글랜드 의학지》에 내 병에 관한 기사를 쓴 주된 이유는 이러한 인상을 바로잡기 위한 것이었다. 나는 이 기사에서 주치의가 이 과정에 관여했고 우리는 모든 긍정적 정서를 대표하는 하나의 비유로서 웃음을 예로 들었다는 것을 역설했다.

만일 내가 지금 알고 있는 것만큼 그 당시 알고 있었더라면 보다 방어적이었을 것이다. 12개 이상이나 되는 의학 센터의 의학 연구자들은 신체에 미치는 웃음의 영향에 관해서 연구중이고 호흡의 증대에서 병균과 싸우는 면역 세포 수의 증가에 이르기까지 우리에게 유리하고 광범위한 전력 배치에 대해 상세히 설명하고 있다. 또한 광범위한 실험이 상당수의 사람들을 대상으로 행해지고 있는데 여기에서도 웃음이 건강에 기여한다는 것이 밝혀지고 있다. '유쾌한 마음은 약처럼 몸에 좋다'라는 성서의 격언이 옳다는 것을 증명하는 과학적 증거도 점증하고 있다.

 자연이 인간에게 준 모든 선물 중에서도 밝은 웃음이야말로 최고의 것임에 틀림없다. 부조화에 대한 반응은 뇌의 작용 중에서도 최고의 현상 중의 하나이다. 유진 필드(Eugene Field)가 "너무 인색해서 자기 아들의 뱃속에 촌충을 한 마리 이상 살지 못하게 했다"는 친구 이야기를 할 때, 우리는 크게 웃거나 터져 나오는 웃음을 막을 수 없다. 또한 레오 로스턴 (Leo Rosten)이 어떤 사람이 자기를 믿느냐고 묻는 질문에 대해 "나는 차라리 상치 대가리를 전달하는 토끼를 믿겠다"라고 대답했다. 로스턴은 또 "나 혼자만 있을 수 있는 곳으로 갑시다"라고 말하기도 했다. 또한 에번 에이사(Evan Esar)는 사랑을 "에로스의 코미디"라고 정의하기도 했다. 이러한 말장난의 예는 논리의 빈틈을 뛰어넘어 변화 중에 즐거움을 찾을 수 있는, 인간의 능력을 잘 입증해 주고 있다.

 또한 경탄도 유머의 주요한 구성 요소임에 틀림없다. 아기는 갑작스러운 움직임이나 표정의 변화에도 잘 웃는데, 이것은 행동의 연속이 중단되는 것이 우습기 때문이다. 무성 영화 시대에 코미디언들이 말없이 연기하는 놀랄 만한 익살로서 당대의 제국[Hollywood]을 구축했다. 즉 해럴드 로이드(Harold Lloyd)는 거대한 시계 바늘을 회전시켰으며 찰리 채플린(Charlie Chaplin)은 조립 벨트의 철제 내부로 뛰어올라갔으며 버스터 키턴(Buster Keaton)은 얼룩말을 쫓아가는 연기를 했다.

 웃음은 부조화에 대처하는 인간의 정신적 표현 방식인 것처럼 생각된다. 우리의 사고라는 열차는 한 방향으로 질주하다가 갑자기 부조리를 향해 달려서 탈선하는 것이다. 논리 흐름의 갑작스런 난파는 해방을 원한다. 그 육체적 반응이 바로 웃음으로 알려져 있다.

 공원 벤치에 앉아 있는 두 80대 노인의 이야기를 들어 보자. 한 노인이 다른 노인에게 이렇게 물었다.

 "자네는 영혼의 재생을 믿나?"

"그런데 말야, 죠." 해리가 대답했다. "난 그것에 대해 진지하게 생각해 본 적이 없네."

"이제 우리도 그것에 대해 생각해 보아야 하네." 죠가 말했다. "우리 둘 중에 하나는 먼저 죽겠지. 뒤에 남게 된 사람이 매주 수요일 오전 11시에 이 공원의 벤치로 오기로 하고 먼저 세상을 떠난 사람이 바로 그 시간에 영혼의 재생과 우리가 알 수 없는 다른 모든 것에 관한 메시지를 전하기 위해 여기를 찾아오겠다고 약속하지 않겠나?"

해리는 이에 동의했다.

한 달 후에 죠는 잠을 자다가 평화롭게 숨을 거두었다. 해리는 몇 달 동안 매주 수요일 오전 11시에 그 공원 벤치에 가서 앉아 있다가 돌아왔다.

그러던 어느 수요일, 그 약속 시간에 그는 멀리서 자기를 부르는 목소리를 들었다.

"해리, 해리! 내 목소리가 들리나?" 그 목소리가 물었다. "나야, 죠."

"죠, 그래 어떻든가?"

"믿을 게 못 되네, 해리. 여기서 하는 일이란 성행위밖에 없네. 그들은 아침 7시에 잠을 깨우고 정오까지 그 짓을 하게 하네. 점심 때에 잠시 낮잠을 자고 나면 저녁 때까지 또 줄곧 그 짓만 시키네."

"아이구 맙소사, 죠. 도대체 지금 어떻게 된 일이고 어디에 있는 거야?"

"나는 토끼가 되어 몬태나(Montana ; 미국 북서부의 주명=역주)에 있네."

우리가 웃음으로 알고 있는 생리적 반응의 표현 수단을 발견함으로써, 뇌는 자신을 논리와 부조리와의 갈등과 상충을 화해시키는 것이다.

도전적인 상황에 대처하기 위해 유머가 그렇게 중요한 것일까? 몇몇 의학 연구에 따르면 강연은 인간의 행위 중에서도 가장 스트레스를 많이 받는 체험이다. 나는 그 사실을 과학적으로 입증할 수 없지만, 지난 40년 간의 2000여 회에 이르는 강연을 통해 연사나 청중 모두가 약간의 유머를 사용하면 분위기가 한결 부드러워진다는 것을 증명할 수 있다.

내가 맡은 첫번째 공식적인 강연은 당시 연사들의 메카였던 뉴욕 시립 회관에서 이루어졌다. 강연을 끝마치자 출판업자이며 농담 수집가인 베닛 서프(Bennett Cerf)가 내게 인사하러 왔다.

"첫번째 강연치고는 훌륭했습니다. 그러나 약간 딱딱하더군요. 청중들을 좀 풀어 주어야 할 것 같습니다. 먼저 우스운 이야기로 시작하시죠. 당신과 관련된 일화, 특히 그 이야기 속에 저명 인사를 한두 사람 등장시키면 더욱 좋겠죠. 최근에 저명 인사가 관련된 재미있는 일은 없었습니까?"

그래서 나는 불과 일주일 전에, 올버니(Albany)에 있는 콜럼비아 대학 총장에 새로 취임하게 된 아이젠하워(Eisenhower) 장군을 환영하기 위한 특별 이사회에서 연설한 적이 있다는 이야기를 베닛에게 했다. 나는 아이젠하워 장군 옆자리에 앉아 있었기 때문에 마음을 가라앉히고 연설하려고 했다. 장군은 내가 몹시 당황하고 있다는 것을 알고 있었음이 분명했다. 그는 내게로 몸을 기울이고 속삭이는 듯한 목소리로 말을 걸었다.

"무슨 일이 있습니까? 좀 창백해 보이는군요."

나는 내가 여기 참석한 것이 믿어지지 않고 대학의 제복을 입은 수많은 교육자들에게 연설하기가 좀 두렵다고 조그맣게 이야기했다.

"나처럼 해 보시죠." 그가 말했다. "연설하기 전에 초조해질 때마다 나는 약간의 요령을 부리죠."

"요령이라고요? 어떤 요령인데요?"

"나는 그러한 초조감을 청중에게 옮깁니다."

"그걸 어떻게 하시죠?"

"아주 간단합니다. 나는 모든 청중들을 바라보고 그 사람들이 다 해진

속옷을 입고 있다고 상상하는 거죠!"

베닛 서프가 여기에서 말을 막고 나섰다.

"좋습니다, 아주 좋습니다." 그가 큰소리로 말했다. "이제부터 연설하기 전에 그 올버니 사건과 아이젠하워 장군의 충고를 먼저 이야기 하도록 하십시오. 금방 차이가 난다는 것을 아시게 될 것입니다."

2주일 후에 세인트 루이스(St. Louis)에서 연설하게 되었는데 나는 그 아이젠하워 장군과 관련된 일화부터 말문을 열었다. 그러나 그 말을 들은 청중들은 아무 반응도 나타내지 않았다. 오히려 청중들은 얼굴이 굳어졌다. 그 후의 연설은 끝날 때까지 내내 고역이었다.

강연이 끝나자 한 남자가 나를 찾아왔다.

"선생님의 아이젠하워 장군 이야기 말인데요." 그가 말했다. "그 일화가 정말 선생님과 관련됐습니까?"

"그럼요, 물론이고 말고요." 내가 대답했다.

"이상하군요. 베닛 서프가 지난 주 여기에서 이야기할 때는 바로 자신의 일화처럼 이야기하던데요."

그럼에도 불구하고 나는 베닛 서프가 내게 좋은 충고를 해주었다고 입증할 수 있다. 강연을 들으러 오는 사람들에게 연사가 때때로 재미있는 이야기나 일화나 비사를 이야기해 주면 좀더 청중의 관심을 모을 수 있다. 한편 진지한 표현으로 시종 일관 관중들에게 맹공을 퍼부으면 따가운 시선을 받을 수 있다.

또한 이야기 속에 자신을 등장시키는 전략에 관한 한 서프의 말이 일리가 있다. 캔자스(Kansas) 시 공회당에서 강연하기 위해 어느 비 오는 날 밤 캔자스 시로 가는 도중에 일어났던 일을 강연 초두에 이야기함으로써 나는 일화를 충분히 이용했다. 이 건물은 각기 다른 규모의 몇 개의 강당── 권투 경기장 및 6~7000명을 족히 수용할 수 있는 강당──으로 이루어져 있다.

나는 정문을 통과해서 비옷을 걸어 놓고 안내서에 적힌 대로 3층 강단으로 걸어갔다. 나는 좌석 사이의 통로를 따라 내려 갔지만 강단 위로 올라가는 계단이 없다는 것을 깨달았다. 나는 한 청중에게 강단 뒤쪽으로 가는 길을 가르쳐 달라고 부탁했다. 그는 측면 출입구를 가리키면서 그 곳을 통과한 후 왼쪽으로 걸어가면 된다고 말했다.

가르쳐 준 대로 그 문을 통과하자 문은 빙그르 돌면서 내부로 다시 들어가지 못하게 열리지 않았다. 때는 늦었다. 손잡이도 돌지 않았다. 희미한 전등 불빛 속에서 왼쪽으로 가는 통로를 찾아보았지만 그런 것은 없었다. 캔자스 시에 와서 제일 먼저 알아두어야 했던 것은 계단이었는데…… 어둠 속에서 밑바닥이 저 아래 보였다.

나는 내 뒤에 있는 문을 손으로 탕탕 두드려 보았지만 문은 무겁고 두꺼운 철판으로 만들어져 있어 끄떡도 하지 않았다. 나는 아무리 두드려 보았자 주먹만 아프다는 것을 알았다.

할 수 없이 나는 밑바닥으로 뛰어내릴 수밖에 없었다. 밑바닥으로 뛰어내린 다음 나는 어둠 속에서 왼쪽으로 돌아가 예전에 사용하던 강단의 잔해 위를 더듬거리며 걸어갔다. 마침내 나는 복도를 따라 비치는 희미한 빛줄기를 찾아내어 문이 있을 것이라고 생각해서 그쪽으로 손을 더듬으며 걸어갔다. 그대로였다. 손잡이를 돌려 문을 열고 캘턴본(Kaltenborn, H. V.)이 주관하는 가축 협의회의 휘황찬란한 불빛이 비추고 있는 연단으로 걸어갔다. 청중들이 놀라서 벌어진 입을 다물지 못했다. 캘턴본이 뒤를 돌아보고 나를 알아보고는 무슨 일이냐고 물었다.

"나중에 자세히 말씀 드리겠습니다"라고 말하고 나는 다시 캔자스 시의 지하 복도를 통해 전에 있던 연단으로 돌아갔다. 결국 다른 출입문을 찾아냈다. 그 문의 손잡이는 막대형이었다. 나는 문을 열었다. 나는 내가 건물 정문에서 멀리 떨어진 길가로 나왔다는 것을 알았다.

비가 억수같이 쏟아지기 시작했다. 나는 지하 복도로 다시 들어가야 하는지, 아니면 젖은 옷을 입고 연단으로 다시 가야 하는지, 양자 택일의 기로에 처해 있었다. 그러나 선택하기는 쉬웠다. 나는 뛰어갔다. 몇백

야드나 되는 거리를 뛰어가 나는 다시 건물 안으로 들어가서 3층 강당으로 올라갔지만 거기에는 안내원이 있어 내게 입장권을 요구했다.

"이 점, 아니 모든 면에서 충분히 생각치 못한 것 같습니다." 이렇게 말하면서 나는, "그렇지만 저는 여기 연사로 초청된 것으로 알고 있습니다."

그 안내인은 비에 흠뻑 젖은, 자기 앞에 서 있는 사람을 어이없다는 듯이 쳐다보았다.

"이거 보세요, 연사는 20분 전에 안으로 들어가셨습니다."

그 사실은 두말할 여지도 없다.

"그럼 어떻게 안으로 들어갈 수 있죠?" 내가 힘없이 물었다.

"다른 사람들처럼 입장료를 지불하셔야 됩니다."

그가 말하는 대로 내 강연을 위해 나는 3달러를 지불할 수밖에 없었지만 유감은 없었다. 어쨌든 나는 이 에피소드를 통해 많은 것을 배웠다. 연사가 자신의 강연을 위해 때때로 입장료를 지불해야 한다면 훨씬 좋은 강연을 일반 청중도 들을 수 있을 것이라는 생각을 했다.

이러한 실패담은 내가 연설하기 시작할 때에 좋은 무기가 되었다. 청중들은 연사의 실패담과 같은 이야기를 듣기 좋아하는 것 같았다. 이 캔자스 시 이야기는 그들을 좀더 느긋하게 하고 이야기에 관심을 갖게 했다.

신경 생리학자인 노베라 허버트 스펙터(Noverra Herbert Spector) 박사는 반세기 이전에 써어진 웃음의 생리적 이점에 관한 원고를 내게 보내 주었다. 그것은 뉴욕 포드햄(Fordham) 대학 사회학부 의학 연구소 소장이었던 제임즈 월시(James Walsh) 박사가 쓴 것이었다.

월시 박사는 통쾌한 웃음은 신체 내부 기관을 자극해서, 진동 메시지로 혈액 순환을 증가하고 질병에 대항하는 활력을 강화함으로써 그것들이 더 잘 작용하게 할 수 있다는 것을 입증하는 연구 결과를 보고한 바 있다. 그 당시 월시 박사는 웃음이 폐, 간장, 심장, 췌장, 비장, 위장,

소장, 대장 및 뇌에 미치는 유익한 효과에 대해 면밀히 상술했다. 그는 또한 웃음이 병을 유발하는 온갖 불안이나 걱정, 근심 및 공포를 일소하는 효과를 가졌다고 기술했다.

스탠퍼드 의과 대학의 정신 의학과 윌리엄 프라이 2세(William Fry, Jr.) 박사도 웃음을 신체적 운동의 한 형태로 비유했다. 그것은 호흡을 가쁘게 하며 심장의 박동을 빠르게 하고 혈압을 올리고 호흡을 촉진시켜 산소 소비를 증대시키고 안면 및 위장 근육을 운동시키며, 웃음과 관련된 근육이 아닌 다른 근육도 이완시킨다. 통쾌한 20분간의 웃음은 3~5분 동안에 심장의 박동 속도를 배증시킨다. 이것은 3분간의 격렬한 노젓기와 맞먹는다.

또한 심리적인 측면에서 보더라도 웃음은 우리에게 많은 혜택을 준다. 1950년대에 하버드 대학의 심리학 교수인 고든 앨포트(Gordon Allport) 박사는 유머를 마치 종교나 등산처럼 개인의 사회적 지위에 대해 새로운 전망을 제공해 준다고 논술하기도 했다. 산타바르바라(Santa Barbara)의 심리학자인 어넷 굿허트(Annette Goodheart) 박사는 연구 도중에 이러한 견해가 타당하다는 것을 확인했다. 그녀는 유머가 개인적으로 어려운 문제에 봉착한 사람에게 보다 느긋하고 창조적인 상태를 만들어 주는 데에 일조가 된다는 것을 발견했다. 이와 같은 선상에서 코넬(Cornell) 대학 심리학과의 앨리스 아이젠(Alice M. Isen) 박사와 경영 대학원의 존슨(Johnson) 박사는 웃음이 사고의 창조성과 유연성을 증대시킨다고 보고했다. 그녀의 연구 중의 하나는, 마루 바닥에 촛농을 떨어뜨리지 않으려고 코르크보드(corkboard) 벽에 촛불을 붙이지 못하는 사람에 관련된 것이었다. 방금 짤막한 코미디 영화를 보고 난 사람이 보지 않은 사람보다 그 일을 하기 위해 새로운 방법을 더 잘 궁리해 낼 수 있었다고 한다. 그들이 영화를 보고 '기능적 고정성'에서 '창조적 유연성'으로 바뀌었다는 것이다. 아이젠은 또한 정신의 예민성에 관한 검사에서 재미있는 영화를 본 후, 또는 캔디 선물을 받은 후에 생긴 긍정적 정서 상태에 처해 있는 사람이 더 다채롭게 언어를 구사할 수 있다는 것을 알았다.

또한 웃음은 '불쾌감'을 완화시키는 데에 도움이 된다는 것이 밝혀졌다. 러복의 텍사스 공과 대학(Texas Tech University in Lubbock) 심리학과의 로즈메리와 데니스 코건(Drs. Rosemary and Dennis Cogan) 박사는 40명의 대학생을 (1)웃음, (2)긴장 해소, (3)정보를 제공하는 이야기, (4)아무런 조치도 취하지 않는 4개의 집단으로 임의적으로 구분했다. 집단 (1)과 (2)에 속한 사람들에게 개별적으로 그 집단에 적절한 오디오 테이프를 20분간 들려준 후, 혈압 완대를 팔에 감아 팽창시킴으로써 매우 불쾌하게 만들었다. 재미있는 사물에 접한 대상자들은 아주 심한 불쾌감도 잘 견디어 냈다. 또한 긴장 해소 요법을 시술한 대상자들은 그것보다 더 심한 불쾌감도 잘 참았다. 코건 부부와 그의 동료들은 또한 유머가, 환자가 외과 수술 후에 느끼는 통증은 물론 주사를 맞을 때에 느끼는 통증을 경감시키는 데 각별한 효과가 있었다고 시사했다.

만일 웃음이 한 사람의 인생의 전망을 밝게 하고 고통을 완화시킬 수 있다면 비정상적인 스트레스와 싸우는 데 있어서도 도움이 될 것이다. 캐나다 온타리오(Ontario)에 있는 워털루(Waterloo) 대학의 로드 마틴(Rod A. Martin) 박사와 허버트 러프커트(Herbert M. Lefcourt) 박사는 유머와 인생의 주요한 스트레스에의 적응과의 상관 관계에 대해 연구했다. 즉, 56명의 대학생들에게 각기 다른 환경 아래에서 유머를 즐길 수 있는 능력을 측정하기 위한 검사를 받게 했다. 4가지 검사 중 3가지 검사에서 유머를 중시하는 대학생들이 긴장과 심각한 개인적 문제를 더 잘 대처할 수 있다는 것이 판명되었다.

마틴과 러프커트 박사는 이 연구에 이어서 67명의 대학생들에 대해 연구하고 일상적인 일에서 '필요에 의해서' 유머를 만들어낼 수 있는 훌륭한 능력이 있는 대학생들이 역시 스트레스의 부정적인 정서적 효과에 대해 더 잘 대응한다는 사실을 발견했다.

버클리(Berkeley), 캘리포니아(California) 대학의 심리학과 교수였던 제임스 에이버럴(James R. Averill) 박사는 여러 가지 정서 상태에 뒤따르는 심리적 반응의 수효를 측정했다. 즉, 54명의 대학생들을 3개의 집단——슬픈 상태의 집단, 유쾌한 상태의 집단 및 통제 집단——으로 나누었다. 슬픈 상태의 집단은 존 케네디(John F. Kemely) 대통령의 기록 영화를 보았으며 유쾌한 상태의 집단은 무언극의 인기 연기자인 맥 세닛(Mack Sennett)의 공연 영화를 보았으며 통제 집단은 아무 흥취도 자아내지 않는 기록 영화를 보았다. 이 영화를 보는 도중에 혈압, 심장 박동수, 손 및 얼굴의 온도, 피부 저항 및 호흡을 비교 조사했다. 에이버럴은 웃으면 호흡에 변화가 오고 슬픔은 혈압을 변화시킨다는 것을 알았다. 이 연구의 주요 결론은 정서가 측정할 수 있는 생리적 변화를 초래한다는 것이다.

샌프란시스코의 캘리포니아 대학교 의과 대학의 폴 에크먼(Paul Eckman) 박사와 그의 동료들은 사람이 6가지 정서 상태——경악, 혐오, 비애, 분노, 불안 및 행복감——에 처해 있을 때의 생리적 차이점을 비교 조사해 보았다. 폴 에크먼 박사는 16명의 개인들——배우들과 과학자들——에게 전형적인 정서를 얼굴에 표현해 볼 것과 또한 심장 박동수, 손의 온도, 피부 저항 및 근육의 긴장 정도를 측정하는 동안 과거의 정서에서 해방됨으로써 6가지 정서 상태를 체험해 보라고 요구했다.

그 결과는 충격적이었다. 부정적 정서와 긍정적 정서와의 중요한 생리적 차이가 나타났을 뿐만 아니라 각기 다른 정서가 각기 다른 결과를 낳았다. 예를 들어, 분노 상태에서 특별히 심장 박동수가 증가했고 손의 온도도 **상승**한 반면에 불안 상태에서는 심장 박동수는 증가했지만 손의 온도는 **하강**했다. 행복감에 젖어 있을 때는 심장 박동수와 손의 온도가 **조금밖에** 안 올라갔다.

이 연구에 참여했던 일부 연구자들이 나에게 그 결과 보고서를 보내 주었는데 거기에서 그들은 웃음의 가치에 관한 과학적 증거를 찾으려는 《질병의 해부》라는 책에 기술되어 있는 나의 체험을 읽고 그러한 연구를 하게 되었다고 말했다. 또한 병원 계획의 종합적인 구성 부분으로서 유머와 창조성을 발휘할 수 있는 새로운 시설을 갖추게 되었다는 병원으로부터의 소식도 나를 기쁘게 했다.

그 첫번째의 응답이 온 곳은 텍사스 휴스턴(Houston) 시의 성 요셉 병원이었다. 종양 외과 의사이며 의학자인 존 스텔린(John Stehlin) 박사로부터 내게 '거실'이라고 부르는 병원의 새 시설의 개관식에 참관하러 휴스턴에 올 수 있는지의 여부를 묻는 전화가 걸려 왔다. 그의 말로는, 안락 의자, 고급 장비, 예술 코너, 비디오 및 오디오 세트 및 도서실로 한 층을 꾸며 암 환자를 위해 할애했다는 것이다.

"병원 같지 않게 시설했다고는 상상도 못하실 것입니다. 이 즐거운 환경이 환자의 기분을 얼마나 밝게 하는지 직접 보신다면 무척 좋아하실 것입니다. 영화를 즐기게 하는 것도 우리의 주요 계획 중의 하나에 포함되어 있습니다. 또한 수녀들도 만나실 수 있습니다. 그녀들은 병원 방침의 한 부분으로서 환자들을 웃게 한다는 생각이 마음에 드는 것 같습니다."

3주 후에 나는 개관식에 참관하러 휴스턴에 갔다. 이 일로 병원은 온통 축제 분위기에 들떠 있었다. 매스컴에서도 병원의 '거실'과 그 아이디어에 대단한 관심을 표명하고 있었다. 텔레비전 카메라맨들이 카메라를 병원 정문과 '거실'에 설치해 놓고 있었다.

나는 스텔린 박사가 50대 중반이라고 추측했다. 외관상으로 보면 그는 키가 컸고 균형잡힌 체격에 원기 왕성했고 또한 친절했다. 그는 자기 집무실로 나를 데려가서 웃음에 관련된 병원의 계획은 크게 성공했다고 말했다. 환자들은 부드러워졌고 또한 정서 상태도 양호해졌다. 또한 병원 의료진들에 대한 요구 사항이 거의 없어졌다. 나는 스텔린과 그의 공동 연구자들이 개발한 수족 절단 수술을 면한, 적어도 12명 이상의 환자들을 만나 보았다. 감염된 다리는 신체의 다른 부분을 화학 요법으로부터 보호하기 위해 지혈 장치가 부착돼 있었는데 이는 신체의 다른 부분을 손상시키지 않고 악성으로 발전하는 것을 막기 위한 것이었다.

이 거실은 보행이 가능한 환자나 휠체어를 사용하는 환자 모두에게 대단히 유익했다. 그들은 VTR(video tape recorder)를 계속 조작하면서, 스텔린 박사가 비디오 필름 제작 회사로부터 직접 기증받은 코미디 필름 ──정중한 인사말과 함께── 을 시청하고 있었다.

스텔린 박사도 이 코미디 필름을 보느라고 시간을 빼앗기고 있다고 말할 정도였다.

"선생님도 환자들이 웃고 즐기는 것을 보는 것이 얼마나 좋은지 상상조차 할 수 없을 것입니다. 이곳은 점차 병원으로 인식되고 있지 않습니다. 좋으면 좋은 것, 그뿐입니다. 자, 거실에 가시기 전에 수녀, 특히 로마노(Romano) 수녀원장을 만나 봅시다. 그녀는 이제 80세가 가까워오지만 아직도 정정하죠. 그녀는 이 새로운 방식에 아주 흡족해 하고 있으며 환자들에게도 늘 재미있는 이야기를 들려주죠. 바로 어제도 나이트클럽에서 일어난 사건에 대해 이야기해 주었습니다. 그곳의 수석 웨이터가 실내를 둘러보다 의자에서 미끄러진 남자 손님을 발견했다는 것이죠." 그는 그 테이블로 달려갔습니다.

"사모님, 바깥 양반께서 의자에서 미끄러져 테이블 아래로 쓰러지셨습니다."

"그래요, 제 남편은 방금 여기 오셨는데요."

나는 스텔린 박사가 안내하는 대로 거실로 걸어갔다. 그는 암 환자들의 병실을 돌면서 《질병의 해부》라는 책이 '거실'을 신설하는 데에 상당한 영향(착상=역주)을 미쳤다고 나에 대해 소개하는 것을 잊지 않았다.

우리는 로마노 수녀원장을 만나 보았는데 그녀는 가냘픈 한 여성에 불과했지만 대단히 정정해 보였다. 그녀는 거실에 있는 환자들에게 우리를 소개하고 열광적으로 환영을 받자 내 팔을 힘차게 들어올렸다. 그녀는 다른 암 환자들을 둘러볼 때에도 우리와 동행했는데 마침 시계를 보고 이제 개관식이 시작될 때라고 알려 주었다.

거실은 환자들, 병원 관계자들, 임원들, 시의 지도자들, 언론인들 등

수많은 사람들로 대혼잡을 이루고 있었다. 내 짐작으로는 아마 150명 내지 200명은 족히 되는 것 같았다. 실내는 밝게 꾸며져 있었다. 스텔린 박사의 말로는 그것은 일반적으로 병원과 관련된 것과는 좋은 대조를 이루고 있다는 것이다.

스텔린 박사는 우선 로마노 수녀원장을 소개했다. 그녀는 이 새로운 시설이 환자들에게뿐만 아니라 간호원들과 다른 병원 관계자들에 좋은 영향을 줄 것이라고 표현했다. 그리고 스텔린 박사가 청중들에게 나를 소개했다.

나는 분명한 사실, 즉 나의 병원에서의 체험이 성 요셉 병원에 새로운 시설을 만드는 결정에 있어서 어느 정도의 역할을 했다는 데에 대해 대단히 감사하게 생각한다고 말했다. 나는 또한 웃음이 좋은 방향으로 생리적 변화를 일으킨다는 UCLA와 기타 다른 연구 기관의 연구 결과에 관해서도 언급했다.

스텔린 박사와 만난 후, 우리의 우정은 점점 돈독해졌다. 그리고 그의 병원에서 암 환자의 치료에 관련된 심리적 환경의 유익한 효과에 관한 조사 연구를 지원하기 위해 나에게 재량권이 있는 약간의 기금을 지원해 주었다.

성 요셉 병원에 있는 '거실' 계획은 전국을 통틀어 24개 이상의 병원의 그와 유사한 계획 중에서도 최초의 시도였다. 로스앤젤레스에 소재하는 성 요한 병원에서는 각 병실의 텔레비전에 특별 채널을 설정해서 환자들이 주야를 가리지 않고 코미디 프로를 시청할 수 있게 했다. 성 요셉 병원에서와 마찬가지로 병원측은 재미있는 영화를 적지 않게 수집하고 있었다. 나는 성 요한 병원에서 새로운 코미디 채널을 신설할 때, 수녀들이 내게 준 기회를 충분히 활용할 수 있었다.

나는 로스앤젤레스 지역의 병원에서만도 6, 7번이나 위와 비슷한 기념식에 참석했다. 허클베리 하운드(Huckleberry Hound)와 요기 베어(Yogi Bear)가 설립한, 조지프 바버러(Joseph Barbera)에 소재하는 로스앤젤레스 지역 병원은 텔레비전 만화에서 소문난 등장 인물을 실물 크기대로 만들어 놓은, 어린이들을 위한 구역을 따로 설정하기도 했다.

UCLA도 병원의 아동 층을 새로 단장했는데, 벽의 우중충한 회색을 밝은 색으로 바꾸고 재미있는 그림도 붙여 놓았다. 또한 UCLA는 디브러 브레슬로(Devra Breslow)가 고안한 기획을 병원의 모든 부서에 실시하기도 했다.

로스앤젤레스의 시더스 시나이(Cedars Sinai) 병원도 유명한 미술품 수집가인 마셔 바이스만(Marcia Weismann)의 제안을 받아들여 병원의 모든 벽을 새로 단장했으며 역시 뛰어난 예술가인 바이스만 부인도 최고급의 복원 공사에 참여했고 병원에서 예술 강연을 실시하기도 했다.

또한 로스앤젤레스에 소재하는, 착한 사마리아인의 병원(Good Samaritan Hospital)은 이 병원의 심장병 과장인 데이비드 캐넘 박사가 마련한 기획에 따라 환자들을 위해 텔레비전에 유머 채널을 신설했으며 병원측에서는 세계적으로 유명한 그 지방의 예술인 모나 골라벡의 피아노 연주회를 개최하기도 했다.

중환자를 치료하는 데에 있어서 유머뿐만 아니라 음악, 예술 및 문학까지 포함된, 가장 광범위한 계획은 어쩌면 노스 캐롤라이나(North Carolina) 주 더럼(Durham)에 소재하는 듀크(Duke) 대학 종합 암 센터에서 마련한 것일지도 모른다. 여기에서 사용하는 '종합(Comprehensive)'이라는 말은 문자 그대로 해석해야 한다. 치료에 관련된 모든 요소들——환자의 정서적 요구, 치료 분위기를 개선시킬 수 있는 환자의 관심사나 취미, 병원측의 대내외 상황, 병원 복도에서 간호사의 '알약의 손수레(pill carts)'보다 훨씬 확실한 '웃음의 자동차'의 활용, 친구가 되어 주고 위로해 주고 환자들의 잔심부름을 기꺼이 해주는 자원 봉사자들의 봉사 활동 등——이 모든 것들이 듀크 계획에 종합적으로 포함되어 있는 것이다. 이 센터의 이사인 로버트 바스트(Robert Bast) 박사도 심리학적 요소가 병원과 의과 대학의 체계에 있어서 의학적 처방 못지않게 중요하다고 생각하고 있다.
 나는 듀크에서, 유머가 질병으로 인해 야기되는 제반 문제점들을 해결할 수도 있다는, 두 가지 특이한 실례를 들었다.
 이 대학 병원에 입원하고 있는 한 환자는 중이염 중증에 시달리고 있었다. 환자의 정서 상태가 중요하다는 것을 알고 있는 간호사는 우디 앨런(Woody Allen) 선집 중의 한 이야기를 그 환자에게 들려주었다. 환자가 기뻐했으므로 간호사가 약효에 영향을 미칠지도 모른다고 생각할 정도이나 신경질도 내지 않게 되었다. 그녀의 치료 계획을 생리적 측정으로 입증할 수 있든 없든 간에, 심리적 요소가 치료 효과를 높이고 개선시킨다는 인식으로 인해 그녀는 병원측 권위자의 칭찬을 받은 것은 물론이다.
 또 다른 사례는 급성 심장 발작이 별안간 일어난 환자에 관련된 이야기이다. 통상적으로 증세는 일시적이지만 불규칙적인 고동으로 인해 신속한 응급 처치가 요구된다.
 그 환자의 부인이 주치의에게 빨리 집으로 왕진해 달라고 전화를 걸었다. 그러자 의사는, 그 부인에게 그 병의 근저에 깔려 있는 문제들을 악화시키고 복잡하게 만드는 요소인 환자의 공포심을 진정시키기 위해 할 수 있는 모든 조치를 취하라고 지시했다. 그 부인은, 안경과 가발이 수프에 흘러내리지 않게 하기 위해 애쓰고 있는 식당 카운터에서 버스터 키턴(Buster Keaton)이 출연하는 한 연속물인 〈솔직한 카메라 Candid Camera〉라는 비디오 테이프를 틀어 주었다. 그녀의 남편은 비디오를 보고 그 우스꽝스러운 연기에 웃음을 터뜨렸고 공포의 흔적조차 말끔히 씻어냈다. 의사가 도착했을 때, 맥박은 다시 정상으로 돌아와 있었다. 의사는 심각한 상태를 호전시키는 데에 그 부인이 일조를 했다고 생각했다.
 또한 치료의 효율성을 평가하는 데에 있어서 병원의 분위기에 깊은 관심을 갖고 있는 곳인 조지아(Georgia) 주의 데카터(Decatur)에 있는 데칼브 병원(Dekalb Hospital)의 '활기찬 방'이나 미주리(Missouri) 주의 캔자스 시 부근에 있는 세이니 미션(Sheawnee Mission) 병원을 간과할 수 없다. 거기에서도 유머와 창조성이 치료 계획에 반영되는 중요한 요소가 되고 있다.

끔직한 자동차 사고를 당한 후, 겨우 목숨만 건진 비어 애미다운 밀러 (Bea Ammidown Miller)는 로스앤젤레스 시에서 비영리 봉사 활동을 하는 병원을 많이 설립했다. 밀러 부인은 온갖 종류의 폭소를 자아내게 하는 여러 가지 물건──웃음의 보따리──들을 실은 짐차를 고안했는데 이 짐차는 직접 환자들이 있는 병실까지 이동할 수 있다. 이 계획을 유머/엑스(X)라고 불렀는데 지금은 전국의 많은 병원에서 채용하기 시작했다.

운동중에도 적극적인 정서는 유익한 효과가 있다. 예일(Yale) 대학의 심리학과 교수인 그레이 스왈츠(Gray E. Schwartz) 박사는 어떤 체험을 했던 32명의 자원 대학생들에게 행복감, 비애, 분노, 불안, 이완 및 무감정을 불러일으킬 수 있는 사건을 상상해 보라고 했다. 그런데 여기에 참가했던 사람들은 운동중에도 그러한 정서 상태를 유지했다. 각기 다른 정서 상태에 처해 있는 사람들은 혼자 상상하는 도중에서나 운동하는 도중에서나 마찬가지로 각기 상이한 혈압, 심장 박동수 및 신체의 움직임을 보였다. 연구자들은 운동중에 화를 낸 사람들은 심장 박동수가 평균적으로 매분 33번 박동했는데 이것은 아무 감정 없이 운동할 때(또는 평상시)의 증가율의 두 배 이상에 해당되는 것이다. 한편 이완 상태에서는 정상적으로 운동할 때의 평균 증가율의 절반에도 못 미쳤다. 덧붙여서 말한다면, 다만 슬퍼하고 있을 때만, 운동중에 통상 기대되는 심장 박동수 및 혈압의 증가조차 억제됐다는 것이 밝혀졌다.

다른 연구자들 역시 웃음이 건강에 좋고 환자에게도 유익하다는 증거를 연구 결과에서 제시하고 있다. 웨스턴 뉴잉글랜드 대학(Western New England Collage)의 캐슬린 딜런(Kathleen M. Dillon) 박사는 자원한 10명의 학생들에게 재미있는 30분짜리 비디오 테이프를 보여 주기 전후에, 그리고 안 보여 주기 전후에 타액의 면역 글로불린 A(salivary immunoglobulin A ; sIgA)의 집결 상태를 조사했다. 타액 면역 글로불린 A는 특정 바이러스에 대해 신체를 보호하는 능력이 있다고 생각되고 있다. 딜런 박사는 재미있는 비디오 테이프를 시청한 학생들이 면역 글로불린 A의 신체를 보호하기 위한 집결이 현저히 증가했다는 것을 발견했던 것이다. 그리고 재미있지 않은 비디오 테이프를 본 후에도 이러한 집결은 그대로 유지되었다. 또한 그녀는 인생의 난관에 봉착해서도 그것에 굴하지 않고 싸우는 사람들처럼 유머를 활용하는 개인들 역시 위와 같은 높은 수준의 집결 상태를 유지하고 있다는 사실을 알았다. 그녀의 결론은 인생을 명랑하게 오래 사는 것이 신체의 투병력을 강화시킨다는 것이다. 그녀는 유머에 관한 연구에서 이러한 사실을 다시 한 번 확인했다.

전에 하버드 대학, 후에 보스턴 대학 교수였던 데이비드 매클런드(David C. McClelland) 박사도 테레사(Teresa) 수녀에 관한 50분짜리 영화(적극적이고 주의 깊은 정서적 상태를 야기하게끔 제작된 영화)를 시청한 학생들은 sIgA의 집결이 현저하게 증가했으며, 반면에 2차 세계 대전시의 나치에 관한, 격렬한 영화(시청자에게 분노감을 느끼게끔 제작된 영화)를 시청한 학생들은 sIgA의 상태에 눈에 띌 만한 변화가 없었다. 테레사 수녀의 영화를 시청한 학생들에게, 영화에서 본 것처럼 사랑을 주고받는 정신적 활동이 즉각적으로 행해졌다면 sIgA의 효용은 1시간 이상 지속되었을 것이다.

나는 내게 재량권이 주어진 연구 기금의 일부를 캘리포니아에 있는 로마 린더(Loma Linda) 대학 부설 의료 센터의 리 버크(Lee S. Berk) 박사의 웃음이 면역계를 강화한다는 주제의 연구를 지원하기 위해 분배해 주었다. 그와 그의 공동 연구자들은, 10명의 건강한 남성들이 60분짜리 재미있는 영화를 본 후에 보이는 약간의 '스트레스' 호르몬의 변화를 조사했다. 버크 박사는 웃음이 면역계에 유익한 효과를 가져다 준다는 가설을 수립했다. 실제로 그것에 뒤이은 연구에서 그는 면역 억제력이 있는 호르몬인 코티솔(cortisol)의 주목할 만한 감소에 뒤이어 자연 발생적 면역 아구(blastogenesis)의 현저한 증가를 발견했다.

투병과 건강을 증진시키는 데 있어서 웃음의 유용성에 대한 과학적 증명에 관련된 주제가 국내 간행물에 소개되었다. 건강 문제에 제인 브로디(Jane Brody)는 《뉴욕 타임스》의 칼럼에서, "현실이 아무리 가혹하더라도 스트레스를 완화하고 통증을 덜어 주고 회복을 촉진시키며 일반적으로 말해서 인생의 전망을 밝게 해주는 유쾌함(웃음)이라는 독특한 인간적 표현을 활용하는 의사와 간호사, 심리학자 및 환자들이 증가 추세에 있다"고 쓰고 있다.

제인 브로디 역시 재미있는 물건이 들어 있는 '웃음의 손수레'와 '환자를 즐겁게 할 수 있을 듯한 다른 수법'을 활용하고 있는 새로운 병구완이나 병원의 치료법에 관심을 집중하고 있다. 그녀는 오리건(oregon) 보건 과학 대학의 직원들이 자신들을 "웃음을 선사하는 간호사"라고 부르면서 "경고 : 유머는 귀하의 질병에 치명적일지도 모릅니다"라고 쓴 단추를 달고 다닌다고 쓰고 있다.

제인 브로디는 뉴저지의 정골(整骨) 요법 학교의 마빈 헤링(Marvin E. Herring) 박사의 "우리가 통쾌하게 웃을 때에 횡경막, 흉부, 복부, 심장, 폐 그리고 간까지도 메시지를 전달받는다"라는 말을 인용하고 있다. 《질병의 해부》에서 사용된 표현은 "내적 조깅(jogging ; 가벼운 구보가 섞인 건강법으로서의 도보 운동＝역주)"이었다.

제인 브로디는 다음과 같은 현실적인 제안을 하기도 했다.

꽃 대신에 재미있는 소설, 재담이 실려 있는 책, 바보스러운 장난감, 익살스러운 오디오 테이프나 휴대용 녹음기, 만일 VTR이 있다면 재미있는 영화 비디오 테이프 등을 환자에게 보내 주는 것이 어떨까. 가장 친한 친구가 치명적인 질병에 걸렸을 때, 나는 《뉴요커 New Yorker》 만화란에 게재된 루스리프(looseleaf)식의 '웃음의 책', 고전적 재담과 개인적으로 생각해 낸 농담 등을 들려주었다. 병에서 회복된 지 몇 년 후에도 그녀는 몸이 아프다고 생각할 때마다 그 재담책에 실려 있는 재담을 활용했다.

침실을, 움직이는 조각품, 손수 만든 우스꽝스러운 조각품, 웃기는 사진과 잘 만들어진 카드 등으로 환하게 꾸미고 풍경화를 창이나 벽에 붙이고 가끔 바꾸어 주어라.

환자에게 들려줄 수 있는 재미있는 일이나 이야기를 항상 찾아보도록 하라. 끔찍한 교통 사고나 주차 문제에 대해 불평하기보다 재미있는 이야기를 항상 곁에서 들려주어라.

유머 감각이 있는 간병인을 찾아라.

환자가 아침 식사를 할 때에 수수께끼나 재담을 들려줄 수 있는 지방 스카우트단, 학교 또는 연장자들을 조직할 것을 고려해 볼 것. 혹은 환자가 어떤 그림에 대해 익살맞은 제목을 붙여 보도록 시도하게 하라.

그리고 당신이 훌륭한 재담을 들을 때 그것을 써 두거나 당신을 도와주는 어떤 사람을 연상해서 기억에 남겨 두어라.

이와 비슷한 방법으로 미국 퇴직자 협회의 《뉴스 불리튼 News Bulletin》에서 오클라호마, 털사(Tulsa)에서 간호사로 일하고 있는 케이 앤 허스(Kaye Ann Herth) 양은 유머 감각을 확인하기 위한 노력으로 '유머의 병력'을 활용하고 있다고 쓰고 있다. 그녀는 이러한 자료를 환자가 웃을 수 있는 '처방'으로 쓰고 있다고 한다.

또한 《뉴스 불리튼》은 남 캘리포니아 대학의 앤드루스(Andrus) 노인병 센터에서 자원 봉사자들이 장기 요양 시설에서 유머를 활용할 목적으로 한 권의 소책자를 출판했다고 보고하고 있다. 이 소책자에는 익살맞고 짤막한 재담들이 많이 게재되어 있다.

"남성에게 가정은 이제 그의 싸움터가 되었다."
"키 큰 소녀를 사랑하지 않는 것보다 키 작은 소녀를 사랑하는 것이 좋다."
"절식(다이어트)은 접시에 대한 정신의 승리"

이러한 재담은 주제가 나타내는 바대로 재미있을 수도 있고 재미없을 수도 있지만, '자기라는 껍질을 탈피해서(coaxed out of their shells)' 계획에 적극 참여해야 하는, 많은 환자에게 좋은 영향을 주고 있다.

　본장 전반부에서 나는 시청자가 긴장이 완화되고 다정 다감해질 수 있는 환경을 조성하는 데 있어서 유머의 역할에 대해 언급한 바 있다. 나는 좀더 효과가 높은 형태로 표출된 이러한 효과를 세풀베다(sepulveda ; 캘리포니아)의 재향 군인회의 한 병원에서 직접 목격할 기회를 가지게 되었다.

　나는 암 담당 의사를 만난 후에 곧 병동을 찾아갔다. 암 환자들의 기분이 너무 암울해서 그들의 집중적인 치료 환경이 개선되고 있다는 것을 믿지 않았으므로 불안해 보였다.

　의사의 제안에 따라 나는 암 병동의 한 퇴역 군인을 만나 보았다. 거기에는 5,60명의 암 환자가 있었다. 그들은 한 줄로 앉아 있었는데 역시 예상대로 모두들 침울했다.

　나는 주치의와의 대화 내용을 말해 주었고 그들이 이러한 침울한 분위기를 스스로 만들고 있지 않나 하고 생각한다고 말했다. 분명히 그들의 기분을 이해할 수 있지만 그들을 위해서 강의를 한다는 일은 당치도 않았다. 그러나 여기 세풀베다에 와서 나는 그들이 도움을 바란다는 것과 그들이 장래의 전망을 밝게 하는 것을 알 권리가 있다는 것을 깨달았다.

　전에 언급한 바와 같이 어떤 투병── 특히, 중증── 생활에서도 두 가지 요소가 관련되어 있다. 그 대표적인 하나가 현대 의학이 제공하는 최선의 것을 환자가 향수할 수 있도록 하는 의사의 능력이다. 또 다른 하나의 요소는 투병함에 있어서 환자 자신이 갖고 있는 모든 육체적·정신적 수단을 동원하는 능력이다.

　나는, 그들이 해야 할 일은 의사가 최선을 다할 수 있는 환경을 조성하는 것이며 이에 동의하기를 바란다고 말했다. 암울한 분위기를 바꾸기 위해 그들이 해야 할 하나의 일은 그것을 바로 실천에 옮기는 것이다. 우리는 그들에게 재미있는 일인극 대본을 줄 수 있다. 그들 중 일부는 제작하거나 감독하거나 연기하기를 바랄지도 모른다. 만약 그들이 원한다면 우리는 재미있는 영화가 수록되어 있는 비디오 카세트를 구하는 데 도와줄 수도 있다. 또한 한 사람이 연기하는 우스운 코미디가 수록되어 있는 오디오 카세트도 구해 줄 수 있다. 어느쪽이건 간에, 이 계획에 참여하는 그들의 역할은 의사와 함께 가능한 한 최선의 치료가 행해질 수 있는 분위기(혹은 마음가짐)를 조성하는 것이다.

퇴역 군인들은 이러한 도전을 받아들였다. 몇 주 후에 나는 다시 그 병원을 찾아가서 의사들에게, 환자들이 일반적인 환경뿐만 아니라 환자 자신의 마음가짐에도 변화가 일어났다는 이야기를 듣게 되어 기분이 좋다는 말을 했다.

내가 퇴역 군인들을 다시 찾아갔을 때, 그들은 더 이상 줄지어 앉아 있지 않았다. 그들은 큰 원으로 둘러앉아 있었으며 집단의 구성원으로서 서로를 쳐다볼 수 있었다. 그들은 만나기만 하면 지난 회동 이후에 자기 신상에 일어난 좋은 일에 대해 말하지 않을 수 없게 되었다.

첫번째 퇴역 군인은 한국 전쟁 이후에 얼굴도 보지 못했던 동료와 전화 통화를 하는 데 성공했다는 이야기를 했다. 그는 시카고까지 추적해서 마침내 그와 통화하기에 이르렀다. 그들은 반시간 이상이나 이야기를 나누었다. 그리고 동료가 그를 만나러 캘리포니아까지 찾아오겠다는 좋은 소식도 들었다.

만세!

두번째 퇴역 군인은 의과 대학에 갓 입학한 조카한테서 온 편지를 읽었다. 그는 편지의 마지막 구절을 낭독했다.

"그리고 벤 삼촌, 제가 암 연구를 해서 그 치료법을 찾아내려고 해요. 그때까지 삼촌과 삼촌 친구들은 거기에서 잘 지내시도록 하세요."

만만세!

이야기는 이런 식으로 계속되어 그 모임에 참가한 모든 사람들이 자기 차례가 오면 이야기를 했다. 그때 나는 모든 사람들이 나를 쳐다보고 있다는 것을 깨달았다. 또한 나에게 일어났던 좋은 일에 대해 이야기해 줄 것을 기대하고 있다는 것도 알았다.

　나는 최근의 기억을 더듬다가 불과 며칠 전에 일어난 정말 좋은 일이 머리에 떠올랐다.

　"내가 이야기할 것은 더 좋은 일입니다. 그것은 정말 놀라운 일이죠. 실제로 놀라운 일 이상입니다. 또한 믿을 수 없는 일이기도 하죠. 내가 살아 있는 한, 이런 일이 두 번 다시 내게 일어나리라고는 상상조차 할 수 없습니다."

　퇴역 군인들이 그 자리에서 일제히 나를 쳐다보았다.

　"사건은 내가 지난 수요일 로스앤젤레스 공항에 도착했을 때 일어났죠. 내 가방이 제일 먼저 컨베이어에 실려 나왔던 것입니다."

　박수 갈채가 터져 나왔고 안내 방송이 나를 환호하면서 맞이했다.

　"나는 아직까지 자기 가방이 제일 먼저 컨베이어에 실려 나온 사람을 만난 적이 없었습니다." 나는 이야기를 계속했다.

　다시 또 환호성이 터져 나왔다.

　"나는 의기 양양해져서 제일 가까이 있는 전화통으로 달려가 방금 여기에 도착했다고 알리려고 했습니다. 그런데 그만 전화통이 동전을 삼켰습니다. 나는 잠시 동안 이 애석한 사태에 대해 생각하다가 전화 교환양에게 부탁하기로 결심했습니다."

　"교환양, 저 25센트짜리 동전을 집어 넣었는데도 통화가 안 되는군요. 전화통이 동전을 삼킨 것 같습니다."

　"선생님, 선생님의 성함과 주소를 알려 주시면 우편으로 동전을 부쳐 드리겠습니다."

　"어이가 없었습니다."

　"교환양, 나는 전화국의 사정이 어렵다는 것을 잘 이해하고 있습니다. 아가씨는 시간과 통지문을 써야 하는 수고를 해야 되고 또한 그 일을 처리해야 할 사람에게 그것을 넘겨주어야 되겠죠. 그 사람은 현금 인출기에 가서 25센트를 찾는 동시에 현금 인출 사유를 기록해야 되겠죠. 그리고 그는 동전이 봉투에서 빠져 나오지 않도록 판지에 고정시켜야 되겠죠. 그리고 그나 다른 사람이 동전이 고정된 판지를 편지 봉투에 잘 맞추어서 집어 넣어 봉투 겉에다 내 이름을 써야 되겠죠. 그리고 봉투에 풀을 붙이겠죠. 그리고 누군가 봉투에다 25센트의 스탬프를 찍어야 되겠죠. 25센트를 돌려주기 위해 이런 모든 시간과 비용이 드는 것이 아니겠어요? 여보세요, 교환양, 지금 동전을 돌려주고 우리 친구가 되는 게 어때요?"

"선생님!" 교환양은 퉁명스러운 목소리로 반복했다. "선생님의 성함과 주소를 알려 주시면 우편으로 동전을 부쳐 드리겠습니다."

그러나 그녀는 잠시 다시 생각해 보고 나서 이렇게 말했다.

"선생님, 동전 반환 플런저(plunger)를 누른 기억이 있으십니까?"

"아차, 그랬군요. 그걸 깜박했습니다."

"나는 플런저를 눌렀습니다. 놀랍게도 그것이 작동했습니다. 전화기가 고장난 것은 분명했습니다."

한꺼번에 전화기의 주요 부분이 정상적으로 작동했고 거의 모든 종류의 동전들을 와르르 쏟아냈다. 그 수량이 너무 많아서 나는 두 손으로 넘쳐 흐르는 동전을 받을 수밖에 없었다.

"이 사건이 벌어지고 있는 동안 그 소리가 전화에 기록되고 교환수에게 들렸습니다."

"선생님, 무슨 일이죠?"

"전화기가 적어도 지난 몇 달 동안 번 돈을 모두 포기하고 있다는 것을 알려 드립니다. 방금 전화통에서 쏟아져 나온 동전은 대충 어림잡아서, 25센트, 10센트, 5센트짜리 동전 등 모두 합쳐서 근 4달러는 될 것입니다."

"선생님, 미안하지만 그 동전들을 다시 전화통에 집어 넣어 주시겠습니까?"

"교환양, 아가씨의 이름과 주소를 알려 주시면 기꺼이 그 동전들을 우편으로 보내 드리죠."

퇴역 군인들이 폭소했다. 다윗(David)이 골리앗(Goliath)을 이긴 것이다. 9회 말에 3점이나 뒤지고 있던 홈 팀의 타자들 중에 가장 빈타에 허덕이던 타자가 바로 날아오는 공을 야구장 밖으로 쳐냈다. 매머드 대기업이 무릎을 꿇고만 것이다. 공중 전화통이 동전을 삼켜서 화를 냈던 적이 있는 사람은 누구나 다 나의 이러한 경험을 이해할 수 있으며 또한 정의의 승리 그리고 거대 기업이 주는 굴욕감과 비인간적인 횡포에 대해 공감을 느낄 것이다.

퇴역 군인들은 즐거운 시간을 보내게 되었을 뿐만 아니라 느긋하고 안심하는 듯한 모습과 행동도 보였다.

한 의사가 일어섰다.

"반시간 또는 그 이전에 이 방에 들어온 사람들 중에 다소간이라도 평상시와 같은 만성 통증을 느낀 사람이 있으면 말씀해 주세요."

방에 있는 사람들 중 반 이상이 손을 들었다.

"그럼 5분 전 또는 10분 전부터 지금까지 만성 통증이 완화되거나 아예 느끼지 않은 사람은 얼마나 됩니까?"

같은 수의 손이 다시 올라가는 것처럼 보였다.

어째서 하찮은 웃음이 이러한 효과를 가져올까? 나와 함께 대화를 나누었던 뇌 연구가들은 웃음이 신체 자체의 진통 물질인 엔도르핀의 분비를 활성화시킨다고 추측하고 있다. 퇴역 군인들도 똑같은 효과를 나타냈는데 나는 이것을 보고 몇 년 전에 발병한 내 자신의 관절염이 생각났다. 그때도 신체 자체의 모르핀이 작용했다.

엔도르핀의 기능과 역할에 대해 현재까지 알려진 것을 보면 그것은 비단 진통제로서의 효과뿐만 아니라 면역계를 자극하여 활성화시킨다는 점에서, 웃음의 생물학적 가치는 과학적으로도 타당성이 있다고 볼 수 있다.

도스토예프스키는 그의 소설인 〈청년 The Adolescent〉에서 다음과 같이 표현하고 있다.

"인간 내부의 영혼을 어렴풋이라도 보고 싶고 한 인간에 대해서 알고 싶으면 그의 침묵하는 법, 말하는 법, 눈물을 흘리는 법을 분석해야 되며 또한 그가 얼마나 고상한 생각에 의해 행동하는지를 보아야 한다. 그리고 그가 웃을 때에 그를 지켜보는 것이 더 좋을 것이다. 만일 그가 잘 웃는다면 그는 좋은 사람이다……."

도스토예프스키는 이어서 이렇게 쓰고 있다.

"그것이 내 인생 체험에서 우러나온 가장 중요한 결론 중의 하나라고 생각한다. 특히, 자신이 선택했지만 아직까지도 그 남자에게 불안을 느끼고 믿지 못해서 결정적인 행동을 취할 수 없는, 지금 결혼할 준비를 하고 있는 젊은 예비 신부들에게 환기시키는 바이다. 내가 꼭 알아야 된다고 하는 것은 바로 웃음이 그의 인간성을 알 수 있는, 가장 믿음직한 척도라는 것이다. 예를 들어, 어린이들을 보라. 어린이들이야말로 순수하게 웃을 수 있는 유일한 인간이며 또한 그렇기 때문에 그들 자신을 매력적으로 만드는 것이다. 웃고 쾌활한 어린이는 천국에서 비추는 햇빛인 반면에 우는 어린이에게는 혐오감을 느끼게 된다. 인간이 마침내 갓난 아기처럼 순수하고 천진해질 때야말로 미래의 낙원이 그 모습을 드러낼 것이다."

환자들이 가장 많이 하는 질문 중의 하나는 "선생님은 어디에서 웃음의 소재를 찾아내십니까?"이다.

나는 웃음의 소재를 책에서 주로 찾아낸다. 즉, 아이작 아시모프(Isaac Asimov)와 레오 로스턴(Leo Rosten)의 아주 실질적인 가치가 있는 유머선집이나 특히 화이트(White, E. B.)의 《미국 유머의 금고 Subtreasury of American Humor》라는 책 등에서다. (참고로 본장 말미에 듀크 대학의 종합 암 센터에서 천거한, 뛰어난 서적, 오디오 카세트 및 비디오 카세트 목록을 수록했다.)

내가 환자로서 병원에 입원해 있는 동안 나는 영화나 텔레비전 프로를 보면서 즐겁게 시간을 보냈다. 예전의 마르크스 형제의 코미디물이나 〈솔직한·카메라〉 등의 재연도 이러한 목적에 상당히 유용하게 활용할 수 있다는 것을 알았다. 그렇지만 나는 다른 소재――《새터디이 리뷰》지의 '독자 연락란'의 게시 사항 등을 포함해서――에도 찾아보았다.

웃음만이 스트레스나 질병에 대한 정서적 방어 수단이라고 생각하는 것은 큰 잘못이다. 어떤 사람들은 유머에 저항감을 느껴 다른 방식으로 그 유익한 점을 취하려고 할 것이다. 생명에 대해 감사하는 마음이야말로 인간의 영육에 중요한 활력소가 된다. 자연이 스스로 만든 자신의 예술품들――나무 껍질의 신비스러운 디자인, 의미하는 바가 많은 동굴의 자연적 회화 그리고 은빛 시냇물이 가로질러 흐르는 초록의 벌판, 푸른 빛과 노란 빛과 진홍색이 그 내부에서 흘러나오는 듯한 잉어의 현란한 채색, 오랜지색과 자주색의 극치를 이루고 있는 온갖 색상이 널리 흐트러진 낙원의 꽃 위를 날아다니는 새, 잴 수 없을 정도 얇지만 귀중한 내용물을 최대한으로 보호해 주는 사과의 껍질, 수목과 태양 사이의 견고한 물질 틈새에서도 하늘 높이 성장하는 나무의 줄기가 자라는 방식, 해변으로 밀려오는 대양의 굽이치는 파도의 흰거품, 파도가 밀려가면서 파헤친 모래를 평탄하게 덮는 모습, 당신의 어깨에 앉아 있는 새끼 고양이의 갈그랑거리기, 당신의 손에 머리를 비벼대는 개, 베토벤(Beethoven) 교향곡 황제의 정연한 힘, 쇼팽(Chopin)의 야상곡의 환희, 바흐(Bach)의 푸가(fugue)의 평온하고도 장중한 진행, 모차르트(Mozart)의 클라리넷(clarinet)과 현악기를 위한 작곡에 있어서의 서정시적인 표현, 처음 야구를 했을 때에 공을 잡고 기뻐서 외치는 어린 소년의 환호성, 그리고 그 중에서 가장 고귀한 것인 당신을 사랑하는 사람의 얼굴의 표정――을 창조하는 방식의·장엄함에 반응할 수 있어야 한다. 그러나 이 모든 것들은 의식이라는 선물과 함께 있어야 하며 또한 영양분을 공급하고 그 상처를 고칠 수 있는, 불가사의한 자연이 우리에게 준 선물 목록 중의 한 작은 부분에 불과한 것이다.

우리는 《새터디이 리뷰》지의 뒷면의 '독자 연락란'에 온갖 불합리한 게시문을 꾸며 내는 데 있어서 농담을 많이 이용하곤 했다. 이러한 관례는 내가 여기 오기 훨씬 전에 크리스토퍼 몰리(Christopher Morley)와 루이스 운터마이어(Louis Untermeyer)에 의해 처음 시작되었다. 독자들도 이러한 짧고 악의 없는 조롱에 대해 관심을 갖기 시작했고 우리가 한두 번 이 난을 빠뜨렸을 때는 그 난을 계속 게재하라고 성화였다. 물론 대부분의 '독자 연락란'의 게재문은 순수했지만 꽤 많은 수가 결혼 상대를 찾는 내용이었다. 우리는 상당수에 이르는 가정이 이 '독자 연락란'을 통해 우편으로 서로 연락해서 이루어졌다는 사실에 긍지를 느끼고 있다.

이 악의 없는 농담은 결코 결혼 상대를 찾는, 연락란 본래의 범주를 넘어서지 않으며, 또한 독자들이 쉽게 알아차릴 수 있는, 현저히 양식에 어긋나는 농담은 제외시켰다. 대개 그러한 농담은 일상 생활에 자주 일어나는 컴퓨터의 잘못이나 사실 같지 않은(일어날 성싶지 않은) 이야기에 관련된 것이었다.

나는 여기에다 내가 병원에 입원해 있을 때, 《새터디이 리뷰》지에서 보내 준 바 있는 '독자 연락란'에 게재된 글의 일부를 기쁜 마음으로 소개하고자 한다.

하워드 휴즈가 유언할 때에 귀하를 미처 생각하지 못했다는 것을 어떻게 아셨습니까? 우리 조사자는 그가 죽은 후에 나온 수많은 유서들을 참작해서 무려 46만 9000명이나 되는 이름이 등재되어 있는 명단을 작성했습니다. 귀하도 귀하의 몫인 보따리를 받게 될지도 모르겠습니다. SR Box HH.

본 협회는 프린터의(초청장 인쇄상의) 실수로 본 협회의 연례 대회에 참석차 캘리포니아의 노워크(Norwalk) 대신에 코네티컷의 노워크(Norwalk)로

10. 질병과 웃음과의 관계   199

찾아가신 세계 우표 수집가 협회의 796명의 회원 여러분들에게 공식적으로 심심한 사과를 드리는 바입니다. 스턱커(Stuckey, M. G.) 회장, WSCS. SR Box AC.

지금도 귀하는 아침에 평소처럼 침대에서 벌떡 일어날 수 없습니까? 자명 시계와 연결한, 가축용 전기침을 응용한 본사의 제품은 침대 스프링에 손 쉽게 부착해 사용할 수 있습니다. 아침에 빨리 일어나는 것을 보증합니다. Fast-Riser Service. SR Box EC.

본사의 새 가발(B-143형)을 착용하신 분들에게 알림 : 머리카락이 초록색으로 변색될 화학적 요인이 있으므로 햇빛에서는 가리개를 사용하시기 바랍니다. PERMATOP Company. SR Box NT.

컴퓨터의 실수로 착석하는 순간에 자동적으로 분당 약 150회의 고속 회전을 하는 전기 회전 의자가 대량으로 공급되었다. 구토를 잘 안 하는 사람들을 위한 대특매라고 함. SR Box SC.

진퇴양난에 처한 사람으로서 아직까지 본사의 결혼 정보를 받지 못한 사람들에게 ; 잠시 동안만 수화기를 들고 계십시요. 방금 컴퓨터가 고장났습니다. BINDING TIES, Ltd., WM Box MS.

금년 겨울에 귀하의 물침대가 얼어 버리면 어떻게 하시겠습니까? 본사의 훈련된 명주쥐(쌍으로만 판매함)가 1시간에 걸쳐 아름다운 〈푸른 다뉴브〉 왈츠의 선율에 맞춰 스케이트를 탈 것입니다. 33 LP 음반과 8 초미니 스케이트와 함께 쌍으로 판매중. WM Box D.

현금의 우주 시대에, 현대 기술이 텔레비전에서 광고를 할 때, 부엌으로 정신 없이 뛰어가지 않도록 해주고 있습니다. 본사의 관련 제품인 텔레비전 겸 냉장고가 당신을 도와줄 것입니다. 흰 색의 제품은 어떠한 거실에도 장식용으로 사용할 수 있습니다. WM Box ML.

만일 대통령께서 별안간 귀하의 집을 방문하신다면 어떻게 대처하시겠습니까? 모든 가정은 당황하지 않기 위해서 '사장님 만세!'라는 음반을 갖고 있어 언제라도 틀 수 있어야 되겠죠. 하모니카 연주를 곁들인, 사람을 감동시키는 이 음반은 현재 시판중입니다. WM Box FW.

숙녀 여러분들께: 거리에서의 외설적인 휘파람 소리, 지하철에서의 파렴치한 접촉, 건설 현장에서의 노무자의 상스러운 야유에 피곤하시죠? 실물처럼 생긴 사마귀가 즉시 코, 턱, 뺨에 달라붙을 것입니다. 떼어내기도 쉽습니다. Write WM, Box RC3.

알림: 우리 힘으로는 어쩔 수 없는 사정으로 인해 제42회 미국 숫처녀 대회는 금년에 개최되지 않습니다. 신디어 카트라이트(Cynthia P. Cartwright) 회장.

잠깐만! 구부러지고 녹슨 철로와 시대에 뒤진 화물차를 버리기 전에 먼저 본사에 전화를 거시기 바랍니다. W. M., Maintenance Dept. LIRR.

만일 귀하가 개에 대해 지나치게 민감하지만 가정을 지키기를 원한다면 우리가 그 문제를 철저히 해결해 드리겠습니다. 본사가 훈련한 거북이는 털을 떨어뜨리지도 않고 짖지도 않고 귀여워해 달라고도 하지 않지만 어떠한 악당의 마음에도 공포감을 심어 줄 수 있습니다. 우리는 이 작은 감시자를 침입자의 발목을 공격하도록 훈련시켰습니다. 가족들은 두툼한 장화를 신으십시요. 더 자세히 아시고 싶은 분은 본사로 연락하시기 바랍니다. WATCH TURTLES, Inc. WM, Box SK 2.

중대 경고: 귀하가 '단번에 배우는, 알기 쉬운 스카이 다이빙'이라는 책을 구입하신 파라슈트 팬이라면 다음과 같이 정정하시기 바랍니다: 8페이지, 7행, '미국 우편 번호(state zip code)'를 '예삭(曳索: 낙하산을 펼치는 줄=역주)을 잡아 당기시오(pull rip cord)'로 정정할 것.

공지 사항: 본사는 현재 《나방의 훈련이 귀하를 편안하게 한다 Moth-Training》라는 책을 회수하고 있습니다. 독자들의 보고에 의하면 훈련을 받은 나방 중 15~20퍼센트가 자기 주인을 공격한다고 합니다. 경계할 필요는 없습니다. 나방에게 물리면 아플지는 모르지만 해롭지는 않습니다. 본사의 나방 전문가가 그 원인을 발견하는 즉시, 좀더 자세한 대처법을 수록해서

귀하의 책을 반환해 드리겠습니다. Moth Specialities Co., New York, N.Y.

고민을 판매합니다 : 가장 결함이 없는 계산기(포켓 사이즈). 98퍼센트의 정확도 보증. 나태한 학생, 세무 관련 종사자, 주식 중개인에게는 완벽한 선물이 될 것입니다. WM, Box R.R.

귀하의 첫번째 개가 귀하와 귀하의 친구에게 '발로 악수'할 때의 스릴을 기억하고 계십니까? 이제 귀하는 본사가 훈련한 문어와 귀하의 모든 손님들과 함께 동시에 즐길 수 있게 되었습니다. WM Box C.

귀하는 이웃 사람들이 얼마나 귀하의 형편이 좋지 않은지 알게 되어서 난처해질까 봐 새벽 5시에 쓰레기를 버리지 않습니까? 본사는 귀하에게 수집한 샴페인 빈병, 맥주병, 철갑상어알을 넣었던 빈통, 고기 파이 상자와 버섯 통조림통 등을 제공할 수 있습니다. 여러분들은 이러한 '쓰레기 정탐꾼'이 정말 도움이 된다는 것을 알게 될 것입니다. HI-CLASS GARBAGE, INC. WM Box RS.

불면증이 문제? 의회의 소집 투표를 녹음한 본사의 LP 음반을 들으면 곧 잠이 올 것입니다. Surplus Sound Co., SR/W Box WG.

본사의 의치를 구입하신 분에게 알림 : 본사의 과학자들이 실용적인 용해제를 개발했습니다. 따라서 본사는 구식을 사용하고 계신 분들에게 감사드립니다. SR/W Box N.S.

크리스마스 전에 그랜드 센트럴의 토끼 한 쌍을 보내신 유언 관계자들은 추가 단위의 처분에 관해 통지해 주시기 바랍니다. Box 114 SR/W.

귀하의 앵무새가 인간의 식사법을 흉내낸다고 쩔쩔매지 마십시오. 본사의 연구자들이 앵무새의 혀를 수축시켜 요란한 소리를 내지 않는 간단한 사료를 개발했습니다. Burp-Free Parrot Food, Inc. SR Box FB.

더럼, 노스캐롤라이나 듀크 대학 종합 암 센터

(듀크 대학의 종합 암 센터는 환자들을 위해 유머 선집과 기타 유익한 소재의 목록을 작성했습니다. 본인이 알고 있는 한, 이 분야에서 가장 우수한 목록임을 밝히는 바입니다.)

책

저 자	제 목
Allen, Woody	Without Feathers
Baker, Russell	The Rescue of Miss Yaskell and Other Pipe Dreams
Bloch, Arthur	Murphy's Law
Bloch, Arthur	Murphy's Law Book Two
Blount, Roy, Jr.	Crackers
Bombeck, Erma	The Grass Is Always Greener over the Septic Tank
Boynton, Sandra	Chocolate: The Consuming Passion
Breathed, Berke	Penguin Dreams: And Stranger Things Bloom County
Buchwald, Art	You Can Fool All of the People All of the Time
Buchwald, Art	I Never Danced at the White House
Buchwald, Art	The Bollo Caper
Burns, George	Dr. Burns' Prescription for Happiness
Burns, George	Dear George
Camp, Joe	Oh Heavenly Dog!
Combs, Ann	Helter Shelter
Cuppy, Will	Decline and Fall of Practically Everybody
Davis, Jim	The Fourth Garfield Treasury
Diller, Phyllis	The Complete Mother
Dwyer, Bill	Dictionary for Yankees
Ephron, Delia	How to Eat Like a Child: And Other Lessons in Not Being a Grown-up

Evans, Greg	*Is it Friday Yet, Luann?*
Fields, W. C.	*I Never Met a Kid I Liked*
Gately, George	*Heathcliff Smooth Sailing*
Greenburg, Dan	*How to Make Yourself Miserable*
Grizzard, Lewis	*Don't Sit Under the Grits Tree with Anyone Else but Me*
Grizzard, Lewis	*Shoot Low, Boys—They're Ridin' Shetland Ponies*
Hewlett, John	*The Blarney Stone*
Horn, Maurice	*Comics of the American West*
Keillor, Garrison	*Happy to Be Here*
Kerr, Jean	*Please Don't Eat the Daisies*
Larson, Gary	*The Far Side Gallery Two*
MacNelly, Jeff	*The Greatest Shoe on Earth*
Millar, Jeff, and Hinds, Bill	*Tank McNamara*
Ohman, Jack	*Drawing Conclusions: A Collection of Political Cartoons*
Pizzuto, John	*The Great Wall Street Joke Book*
Powell, Dwane	*The Reagan Chronicles*
Schulman, Max	*Rally Round the Flag, Boys!*
Smith, Wes	*Welcome to the Real World*
Viorst, Judith	*It's Hard to Be Hip Over Thirty and Other Tragedies of Married Life*
Wilde, Larry	*The Official Executive's Joke Book*
Wilder, Roy, Jr.	*You All Spoken Here*
Winters, Jonathan	*Mouse Breath Conformity and Other Social Ills*

오디오 카세트

연출자	제 목
Anonymous	*Bloopers*
Clower, Jerry	*The Ambassador of Goodwill*
Clower, Jerry	*Live from the Stage of the Grand Ole Opry*
Clower, Jerry	*Top Gum*
Clower, Jerry	*The One and Only*

Clower, Jerry	*Runaway Truck*
Clower, Jerry	*Live in Picayune*
Cosby, Bill	*The Best of Bill Cosby*
Cosby, Bill	*Is a Very Funny Fellow, Right!*
Cosby, Bill	*Wonderfulness*
Cosby, Bill	*Inside the Mind Of*
Cosby, Bill	*200 M.P.H.*
Dangerfield, Rodney	*I Don't Get No Respect*
Fields, W. C.	*The Best of W. C. Fields*
Gardner, Gerald	*All the President's Wits*
Marx, Groucho	*The Works*
Keillor, Garrison	*News from Lake Wobegon—Fall*
Keillor, Garrison	*News from Lake Wobegon—Spring*
Keillor, Garrison	*News from Lake Wobegon—Summer*
Keillor, Garrison	*News from Lake Wobegon—Winter*
Nash, Ogden	*Ogden Nash Reads*
Rivers, Joan	*What Becomes a Semi-legend Most?*
Stevens, Ray	*Crackin' Up*
Stevens, Ray	*Greatest Hits*
Stevens, Ray	*Surely you Joust*
Stevens, Ray	*He Thinks He's Ray Stevens*

비디오 카세트

제   목

Cool Hand Luke
"Crocodile" Dundee
High Road to China
Jake Speed
Raise the Titanic!
Rocky III
Romancing the Stone

Jeremiah Johnson
Jewel of the Nile
Patton
Raiders of the Lost Ark
Silverado
Superman
Top Gun

고전 영화

The Bridge on the River Kwai
Casablanca
From Here to Eternity

On Golden Pond
To Kill a Mockingbird

유머 / 코미디물

Airplane!
All of Me
Back to the Future
Blazing Saddles
The Films of Laurel and Hardy
Making Mr. Right
The Making of the Stooges

Privates on Parade
The Return of the Pink
   Panther
Silverado
Some Like It Hot
Volunteers

뮤지컬

The Jolson Story
Jolson Sings Again
The Sound of Music

42nd Street
White Nights
Rick Springfield

공상 과학 영화

Star Wars
Star Trek IV: The Voyage Home

서부 영화

The Alamo
Shane

True Grit
Hang 'em High

기록 영화

National Geographic—Iceland

MISCELLANEOUS

Scenes at Duke

11

의료 과오

 금세기에 들어와 의학은 눈부시게 발전했다. 그렇지만 그것은 언제나 과오—이론뿐만 아니라—에 직면하고 있다. 과오는 그 자체를 숨기려는 경향이 있는데 실제로 그것이 제도화되고 있다. 그 가장 고전적인 예는 조지 워싱턴(George Washington)이 최후의 병상에 누워서 치료를 받을 때 일어났다.
 1799년 12월 12일 아침, 워싱턴은 말을 타고 농장으로 나갔다. 그의 호주머니에는 내년도의 토지 개발, 윤작, 가축 두수의 조사 등에 관한 계획서가 들어 있었다.
 날씨가 추워지고 비가 오기 시작했다. 오후가 되자 진눈깨비가 내리고 그것은 다시 함박눈으로 바뀌었다. 장군은 오후 3시경에 머리가 눈으로 뒤덮인 채 집으로 돌아왔다. 다음날 새벽, 그는 마서 워싱턴(Martha Washington)에게 목구멍이 좀 아프다고 말했지만 대수롭지 않게 생각하고 해야 할 일을 했다. 쉰 목소리가 나는데도 불구하고, 벌채할 나무를 표시하면서 오후 늦게까지 밖에서 일했다. 그가 집에 돌아왔을 때는 감기가 상당히 악화되어 있었다. 밤을 새는 동안 숨쉬기가 힘들어져 잠을 이루지 못했다. 새벽 3시경, 그는 병세가 악화되었다는 사실을 부인에게 실토했다. 날이 밝자 워싱턴 부인은 크레익(Craik) 의사에게 왕진을 부탁했다. 의사가 도착하기도 전에 장군은 한 시종에게 그 당시의 통상적인 치료――피를 뽑아내는 일――를 하도록 지시했다.

워싱턴 장군은 그 당시 손을 꼽는 의사들 중의 한 사람이었던 벤저민 러시(Benjamin Rush) 박사의 절친한 친구였는데 박사는 병세를 호전시키기 위해서는 출혈을 시켜야 한다고 강력하게 주장했다. 워싱턴은 사혈(瀉血) 절차와 지시에 대해서 잘 알고 있었는데 최초의 벤 자국이 작다고 말할 정도였다. 피가 나오는 동안 워싱톤 부인은 출혈량이 너무 많다고 말하면서 염려했다. 장군은 그녀를 안심시키고 시종에게 계속 피를 뽑아 내라고 지시했다.

워싱턴 부인은 인후의 통증을 완화시키기 위한 혼합 음식물――식초, 당밀과 버터로 만든――을 만들라고 지시했지만 이미 그때는 장군의 목구멍이 너무 아팠기 때문에 아무것도 넘길 수 없을 지경이었다.

따뜻한 무명천을 장군의 목에 감아 주고 발도 따뜻한 물에 담갔으나 아무 소용 없었다. 크레익 박사가 늦게 올 것 같자 워싱턴 부인은 다시 브라운(Brown) 박사를 불렀다. 그렇지만 브라운 박사가 도착하기 전에 먼저 크레익 박사가 도착해서 즉시 사혈을 계속하라고 지시했다. 그는 또한 장군에게 목구멍을 크게 울려 소리 내 보라고 말했다. 이에 더해서 식초가 섞인 증기 흡입기를 준비했다. 장군은 목구멍에서 소리를 내 보려고 했으나 오히려 호흡이 곤란해졌다.

브라운 박사가 아직 오지 않았기 때문에 크레익 박사는 전문가의 도움이 필요하다고 생각했다. 근처에 살고 있는 딕(Dick) 박사를 데려오기 위해 사람이 달려갔다. 브라운 박사와 딕 박사는 똑같이 오후 3시경에 도착했다. 세 사람의 의사가 모여 상의를 했는데 장군의 병세가 급속히 악화되므로 사혈을 좀더 계속할 필요가 있다는 것에 의견의 일치를 보았다. 오후 4시 30분에 장군은 부인을 침대 곁으로 불러 책상에 가서 2통의 유언장을 찾아 달라고 부탁했다. 장군은 그 중 유효한 한 통을 선택하고 다른 유언장을 불태우라고 지시했다.

그때 장군은 자기가 죽는다는 것을 알고 있다고 말했다. 그는 비서를 불러 모든 채권, 채무 관계를 해결하도록 지시했다. 그는 또한 서신과 군사 서류에 마지막 지시 사항을 기입하도록 했다. 그는 비서에게 자기가 해야 할 일이 아직도 있는지 물어 보고 매사가 잘 처리되었다는 말을 듣고 안심했다.

그러나 한편으로 사혈은 계속되었다. 장군은 힘없는 목소리로 죽음이 가까워지고 있다고 말했다.

그는 크레익 박사에게 이렇게 말했다.

"어렵게 죽지만 죽는 것을 두려워하지 않습니다. 나는 첫번째 공격 때부터 내가 살아 남지 못할 것이라고 생각했습니다. 이제 곧 숨이 끊어지겠죠."

잠시 후에 그는 다시 의사에게 말했다.

"선생님의 보살핌에 감사드립니다. 그렇지만 이제는 더 이상 폐를 끼치고 싶지 않군요. 조용히 가게 해주십시오."

워싱턴 부인은 장군이 갑자기 조용해졌다는 것을 느꼈다.

"돌아가셨습니까?"

어느 누구도 말하지 않았다. 비서가 그렇다는 듯이 천천히 손을 들었다. 장군의 죽음은 1799년 12월 14일 금요일 밤에 찾아왔던 것이다.

오늘날의 의사들은 워싱턴 장군의 사례를 돌이켜보면서 아마 이러한 사혈(피를 뽑아 내는 일=역주)에 놀라지 않는 사람은 없을 것이다. 증세가 악화되는데도 불구하고 계속해서 피를 뽑아 낸다면 그것이 죽음을 재촉한다는 것은 의심할 여지가 없다. 워싱턴 장군의 출혈량에 대한 정확한 기록은 없지만 사혈이 적어도 4회나 행해졌다면 전부 합해서 2쿼트 (quart ; 4분의 1 갤런, 약 0.946리터=역주)쯤은 되었을 것이다. 건강한 사람이라도 몸에서 그만한 출혈을 했다면 아마 위험했을 것이다.

사혈은 몇 세기를 걸쳐 내려온 수많은 치료술 중의 하나에 불과한데 오늘날은 유해한 것으로 인정될 뿐만 아니라 야만적이라고까지도 생각되고 있다. 예를 들어, 예전에는 동물의 분뇨를 뱀 기름과 염소뿔 가루에 섞은 혼합물 등과 같이 오늘날은 상상도 하지 못할 더러운, 갖가지 처방을 환자에게 사용했던 것이다. 사혈, 강제적인 구토 및 하제의 복용을 20세기 초까지도 많은 의사들이 애용하고 있었다.

헤로도투스(Herodotus)에 의하면, 고대 이집트인들은 매달 사흘을 계속해서 강제로 공복 상태로 지내는 일이 관례였다고 한다. 다른 문화권에서도 이와 유사하게 결장을 비워 두게 했다. 본 장에서 기술하는 여러 실례를 제공해 준 에드워드 램버트(Edward C. Lambert) 박사는 《현대 의료과오 Modern Medical Mistakes》라는 귀중한 책을 저술했는데 그는 이 책에서 소화 기관에 대한 편견을 상세히 논하고 있다. 그는 "신사의 장(腸)의 기능을 원활하게 하고 활성화시켜 변을 통하게 하기 위해서 관장액을 서서히 주입 대변을 부드럽게 하여 한꺼번에 변히 쏟아져 나와 장이 깨끗이 세척되는" 이야기가 포함된 의사의 명세서에 관한 기술에서 몰리에르(Molire)의 〈상상의 환자 Imaginary Invalid〉에 대해 묘사하고 있다. 또한 그는 조너선 스위프트(Jonathan Swift)가 쓴 〈걸리버 여행기〉에서 걸리버와 릴리퓨션(Lilliputians)과의 영국 풍습에 대한 이야기를 인용하고 있다. "그들도 역시, 귀찮고 정나미 떨어지는 일이지만, 복부를 편하게 하고 대변이 통하게끔 약을 사용하는데 이것을 관장이라고 부른다."

관장은 20세기 초반에 가장 보편적인 치료법으로 널리 사용되었다. 램버트는 러시아 의학계에서 이름을 떨쳤던 엘리 메츠니코프(Elie Metchnikoff)같은 사람은 대장을 마치 충수처럼 자연의 실패작으로 외과 수술로 제거해야 한다고 생각했다고 쓰고 있다. 올더스 헉슬리(Aldous Huxley ;

영국의 유명한 소설가, 평론가=역주)의 작품인 〈가자에서 눈이 멀어 Eyeless in Gaza〉에서 한 등장 인물은 이렇게 묻고 있다.

"당신이 만성 장 중독증에 걸렸을 때, 부정적인 방법 이외의 다른 방법을 어떻게 생각할 수 있습니까?"

20세기 초에도 '결장 세탁'이 대서양 맞은편에서도 유행하고 있었다. 전세계가, 그것이 실재하든 안 하든 변비라는 통념에 속박되어 있는 것 같았다는 생각이 든다.

그러나 그 후 조금씩이나마 해부학적 관심의 초점이 바뀌어 갔다. 즉, 충수(맹장=역주)가 모든 악의 근원이고 제거해야 할 기관이 되어 버렸다. 그리고 흉선(胸腺)이, 특히 소아에게 있어서, 방사선의 대상이 되었다. 이러한 광풍──면역계로서는 다행한 일이지만──이 급속히 퍼져 나갔고 뒤이어 병원균에 대한 새로운 인식이 급속히 팽배했다는 명백한 상징물로서 신체 도처에 소재하는 편도선이 그 대상이 되었다. 인류의 아주 적은 적이 집결하는 장소가 밝혀짐에 따라 그것을 제거하는 주요한 후보가 바로 편도선이었다. 사춘기가 되기 전의 청소년과 아직도 편도선이 있는 사람이 부모의 무지의 희생자가 되었다.

외과 수술용 메스와 가위 또는 적출기는 점점 위로 올라갔다. 즉, 온갖 종류의 질병, 그 중에서도 특히 관절염을 일으키며 방심할 수 없는 감염 매체의 안식처로서 치아는 해로운 기관으로 간주되었던 것이다. 모든 치아를 뽑아 냄으로써 이러한 만연된 공포를 편리하게 물리칠 수 있었다. 20대 혹은 30대에 불과한, 수많은 사람들이 나머지 여생을 의치로써 살아갈 수밖에 없었다.

그렇지만 차츰 축적된 종합적인 지식이 보급되기 시작하자 신체의 기본적인 구조가 모두 불완전하고 변덕스럽지 않다는 것과 그 고유한 목적을 찾아볼 수 없는 기관을 모두 다 제거하거나 방사선을 조사할 필요는 없다는 것과 대부분의 사람들은 충수, 흉선 및 편도선을 포함해서 신체의 모든 기관과 함께 아주 만족스럽게 공존할 수 있다는 것을 인정하기 시작했다. 감염된 치아는 치료할 수 있게 되어 뽑아 내지 않아도 되었다. 박테리아도 가차없이 잡아내어 몰살시켜야 할, 최악의 용의자의 신세를 벗어나 더 이상 공포의 대상이 되지 않았다. 또한 신체 기관들의 전체적이고 유기적인 통일에 있어서 박테리아가 아주 유익한 역할을 한다는 것도 밝혀졌다. 사람들은 월터 캐넌 박사가 "신체에 관한 지식"이라고 부르는 새로운 분야에 관심을 갖기 시작했다.

인류라는 종이 완전성의 대지(臺地)라고까지 끌어올려진 오늘날, 인간의 질병을 치료하는 데 있어서 절대로 과실이 있을 수 없다고 생각하지 않기 위해서도 최근의 의료 과오의 실례에 대해서 주도 면밀히 검토해 보는 일이 상당히 유효할지도 모른다.

몇 가지 실례를 당장 들어 보자. 극히 최근까지 심근 경색이 부수된 심장 발작 환자들은 한 달 혹은 그 이상의 기간 동안 침대에 계속 누워 있어야만 했다. 운동의 제한은 지나치게 엄격해서 처음 며칠 동안 환자는 양치질 등 최소한의 활동조차 못하게 했다.

그러나 오늘날의 심장병 학자들은 그러한 치료가 바람직하지 못할 뿐만 아니라 유해하다고 생각하고 있다. 그들은 손상된 심장이라도 조심스럽게 확장될 필요가 있으며 이를 위해 필요한 운동을 할 수 있다는 것을 알고 있다. 환자들은 심근 경색이 일어난 후, 며칠 만에 병상에서 일어날 것을 권유받고 있다. 환자들은 또한 정서적 스트레스를 해소 내지 완화시키고 영양 보급을 개선하고 점진적인 운동에 역점을 둔 생활 양식을 따라 살 것을 적극적으로 권유받고 있다. 심장병 환자에게는 언제나 수반되는 공포나 불안 같은 심리적 장애를 피하는 것보다 더 중요한 일은 없다.

지난 몇 년간 그 치료법이 철저하게 바뀐 질병 가운데에 궤양이 있다. 지난 수십 년간 궤양 환자에게는 자극이 없는 식사법──퓌레(puréed; 야채와 과일 등을 조려서 체로 거른 수프=역주) 음식, 우유 제품, 짓이긴 감자국 등──이 필요하다고 생각되었다. 오늘날은 효과적인 식사법으로서 고섬유질 음식이 권장되고 있다.

측관 심장 수술도 20세기에 들어와서 발전된 주요한 외과 수술 중의 하나인데 어떤 경우에 있어서는 이것이 삶과 죽음을 분할하고 있다. 또한 많은 측관 수술 환자들을 위한 삶의 질의 개선이 인정되어야 한다. 그렇지만 그러한 복잡한 수술이 필요치도 않으면서도 몇천 건씩 행해지고 있다는 것이 국립 심장, 폐 및 혈액 연구소의 한 연구 보고서에 의해 밝혀졌다. 1980년대에 들어와서도 매년 평균 23만 건의 측관 수술이 행해졌다. 5년 동안 780명의 심장병 환자들(한 집단은 측관 수술을 받았고 다른 집단은 약물 치료를 받았다)의 건강 상태를 주의 깊게 지켜 보았다. 연구 결과는 5년간의 생존율과 심장 발작률에 있어서 약물 요법으로 치료를 받은 환자들과 측관 수술을 받을 환자들이 같은 수치를 나타냈다는 것을 보여 주고 있다. 유럽에서 행해진 이와 유사한 연구에서도 약물 요법으로 치료를 받은 환자와 외과 수술을 받은 환자의 5년 동안의 심장 발작률이 거의 같았다는 사실이 확인됐다. 측관 수술비가 3만 달러──수술의의 보수인 5000달러를 추가해서──에 이르고 있기 때문에, 그러한 경제적 측면과 결과를 무시할 수 없는 것이다.

매년 행해지는 수많은 불필요한 측관 수술을 전부 심장 수술의 탓으로 돌리려는 경향이 있다. 그러나 많은 병원들이 수술의에게 환자를 수술하도록 압력을 가하고 있다는 사실은 일반적으로 인정되고 있지 않다. 많은 경우에 있어서, 병원측은 제3자의 지급인──정부와 민간 보험 회사──으로부터의 압력에 대응하고 있다. 병원측은 'DRGs(designated related groupings ; 지정 기관)'에 신경을 써서 대처해야만 한다. 이것은 보험 가입자들이 병원에 대해 상응한 규모를 축소시킨다는 것을 의미한다. 지정된 질병은 개인적인 다양성을 무시하고 입원 허용 일수라는 특정 수치에 구애받고 있다. 이러한 규정은 실질적으로 악용 또는 남용되고 있기 때문에 몇 차례나 개정되곤 했다.

이 제3자 지급 제도의 모순된 측면 중의 하나는, 어떤 의미에서, 그것이 실질적으로 측관 수술을 강요하는 결과를 낳는다는 것이다. 예를 들어, 캘리포니아에 소재하는 한 병원은 주 정부의 지급을 받기 위한 자격을 획득하기 위해서 측관 수술을 최소한으로 줄이고 있다. 사실, 병원측은 그들의 할당액을 채우지 못하면 벌칙을 적용받게 된다. 전술한 바와 같이 국립 심장, 폐 및 혈액 연구소에서 행한 조사에서 전체 측관 수술 중 최소한 25퍼센트는 부당하다고 판명되었다고 해서 하나도 놀랄 것이 없다.

또한 일부 수술 절차는 잘못된 것으로 밝혀지기도 했다. 1950년대에 들어와서 골절의 새로운 치료법이 인기를 끌었다. 한 소련의 외과 의사가 뼈를 서로 접합시키는, 새로운 골절 치료법의 성공 사례를 보고했다. 그는 강력한 접착력이 있는 합성 수지를 사용했다. 이 기법이 오스트레일리아(Australia)의 한 정형 외과 의사에 의해 더욱 개량되었는데 그는 소련의 정형 외과 의사가 사용한 합성 수지보다 한층 더 강력한 접착력을 가진 에톡실린(ethoxyline) 수지를 사용해 골절된 부위를 접합시켰다. 그 오스트레일리아 의사의 보고는 관심을 끌기에 충분했는데, 그는 골절에 보통 사용되고 있는 부목을 댈 수 없는 몇몇 환자들에게 이 방법을 사용해 성공했던 것이다.

그 다음의 소식은 필라델피아(Philadelphia)에서 온 것인데 그곳의 한 정형 외과 의사가 '오스타머(ostamer)'라고 부르는 플라스틱을 사용해서 부러진 뼈를 접합하는 데에 성공했다고 보고해 왔다. 불과 사흘 만에 환자는 지팡이나 목발이 없이도 걸어다닐 수 있었다고 했다.

그러나 불행하게도 대부분의 '성공적인' 결과가 시간이라는 시험에는 통과하지 못했다. 의학 관계 간행물에 장기 실패 사례가 보고되기 시작했다. 마침내 접합 화학 물질이 용해되지 않아 이물질로서 장애를 초래했다. 개념과 적용상에서의 잘못이 점차 밝혀졌고 마침내 이 기법은 폐기되었다.

1976년, 의회의 과실 조사 소위원회는, 타당성이 현저히 결여된 외과 수술에 관한 연구 결과를 보고했다. 그 결론을 보면, 미국 의사들은 1974 년도에만 240만 건의 불필요한 수술을 해서 1만 1900명을 사망케 했고 그 비용으로 40억 달러나 낭비케 했다는 것이다.

과다 수술 목록의 상위에 올라 있는 것은 자궁 절제 수술(혹은 자궁 적출 수술)이다. 국립 보건 통계 조사국의 보고에 의하면 매년 75만 건의 자궁 절제 수술이 행해지고 이 가운데 22퍼센트는 부당한 것이며 10퍼센트만이 아무 이의 없이 정당한 것으로 밝혀졌다.

UCLA의 의약 및 공중 보건과와 캘리포니아 산타 모니커(Santa Monica)의 랜드 협회(Rand Corporation)의 공동 연구에서 경동맥 절제 수술——통상적으로 뇌졸중이나 중풍의 발작을 예방하기 위한 조치이지만 그것의 의심스러운 유효성과 높은 합병증 발병률 때문에 아직까지는 논란의 여지가 많다——이 1985년도에만 10만 7000건이나 행해지는 데에 정부 지출금이 충당되었다고 보고하고 있다. 조사자들은 1981년도에 1302명의 경동맥 내막염 노인 환자들에 대해서도 엄밀하게 조사 평가했다. 국내의 저명한 전문가의 의견을 참작해서 조사자들은 외과 수술 중 3분의 1만을 인정할 수 있고, 3분의 1은 부당하고 나머지 3분의 1은 미심쩍은 것이 많다는 결론을 내렸다.

또한 동 조사자들은, 1979년과 1982년 사이에 조사 평가된 관상 동맥 측관 수술 386건 가운데 30퍼센트가 의심스러운 이유로 수술이 행해졌고, 그 중 14퍼센트는 분명히 부당했다고 주장했다. 그들은 또한 1981년도 행해진 1677건의 관상 동맥의 맥관 조영도 가운데 17퍼센트, 1585건의 상부 위장관 내시경 검사 중 17퍼센트가 부당한 것으로 판정했다.

약간의 사례에 있어서 부당한 외과 수술에 관한 또다른 증거는 심장 맥박 조정기 부착에 관련된 것이었다. 미국인 500명 가운데 한 사람 꼴로 평균 1만 2000달러의 비용을 지불하고 영구적인 심장 맥박 조정기 부착 수술을 받고 있다. 1980년도 한 해 동안 대략 12만 건의 부착 수술이 행해졌다. 미 상원의 노화 소위원회는 의료적 타당성이 의심스러움에도 불구하고 수술했다는 이유로 맥박 조정기 부착을 위해 지출된 노인 의료 보험 비용의 절반이 인정받지 못했다는 것을 발견했다. 필라델피아에 소재하는 알베르트 아인슈타인(Albert Einstein) 의료 센터의 앨런 그린스팬 (Allan M. Greenspan) 박사와 그의 공동 연구자들은 382명에 달하는 심장 맥박 조정기를 부착한 노인 수혜자들에 관한 기록을 면밀히 조사해 보았다. 조사자들은 그 중 20퍼센트가 전적으로 부당한 것으로서 오진으로 인해 행해졌고 36퍼센트는 불완전한 진단 및 소견 또는 부적절한 기록으로 인해 행해졌다는 것을 알게 되었다.

최근에는 성형 외과 수술이 점차 인기를 끌고 있다. 그것의 대부분이 주로 미용(안면) 성형술이지만 현재는 점차적으로 몸무게를 줄이기 위해서나, 유방을 크게 하거나 작게 하거나 또는 머리카락을 바꾸기 위한 첩경으로서 이 수술이 이용되고 있다. 어쨌든 모든 수술은 위험—— 감염이나 신경의 손상 등——이 수반된다. 수술하기 전에 필요한 마취도 심장 기능에 큰 영향을 미치기 때문에 대단히 위험하다.

내가 면담 요청을 받은 한 환자는 40대 중반의 예술가였다. 그녀는 비만증으로 고민하고 있었다. 그녀가 시도한 여러 가지의 식이 요법은 한 가지 이유 또는 다른 이유로 인해 만족스럽지 못했다. 그래서 그녀는 너무 굵은 허리를 줄이기 위해 빠르고 새로운 방법을 찾아보았다. 이 새로운 수술법, 즉 지방 제거 수술은 원하는 체중 감량이 이루어질 때까지 복부의 지방을 단순히 흡수하는 방법이다.

어쨌든 그런 특수 수술을 받고 그 여성은 팔에 마비 증상이 나타났다. 외과 의사는 신체 운동의 제약은 점차 없어질 것이라고 말했다. 그러나 한 달이 지나도 마비 증상은 없어지지 않았다. 그리고 또 다른 건강에 유해한 증상이 나타나자 그녀는 낙심 천만했다. 나는 이 문제에 대해 그녀의 담당 의사와 상의했는데 그는 신체는 점차 자유롭게 움직일 수 있게 될 것이라고 믿지만 그녀의 자신감이 증세의 회복뿐만 아니라 그녀의 삶의 질과 심리 상태에 긴요하다고 생각하고 있었다. 그는 또한 여러 가지 위험이 뒤따르는 수술을 받아도 좋다는 동의서에 그녀가 서명했다는 사실에 주의를 환기시켰다. 그녀는 체중을 빨리 감량하려는 성급한 마음에서 그만 그 서류를 통상적인 법률 문서쯤으로 생각했던 것이다. 그러나 나의 주요 관심사는 그녀를 실질적으로 회복하지 못하게 하는 공포와 우울에서 벗어나려는 그녀의 요구에 관련된 것이다. 나는 그녀가 특히 그녀의 허영심으로 인해 벌을 받고 있다고 생각하기 때문에 심리 요법 치료를 받을 것을 권장했다. 그 와중에서도 그녀는 예술에 대한 관심을 버리지 않았다. 그녀는 글을 써 보겠다는 생각을 했다. 자신감 못지않게 행동도 치유 환경에 심대한 영향을 미치는 것이다.

이 사례를 돌이켜보면서 나는 다시 한 번 성급한 방법이 정말 믿을 수 없다는 것을 깨닫게 되었다. 우리는 거의 모든, 생각할 수 있는 문제——두통에서 불면증에 이르기까지——를 당장 해결하려고 약을 사용하는 경향이 있다. 통증의 원인에 지대한 관심을 갖는 대신에 오히려 진통제를 그 대안으로서 복용한다. 우리는 건강을 유지하기 위해서 요구되는 개인적 단련이나 운동 또는 규칙성이나 자제심보다는 외과 의사의 메스나 처방전에 의존하고 있다. 더 나아가서 우리는 속독법을 배워 시간을 절약하기 위해 책장을 훌훌 넘기고 있지만, 상상의 풍요함과 훌륭한 문장을 정성껏 쓴 사람의 사상을 보지 못하고 있는 것이다. 그런 시간의 반을 여기저기 헤매면서 우리는 가능성을 감소시키고 또한 선택의 자유마저 상실하고 마는 것이다.

건강은 중대한 문제이다. 생명 그 자체처럼 그것은 계속 유지되어야 하며 또한 그러한 노력을 통해서만이 그 의의가 있는 것이다.

현대 의료 과오 중 가장 두드러진 실례는 물론 지금 널리 보급되어 사용되고 있는 엑스레이 장비에 관련된 것이다. 비교적 최근까지 병원의 검사라고 하면 통상적인 엑스레이의 촬영은 물론 최소한 형광 투시경 검사가 포함되어 있었다. 형광 투시경과 엑스레이의 관계를 비유하자면 영화와 평면 사진의 관계와 같다고 할 수 있다. 형광 투시경은 검사자가 신체 내부 기관이 연속해서 움직이는 모습을 관찰할 수 있는 이점이 있지만 그것은 몇 번씩 단일 엑스레이 판의 방사선을 조사해야 한다.

'정지' 장면이든 연속 장면이든 간에 엑스레이가 신체에 해로운 것은 마찬가지이다. 엑스레이는 신체의 내부를 관찰자가 볼 수 있을 정도의 강력한 광선이라고 단순히 생각해서는 안 된다. 엑스레이는 신체의 기관을 관통하는, 방사선 및 특수한 충격이며 반대편의 건판에 그 기록을 남긴다. 신체의 기관이나 조직을 엑스레이가 관통함으로써 그것들이 변하거나 혹은 손상을 입을 수도 있다. 단 한번의 노출에서 받는 방사선의 양은 매우 적고 기관의 손상도 최소한에 이를 정도로 미미하다. 그러나 방사선의 효과가 축적되면 신체는 그 총량의 흔적을 그대로 유지한다. 방사선을 흡수하는 인간의 능력은 무한하지 않다. 그 한계는 사람에 따라 다르다. 또한 그 한계는 노출자의 집이나 직장의 고도, 태양 방사선 혹은 산업 방사선에의 노출 등과 같은 요인에 의해 달라진다. 오늘날의 과학자들이 이러한 위험을 모르고 있는 것은 아니기 때문에 곧 관례대로 한다기 보다 좀더 신중해지고 있는 것은 사실이지만, 엑스레이 장치의 과도하고 불필요한 사용을 전적으로 배제하고 있다고 생각하는 것은 착각이다.

효험이 있다고 일반인들에게 널리 믿어지고 있는 하나의 치료법으로서 바로 정신 분열증 환자의 치료에 사용되는 인슐린 충격이라는 것이 있었다. 1939년, 내가 아직 젊은 의학 기자였을 때, 뉴욕 주 웨스트체스터(Westchester)에 소재하는 헤이스팅즈 힐사이드 병원(Hastings Hillside Hospital)에서 주최하는 한 자문 회의에 참석한 적이 있었다. 약 10여 명의 정신 의학자들이 그 병원 소속 의사들의 개별적인 사례에 관한 보고를 경청하고 있었다. 그 보고에 관한 논의가 끝난 후에 환자들은 개인별로 자문 정신 의학자의 질문에 응하기 위해 회의실로 호출될 예정이었다. 정식 진단이 정신 분열증 또는 조울증이라는 합의에 도달하기 위한 집단적 노력이 있었던 것 같았다. 그리고 전자에게는 인슐린 충격을, 후자에게는 전기 경련(전기 충격) 요법을 처방했다. 몇 년 후에 이 방법이 변경되었는데, 즉 정신 분열증 환자에게는 전기 충격을, 조울증 환자에게는 인슐린 충격으로 바뀐 것이다. 더구나 그 후에 그것은 다시 또 반대로 바뀌었다.

그 당시 나를 무척 곤혹케 만든 것——지금도 그렇지만——은 정신병은 반드시 정신 분열증이거나 조울증, 이 양자 중에 하나라는 고정 관념이었다. 그러나 어떤 환자는 두 가지 증상이 결합된 증상을 보이는 동시에 정도의 차이를 보일 수 있으며, 혹은 아직은 구분할 수 없지만 전혀 다른 범주의 정신병을 앓고 있다고 생각하는 것이 합리적일 것이다. 생물학적 결함이나 정서적 불안 또는 그릇된 생활 양식 등으로 인해 나타나는 증상으로 보이는 병을 환자 자신이 분쇄할 수는 없을까? 졸리 웨스트 박사는 나와 오랫동안 대화를 나누었는데 그는 정신 의학 이론과 임상 요법이 급속히 발전하고 있다고 역설했다. 그는 벌써 오래전에 폐기된 초기 요법의 실례로서 헤이스팅즈 힐사이드의 자문 회의를 들었다. 그렇다고는 하지만 인슐린 충격 요법의 역사에 관해 고찰해 보는 것이 쓸모 있을지도 모른다.

1930년대 초, 독일의 신경 정신 의학자인 만프레트 자켈(Manfred Sakel) 박사는 정신 분열증 환자에게 인슐린을 주사해서 강제로 혼수 상태에 빠지게 했다는 임상 경험을 보고했다. 그는 우연한 사건을 통해 이러한 결론에 도달했다. 인슐린의 우연한 과다 복용이 당뇨병성의 모르핀 중독을 초래해서 환자의 혼란한 정신 상태를 깨끗하게 했던 것이다. 그것은 당분을 피에서 제거하는 동시에 세포에 주입시킴으로써 인슐린이 신진대사 활동을 촉진시킨다는 이론이다.

인슐린 충격 요법은 그것이 비록 불규칙한 심장 박동, 발한, 격심한 소화기 계통의 문제의 야기, 구토, 의식 불명 최후에는 혼수 상태 및 종종 경련——이 모든 것이 혈당을 갑작스럽고 급격하게 저하시킬 가능성이 있다——을 일으키는 등의 많은 부작용을 수반함에도 불구하고 정신 분열증의 치료에 널리 사용되기 시작했다.

그렇다면 인슐린으로 치료를 받은 수많은 환자들의 증세가 호전되었다는 사실을 어떻게 설명해야 좋을까? 이 문제에 관해 연구한 정신 의학자들은 그러한 호전의 일부 원인이 그 요법을 엄밀하게 실행해야 하기 때문에 환자에게 주어지는 각별한 배려에 있다고 동의할 것이다. 심한 정신병 환자들에게조차 위약(僞藥) 효과가 있을지도 모른다. 또한 그 효과가 아직 알려지지도 않고 표면에도 나타나지 않는 어떤 심리 생물학적 대응 기전을 활성화시켰을지도 모른다.

전기 경련 요법(Electroconvulsive therapy ; ECT)이 1940년대와 1950년대에 조울증 환자와 정신 분열증 환자의 치료에 인슐린 투여 요법의 대를 이어 사용되었다. 그 장점이 아직 잘 알려져 있지 않았음에도 불구하고 그것이 널리 사용되기 시작했다. 인슐린 요법의 경우와 같이 그것도 아마 똑같은 이유에서 사용되었을 것이다. 1960년대에 들어와, 엄청난 수의 효과적인 항정신병 약물 요법이 개발됨에 따라 전기 충격 요법도 점차 그 인기가 떨어졌다. 그럼에도 불구하고 그 요법은 약물 요법이 안 통하거나 약물에 대해 금단 증상을 보이는 특정 경우에는 아직도 사용되고 있지만 아무도 그 요법이 특정 경우에 왜 효과가 있는지 그 원인과 이유를 모르고 있다. 그러나 한 가지 점만은 분명하다. 경련 요법—— 간질병 환자는 정신병에 면역되어 있다고 한다—— 의 논리적 근거는 착오였다.

착오, 실수, 오인 또는 과실 등은 치료나 그 방법의 형태에만 국한되어 있지 않다. 의약품이나 조제약도 역시 예외일 수가 없다. 예를 들어, 얼마 전에도 병원에서 출생한 유아는 통상적으로 헥사클로로펜(hexachlorophene)이 함유된 비누로 목욕시키거나 화학 물질이 함유된 탤컴(talcum) 파우더를 뿌려 주었다. 그 후 탤컴 파우더나 비누의 사용을 중단하면 피부가 포도상 구균에 감염되기 쉽다는 것이 밝혀졌다. 또한 조제약을 자주 사용하면 중추 신경계에 손상을 입힐 수도 있다는 것도 알게 되었다. 미 식품 의약국(FDA)과 미 소아과 학회의 태아 및 신생아 소위원회는 조제약의 위험에 대해 주의를 환기시키는 성명을 발표한 적이 있었다.

인간의 피부는 강력한 화학 물질을 그대로 통과시킨다. 심장병 환자는 팔 안쪽에 바른 연고제에 함유된 니트로글리세린(nitroglycerin)을 상당량 흡수할 수 있다. 피부를 통해 흡수하는 방식을 사용하는 다른 약물 요법은 즉각적으로 미각을 통해 느낄 수 있다. 그럴 경우에 헥사클로르핀 같은 강력한 화학 물질을 자주 사용하면 인체에 유해하다는 것은 놀랄 일이 못 된다. 만일 요즈음에도 이것을 조금이라도 사용해야 한다면 신중하게 사용하고 그 후에 물로 철저하게 씻어내야 한다.

수은이 함유된 약물도 역시 신중하게 그 사용이 검토되어야 할 것이다. 수은을 함유한 클로리덱스(chloridex)로 양치질을 한 영국 어린이들이 사지에 심한 통증을 느꼈던 경우도 있었다. 미국에서 의사들이 조제약의 위험에 대해 주의를 환기시키고 있지만 FDA가 제약 회사에게 가루 치약에 수은 성분을 제거하라고 강요할 수 있던 때가 불과 30년 전이었다.

세기가 바뀔 무렵, 아미도피린(amidopyrine)이라는 약이 유럽과 미국에 동시에 등장했다. 그 약은 탁월한 진통제로서 유명해졌다. 그러나 그 약을 복용한 사람들은 구내염, 인후염, 신열 및 온갖 증상에 시달리기 시작했다. 특기할 만한 증상은 백혈구의 감소 현상이었다. 사망자가 점차 증가하자 그 약에 대해 집중적인 연구가 시작되었다. 이 경우에 있어서 시체의 부검을 통해 독성이 실제로 존재한다는 것이 판명되었다. 일부 의학자들은 그 약의 벤젠(benzene) 고리가 증상의 원인이었다는 가설을 주장하기도 했다.

체중 감량약도 중병을 유발하는 원인과 관련이 있다. 1931년에는 디니트로페놀(dinitrophenol)이라는 약이 폭발적으로 인기를 끌었는데 이 약은 체중을 줄이기 위해서 사용되었지만 어떤 경우에 있어서 그 결과는 체중의 감소가 아니라 수명의 단축으로 나타났던 것이다. 비록 그 약이 절대적으로 안전하다고 널리 선전되고 있었지만 골수에 결함이 생기는 젊은 여성이 점증했다. 그때 그 약을 복용해서 백내장이 발생했다는 보고가 세상에 알려졌다. 결국 독일 보건 관계 공무원들은 1935년에 그 약에 대해 경고를 발했다. 캐나다 역시 그 약의 사용을 전면적 금지시켰다. 1년 후, 영국도 그 약을 비처방 약물 목록에서 제외시켰다. 그러나 미국은 1938년까지도 그 약이 시장에서 유통되는 것을 막지 않았다.

2차 대전 후, 체중을 감량하기 위해 일부 의사들에 의해 처방된 약물 중의 하나로 암페타민(amphetamine)이 있었는데 수면병(sleeping sickness) 같은 분명히 정의할 수 있는 특정한 질병에 효력을 발휘했다. 그러나 체중 감량약으로서 그것은 위험했다. 그 약은 식욕을 감퇴시킬 수는 있었다. 그리고 다른 효과도 갖고 있었다. 그 약은 어떤 경우, 특히 10대와 젊은 여성에게는 식욕 부진을 유발시켰다. 그리고 신경계에도 해로웠다. 그것은 도착이나 일탈 행위 및 정신 분열증과 비슷한 정신적 증상을 유발시켰다. 상당수의 젊은 여성이 오진으로 인해 정신 병원에 보내졌고 어떤 경우는 회복하는 데 몇 년이 걸리는 극심한 자포자기감과 중증의 신경 장애까지 유발시키기도 했다. 다른 약물처럼 암페타민은 적절히 사용할 때에만 그 진가를 발휘할 수 있었던 것이다.

호르몬 약제라고 위험이 없다고 할 수 없다. 램버트 박사는 자신의 저서에서, 임산부가 유산의 위험성을 감소시키려는 노력의 일환으로서 남성 호르몬제를 복용함으로써 기형아를 출산했다는 사실을 보고했다. 그러나 당시만 해도 그 방법이 전적으로 안전하다고 생각되었다. 당시 존스 홉킨스 대학 병원의 연구자들은 임신 기간중 호르몬제의 사용과 여아의 출산과의 관련성—— 외부 생식기와 다른 남성적 특징을 비교하면서—— 에 대해 연구했다. 또한 더 진전된 연구에서 600명의 여아가 남성의 그것과 유사한 외음부를 가졌다는 것이 확인되었다. 이러한 증거다 있음에도 불구하고 제약업자들은 얼마 동안 그 약이 임신 기간중에도 안전하다고 계속해서 선전했던 것이다.

임신 기간중에 약물 복용으로 인한 위해로 가장 잘 알려진 실례는 두

말할 필요도 없이 탈리도마이드(thalidomide)이다. 이 약은 1950년 중반에 진통제, 진정제 및 수면제로서 인기를 끌어 일반 대중에 널리 사용되었다. 또한 이 약은 완전 무해한 약으로 선전되기도 했다. 5, 6년 동안이나 널리 사용된 후에야 그 파괴적인 효과가 알려지기 시작했지만 어떤 증상은 이 약의 시판이 중단되고 나서도 한참 동안 사라지지 않았다. 임신중에 이 약을 복용한 산모가 출산한 신생아들은 기형아이거나 다른 비정상적인 특징을 갖고 있었다. 어떤 아기들은 지느러미가 달린 손과 발을 갖고 태어나기도 했다. 심장에 이상이 있는 신생아도 출생하기 시작했다. 그리고 기타 건강상 문제도 그 아이들이 완전히 성장하기 전까지는 나타나지 않았다. 서독에서만도 6000명이나 되는 어린이가 불구자가 되거나 기형아가 되었다. 그러나 미국에서는 그 약의 복용자가 상대적으로 적었다. FDA의 프랜시스 켈시(Francis Kelsey) 박사의 총명하고 조심성 있는 활약으로 그 약은 미국 내에서의 시판 허가를 받지 못했다. 그 당시 서독에 거주하고 있었던 수많은 미국인 산모들이나 어떤 방법으로 그 약을 구해서 복용했던 산모들은 예의 증상이 나타나 제조업체를 상대로 소송을 제기하기도 했다.

약물 오용의 실례로서 일반적으로 알려진 것은 말라리아(malaria)가 원인이 되어 일어나는 열에 효력이 있는 키니네(guinine)의 사용인데 이것을 온갖 종류의 열을 내리게 하기 위해서 사용하고 있는 것이다. '브로모키니네(Bromo-quinine)' 정제는 감기를 치료하기 위해 널리 사용되고 있지만 이러한 사용법이 적절하다는 과학적 증거는 아무데도 존재하지 않는다. 대부분의 감기는 며칠 후에 정상으로 돌아온다. 이것이 의심할 바 없는 약효로서 선전되고 있다. 브로마이드(Bromide ; 브롬화물)는 유해하지만 '브로모 셀처(Bromo Seltzer)'라는 약품으로 의사의 처방도 없이 널리 사용되고 있다. 이와 마찬가지로 리튬(lithium) 소금도 종종 보통 소금 대용물로 사용되고 있지만 심장 기능에 해로운 영향을 줄 수도 있다.

이런저런 두려움이 되풀이됨으로써 모든 약물 투여를 어떠한 상황에서도 마땅히 기피해야 하는 것으로 생각하게 될지도 모른다. 그러나 어떤 특정한 약물 투여는 인명을 구조해 줄 때가 있다. 항생 물질을 아무때나 함부로 사용하면 일방적으로 다른 질병들——디프테리아, 결핵, 매독, 임질, 박테리아성 심장내막염 등——을 치명적으로 악화시킬 수도 있다. 약물을 과도하게 처방하거나 적절하게 감시하지 않으면 문제는 커지게 마련이다. 약물의 불필요한 장기 투여나 다른 약물과의 혼합 투여에서 오는 효과의 무시, 환자 개개인의 어떤 특정 약물이나 일반적으로 사용되는 약물에 대한 내성(耐性)의 유무에 대한 검사의 누락 등, 이 모든 위험 요소들이 주의 깊고 지속적인 감시가 필요한 이유가 되는 것이다. 현명한 의사라면 언제나, 《의사의 탁상용 참고서 Physicians' Desk Reference》나 《약물 투여의 위험 Hazards of Medication》에 보고된 금기 사항을 명심하고 있을 것이다. 또한 현명한 의사는 부작용의 증거를 수집하기 위해 규칙적으로 자주 환자를 점검할 것이다. 어떤 특정 약물 중독——특히, 진정제와 진통제——에 관한 문제들은 현명한 의사들이 특별 감시를 하기 위해 선정될 것이다.

그리고 사려 깊은 의사는 그가 활용할 수 있는 모든 무기들을 충분히 이용할 것이며, 환자에게 약이 언제나 필요한 것이 아니고 인간의 신체 자체가 거의 모든 증상에 대응할 수 있는 최선의 약국이라는 사실을 가르쳐 줄 기회를 결코 놓치지 않을 것이다.

약물 요법과 병행해서 또는 특정 약물의 약효가 나타나지 않는다고 판명되었을 때는 최면술이 필요할지도 모른다. 여기에서 우리는 정신적 작용이며 생물학적 효과를 가져올 수 있는 암시의 힘에 관한 사실적 증거를 제시하고자 한다. 어떤 의미에서 최면술은 나를 UCLA까지 오게 한 신념 뒤에 숨겨진 문제를 풀기 위해 귀중한 단서를 제공했다고 본다.

12

메즈머(MESMER), 최면술 및 정신력

마음이 생물학적 변화를 일으키는 방법에 대해 내가 관심을 갖고 있다는 것을 잘 알고 있는 졸리 웨스트 박사는, 오늘날 최면술이라고 부르는 기법을 통해서 몇 종류의 질병을 훌륭하게 고칠 수 있었던 프란츠 안톤 메즈머(Franz Anton Mesmer, 1733~1815)에 관한 강의에 나를 초청해 주었다. 그 강좌가 인연이 되어 나는 메즈머리즘(mesmerism ; 최면, 최면술, 동물 자기 최면술)이라는 명사와 메즈머라이즈(mesmerize ; 최면을 걸다, 매료하다)라는 동사의 어원이 된 메즈머의 생애와 시대에 관해 탐구하기 시작했다.

1784년 3월 12일, 프랑스 루이 16세의 지시에 따라 프랑스 왕립 조사 위원회는 환자를 치료하는 데 있어서 비정통적인 방법으로 파리를 온통 흥분의 도가니로 몰아넣었으며 또한 필연적으로 의료계를 격분케 했던 메즈머 박사의 이론과 그 요법에 대해 자세히 조사 연구하기 시작했다. 그리고 왕은 왕립 조사 위원회의 회장으로, 당시 프랑스 주재 미국 대사이며 문명 세계에 그 이름이 너무나 잘 알려지고 존경을 받았던 벤저민 프랭클린(Benjamin Franklin, 1706~90 ; 미국의 저명한 정치가, 외교관, 저술가, 물리학자=역주)을 임명했다.

왕립 '위원회의 발표가 있자 파리는 폭격을 당한 듯이 큰 소동이 벌어졌다. 메즈머는 그의 놀랄 만한 '치료법'으로 인해 전설적인 인물이 되었다. 그는 파리 상류 사회의 총아로서 등장하게 된 것이다. 마리 앙트와네트(Marie Antoinette), 라파예트(Lafayette) 후작 부인, 듀 바리(du Barry) 부인 등도 그의 가장 열렬한 환자였다. 메즈머의 '동물 자기(animal magnetism)'를 이용한 '치료법'에 관한 이야기는 만찬 식탁에 자주 오르는 단골 메뉴가 되었다.

그 조사에 극적인 상황을 일으키게 한 것은 그 중심 인물들을 둘러싸고 일어난 장엄한 대결 상황이었다. 프랭클린은 대부분의 프랑스인들로부터 찬사를 받았으며 메즈머는 그들의 마음을 사로잡았다. 메즈머의 이름은 인구에 회자되었지만 프랭클린의 조상(彫像)은 그들의 벽난로 주위의 장식품으로 놓여졌다. 메즈머는 신비스럽고 감상적이었고 찬란했지만 프랭클린은 개방적이고 관대하고 현명했다. 과학 협회에서는 메즈머를, 종교와 의학이 자주 신비스러운 실패(spool)로 간주되었을 때의 검은 마술과 미신이 만연됐던 오랜 옛날 시대로 내던졌다.

이와는 대조적으로 프랭클린은, 사람들이 옛날의 해답을 버리고 인생과 인권의 본질에 관해 질문하는, 그 당시 새로운 계몽자의 상징으로서 인식되었다. 개인의 종교적 신념은 더 이상 국가의 지배를 받지 않게 되었으며 최고의 개인적인 문제로 인정되어야만 했다. 진실 추구에 있어서 가장 중요한 것은 진실의 본질이 아니라 진실로 통하게 하는 추론 과정이었다. 또한 과학에 있어서도 가장 중요한 것은 과학적 방법——사실을 검증하는 방법과 다른 사람들도 반복할 수 있는 경험의 실행 방법——이라고 생각되었다. 프랭클린은 볼테르(Voltaire), 디드로(Diderot), 라부아지에(Lavoisier), 루소(Rousseau), 콩도르세(Condorcet), 프리스틀리

(Priestley), 제퍼슨(Jefferson), 페인(Paine), 존 애덤스(John Adams)처럼 당대의 합리주의자들의 판테온(pantheon)의 반열에 낄 수 있는 영광을 누렸던 것이다.

루이 16세가 프랭클린을 의장으로 임명한 데에는 다른 이유가 있었다. 왕은 당시 서로 대항하고 있는 두 세력——한쪽은 왕립 학술원 회원들로서 메즈머를 돌팔이 의사나 사기꾼으로 몰아붙였으며 다른 한쪽은 일반 대중인데 메즈머를 유능한 치료술사로서 또한 권위에 도전하는 사람으로 보았다——의 사이에 끼여 있어 진퇴양난의 처지에 빠져 있었다. 프랭클린은 메즈머에 대항할 만큼 대중의 인기가 좋았던 유일한 사람으로서 왕에 대한 이러한 압력을 해소시켰다. 그 자신이 과학자로서 프랭클린은 학술원 회원들에게 흔쾌히 인정받고 있었다. 한 사람의 인간으로서 그만큼 대중으로부터 사랑을 받았던 사람은 일찍이 없었다.

이러한 대결에 있어서 대중의 관심을 한층 더 끌게 한 것은 메즈머가 의료 진료소를 가장한 고급 매춘업소로 운영했다는 혐의로 기소되었다는 사실이다. 사실, 메즈머의 환자의 대부분은 여성이었다. 그는 고의적으로 여성 환자들이 율동적으로 숨을 헐떡거리게 해서 치료와는 아무 상관없는 절정에 이르기까지 흥분시켰다는 것이다. 메즈머의 '접촉' 요법은 성적 자극에 불과하다는 비난을 받았다. 그는 여성 앞에 똑바로 앉아서 넓적다리를 서로 밀착시키고 자주 그 사이를 손으로 집어 넣거나 민감한 기관에 가장 가까이 있는 신체의 부위를 만지작거렸다는 것이다. 메즈머가 이러한 기관들을 자극하는 것으로 생각했고 그 과정도 대개 여성 환자들의 저항 없이 진행되었다고 말했다. 메즈머의 집단 치료의 마지막 단계에서 나타나는 몸부림과 신음과 난폭한 몸짓을 다른 의사들은, 과학적 요법과 분명히 관련성이 있는 정서적 절정 상태라고 보기보다 성적 절정 상태로 해석했다.

메즈머는 이러한 과정이 진행되는 동안에 긴 연보라 색 비단 가운을 입고 자석 지팡이를, 옷을 입지 않고 끈으로 서로의 몸을 연결한 환자들

앞에서 흔들어댔다고 한다. 메즈머의 사치스럽게 꾸며진 진료 센터에서의 활동을 반대하던 일군의 프랑스 의사들은 이러한 사실을 빠뜨리지 않았다.

의료 기관이 메즈머에게 과한 또 다른 중대한 혐의는 영리를 위해서 자신의 '비결(secret)'을 판매할 시장을 구축하기 위해 자신의 체계에 대해 고의적으로 신비스러운 분위기를 조성했다는 것이다. 메즈머와 그의 동료인 샤를 데슬롱(Charles D'Eslon) 박사는 '조화 클럽(Society of Harmony)'을 결성했다. 상당한 회비를 내야 사람들은 이 클럽에 가입할 수 있었고 또한 메즈머의 비결의 수혜자가 될 수 있었다. 메즈머는 어떠한 것——사람, 개, 나무, 쟁반, 조약돌, 양털, 유리, 종이, 물——이라도 자화(磁化)시킬 수 있다고 주장했다. 그는 또한 일정한 조건하에서 이러한 힘(자력=역주)을 다른 물질로 옮길 수 있다고 했다. 사람들의 병을 '동물' 자기(磁氣)로 고쳐 준다고 하면서 프랑스 전국을 돌아다니는 수백 명의, 아니 수천 명의 자석 지팡이를 흔드는 초심자들을 공인받은 의사들은 이해하기 어려웠을 것이다. 토토(toto)에서는 조화 클럽이 메즈머와 데스롱이 큰 돈을 벌기 위해 만든 뻔뻔스러운 사기 단체라고 주장하는 사람들까지 나타났다.

왕은, 메즈머의 지지자였던 마리 앙트와네트의 간청에 용기를 얻어 가능한 한 최대로 메즈머의 활동에 대한 제재를 연기했다. 그러나 학술원은 메즈머의 동물 자기라는 기본 개념은 다른 여러 이론에서 도용해 와서 꾸며 낸 개념에 불과하다고 주장하면서 서서히 왕에게 압력을 가해 왔다. 메즈머는 이론의 중요 부분에, 역사상 파라켈수스(Paracelsus)로서 더 잘 알려진 중세의 의학자인 아우구스투스 필립푸스 아우레올루스 테오프라스투스 봄바스투스 폰 호헨하임(Augustus Philippus Aureolus Theophrastus Bombastus von Hohenheim)을 포함한 다른 의학자 또는 의사들의 이론이나 경험을 도용했다는 혐의로 기소되었다.

메즈머는 **동물 자기**라는 용어를 우주의 보편적인 과정 내지 작용 및 근본적 생명력으로 설명하고 있다. 이 힘의 주요한 모습——메즈머에 의하면——은 우주에 현존하고 있는 아주 정화된 유체(流體)인데 그것이 혹성들과 천체들을 제 위치에 있게 하거나 그 궤도를 돌게 한다는 것이다. 물론 인간에게도 근본적인 에너지와 생명의 균형을 유지해 주고 있다는 것이다. 만일 이 유체가 신체에서 일정 수준 이하로 떨어지면 온갖 종류의 질병이나 장애 및 혼란 상태가 발생하기 쉽게 된다. 그는 또한 자신의 자기(磁氣) 요법이 이 생명의 유체를 적절한 수준까지 끌어올리는 효과를 가졌기 때문에 내적 '조화'나 건강을 회복시킨다고 주장했다.

조사 위원회가 그 첫번째 회의를, 당시 파리 주변의 고급 주택지인 파시(Passy)에 있는 프랭클린의 저택에서 개최했는데, 그곳에서 78세의 미국인인 세계 시민(프랭클린)은 당대의 저명한 과학자들을 전부 만나볼 수 있었다. 그 중에는 '근대 과학의 아버지'라는 명성을 얻은 앙투안 로랑 라부아지에(Antoine-Laurent Lavoisier) 박사도 끼여 있었으며 또한 식물학자인 앙투안 로랑 드 쥬셔(Antoine-Laurent de Jussieu), 자동 정관 절제 장치——본인은 이것을 '야만적' 소형 도끼라고 불렀지만——를 고안해서 후에 유명해진 의사인 조지프 이그나스 기요탱(Joseph-Ignace Guillotin), 후에 파리 시장이 되었으나 단두대(guillotin) 아래 형장의 이슬로 사라진 천문학자이며 정치가인 장 실뱅 바예이(Jean-Sylvain Bailly)의 얼굴도 볼 수 있었다.

위원회의 활동은 3월 하순부터 시작되어 8월 초순까지 불규칙적인 간격을 두고 계속되었다. 대부분의 회합은 파시에서 이루어졌기 때문에 통풍을 앓고 있는 프랭클린이 다른 장소로 굳이 여행할 필요가 없었다. 그러나 프랭클린을 제외한 다른 위원들은 메즈머의 진료소를 방문하여 동물 자기의 시술을 직접 지켜 보기도 했다. 또한 일부 메즈머의 환자들을 파시로 데리고 와서 프랭클린의 서재나 정원에서 '대접'해 주었다. 어떤 때는 정원에 있는 한 그루의 나무가 '자화(磁化)'되었는데 한 어린이가 그 나무에 가까이 다가가니까 그 어린이의 병이 '치유되기도' 했다.

12. 메즈머(MESMER), 최면술 및 정신력 229

 프란츠(Franz, 어떤 곳에는 Friedrich라고도 기록되어 있다) 안톤 메즈머는 1753년 5월 23일, 독일 콘스탄츠 호수 부근의 한 작은 마을인 이츠낭(Iznlang)에서 출생했다. 그의 부친은 사냥터지기(gamekeeper)였으며 모친은 자물쇠 장수의 딸이었다. 그는 9자녀 중의 하나였으며 수수한 환경에서 자랐다. 그는 종교적 성향이 강한 교육을 받았다. 15세에 바바리아(Bavaria ; 서독 남부의 주. 독일명은 Bayern=역주)에 있는 예수회 계통의 한 단과 대학에 입학했지만 3년 후에 목사가 될 작정으로 잉걸스태트(Ingolstadt) 종합 대학으로 전학했다. 잉걸스태트에서 6년을 지낸 후에 그는 신학을 포기하고 법학을 전공하기 위해 비엔나에 소재하는 종합 대학에 입학했다. 그러나 이 유별난 결심도 1년이 채 못 가서 그는 다시 같은 대학에서 전공을 법학에서 의학으로 변경하고 31세에 의학 박사 학위를 받았다.
 메즈머는 **동물 인력**(animal gravity)이라는 용어를 인간에 있어서 일반적 환경의 영향을 설명하기 위한 논문에서 사용했다. 이와 같이 그의 경력과 밀접한 관계가 있는 것으로 밝혀진 **동물 자기**라는 용어를 사용하게 되는 전조를 그때부터 보였던 것이다.
 메즈머가 사용한 **동물**이라는 형용사는 물론 다른 생물을 제외시키지는 않았지만 주로 인간을 지칭하는 데 사용되었다. 그의 목적은, 자석이 그 주요 실례인 광물성 힘(자력)과 살아 있는 생물의 내부에 존재하는 자력을 구별하기 위한 것이었다. 이러한 방향으로 그의 사상이 발전되면서 그는 거의 안개와 같이 '희박한' 자기 유체(磁氣流體)를 강조하게 되었다.
 의학 박사 학위를 받은 지 얼마 후에 메즈머는 그의 인생에 있어서 극적인 변화를 맞이했다. 그는 당시 유명한 작곡가들이나 음악가들과 교분을 맺기 시작했는데 그 중에는 글럭(Gluck)이나 하이든(Haydn)도 있었다. 메즈머는 또한 레오폴드 모차르트와도 친밀하게 교제했는데 그의 젊은 아들인 볼프강 아마데우스 모차르트(Wolfgang Amadeus Mozart, 1756~1791)와 함께 새로운 작품과 오페라를 공연하면서 온 유럽을 순회하고 있었다. 메즈머는 새로운 재산이 늘어남과 동시에 젊은 모차르트와 단짝이 되었다. 볼프강 아마데우스 모차르트는 메즈머의 부탁을 받고 261번가에 있는 메즈머의 정원에서 자신의 오페라 〈바스티엔과 바스티에네 Bastien und Bastienne〉를 초연하기도 했다. 모차르트는 또한 〈코시판 투테 Così Fan Tutte〉의 자화술사(磁化術師)로서 메즈머의 이름을 인용하기도 했다.

다른 의사들의 비판의 목소리가 커지기 시작함에도 불구하고 비엔나에서의 메즈머의 사업은 번창해 갔고 그의 저택은 귀족 계급의 저명한 인사를 포함해서 수많은 인파로 붐볐다. 그러나 비엔나에서 메즈머를 최종적으로 파멸시킨 것은 그의 사업에 대한 반감이라고 하기보다 오히려 젊은 귀부인들의 품위를 저하시키는 사업을 할 수 있는 특권을 이용한다는 사회적 비난이었다. 특히 그의 환자들 중에는 미모에다 재능이 많은 18세의 맹인 피아니스트인 마리아 테레사 폰 파라디스(Maria Theresa von Paradis)라는 소녀가 있었는데 그녀는 당시 마리아 테레사(Maria Theresa) 황후의 프로테제(protégée ; 피보호자 또는 총애를 받는 사람=역주)였다. 이 젊은 귀부인은 자신의 천재성과 용기를 모차르트에게 보여 주었고 이에 깊은 감명을 받은 그는 그녀를 위해 피아노 협주곡을 작곡해 주기도 했다.

전통적 의술이 그녀의 시력을 회복시키지 못했다는 것을 듣고 놀란 메즈머는 그녀의 양친에게 그녀가 자신의 치료를 믿게끔 설득했다. 메즈머는 특별히 고안된 거울을 이용해서 증대된 동물 자기를 이용했는데 그는 마리아에게 생기를 주는 생명 유체의 수준을 높이기 위해 그의 '내적 자기(內的磁氣)'를 이끌어 내어 부분적으로 소녀의 시력을 회복시키는 데에 성공했다고 주장했다. 메즈머가 자주 치료를 할 필요가 있다고 말했기 때문에, 마리아의 양친은 마리아가 그의 가족의 한 사람으로서 살도록 허용해 달라는 요청을 받아들였다. 그는 그녀가 앞을 못 보는 것은 시신경의 조직 손상이 아니고 기능적인 문제, 즉 흑내장 때문이라고 진단했고 또한 치료가 가능하다고 생각했던 것이다.

그런데 문제는 메즈머가 파라디스가 아닌 다른 환자들을 치료했기 때문에 비엔나 의료 협회는 그를 공격하기 위해 필요한 모든 수단을 동원했다. 위원회는 그의 모든 업무(의료 행위)를 면밀히 조사하라는 지시를 받았다. 조사 결과는 뻔했다. 변변치 못한 그의 치료가 당연히 환자 자신의 상상력의 효과 때문에 가능했다는 것이다. 파라디스의 경우에 대한 비난은 오히려 심하지 않은 편이었다. 메즈머의 체계는 사기라는 딱지가 붙게 되었다. 그는 의료 동업 조합에서 축출되었으며 더 이상의 의료 행위도 하지 못하게 됐다.

메즈머는 비엔나를 떠났다. 그는 또한 아내와 헤어졌는데, 그가 그녀를 어리석고 지겹게 생각한다고 전부터 말해 왔기 때문에 그의 친구들은 놀라지 않았다.

그의 의료 무대의 두번째 극적인 개막은 파리에서 열렸는데 그곳에서 그는 처음 비엔나에서 만끽했던 것을 훨씬 능가하는 성공을 거둘 수 있었다. 그의 열정, 매력, 자신감 및 쇼맨십은 아무도 비엔나에서의 그의 파멸을 눈치채지 못하게 했다. 파리는 그에게 안성맞춤이었으며 재치, 직감, 현란한 화술과 당당하고 지성적인 면모가 치료 센터의 아주 유용한 배경이 되어 주었다. 그리고 비엔나에서처럼 그의 '치료'는 부유한 환자들에게 널리 알려져 그의 치료 센터는 상류 계층이 애호하는 사교 모임의 중심지가 되었다.

메즈머는 경쟁 상대가 자신의 이론을 검토하기를 스스로 그리고 간절히 바라고 있었지만, 파리의 왕립 학술원은 메즈머의 업적이 그러한 정밀 조사를 통해 정당하다고 인정받기에는 너무 멀리 앞서 나갔다는 인상을 주면서, 메즈머가 이의를 제기했던 권위적인 평가를 내리기 위한 조치를 자진해서 취했던 것이다. 그럼에도 불구하고 그는 파리 의사 협회에,

동물 자기라는 특수한 표현을 사용해 보편적으로 존재하는 우주의 유체에 대한 자신의 이론을 기술해 놓은 이론을 27개 항목의 주제로 요약해서 문서로 제출하기도 했다. 또한 그는 신체의 내적인 조화와 균형 상태를 유지하기 위해 그 필요성을 강조했다.

파리의 과학계는 점차 회의적이 되어 혼란이 야기되었는데 특히 조화 클럽이 터무니없이 비싼 회비를 받고 있다는 소문을 듣고 비전문가들도 새로 발견한 자신의 자기(磁氣) 능력을 그들 자신과 친구들의 치료를 위해 사용할 수 있다는 가능성에 대해서는 한마디도 언급하지 않았다. 메즈머에 반대하는 전문가들의 요란한 목소리가 절정에 달해 마리 앙트와네트나 라파예트조차 왕이 조사 위원들을 임명하는 것을 막을 수 없었다.

프랭클린이 참여한 조사 위원회는 그 임무를 신중히 떠맡았다. 데슬롱과 메즈머의 동의 아래 조사 위원들은 벽면을 유리로 장식하고 값비싼 태피스트리(tapestry ; 실내 장식용 비단=역주)와 두툼한 카펫이 깔린 집단 치료 센터를 방문해서 그 유명한 메즈머의 **바케**(baquet)──높이는 약 2피트이며 그 속에 조약돌과 '자화수(磁化水)'로 채운 병들이 들어 있는 나무통──를 관찰했다. 바케의 판자 덮개의 틈새에서 돌출돼 있는 L형 철제 막대를 **바케** 주위에 둘러앉아 있는 환자들이 움켜쥐고 있었다.

조사 위원들은 메즈머가 예의 연보라 색 비단 가운을 입고 지팡이를 흔들면서 집단 전체를 조정해서 일종의 집단 히스테리 상태로 빠뜨리고 또한 그런 무아지경에 빠져 바케 주위에 둘러앉아 노래를 부르거나 찬송하는, 끈으로 서로를 연결한 환자들을 목격했다. 조사 위원들은 메즈머와 데슬롱이 환자들에게 '손놀림'을 하는 것도 보았는데, 그들 중 많은 사람들이 병세가 호전되었거나 완쾌됐다는 것을 증언하기도 했다. 조사 위원들조차 이 자기 요법 치료를 받았다. 병이 있는 조사 위원들은 치료 전과정에 참여하기도 했다.

조사가 시작된 지 거의 5개월이 경과한 후에 조사 위원회는 비엔나의 의사회가 내린 결정과 아주 유사한 결정을 내렸다. 그들은 동물 자기 또는 생명 유체라는 학설을 입증할 만한 증거를 발견하지 못했다. 그들은 바케에서 돌출된 막대를 시험해 보았지만 그곳에서 발산되고 있다는 어떠한 전기적 충격이나 자극 또는 다른 충격이나 자극을 발견하지 못했다. 다만 그들도 히스테리로 인해 생기는 변화와 상상력의 작용으로 인한 일부 치료 효과의 순수성은 인정했다. "자기(磁氣)가 없는 상상은 발작을 일으키지만 상상이 없는 자기는 아무것도 일으키지 않는다."

어쨌든 프랭클린은 메즈머의 쇼맨십과 과장됨을 뛰어넘어 그의 사상의 잠재적 가치를 꿰뚫어 볼 수 있었다. 암시의 힘이 신체적 변화를 일으킬 수 있다는 증거에 프랭클린의 관심이 집중되었다. 조사 위원회의 보고서에는 이러한 점이 강조되지 않았지만 신념의 전환이 신체적 변화를 일으킬 수 있는 가능성에 대해서는 언급되어 있었다.

전반적인 보고서는 대중에 공개되었지만 조사 위원회는 비공개 보고서를 별도로 왕에게 제출했다.

앙투안 로랑 드 쥬셔는 별도의 보고서를 발표했다. 그는 메즈머주의자들의 그릇된 주장을 깨닫고 있었지만 시술자가 환자에게 시술하는 동안에 일어났던 중요한 변화는 인정했다. 메즈머가 무엇이라고 표현하든 간에 치유된 사례가 많았다는 것은 사실로 남아 있다. 그러나 인간의 상상력과 관련해서 이 현상을 설명하지는 못했다. 만일 상상력을 유발시킴으로써 질병이나 장애를 경감 또는 치유할 수 있다면 질병의 치료에 있어서 광범위하고 새로운 수단을 인정할 수밖에 없었을 것이다.

프랭클린은 위원장으로서 대다수의 의견에 따랐지만 친구에게 보낸 편지에서는, 질병의 치료에 있어서 눈에 보이지 않고 측정 및 평가할 수 없는 것을 중시해야 된다는 자신의 소견을 피력했다. 그러나 신념에서 나오는 힘은 분명히 존재하지만 인간의 정신이 발휘하는 그러한 힘을 이해하기 위해서 의학이라는 과학을 포기할 필요가 없다는 것이다.

프랭클린의 조사 위원회가 보고서를 발표한 후, 메즈머는 파리의 무대

뒤로 사라지고 마침내 비엔나로 다시 돌아왔다. 그는 그곳에서 프랑스 혁명가들을 마음속으로 동정했다는 이유 때문에 신경 과민의 귀족 계급으로 간주돼서 정치적으로 소외되었다.

1812년, 즉 그의 나이 78세가 되어서야 메즈머는 드디어 프러시아와 베를린 의사회의 인정을 받기에 이르렀다. 그는 81세가 되던 해에 그가 태어난 곳에서 멀지 않은 한 작은 마을에서 죽음을 맞이했다. 사망 원인은, 그 자신의 요법은 물론이고 당시의 어떠한 의술로서도 치유할 수 없는 악성 낭포증(bladder)이었다.

프란츠 안톤 메즈머는 **최면술**(hypnotism)이라는 용어를 창안하지 않았다. 그 특이한 단어는 1843년에 최초로 스코틀랜드의 외과 의사인 제임스 브레이드(James Braid)가 용어로 사용하기 시작했다. '동물 자기 최면술'이 의미하는 바와 같이 브레이드는 그것을 '뉴립놀러지(neurypnology)' 또는 '신경성 수면(nervous sleep)'이라는 변형된 용어로 번안해 사용했다. 그는 환자들이 생각을 신체적 변화로 바꿀 수 있는 능력과 그렇게 함으로써 질병의 치료법으로서 의사가 암시의 힘을 사용할 수 있다는 것을 강조했다.

또한 브레이드 박사는 메즈머와 동시대의 사람인 퓨제그(Puységur) 후작의 연구 결과를 인용해서 치료에 있어서 필수적인 한 과정으로 환자를 최면 상태 또는 수면 상태(메즈머의 치료법에서는 '순응〔fit〕')에 빠지게 했다. 브레이드 박사는 이 최면 요법을 이용해 많은 종류의 질병을 고칠 수 있었으며 환자들에게 참을 수 없는 고통을 주지 않고서도 주요한 외과 수술을 할 수 있었다. 역시 동시대인인 영국의 외과 의사, 제임스 에즈데일(James Esdaile)도 곧이어 위와 같은 사례를 많이 보고했다.

19세기 말경, 의학계에서 가장 영향력 있는 인물들 중의 한 사람이었던 장 마르탱 샤르코(Jean Martin Charcot)도 최면술에 관한 지식이 발전하는 것을 보고 깊은 감명을 받았다. 샤르코는 자신의 연구 결과로서 '전환 히스테리(conversion hysteria)'──어떤 예감이나 불안감에 사로잡혀 있을 때에 병에 걸리기 쉬운 마음의 성향──에 관한 이론을 내놓았다. 샤르코는 메즈머의 '성공 사례'가 주로, 처음부터 질병이 전환 히스테리에 어느 정도 관련되어 있는 환자들에게서 일어났다고 생각했다. 샤르코는 지그문트 프로이트(Sigmund Freud, 1856~1939)의 스승이었는데 그는 제자에게 최면술이 아니라, 보다 정확하게 표현하면, 인간의 마음이 그 선입관과 불안감으로 인해 실제로 생리적 변화를 일으킬 수 있다는 사실에 깊은 관심을 갖도록 교육시켰다.

그러나 메즈머 이후, 의료계에서 최면술은 직선적으로 계속 발전하지 못했다. 오랫동안 최면술은, 정신 의학 분야를 제외하고는, 의료 전문 분야의 커다란 주류에 밀려 그 한계 가치밖에 인정받지 못했다. 그러나 중병의 원인으로서 심리적 요인을 점차 중시하게 됨에 따라 치료에 있어서의 유효한 수단으로서 최면술이 신중히 사용되기 시작했다. 예를 들면, 전통적 치료 수단이 바람직한 결과를 낳지 못할 때만 의사들은 공인 최면술사──대개 최면술을 시술해도 좋다는 증명서가 있는 공인된 의사──를 찾을지도 모른다. 이러한 의미에서, 최면술이 신생아의 분만이나 치과 의술 분야의 보조 수단이나 만성 통증 증후군, 불면증, 알코올 중독, 니코틴 중독, 약물 중독, 관절염 증상, 시력 및 청력 약화 및 그 원인이 정서적 스트레스에 있다고 생각되는 질병을 포함한 기타 수많은 증상이나 장애의 치료에만 이용되어 왔다. 지난 세기 동안 특히 전시에 최면술은 어떤 일정한 정신적 장애의 치료에만 이용되어 왔다. 특정한 경우에 있어서지만 최면술은 또한 공포감을 해소시키거나 질병을 유발시킬지도 모르는 정서 상태를 전환하거나 조절하는 데에 귀중한 보조 수단이 되는 경우도 있었다.

의학자들은 장기적인 우울증이나 비탄에 빠지면 면역계에 부정적 영향──해로운 미생물이나 세균과 싸우거나 세포 성장에 있어서의 비정상적인 변화에 대응할 수 있는 신체의 능력의 약화 내지 저하──을 미친다는 증거를 제시하고 있다. 이와 마찬가지로 공포감도 증상을 악화시 킨다. 심장 발작을 일으킨 사람들 가운데 많은 수의 사람들이 24시간 안에 사망하게 되는 이유 중의 하나가 바로 공포감으로 인해 혈관이 수 축되어 이미 손상된 심장에 추가로, 어떤 경우에는 도저히 견딜 수 없는 부담을 주기 때문이다. 또한 공포감은 심장을 더욱 불안정하게 하는 효 과를 가진 어떤 종류의 호르몬의 분비를 갑자기 증대시키는 원인이 되 기도 한다.

불행하게도 최면에 대해 일반인들은 대개 보드빌 쇼(vaudeville show ; 묘기, 노래, 춤, 요술, 마술 등을 포함한 쇼=역주)나 또는 그와 비슷한 구 경거리 정도로밖에 생각하지 않는다. 관중들 중에서 뽑힌 피시술자들은 의사가 아닌 최면술사의 비정상적인 행위를 하라는 암시──대개는 그 렇다──에 응답하여 그대로 행동하게 된다. 그리고 피시술자들은 다시 제정신으로 돌아와 종종 그러한 자신의 행동에 대해 깜짝 놀라거나 관 중들을 즐겁게 해주기도 한다. 그러나 일정한 방향으로 집중된 인간의 정신력은 실제로 신체 내에서 화학 변화를 일으킬 수 있는 가능성의 문을 여는 것이다.

전술한 바와 같이, 현대의 의학자는 인간의 뇌를 의식이 자리잡고 있는 장소뿐만 아니라, 최소한 몇십 종류의 기본적 분비물을 생성하는 하나의 선(腺)으로서 파악하고 있으며 그 청사진을 제시하고 있다. 하버드 의과 대학 소속의 신경 외과의인 리처드 버글랜드(Richard Bergland) 박사는 이 러한 분비물들을 상호 결합시킬 수 있는 뇌의 능력에 대해 특히 강조하고 있다. 물론 이러한 분비물들이 모두 신경계에 직접 영향을 미치고 있는 것은 아니다. 사람의 행동이나 생각이 뇌가 쓴 신체를 위한 처방전에 영향을 줄 수 있다. 심한 고통을 참고 견딜 수 있는 우리의 능력을, 뇌 속에서 분비물을 생성케 해서, 더 한층 향상시킬 수 있다. 이러한 화학 물질은 모르핀과 같은 분자 구조로 이루어져 있다. 또한 뇌는 병균과 싸우거나 신체에 필수적인 균형을 유지해 주는 역할을 하는 화학 물질을

12. 메즈머(MESMER), 최면술 및 정신력

생성하고 있다.
 이러한 생명에 필수적인 균형을 깨뜨리는, 비정상적인 육체적·정서적 스트레스의 경향 때문에 그러한 스트레스를 전환시키고 예방할 수 있는 어떠한 것도 신체의 정상적 회복 기능을 되찾게 하는 데에 도움이 될 수 있을 것이다. 많은 경우에 있어서 공인된 최면술사는 환자의 나쁜 정서 상태를 완화시키거나 조정함으로써 환자를 도와줄 수 있고 그럼으로써 신체가 정상적으로 기능하도록 할 수 있을 것이다.
 분명히 최면술은 위험할 수도 있다. 최면술의 역사를 저술한 졸리 웨스트 박사는, 지배 집단이 정치적 혹은 이데올로기적 목적하에 종종 일반 대중들에게 공포 상태를 조성해 왔다는 사실에 주의를 환기시키고 있다. 어떤 경우에 있어서 최면술사는 개인의 기억을 지워 버리거나 바꿀 수 있으며 또한 개인에게 사실을 현실로서 인식하지 못하게 하고 거짓말을 하게 하거나 사람을 기만하게 할 수도 있다.
 물론 이러한 사태가 발발하더라도 그것은 전적으로 프란츠 안톤 메즈머의 탓은 아니다. 그럼에도 불구하고 1784년 프랭클린 조사 위원회가 최면술의 불길한 측면과 마음의 조정 가능성의 좋은 측면, 즉 그 양면성에 주의를 환기시킨 바 있었다.
 메즈머리즘 혹은 집단 최면 상태의 현대판 실례는 '파이어 워킹(firewalking ; 불 위를 맨발로 걷기=역주)'이라고 할 수 있는데 거기에서 대다수의 사람들이, 뜨거운 재 위를 참고 걸어가라는 강력한 암시를 받아들일 '마음의 준비'를 하고 있는 것을 볼 수 있다.

13

파이어 워킹(FIRE WALKING)

리 설먼과 조이스 설먼(Lee and Joyce Shulman) 박사는 심리 상담자로서 디트로이트와 로스앤젤레스에 사무실이 있다. 또한 그들은 나의 오랜 지기이기도 하다.

나의 관심이 말이나 태도가 원인이 되어 생화학적 변화를 가져오는 정신 능력에 있다는 것을 알고 조이스 박사는 그녀의 일생을 통해 가장 이상한 체험 중의 하나를 전화를 통해 들려주었다. 그녀는 전에 '파이어 워크(firewalk)' —— 뜨겁게 달군 숯불 위를 100명 이상의 사람들이 맨발로 걸어가는 일 —— 에 참가한 적이 있었다. 그녀는 호기심으로 그곳에 갔지만 그것을 실행하기 전에 대중들의 열기에 사로잡혀 자기도 모르게 신발을 벗고, 모두들 그 뜨거운 불 위를 화상을 입지 않고 걸어갈 수 있다는 능력을 입증해 보이면서 노래를 부르고 눈을 크게 뜨고 있는 사람들 틈새에 끼여, 그 과정에 참가하게 되었다고 한다. 그런데 조이스 박사도 아무 상처도 입지 않고 그것을 해냈다.

"그것은 선생님을 위해서도 한번 볼 만한 구경거리예요"라고 그녀가 말했다. "저는 남편에게 그 일에 대해서 이야기했죠. 그이도 대단히 흥미를 느껴 다음 번에는 자기도 함께 가겠다는 거예요."

"사람들에게 정서적인 체험을 하도록 도와주는 사람은 토니 로빈스(Tony Robbins)라는 젊은 사람이예요."라고 그녀가 말을 이어갔다. "그것은 약 2시간이 걸리는 단체 행동이죠. 그는 사람들에게 뜨거운 불 위를 아무 상처 없이 맨발로 걸어갈 수 있는 능력이 있다는 것을 믿도록 하죠. 그리고 사람들은 그렇게 하죠."

나는 그녀가 하는 말의 뜻을 이해하려고 잠시 동안 대답을 하지 않았다.

"선생님, 듣고 계세요?" 그녀가 물었다.

"물론, 듣고 있습니다. 그런데 그것을 어떻게 생각하세요?"

"그이와 저는 그것에 대해 의논했어요. 물론 그이는 회의적이었죠. 그이는 그럴 수밖에 없죠. 그곳에 없었으니까요. 나는 그곳에 있었고 그것은 사실이었습니다."

물론 파이어 워킹은 전혀 새로운 것은 아니다. 종족 의식에서도 신의 비위를 맞추기 위해서 또는 그 사제의 능력을 과시하기 위해 그러한 종교적 의식이 행해져 왔다. 신문이나 잡지도 파이어 워킹에 관한 기사를 싣고 있지만 그들에게는 그것이 '기묘한 일'이라는 범주를 벗어나지 못하는 것 같다. 나는 조이스 박사에게 남편의 회의론에 동감한다고 말했다.

"그 경우, 선생님은 스스로 그것을 보시고 싶으실 거예요. 토니 로빈스는 2주 안에 다시 '파이어 워킹'을 실시할 거래요. 그이와 저도 함께 가려고 해요. 선생님과 사모님도 함께 가시지 않겠어요?"

이리하여 내 아내와 나는 설먼 부부와 동행해서 세상에서 가장 이상한 일 중의 하나인 동시에 여지껏 내 눈으로 직접 본 적이 없는 가장 기묘한 집단 실연(實演)에 동참할 수 있었다. 그것은 로스앤젤레스 시의 중심부에 소재하는 한 개인 소유의 강당에서 개최되었다. 키가 크고 카리스마 적인 청년인 토니 로빈스가 청중들에게 설명하는 동안——어떤 때는 인간의 잠재력에 관해 심각한 강의처럼 이야기하고, 어떤 때는 베르너 에르하르트(Werner Erhard)식의 집단 감수성 훈련에서처럼 청중을 달래고, 자극하고, 칭찬하고, 호되게 꾸짖기도 하고, 어떤 때는 데일 카네기(Dale Carnegie)의 성공 비결에 관한 강연처럼 이야기하고, 어떤 때는 마치 홀리 롤러(Holy Roller)의 신앙 부흥 전도 집회처럼 노래하고 찬송하고 손을 들고 서로를 포옹하게 하면서——에 150명 내지 200명에 이르는 청중들은 넋을 잃고 앉아 있었다.

만약에 당신이 그 제전에 흐르고 있는 정신에 함몰되었다면 당신도 토니 로빈즈에게 자신의 비판적인 판단의 대부분을 맡겼을 것이다. 그 청년은 정말 비범한 풍채를 가졌다. 그는 마치 오케스트라의 지휘자처럼 어떤 악기들을 다루어 차분하게 선율이 흐르게 하기도 하고 다시 또 모든 악기들에게 쿵쿵대며 격타하는 듯한 크레센도(crescendo)를 끌어내기도 했다. 마침내 다양한 개성을 가진 개인들이 모인 집단을 획일적 집단으로 만든 후에, 그는 그들에게 이제 뜨거운 숯불 위를 맨발로 걸어갈 수 있게 되었으며 또한 열도 전혀 느낄 수 없게 되었다고 말했다.

"그것은 마치 차가운 이끼처럼 느껴질 것입니다." 그가 말했다. "우리 모두 '찬 이끼'라고 음송하면서 아래층으로 줄지어 내려갑시다."

나는 주위를 둘러보았다. 사람들은 모두 넋이 나간 듯했다. 그것은 일종의 집단 최면 의식이었다. 나는 이런 식으로 메즈머의 파리 진료소에서 많은 사람들이 음송하면서 무아지경에 빠져 나무통 주위에 둘러앉아서 '동물 자기' 의식을 거행한 것이 아니었나 하고 생각했다.

강당 뒤편에는 작은 뜰이 있었는데 인부들이 길이가 8, 9피트, 폭이 3피트 정도 되는 화실(火室)에 장작을 지피고 있었다. 불꽃이 위로 솟아오르고 뜨거운 열기가 퍼졌다. 잠시 후 장작이 다 타서 불이 꺼지고 뜨거운 재만 남았을 때, 바지를 걷어붙이거나 치마를 올린 사람들이 절정 체험을 맛보기 위해 일렬로 줄을 섰다. 토니 로빈스는 화실 끝머리에 서서 마지막 지시 사항을 일러주면서 사람들이 뜨거운 숯불 위를 걸어가기 전에 한 사람씩 손을 잡아주었다. 그때까지 모두들 "찬이끼, 찬이끼"를 읊송하고 있었다. 이 읊조리는 소리는 그들이 서둘러 뜨거운 재 위를 걸어갈 때에도 대부분의 사람들의 입 속에서 비명 소리처럼 튀어나왔다. 그들 중의 몇몇은 그 위를 걸어나오면서 승리감에 도취된 듯이 노래까지 불렀다. 또한 몇 사람은 공공연히 신경이 예민해져 그것을 해냈다는 것에 대해 울기까지 했다.

토니 로빈스의 조수가 내게 다가와서 로빈스가, 내가 화실을 건너기를 바라는지 무척 알고 싶어한다고 말했다. 나는 그에게 고맙다는 인사를 하고 정중히 거절했다.

놀랍게도 리 설먼 박사도 조이스 박사 뒤에 줄을 서서 자기 차례를 기다리고 있었다. 조이스 박사는 활짝 웃으면서 화실 안으로 크게 네 발짝이나 걸어 들어가서 의기 양양하게 그리고 격려하듯이 리 박사 쪽을 돌아보았다. 토니 로빈스는 리 박사의 어깨 위에 손을 얹고 무어라 귓속말을 했다. 그리고 리 박사는 "찬 이끼, 찬 이끼!"라고 되풀이해서 읊조리면서 숯불을 덮은 재 위를 건너가기 시작했다. 저쪽 끝에 도달하자 그의 얼굴은 고통으로 일그러졌다. 얼굴에 걱정스러운 빛을 띄우고 조이스 박사는 그를 지켜보았다. 그는 화상을 입었다. 나는 그의 곁으로 뛰어갔다.

"괜찮습니다." 그가 말했다.

"발가락 사이에 뜨거운 뜬숯이 조금 끼여든 것 같아요."

토니 로빈스의 말을 참말로 믿은 조이스 박사는 전혀 열을 느끼지 못했는데 반해 호기심과 의심을 품은 그녀의 남편은 약간의 화상을 입었다는 사실에 어떤 의미가 있을까? 그러면 발가락 사이에 뜬숯이 끼여든 것은 그가 화실을 통과할 때 숯불과 차단 역할을 하고 있는 부드러운 재 속에 발가락이 파고 들어갔기 때문일까?

리 박사에 관련된 것이 아닌 전반적인 사건에 관련된 다른 질문도 있다. 나는 인부들이 화실의 양 끝 지점의 땅 위에 물을 뿌려 축축하게 만드는 것을 주의 깊게 지켜보았다. 발바닥의 물기가 어떤 차단 역할을 하지 않았을까? 적어도 잠깐 동안의 통과 시간에 열을 차단하는 역할을 하지 않았을까? 다음 '뜨거운 숯불'에 대해서는 어떨까? 불 위를 걷는 사람들은 사실 벌겋게 달군 숯불 위를 직접 발로 밟고 걸어간 것이 아니라 그 위를 수북히 덮고 있는 재 위를 밟고 걸어간 것이다. 이것이 중대한 영향을 미치지 않았을까? 그리고 왜 화실은 대부분의 사람들에게 네 발짝 거리밖에 안 될 정도로 짧을까? 이 거리가 두 배 혹은 네 배라고 가정한다면 사람들은 어떻게 되었을까?

여기에서 이 일의 다른 측면으로 눈길을 돌려보자. 사람들의 신념 체계가 결과적으로 전혀 아무 역할도 하지 않았을까? 방금 전에 언급한 리 설먼 박사는 화실을 건너가기 직전에 합리적인 의심이라는 큰 짐을 짊어지고 있었다. 이와는 반대로 조이스 박사는 완전히 얼이 빠져 있었다.

사람들의 신념 체계가 어떤 일정한 범위내── 개인마다 다른── 에서 스스로를 제한적으로나마 보호한다는 것이 과연 가능할까? 사전에 행한 설명 절차는 열을 이겨내기 위한 집단 및 자기 최면의 중요한 요인이 되었을까? 다른 사람들보다 발걸음을 무겁게 내딛은 사람은 그들의 발이 뜨거운 뜬숯까지 빠져 들었기 때문에 더 위험했을까?

나는 여기에 도착했을 때보다 더 많은 의문점이 이 파이어 워킹에 관련되어 제기되었다. 강당 안에서의 정서적으로 마음의 준비를 위한 설명은 대다수의 사람들에게 깊은 영향을 미쳤지만 한 사람만은 그들의 눈을 직시하고 음송을 경청함으로써 분명하게 사실을 사실대로 볼 수 있었다. 결과에 있어서 그러한 설명을 통한 정서적 자극이 필수 불가결한 것이었을까? 만약 그러한 준비 절차가 없었더라면 그렇게 많은 사람들이 과연 그러한 체험을 극복할 수 있었을까? 여기에 관련된 의문은 아

13. 파이어 워킹(FIREWALKING)   243

직도 많이 남아 있다. 과연 사람들은 그렇게 할 마음이 생겼을까?

그 후 나는 한 정신 의학자들의 원탁 회의 석상에서 이 파이어 워킹 사건에 관해 상세히 이야기할 기회가 생겼다. 그 회의에 참석했던 대부분의 사람들은 초인간적인 체험과 관련된, 위와 유사한 이야기를 이미 알고 있었다. 그러나 그들은 마음의 힘이 물리적 힘을 지배하지 못한다는 데에 의견의 일치를 보았다. 또한 그들은 인간의 정신력은, 그 사람이 최면 상태에 있든 있지 않든 간에, 심한 열로 인해 생긴 통증을 완화시킬 수 있으나 1초 혹은 그 이상의 시간 동안 직접 불에 노출된 피부를 보호해 줄 수 없다는 데에도 의견이 일치했다. 누구나 다 촛불 속으로 손가락을 통과시킬 수 있지만, 만약 손가락을 촛불 속에 그대로 놓아둔다면 그 결과는 전혀 달라질 것이다.

파이어 워킹에 관한 일련의 가정이나 추측은 이 정도로 해 두기로 하자. 그렇다. 뇌는 고통을 조절하는 데 도움을 줄 수 있다. UCLA의 심리학자인 존 리베스킨드(John C. Liebeskind) 박사는 정서가 고양된 상태에서 신체가 스스로 진통 물질을 생성 및 분비할 수 있다는 증거를 제시했다. 지난 10년 동안 나도 통증을 제어하는 여러 가지 실례를 직접 목격해 왔다. 나는 또한 10여 명의 학부 요원들과 함께, 출혈도 없고 통증도 느끼지 않은 채, 자신의 팔을 바늘로 봉합하는 사람도 목격했다. 나는 수십 개의 날카로운 못이 박힌 널판때기 위에 드러눕는 사람도 보았다. 못이 그 사람의 등과 어깨에 박혔는데도 피가 나오지 않았다. 다만 오른쪽 어깨의 한 군데에서 조금 피가 나왔을 뿐이다. 내가 이러한 사실을 그 사람에게 알려 주자 그는 고맙다고 말하면서 피를 나오지 않게 했다. 그러나 비록 그런 제어력은 인상적이지만 아직은 완전하지 않다. 왜냐하면 그 사람이 자기 팔로 내려치는 도끼를 막을 수 있거나 혈관을 절개하는 레이저 광선을 이길 수 없기 때문이다. 다시 말하면 우리가 실제로 중시했던 것은 신념 체계가 신체에 미치는 영향력의 **범위**와 그러한 변화의 원인이 되는 작용의 **한계**다.

사람들에게 눈가리개를 하고, 그들이 최면(무아) 상태에 있지 않더라도, 단 1초 동안만 뜨거운 칼을 살갗에 갖다 대겠다고 말해 준 다음에 찬 칼로 살갗을 살짝 건드리기만 해도 물집이 생긴다는 것은 잘 알려진 사실이다. 분명 마음이 열을 공급한 것이다.

파이어 워킹의 의의를 평가함에 있어서 정신 의학자들은 원탁 회의 석상에서 그것을 정신력의 유효한 증거가 될 수 있는 경험으로 간주하기를 주저했다. 그러나 그들은 신념 체계가 어떤 효과를 **일으킬 수** 있다는 데에는 조금도 의심하지 않았지만 그것이 어느 정도 영향을 미치고 있는지 그들 중 어느 한 사람도 분명히 말할 수 없었다. 아무리 사소한 효과라도 그것은 흥미를 끄는 것이며 또한 의미가 있는 것이다. 그것은 신념 체계가 작동하는 통로가 실재한다는 것을 의미하기 때문이다.

보다 폭넓게 이용하기 위한 단서를 찾아내기 위해 이 통로에 관한 연구가 대단히 필요한 것이다. 인간의 태도가 신체의 생화학적 및 생리적인 변화를 일으킬 수 있다는, 아무리 작은 단서라도, 보다 중요한 발견을 위한 연구 방향을 가리켜 주는 데 있어서 우리에게 소중한 것이 될 수 있다. 어쨌든 파이어 워킹 현상은 비록 작기는 하지만 우리의 실에 꿸 수 있는 하나의 구슬인 것이다. 1840년대의 브레이드와 에즈데일의 시대부터 오늘날에 이르기까지 최면 마취에 관한 방대한 문헌과 자료가 우리 눈앞에 놓여 있다. 졸리 웨스트 박사는 이 문헌에 또 하나의 마취법으로서 침술 요법에 관한 현상학——그는 이것이 최면술과 같은 식으로 작용한다고 생각하고 있다——도 필시 포함시켜야 될 것이라고 말하고 있다.

14

문학 속의 의사

　의과 대학에서 내가 처음 맡은 임무는 '문학 속의 의사'라는 강좌를 강의하는 것이었다. 이것은 내게 정서 상태와 질병과의 관련성——작가들이 즐겨 찾는 주제——을 증명할 수 있는 좋은 기회를 제공했다.
　예를 들어, 〈닥터 지바고 Dr. Zhivago〉의 저자인 보리스 파스테르나크 (Boris Pasternak)는 지바고와 그의 오랜 친구인 미샤(Mischa)와의 대화를 인용했다. 지바고는 자기에게 약간의 심장 장애가 있다는 것을 알려 주면서 그 원인으로 신체적 요인 이상의 것이 있다고 말한다.
　"그것은 전형적인 현대의 질병이지." 지바고는 계속해서 이렇게 말한다. "나는 그 원인이 도덕 상태에 있다고 생각해. 우리들 대다수는 끊임없이 체계적 이중성 속에서 인생을 살아가라고 강요받고 있어. 만일 당신이 날마다 자신이 생각하는 것과는 정반대로 말하거나 또한 불행을 자초하는, 자신이 혐오하는 것과 즐거워하는 것에 굴복하고 만다면 건강을 해치기 쉽지. 우리의 신경계는 허구적인 소설이 아니야. 그것은 자기 육체의 일부분이지. 또한 우리의 영혼도, 치아가 우리의 입 속에 있는 것처럼, 공간 속에 존재하고 있는 동시에 우리 내부에 존재하고 있지. 그것은 벌을 받지 않고서는 영원히 더럽혀질 수 없는 거야."

이 한 구절을 통해 파스테르나크는 러시아 혁명 후의 시대의 약사를 묘사했을 뿐만 아니라 아마 현대 의학에 있어서의 가장 중대한 발전 ——뇌와 내분비계와 면역계와의 특이한 상호 작용에 관한, 그리고 급속히 집적되는 증거에 의해 보증할 수 있는, 정서가 생화학적 작용에 미치는 영향에 대한 인식——을 예견하고 있다. 오늘날 많은 의학자들은 박테리아나 바이러스 또는 기타 미생물이나 세균들이 질병의 주요 원인이 아닌 2차적인 것으로 생각하고 있다. 이러한 유기체들은 확고한 기반을 마련하기 전에 먼저 인간의 면역계——대대적으로 집결해 침입자를 확인하고 독을 주입하거나 파괴시킬 수 있는 고도로 발전된 능력을 가진 방어 체계——라는 장애물을 공격해서 파괴해야 한다. 면역계가 약화되거나 그 기능을 발휘하지 못할 때만 병균이 이 방어선을 돌파할 수 있는 것이다. 파스테르나크가 예견한 바와 같이, 그러한 면역계의 약화나 기능 상실이 정서적 고갈이나 파탄이 원인이 되어 일어난다는 증거에 대해서는 논쟁할 여지도 없다. 이러한 악순환은 누구나 분명히 알 수 있다. 중병에 걸리면 대개 절망에 빠진다. 환자는 자제력을 상실하고 그것을 억제할 수 없을 것 같은 생각이 든다. 이러한 정서 상태가, 무력감과 우울증이 심화됨에 따라 병의 근저에 숨어 있는 문제를 더욱 증폭시키도록, 뇌에서 내분비 및 면역 기능에 악영향을 미치게끔 작용하는 것이다. 수전 손태그(Susan Sontag)가 저술한 《은유로서의 질병 *Illness as Metaphor*》은 정치적 비인간화 과정이라는 길고도 어두운 밤에 러시아인의 영혼에 일어났던 것에 대한 파스테르나크의 인식과 직관에 관련된 아주 흥미있는 추기(追記)이다.

〈닥터 지바고〉는 의과대 학생들을 위한 나의 강좌에서 의학과 문학을 연결하는 효과적인 하나의 통로가 되었다. 내가 UCLA에서 맡은 강좌인

14. 문학 속의 의사

'문학 속의 의사'는 불과 1, 2년 전에 출판했던 내 책의 제명이다. 멜린코프 학장은 이례적으로 많은 수의 학생들이 그 강좌의 수강을 신청했는데 더구나 주변 지역 사회로부터 75명의 주민이 수강 신청을 해서 인원이 더 늘어났다고 했다.

의학과 인간성에 관련해서, 멜린코프 학장은 새로 들어온 학생들은 과학에 대해서는 잘 알고 있지만 예술에 대해서는 잘 모른다는 사실을 참작해 그들에게 뭔가 도움을 주기를 바랬다. 나는 이를 충분히 이해할 수 있다. 사실, 의학 교육에서 교양 과정이 경시되고 있다. 대학 교육은 학생 한사람 한사람의 전인적 요구에 적합해야 하며, 따라서 대학원은 전문직에 요구되는 특수 전문 교육에 치중해야 하는 것이 전제로 되어 있다. 그러나 그러한 전제는 사실과 다르다. 의과 대학을 지망하는 학생들은 교양 과정을 기피하는 경향이 있다. 전장에서 기술한 바와 같이, 그들은 의과 대학에 입학할 기회가 과학 분야에서 나타나는 자신의 우수성에 직접 비례하여 많아질 것이라는 생각에서 그렇게 하고 있다. 결과적으로 그들은 학문을 추구하려는 모든 에너지를 계량화할 수 있는 사물들을 다루는 학문에 투입하게 되고 소위 교육적 불균형 상태에서 의과 대학에 입학한다.

그러나 그것만으로는 대수롭지 않은 손실이다. 그것은 질병으로 나타날 수 있는 복잡한 방정식에 관계되어 있어 학생의 전체적인 능력에 악영향을 미친다. 이러한 질병은 종종 병적인 기관이 아닌 삶의 방식이 원인이 되어 일어난다. 그러므로 의사는 마땅히 환자의 질병과 관계된 모든 원인에 대해 충분히 평가할 수 있어야 한다. 의료계에 종사하는 모든 사람들은 현대 사회가 그 병폐를 개인에게 전가하는 소위 편리함이 무엇인지 잘 이해해야 하며, 대개 현대의 가정 생활과 인간 관계에서 기인하는 온갖 스트레스의 성질과 의미를 파악해야 하며, 현대인의 실망과 거부와 봉쇄된 출구에 대해서 이해해야 하며, 한 개인이 다시 통일체가 되기 위해 필요한 것을 충분히 인식하고 있어야 한다. 문학은 의과대 학생들에게 인종의 체험과 개인의 여건을 서로 연결시켜 주며, 자신에게 요구되는 것보다 더 무력하고 약한 사람들을 도와주어야 하지만 도와주지 않는 세계를 환자 개인이 감당할 수 있도록 도와주게 한다.

문학 작품 속에 등장하는 거의 모든 중요 인물——에스킬루스(Aeschylus)로부터 워커 퍼시(Walker Percy)에 이르기까지——들은 의사에게 할 말이 있었다. 작가에게 있어 의사는 단순히 약을 처방해 주는 사람이 아니라 한 인간에서 다른 유한한 존재에 이르기까지 바꿀 수 있는 모든 것의 상징이다. 우리는 영원히 살 수 없지만 대부분의 사람들은 의사가 자신들의 생명을 끝없이 연기시킬 수 있는 의학과 의술을 배웠다고 끈덕지게 우기고 있다. 심장의 고동 소리를 듣거나 그 가벼운 진동이나 작은 소리만 듣고도 그 의미를 알 수 있으며 한 방울의 피를 채혈해서 생명의 균형을 감지할 수 있으며 전기 부호를 보고 신체의 복잡한 화학적 변화를 정확히 파악하는 일 등, 이 모든 것이 의사가 알고 있어야 하는 과학이지만, 환자에게는 신이 부여해 준 능력으로 보일 뿐이다.

작가들은 환자들의 상황을 상상할 필요가 없다. 작가들은 의사가 갖고 있지 않는 특성으로 세상 사람들이 생각하는 나약함, 불확실성 그리고 고독을 직접 체험을 통해 잘 알고 있다. 모든 작가들은 너무 자주 환자 때문에 괴로움을 당하고 있다. 그들은 의사의 작고 검은 가방에 대해서 정통하고 있으며 의사의 손길의 소중함과 의사의 태도가 치유력을 가졌다는 것을 잘 알고 있다.

상상력과 저술 활동은 서로 밀접한 관계가 있다. 그리고 상상력은 심기증의 근본 원인이 되고 따라서 작가들은 온갖 증상에서 오는 고통으로 인해 약간의 어려움을 안고 있다. 마르셀 프루스트(Marcel Proust, 1871~1922)의 경우를 생각해 보자. 그의 창문은 닫혀 있고 블라인드는 완전히 내려져 있으며 가끔 자기 아파트에서 얼굴을 내보이지만 병을 악화시킬 것이 분명한 밀실에서 거주하고 있다. 그런 곳에서는 몇 가지만이 유기체에 도움이 되는 것이며, 그 나머지는 모두 상상력에 불을 붙이게 하는 것들이다. 작가는 자기 건강에 자신이 없으면 없을수록 의사에게 더 많이 의존한다.

바로 여기에서 우리는 많은 작가들의 의사들에 대한 태도에 있어서 그 존경의 '요인—— 인격이 아니라면 그 역할—— 이 무엇인지 알 수 있다. 작가가 환자가 되었을 경우에는 의사에 대한 의존도 어느 누구 못지않게 커질 것이다. 이것이 자연스럽게 의사의 능력에 대한 비합리적인 기대를 품게 하는 것이다. 많은 작가들이 작품의 결정적 순간에 의사들의 등장을 묘사하는 방법을 증거로서 생각해 보라. 가족들이 침상 곁에 둘러앉아 무서운 불확실성 앞에 떨고 있다. 그런데 여기에 의사가 출현해 기적적으로 그들의 마음을 돌리게 한다. 물론 의사는 마술을 부릴 수 없다. 현실은 정서를 고양시킬 수 있는 작가의 능력을 시험할 좋은 기회를 제공한다. 작가가 최후의 대결을 기술함에 있어서 그들은 의사를 그렇게 편리한 작품의 소재로서 찾아내야 하는 것도 당연하다. 의사들의 개인적이고 철학적 행동은 사람에 따라 다를지 모르지만 그들은 모두 소설가에게 풍부한 소재를 제공하고 있다. 볼테르는 〈캉디드 Candide〉라는 작품에서 성병—— 강렬한 쾌락에 대한 벌—— 에 감염된 의사의 무력감을 냉정하게 묘사하고 있다. 알렉산더 포프(Alexander Pope)도 그러한 역설을 수월하게 묘사하고 있는데 그 역시 의사를 신보다 관대하다고 생각해서 안 된다는 관점을 견지하고 있다. 러시아의 문학적 전통을 그대로 계승한 보리스 파스테르나크는 의사를, 인간의 희비극(tragicomedy)이 빚어 낼 수 있는, 복잡한 모든 감정의 구현자로 생각하고 있다. 거기에는 태도나 반응에 관한 기준도 없음—— 아니, 있을 수도 없다—— 에도 불구하고 의사는 결코 작가를 저버리지 않는다. 의학의 모든 분야가 소설가에게 무한한 소재를 제공하고 있는 셈이다.

모든 러시아 작가들 중 아마 톨스토이(Tolstoy, Leo Nikolaevich ; 1828~1910)만큼 의사를 흥미 진진하게 묘사한 사람은 없을 것이다. 그는 이반 일리이치(〈이반 일리이치의 죽음 The Death of Ivan Ilyich〉)를 치료하는 의사의 이야기 속에 나오는 아이러니를 묘사하는 데에 자신의 모든 천부적 재능을 발휘했다. 그 의사는 일류이며 약점이 없고 확실한 미래가 보장돼 있는 사람이었다. 어떤 의미에서 이와 조금 닮았다고 생각할 수 있는 의사가 도스토예프스키(Dostoevskii, Fyodor Mikhailovich ; 1821~1881)의 〈죄와 벌 Crime and Punishment〉에서도 등장한다. 병으로 인한 고통이 의사가 보인 연민의 정보다 더 인상적으로 묘사되어 있다. 투르게네프(Turgenev)의 〈지방 의사 The District Doctor〉에서 등장하는 의사가 자기 환자와 사랑에 빠졌을 때, 그 의사와 사랑의 대상 사이에는 상당한 거리가 존재했다. 이것은 환자와의 인간 관계에 있어서 유지되어야만 할 관계를 나타내고, 인습적이고 냉정한 의사를 반영하고 있는 것은 아닐까? (의과대 학생들은 윌리엄 오슬러 경의 〈아에쿠아니미타스 Aequanimitas〉를 생각해 보라.) 혹은 고골리(Gogol, Nikolai Vasilievich, 1809~1852)는 〈광인일기 The Diary of a Madman〉에서 강력하게 러시아인의 영혼 속에 내재하는 영원한 고독을 표현한 것일까? 러시아의 작가들이 우리에게 말하려고 하는 것은, 아마 인간은 결코 자신의 고독을 실제로 분쇄할 수 없으며 의사들── 그들의 마술이 무엇이든간에 ── 만이 제한된 구원을 할 수 있다는 것이리라. 이러한 일반성은 보기와는 달리 그다지 병적이 아니다. 거기에는 언제나, 생명의 향상과 연장은 누구나 달성할 수 있는 목적이며 그렇기 때문에 또한 인간에게 용기를 불어넣고 생명을 유지하는, 본질적인 것이 될 수 있다는 각성, 즉 인간에 의한 잠정적 승리의 미덕── 인간을 구원할 수 있는 ── 이 존재하고 있다.

영국 소설 속에 나오는 의사는 한 인간으로서가 아닌 제도로서 묘사되는 경향이 있다. 에밀리 브론테(Emily Brontë)의 〈폭풍의 언덕 Wuthering Heights〉에 등장하는 의사는 자신의 직업적 공정성(초연성)으로 인해 환자에게 절대적으로 필요한 정서적 수단을 활용하지 않는 사람으로 묘사되어 있다. 의사가 풋내기여서 그런 것이 아니다. 다만 그는 의사가 해야 할 일을 제도화된(획일적) 방법으로 행위할 뿐이다. 권위 의식이 강한 의사가 가끔 독단적인 결정을 내리는 경우도 있는데 이런 것은 윌리엄 윌키 콜린스(William Wilkie Collins, 1824~1889)의 〈월장석 The Moonstone〉이라는 작품 속에서 잘 묘사되고 있다. 토머스 하디(Thomas Hardy, 1840~1928)의 〈산사람 The Woodlanders〉에 등장하는 의사인 피츠피어즈(Fitzpiers) 도 자기 신분상의 권리를 헤로인 중독자들에게 남용할 수 있다고 생각하는 것 같다. 새뮤얼 버틀러(Samuel Butler)도 그 시대의 다른 사람들처럼 의사를 제도로 생각하는 것에 대해 비꼬지 않았지만, 환자에 대한 의사의 돈키호테적 태도에 대해서는 분개하고 있다.

의사의 영웅적 역할을 너무 떠벌리는 것에 대해서 어떻게 생각해야 할까? 모든 문화에 있어서 그 역할이 실재했으며 동시에 실질적이었다. 만일 소수의 소설가들이 반신 반인(demigod)이라는 개념을 거부한다면 그것은 작가들이 의사의 승격된 지위를 눈치채지 못했기 때문이 아니라 그들이 역설을 파는 장사꾼이나 남의 흠이나 찾는 사람으로 전락했기 때문이다. 그들이 진정으로 부끄러움이 없는 이상주의자가 되었을 때만이 작품 속에다 그러한 모순을 통해 현실을 훌륭히 묘사하겠다는 신념을 반영시킬 수 있을 것이다. 그리고 이러한 의사들의 소명이 그들을 정치가들과 실제로 그러한 소명 의식을 필요로 하거나 끊임없이 지도를 받아야 할 사람들이 선망하는 방식으로 자기 인생에서 주인 역할을 할 수 있게 할 것이다. 생사의 결정권을 쥐고 있다고 생각되는 의사들은 종종 모든 세상 사람들에게 이상화되지만 반면에 그 권위에 맞먹는 덕이 있어야 되는 것이다. 그래도 소설가들은 의사를 신뢰할 수 있게 만드는 신분이나 지위의 병치(竝置)와 복잡성을 무시하지 않도록 조심해야 한다.

여하튼 작가들이 의사에 대해 상당한 관심을 갖는 것 자체가 세계 문학의 지속적 특징이 되고 있는데, 미국 소설에서도 예외는 아니다. 헤밍웨이(Hemingway, 1899~1961)는 그의 단편 소설과 장편 소설에, 의사의 아들로서 자기가 특별히 알고 있는 지식을 활용하기도 했다. 그는 작품 속에 나타나는 병든 사람들의 고독과 절망과 의사의 아주 높은 신분을 뚜렷하게 대비시키고 있다. 의사는 자기 마음대로 어디든지 가고 올 수 있지만 환자는 그 반대로 절망 속에 움직일 수조차 없는 것이다. 윌리엄 포크너(William Faulkner, 1897~1962)의 의사들은 헤밍웨이의 의사들보다는 아마, 좀더 철학적일 것이다. 그들은 병을 보는 것이 아니라 적어도 생명 자체를 보고 있다. 이와 같은 맥락에서, 존 스타인벡(John Steinbeck, 1902~68)의 〈승부 없는 싸움 In Dubious Battle〉에 나오는 닥 버튼은 신체의 작용이 아닌 사회의 작용에 대해 호기심을 보이고 있다. 그는 이 양자의 상호 작용에 관심을 집중함으로써 자신을 정당화시키고 있다. 〈통조림 공장이 있는 거리 Cannery Row〉에 등장하는 스타인벡의 의사들은 불안해지고 인격이 손상될 때라도 주위의 인간을 위해 활력을 불어넣고 있다. 자신이 의사인 워커 퍼시(Walker Percy)는 특히 자신의 작품인 〈폐허 속의 사랑 Love in the Ruins〉에서 의사들에게서 인간으로서의 비극적 약점을 보고 있으며 또한 인간에게 생기를 불어넣는 에너지와 희망을 유발하는 의사들에게 나타나는 생기를 보고 있다. 생생한 성격과 말씨를 가진, 연대기 작가인 링 라드너(Ring Lardner)는 의사를 죽음의 중재인이 아닌, 남에게 속기 쉽고 주위 사람들의 눈에 이상하게 보이는 사람들의 보호자로서 그려 내고 있다.

　문학을 통해서 우리는 책임질 줄 아는 의사는 어려운 진단을 할 수 있는 과학자 이상의 인간이라는 것을 알게 된다. 그는 의술을 질병에 관한 지식에 의존함과 동시에 또한 생명 자체에 관한 지식에 의존하는 하나의 인간이다. 적절한 치료를 하자면 인간의 유일무이성을 잘 인식해야 하며 또한 인간에 내재하는 모든 잠재력에 대해 깊은 이해가 있어야 한다. 시를 처방 대신 사용할 수는 없지만 그것은 환자에 대한 이해를 깊게 할 수 있다. 의사들에게 필요한 최선의 교육은 바로 과학과 문학의 조화와 융합에 있는 것이다. 질병과의 싸움에 있어서 의사의 기술적 의료 조치 못지않게 중요한 것은 인간의 유일무이성의 이해하기 어려운 측면에 관한 깊은 이해다.

세계의 위대한 문학 작품이 의술에 대해 우리에게 말하는 것은 환자를 심리적으로 치료하는 일보다 더 중요한 일은 거의 없다는 것이다. 히포크라테스와 갈렌(Galen) 그리고 다른 고대의 위대한 의학자들은 엔도르핀, 엔케팔린, 감마 글로불린(gamma globulin), 에피네프린(epinephrine), 인터페론(interferon) 및 뇌에서 신체의 각 기관으로 보내는 모든 종류의 전달 물질을 알지 못했을지라도 신체 기관의 전체성과 각 부분의 상호 작용에 관해서는 대단히 많은 것을 알고 있었다. 인간의 인생관이 질병의 감염과 진행에 있어서 결정적 요인이 될 경우가 있다. 그래서 분별 있는 의사는 병의 경과를 예상할 때에 특수한 병균의 독성이나 세포의 이상 발육에 관해서만 이야기하지 않을 것이며 오히려 그는, 환자에게 유리한 생화학적 변화를 가져올 수 있는, 삶에 대한 의지와 정신이 갖고 있는 모든 수단을 동원시켜 작용케 할 수 있는 능력에 관해서 진지하게 평가하고 이를 환자에게 이야기해 줄 것이다.

찰스 디킨즈(Charles Dickens), 하디, 톨스토이, 도스토예프스키 등은 각양 각색의 인물들을 등장시켜 그들이 회복력을 갖고 있다는 것을 작품 속에 반영했다. 그들은 그러한 이야기를 서적으로 출판하기에 앞서 연속물로서 발표했다. 그 일 회분은 다음 이야기에 관심을 끌게 하기 위해 절박한 위기 상황 속에서 끝을 맺곤 했다. 이러한 가공의 주인공들이 극복하는 엄청난 시련들은 실생활에 있어서 정서적 고갈 현상을 초래하게 했다. 분명히 말해서 인간의 스트레스에 대한 저항력(내성)은 한계가 있다고 말하는 위대한 소설은 우리에게 필요치 않다. 그러나 그러한 소설은 심각한 문제——그것이 병이라는 형태를 취하고 있든, 환경 여건의 위험이든——에 봉착한 사람들에게 태도가 생명을 좌우하는 결정적 요인이 된다는 것을 인식하는 데에 도움을 줄 것이다.

미국에서 가장 뛰어난 의사이며 의학 철학자의 한 사람인 올리버 웬들 홈즈(Oliver Wendell Holmes)는 언젠가 의사들을 위해 다음과 같은 몇 가지 끊임없이 제기되는 질문을 한 적이 있었다.

오늘날 어떻게 당신의 지식을 견지하고 있는가?
무엇을 잊어버리기를 원하는가?
배워야 할 것으로 무엇이 남아 있는가?

지금 미 의료계에는 변화의 바람이 불고 있으며 가장 유망한 산들바람 중의 하나는, 훌륭한 의학 교육은 과학 이상의 것을 가르치는 데에 있다는 인식이 점증하고 있다는 것이다. 홈즈 박사가 제기한 질문은 기본적이고도 극히 중요한 철학적 질문이다. 인간의 지성과 과학의 역사를 모르고서는 이 질문에 답할 수 없을 것이다. 그리고 그 사회의 요구에 부응하는 교육과 직업을 갖지 않고서는, 또한 과거를 되돌아볼 줄 알고 미래의 희망을 가질 수 있는 나침반의 지침을 모르고서는, 이 질문에 답할 수 없을 것이다. 일반적인 인간적 체험이 아닌 창조적 예술과 생명의 존엄성을 받아들이고 그것에 따르는 생활을 깨닫게 하고 인간성을 지향하는 지성적인 교육 훈련 단체가 나타나지 않고서는 이 질문에 올바르게 대답할 수 없을 것이다.

과학은 연구와 검증이 가능한 사실을 중시한다. 그러나 예술과 철학은 창조적인 발전과 가치 —— 인류라는 종의 기억 속에서 우러나온 가치와 인간 중시에 기여하는 가치, 인간 방정식에 있어 미지의 요소의 중요성을 깨닫는 가치 —— 를 강조한다. 의학 분야에서 최근 발견한 사실은 초연한 과학적 효율성이 아닌, 의사 소통과 환자를 도와주는 인간의 따뜻한 손길에 의해 최대한으로 발휘되는 치유 수단을 환자 스스로 갖추고 있다는 것이다.

어떠한 교육에서도 기본 원리로서 변하지 않는 하나의 사실이 있다. 그것은 바로, 사실 그 자체가 아직까지도 사실로 받아들여지고 있지 않다는 사실이다. 현재 의과대 학생들이 공식적인 과학 교육을 받는 데 있어서, 배우고 있는 것의 대부분이 졸업 후에는 10년 또는 20년이 뒤진 것이 될 것이다. 의학의 사실에 입각한 기초 원리도 질병의 본질과 치료에 관해 새로운 발견이 이루어짐에 따라 서서히 변하고 있다는 것은 분명하고 냉혹한 사실이다.

지식·체계 자체가 붕괴되기 쉽더라도 과학적 지식을 교육시키는 체계는 그대로 존속되어야 한다. 그것은 바로 과학적 방법을 지칭하는 것이다. 즉 새로운 사실을 발견하고 그것을 발전시키고 이런 사실에 대해서 면밀히 연구하고 실험해 보는, 간단히 말해서 이론을 실천으로 옮기는 모든 일이 바로 과학적 **방법**이며, 바로 이것이 존속되어야 하며 또한 이것이 과학에 있어서 필수 불가결한 요소가 되는 것이다. 과학적 방법을 중시하는 것이 어떠한 의학 교육에 있어도 절대적인 요소가 되고 있다.

과학적 방법과 인간의 가치를 중시하는 의학 교과 과정 사이에는 아무런 갈등이나 상충이 존재하지 않는다. 가치는 변화를 초월하는 도덕 체계를 구성하고 있다. 이러한 가치가 충분히 강력하고 또한 충분히 인간에게 좋은 것이라면 과학에 있어서의 변화를 사람들의 삶에 맞출 수 있는 것이며 사람들을 그러한 변화에 따르게 할 필요는 없는 것이다. 환자로서 사람을 대우하는 것은 그들의 병을 완화시키거나 완치시키기 위해 행해지는 물리적인 치료 못지않게 중요할 수도 있다. 과학자로서의 의사의 효과적인 치료는 바로 의사 자신의 예술가적, 철학가적 자질──인격과 개인적 차원에 관계된 무형의 보증서──에 달려 있는 것이다.

UCLA를 포함해서 많은 의과 대학에서 최근에 교양 과목의 중요성을 반영한 입시 방침을 시행하기로 했다는 희망 찬 소식이 들려 오고 있다. 진리를 추구하기 위해서 과학이나 인간성 중 하나를 택해야 하는 별개의 길은 이제 바야흐로 새로운 발견의 결과로서 점점 가까이 수렴되고 있다. 인류의 생존은 이제 자연을 착취나 이용의 대상으로 보지 않고 그 안에서 조화를 이루고 살 수 있는 인간의 능력──인류를 멸망시킬 위험이 있는 지식의 확산을 통제할 능력──에 달려 있을지도 모른다. 그러한 수렴은 교육 훈련에 영향을 미치는, 새로운 화합을 이루게 하고 있다. 우리는 지금 과학적 인간주의자와 인간주의적 과학자라는 새로운 종족의 출현을 보고 있다. 이 두 지성적 세계에서 이탈함으로써 현대 세계에서 양자가 공히 창조성이라는 조건에 의존하고 있다는 것을 실현할 수 있는 길을 제시할 수 있는 것이다.

현재의 추세는, 자신의 직업의 도덕적 청렴성을 공표하고 새로운 이론과 발견의 영향을 벗어나 스스로를 고립시키는 과학자들을 떠나 다른 방향으로 흐르고 있다. 이와는 대조적으로 과학자들은 한층 더 자기들이 급료를 받고 있거나 자신의 연구에 보조금이나 기금을 지원받고 있는 공식적 의사 결정자들보다는, 사회를 위한 자신들의 발견의 중요성과 의미를 더 잘 이해할 수 있는 처지에 있다고 주장하고 있다. 그러나 과학자들이 서로 분열돼 있듯이 인간주의자들도 인간의 가치라는 문제에 대해 의견을 달리하고 있다. 중요한 것은 자연 과학과 인문 과학(인간주의) 사이—— 과학자이며 동시에 철학자인 스노(Snow, C. P.)가 이 두 개의 교양에 관해 상술하고 있다—— 의 진정한 분열은 이미 존재하지 않는다는 것이다. 다만 인간의 생명에 우선적으로 중요성을 부여하는 사람들과 자신의 교육관을 최고라고 생각하는 사람들 사이에는 아직도 의견이 일치하고 있지 않다.

지난 몇십 년 동안 과학에 관한 지식이 폭발적으로 보급되어, 인류라는 종 가운데의 지식인들을 불안하게 하고 무엇이나 확신을 할 수 없게 만들었지만 이제는 이를 수습조차 할 수 없게 되었다. 젊은 사람들은, 자신들의 미래, 인류의 미래 그리고 삶의 질—— 건강에 관계가 있는 모든 문제들—— 에 관련된 문제들과 무관한 교육의 타당성에 대해 질문해야 할 충분한 이유가 있다.

자연 과학과 인문 과학(인간주의)에 공통된 것은 인간은 이 세계와 그리고 인간과 세계와의 관계를 이해하고 싶은 욕망이 있다는 것이다. 역사를 얼룩지게 한 과오는 바로 철학의 빈곤에 있다. 인류는 객관적 기술과 지식을 확충해 왔지만, 가장 중대한 문제를 직시하고 심사 숙고해야 하는 처지는 본질적으로 주관적이라는 근본적 사실만은 바꿀 수 없었다.

과학과 의술은, 의사들이 근본적으로 인간의 모든 조건과 상황에 관심을 갖게 되는 시점—— 전통적으로 시인들이 그렇듯이—— 에서 수렴된다. 클로드 베르나르는 언젠가 다음과 같이 말한 적이 있었다. "나는 생리학자, 시인 그리고 철학자들이 모두 함께 같은 언어로 말하게 되는 날이 오리라고 확신합니다."

15

특별 연구 위원회의 발족

 내가 UCLA에 온 지 몇 년이 지난 후에 나의 꿈은 의과 대학이 정신과 신체와의 관계에 대한 연구를 하기 위한 계획——태도나 정서가 생화학적 변화를 일으킨다는 것을 규명하는 데에 과학적 방법을 채용하는 계획——에 대한 부서를 설립하는 데에 있었다.
 이 꿈은 마침내 현실화되기 시작했다. 1984년 7월, 나는 멜린코프 학장에게 샌디에이고에 사는 조언 크로크(Joan Kroc) 부인이 나와 함께 점심 식사를 같이하고 싶다는 말을 했다고 들었다. 크로크 부인은 맥도날드 간이 식품점 체인의 창업자이며 소유주인 레이 크로크(Ray Kroc)의 미망인이다. 우리는 샌디에이고에서 만나기로 약속했다.
 우리는 라욜라에 소재하는 라발렌치아 호텔에서 만났다. 크로크 부인은 자신의 변호사인 엘리자베스 베네스(Elizabeth Benes) 부인과 함께 나타났다. 식사를 하기 위해 약 5분 정도 앉아서 이야기를 나누는 동안에 나는 그녀들이 국내외 문제와 교육 및 사회 문제에 정통하고 있다는 것을 알았다. 나는 또한 베네스 부인이 이사장으로 취임해서 운영하고 있는 재단도 크로크 부인이 설립했다는 것을 알게 되었다. 이 재단의 주요 관심사는 인간의 조건에 관련된 문제였으며 특히 알코올 및 마약 중독의 퇴치에 '적극적으로 활동하고 있었다.

재단의 활동에 관해 자세히 이야기를 나눈 후에 크로크 부인은 내가 UCLA에서 하고 있는 일을 대충 알고 있으며 그래서 나를 UCLA에서 영구적인 자리에 앉히고 싶다고 말했다. 베니스 부인이, 그녀가 200만 달러 정도면 그러한 목적을 위해서는 적당할 것으로 생각한다고 말했다. 그녀는 내가 이 기증에 대해 동의하는지 물었다.

이 말을 듣고 나는 하마터면 그 자리에서 넘어질 뻔했다. 내가 두서 없이 더듬으면서 말했다는 것만은 알고 있다. 나는 다시 마음의 평온을 되찾고 깊이 감사한다는 말을 한 후, 그 기증의 주요 목적이 어떤 종류의 사업을 지원하기 위한 것인지 아니면 개인을 지원하기 위한 것인지 물어보았다. 크로크 부인은 양자를 다 지원하기 위해서라고 대답했다. 나는 내가 회장을 맡는 것은 영광이지만 내가 새 학부 요원으로 취임하기에는 미숙하다고 말했다. 그녀는 '어떤 목적을 위한' 기증, 즉 정신과 신체와의 관련성에 관한 최첨단 연구를 지원한다는 특수 목적하에 기증하지 않았을까?

크로크 부인과 베네스 부인은 내 말에 쉽게 동의해 주었다. 그들은 또한 기증된 금액의 일부를 다른 의료 센터의 위와 유사한 연구를 지원하는 데에 전용해도 좋겠느냐는 내 제안을 받아들였다. UCLA는 조언 크로크 기금의 사용을 우리가 정신 신경 면역학 분야—뇌와 내분비계와 면역계 사이의 상호 작용에 관해 연구하는 학문—에서 서로 밀접한 관계를 유지하면서 연구할 수 있도록 허가해 주었다.

나는 다시 로스앤젤레스로 돌아와 멜린코프 학장에게 라욜라에서의 회동에 대해서 보고했다. 그는 크로크 부인의 기부금은 건물이나 시설이 아닌 특별 연구 기금으로서는 최근의 의과 대학 역사상 가장 큰 액수의 기부금 중에 하나였다고 말했다.

이제는 신나는 계획부터 짜야 했다. 학장의 충고를 받은 후, 나는 웨스트 박사, 프랭클린 머피 박사와 카민 클레멘트 박사와도 이 문제에 관해 상의했다. 이러한 회동을 통해 우리는 UCLA가 주관하는 연구 기회라는 것을 인정받고 다른 곳에서의 연구 활동도 지원하는 것을 보장한다는 노선을 유지하기 위해 일종의 싱크 탱크로서의 기능을 갖고 있는 운영 위원회 또는 특별 연구 위원회를 구성하는 것이 좋겠다는 데에 의견의 일치를 보았다.

이 특별 연구 위원회의 구성은 우리의 목적을 향한 도정에 있어서 하나의 큰 전진이었다. 이 계기로 인해 우리는 태도와 정서의 생화학적 본질 및 특성을 규명하기 위한 과학적 보증서가 딸린 특별 기구를 가질 수 있었다. 멜린코프 박사, 웨스트 박사, 클레멘트 박사도 자문 위원의 위촉에 동의해 주었다. 우리는 신경계, 내분비계 및 면역계의 상호 작용에 대해 관심이 많았기 때문에 이 특수 분야를 대표할 특별 연구 위원회의 구성을 원했다. 더 나아가, 우리는 환자와 의사와의 인간 관계 및 진료의 일반적 환경도 고려해서 넣기로 했다. 우리는 또한 이 분야를 대표하기를 바랄 것이다.

우리는 우리의 모든 선택을 강화시킬 수 있는 기회를 가졌다는 점에서 운이 좋았다.

* 50대의 덴마크 태생의 심리학자인 클라우스 반슨(Claus B. Bahnson) 박사는 정서적 요인과 암과의 관련성에 대해 연구하기 시작했다. 반슨 박사는 샌프란시스코 소재 캘리포니아 대학의 프레스노 진료 시설과 제휴하고 있다. 이러한 제휴로 인해 그는 우리 특별 연구 위원회의 자격이 있는 구성 요원이 될 수 있었다.

* UCLA 의과 대학의 저명한 면역학자이며 동시에 정부 의료 대행 기관의 고문인 존 퍼헤이(John L. Fahey) 박사도 면역 기능과 그 상호 작

용에 관한 기초 연구에 참여하게 되었다.

  * UCLA의 심리학자이며 동시에 통증과 통증 억제에 관한 생물학 분야에서 세계적으로 그 명성이 알려진 과학자인 존 리베스킨드 박사는 면역계에 있어서 신체의 내인성 진통 역할에 관한 학설을 제창한 연구실의 책임자다. 그는 또한 국제 통증 재단(International Pain Foundation)의 초대 이사장이다.
  * UCLA 의과 대학과 샌프란시스코의 캘리포니아 대학에 소속돼 있는 조지 솔러먼 박사는 정신 신경 면역학이라는 학계에 새로 등장한 분야에서 인정받고 있는 개척자의 한 사람으로서, 로체스터 대학의 로버트 애더 박사가 편집한 《정신 신경 면역학》의 집필자의 한 사람이다. 원래의 전공은 정신 의학 분야였지만 그의 임상과 연구 실적은 정신 신경 면역학의 연구에 토대가 되고 있는, 광범위한 의료 문제 전반에 걸쳐 있다.
  * 영국 해부학 철학자이며 또한 몇 년 전에 UCLA 의과 대학에 들어온 의료 윤리학자인 버나드 타워즈 박사는 의료, 법률 및 인간의 가치에 관련된 프로그램을 만든 바 있다. 또한 그는 필수적인 의료상 문제로서 일반 대중, 학부 요원 및 학생들을 위해 일련의 공개 토론회를 창시하기도 했다. 가장 최근에는 중환자들을 직접 다루면서 여기에서 상상력을 환자 자신의 치료 수단으로 개발하여 병원 치료와 병행해 병을 퇴치하는 데 공헌하고 있다.

이 원래의 연구 팀은 나중에 다음과 같이 증원되었다.

  * UCLA의 정신 의학자인 파우지 파우지(Fawzy I. Fawzy) 박사는 암 환자 및 에이즈 환자에 관한 분야에서 주목할 만한 경험을 쌓았으며, UCLA에서 상당수의 악성 흑색종(melanoma) 환자의 긍정적 태도가 병의 진행에 미치는 영향을 조사하기 위한 조사 연구의 진료 반장을 역임했다.
  * UCLA의 정신 의학자인 허버트 와이너 박사는 행동 요인과 중병과

의 관련성에 대해 초기 연구를 행한 바 있다. 1976년에 출판된 그의 저서인 《정신 생물학》은 아마 그 당시 그 분야에서 가장 최신의 그리고 완벽한 이론이었을 것이다.

* 카민 클레멘트 박사는 UCLA의 뇌 연구소 소장직에서 은퇴한 후에 그 경험이 참작되어 자문역에서 특별 연구 위원회의 현직이 맡겨졌다.

정신 신경 면역학의 새로운 '특별 연구 위원회'의 첫번째 회의는 내 사무실이 들어 있는 빌딩인 잔슨 종합 암 센터(Jonsson Comprehensive Cancer Center)의 재커비 회의실에서 개최되었다. 내가 주장해서 크로크 부인도 이 첫 회의에 참석해서 정신 신경 면역학이라는 새로이 등장한 분야를 연구 감독하는 자발적 단체에서 유익한 연구를 하기 위한 기회를 확인할 수 있게 됨을 감사히 생각한다고 말했다. 그녀는 우리 연구 대상에 깊은 관심을 갖고 있으며 그것을 건강과 치료에 있어서 유익할 것 같다고 말했다.

크로크 부인의 인사말이 끝난 후, 나는 구성 요원의 동의를 얻기 위해 운영 계획의 윤곽을 설명했다. 그녀의 기부금 200만 달러는 동등한 2개 부분—— 한 부분은 UCLA의 연구 기금이고 다른 부분은 여타 의료 센터의, 유사한 연구를 지원하기 위한 기금—— 으로 구분되어 사용될 것이다. 우리의 목적은 정서 상태가 생화학에 미치는 영향에 관한 연구에 있다. 희망, 삶의 의지, 믿음, 웃음, 환희, 목적 의식, 결의 등이 어떻게 뇌에 기록되는가? 이것들이 신체에 어떠한 영향을 미칠까? 과연 뇌가 치료 과정에 적극적인 역할을 맡고 있다는 것이 가능할까? 과연 뇌에게 이러한 목적으로 의식적으로 명령할 수 있을까?

타워즈 박사의 위원회는, 실질적으로, 인간의 유일무이성에 대한 철학적 설명을 요구받고 있다고 말했다. 그런데 그것은 너무 어려운 주문은 아닐까?

나는 더 이상의 유용하고 흥미있는 연구 과제는 없을 것이라고 말했다.

어쨌든 우리는 질병의 치료에 관련된, 광범위한 요인들——기계적 요인뿐만 아니라——을 정밀하게 조사 연구하기 위한 활동 무대를 만들려고 노력했다. 뇌가 의식이 자리잡고 있는 곳이라는 관점은, 뇌를 신체의 각 부분으로 메시지를 보내거나 받는 생화학적 통제소 및 선(腺)의 조절 기구라고 보는 견해로까지 발전되었다. 이러한 변화는 우리의 논의에 풍부한 소재를 제공하게 되었다.

그러한 연구의 실제적 의미를 추구하고 있는 솔러먼 박사는 뇌와 면역 세포와의 구조적·생화학적 유사성에 관해 상세히 설명하고 있다. 암 치료 방법이 면역계와 관련을 맺고 있다면 뇌에도 변화가 일어날 것이다. 이러한 가정하에 과학자들은 지금 인터페론(바이러스성 세포의 성장을 억제하는 면역 조절 물질)의 투여가 에이즈 환자의 심한 우울증을 촉진시킨다는 연구에 몰두하고 있다는 것을 강조하고 싶다.

와이너 박사는 엔도르핀에 관한 리베스킨드 박사의 연구 결과는 이러한 문제들에 관련되어 많은 것을 시사해 주고 있다고 지적했다. 만일 모르핀이 선천적 파괴 세포(NK 세포)의 기능을 억제하고 종양의 성장을 촉진시킨다면 환자의 통증을 마취제나 진통제 또는 기타 다른 약물로서 '조작(manage)'하는 경우에는 어떤 현상이 일어날까? 리베스킨드 박사는, 자신이 3종류의 진통제——모르핀, 펜타닐(fentanyl), 서펜타닐(sufentanil; 심장 수술에 첨가 약물 혹은 마취로서 사용되고 있다)——가 NK 세포에 미치는 효과에 관해 연구하고 있다고 말함으로써 대답을 대신했다. 이 3종류의 진통제는 NK 세포에 다소간의 억제 효과가 있다. 그렇지만 펜타닐과 서펜타닐 같은 약물의 약효가 강력할수록 그 미치는 효과도 커진다.

그는 현재 의사들이 가장 관심을 갖고 있고 또한 어려운 문제 중의 하나가 어떤 종류의 약물——또는 조치——의 이점이 발생 가능한 위험을 능가하느냐의 여부를 결정하는 데에 있다고 지적하고 있다. 만일 환자가 심한 통증을 느낀다면 투병에 있어서 진통제가 신체 계통에 부정적 영향을 끼침에도 불구하고 우선적으로 통증을 완화시킬 필요가 있을까? 한 가지 가능한 지침은 약물이 투병에 있어서 중요한 역할을 수행하고 있는 면역 세포의 능력을 약화시키기 시작하는 한계선까지 약물 투여를 계속한다는 것이다. 어떤 경우에 있어서는 약물 투여가 결합 효과를 나타내기 위해 적절한 치료법이 될는지도 모른다. 존 리베스킨드 박사는 이 문제를 해결해 줄 수 있는, 보다 광범위하고 면밀한 조사 연구가 필요하다고 역설하고 있다.

반슨 박사는, 신체를 질병의 치료에 있어서 여러 가지 구분된 기능 중의 하나로 이해하는 관점의 위험성에 주의를 환기시키고 있다. 우리는 약물이 부분이 아닌 전체에 영향을 미치고 있다는 사실을 잘 인식해야 한다. 와이너 박사는 신체 계통을 전통적인 방법을 구분하는 것이 이제 더 이상 용납되지 않고 있다는 점에 동의하고 이를 강조한다. 예를 들어, 왜 선(腺)에 있어서 림프구에 신경 전달 물질의 수용체가 있어야 할까? 왜 그것이, 로체스터 대학의 데이비드 펠턴(David Felten) 박사의 연구에서 밝혀진 바와 같이, 림프구가 신경계에 의해 자극을 받게끔 할 수 있을까? 우리는 별개의 독립된 신체 기관의 계통이라는 고정 관념에서 탈피해야 한다.

클레멘트 박사는 생체 임상 의학(biomedicine) 분야는 더욱 원자화, 분자화되고 있다고 했다. 그는 우리가 제기한 문제에 관심이 집중되어야 하며 또한 특별 연구 위원회가 이러한 연구를 수행하기 위한 훌륭한 기구라는 것을 인정하고 있다. 그는, 뇌가 내분비계, 면역계 및 자율 신경계를 연결하는 기관이라는 증거가 증가하고 있다고 말하고 있다. 그는 세포 재생산, 또는 호르몬의 작용 또는 혈액의 순환 등과 같은 기능으로부터 의식적인 정보를 방해하는 '분리 벽'에 관한 이야기를 수정해야 하는지 의심하고 있다. 그는 이러한 문제들을 연구하지 말아야 된다는 이유가 없다고 본다. 실제로 이러한 방향으로 특수한 지식이 발달된다면 의학 분야뿐만이 아닌 사회 전체에 대한 이득은 헤아릴 수 없을 만큼 클

것이다. 클레멘트 박사는 뇌 연구소의 자원은 이 단체의 자유 재량에 달려 있다고 말했다.

퍼헤이 박사는 이러한 연구를 위해서 다수의 생각이 약정서에 반영되어야 한다고 말했다. 그는 우리에게 필요한 새로운 자원이 우리가 의도하는 바를 이루기 위해 충분할지 모르겠다고 생각하고 있다. 우리가 부정적인 정서는 물론 긍정적인 태도가 면역계에 영향을 주고 있다는 것을 증명하려면 수많은 연구가 행해져야 할 것이다. 그럼에도 불구하고 클레멘트 박사와 대강 합의를 본 후에 퍼헤이 박사는 우리가 당장 활동을 개시해야 한다고 말했다. 그는 몇 년 전 리베스킨드 박사가, 통증을 억제하는 엔도르핀과 엔케팔린 역할의 발견으로 이끌었던, 통증에 대한 진통 효과에 관한 조사 연구에서 입수 가능한 정보 획득과 함께 연구 과제를 추진해야 한다는 말을 상기시켰다. 이러한 연구는 순차적으로 그러한 자연적 진통제에 관한 연구가 면역계를 활성화시키는 방법에 관한 연구로 발전되었다. 퍼헤이 박사에 의하면, 정신 신경 면역학 연구에 관련된, 실재의 역학에 관한 증거들이 풍부하게 존재하고 있다고 했다.

나는 이 논의의 가치는 우리가 진정으로 우연히 발견한 활동 무대를 조성하는 데 있다고 말했다. 다른 훌륭한 연구실이나 연구 센터에서는 예기치 못한 일들이 발생한다. 연구 노력의 특정 목표가 분명히 명시되어 있지만 그 목표를 추구하기 위한 절차는 명시되어 있지 않으며 또 다른 가능성이 간접적으로 발생할지도 모른다.

한스 셀리에는 자신의 《꿈에서 발견에 이르기까지 *From Dream to Discovery*》라는 저서에서 과학적 발견의 요체를 다음과 같이 정의하고 있다.

"그것은 무엇을 처음 보는 것이 아니라 이미 알려진 것과 지금까지 알려져 있지 않은 것 사이에 확고한 관계를 설정하는 것이다······. 의학 분야에 있어서의 가장 기본적인 발견 중의 몇 가지는 복잡한 기계를 사용하는 사람이 아닌, 대자연의 작용에 대해 직관적으로 인식하고 대자연이 위장하는 것을 꿰뚫어 볼 수 있는 예리한 눈을 가진 사람들에 의해 이루어졌다."

이와 같은 선상에서, 한스 진저(Hans Zinsser)의 《그를 회고하면서 As I Remember Him》라는 저서에서 이러한 관찰력을 엿볼 수 있다. "아르키메데스(Archimedes)도 목욕통 속에서 갑자기 영감이 떠올랐다. 뉴턴(Newton)은 사과 나무에서 그것을 경험했다. 데카르트(Descartes)는 침대에서 기하학의 법칙을 발견했다. 다윈(Darwin)은 맬서스(Malthus)의 저서를 읽다가 재미있는 생각이 섬광처럼 머리에 스쳐갔다……. 그것들은 옥스퍼드나 케임브리지에서 나온 메시지는 아니었다. 그것들은 천재의 그리고 헤아릴 수 없이 많이 축적된 사실과 서로 관련이 없는 고립 상태에서만 파악할 수 있는 소수 사람들의 감동의 마음을 통해 이루어진 최후의 조화인 것이며, 그들에 의해 전체적·통일적으로 보였으며 보편적인 법칙으로 도출되었던 것이다……. 최후의 돌을 놓아서 완성된 **발견의 세계**(terra firma)로 발을 들여놓은 사람만이 모든 영예를 차지했던 것이다. 환자의 (인간으로서의=역주) 완전성을 최초로 인식하고 존경하고 정확하게 관찰하려고 몰두했던 사람만이 이 마지막 발걸음을 떼어놓을 수 있었다."

클레멘트 박사는, 학기마다 대학 1학년생들이 비장을 해부할 때, 약간의 혈관을 자극하기 위해 필요한 신경—— 시신경 정도의 크기—— 을 관찰하는 것에 주의를 환기시켰다. 비장과 흉선(胸腺)은 면역 기능에 관계가 있으므로 이들 신경이 어떤 역할을 맡고 있다고 가정할 수 있다. 어쨌든 우리는 이러한 추론과 특별 연구 위원회의 연구와의 관련성을 감지하고 있었다.

우리 회합에 몇 번 참석했던 멜린코프 박사는 몇몇 위대한 발견은 목적론적인 추론으로 예상되었다는 것을 환기시키기도 했다. 그는 간에 대해 "소변 못지않게 많은 양의 액체를 분비하기 위한 단일 목적으로 그렇게 큰 기관을 자연이 만들었다는 것이 도저히 믿어지지 않았다"는 비샤(Bichat)의 말을 인용했다.

특별 연구 위원회의 합의 사항은, 긍정적 정서의 생리학 혹은 생화학에 관한 문제의 명확한 해답을 기대하지 않고 문제를 조사 연구하는 방법을 생각하는 한, 그리고 우연한 발견의 추구와 가능성에 만족하는 한 우리의 존재를 정당화시킬 수 있다는 것이다.

그리고 그렇게 했다. 각 요원들은 일차적 의료 관계자들을 활용했다. 우리는 그 관련성을 논의하기 위해, 연구 계획을 세밀하게 수립하기 위해, 그리고 UCLA 및 기타 기관에서의 정신 신경 면역학에 관한 좀더 진전된 교육과 연구 방식을 고찰하기 위해 그것이 어디에서 행해지건 간에 현재까지 마음과 몸에 관련된 연구 결과라면 모두 수집할 필요성이 있다는 것을 깨달았다.

우리는 또한 회합할 때마다 장소가 UCLA이든 어디든 간에 의사 일정을 짜고 의사록을 기록하고 우리의 주최로 시행되는 연구 계획의 보고서를 준비해 줄 수 있는 '보조원'이 필요하다는 데에 인식을 같이 했다. 우리는 아주 다행스럽게도 핑 호(Ping Ho) 씨를 채용할 수 있었는데 그녀는 보건 연구소에서 연락관과 연대기 편집자로 근무한 경험이 있었다.

회합이 끝난 후, 크로크 부인은 내게 연구 위원회의 연구 방법에 용기를 얻었으며 구성 요원들의 높은 수준에 깊이 감동했다고 말했다. 나로서는, 이 특별한 상황에서, 더 이상 뭐라고 요구할 것이 없었다. 나를 UCLA까지 찾아오게 했던 신념은 이제 그 목표를 향해 전진하고 있다. 우리는 이제 그 신념과 관련된 기초적 문제에 해답하기 위해, 체계적으로 연구할 과학자들로 구성된 단체를 결성했으며 그것을 추진할 길을 열고 있다.

특별 연구 위원회의 다음 회합에서 우리는 연구 기회에 관해 고찰했다. 와이너 박사는 그러한 연구는, 건강을 유지하기 위한 신체 기관의 역할보다 병리학적 진행 과정에 초점을 맞추고 있는 전통적 생체 임상 의학에 어긋나는 행동을 하게 될지도 모른다는 사실에 맞부딪쳐야 한다고 말했다. 솔러먼 박사는 편견에 치우친 정보 문제를 야기시키는 여러 요소에 대해 상술했다. 즉 의사들은 설명할 수 없는 질병의 완화 및 회복 사례를 거의 보고하지 않는다는 것이다. 그리고 캘리포니아의 사우살리토(Sausalito)에 있는 사고 과학 연구소(Institute of Noetic Sciences)의 브렌던 오레건(Brendan O'Regan)이 의료 관계 출판물에서 무려 3000건 이상의, 면역에 관련된 질병의 자연적 회복 사례를 수집했다고 알려 주었다. ('사고(noetic)'라는 용어는 인간사에 있어서 마음의 역할을 가리킨다.) 비록 그러한 사례들은, 정보의 수준에 있어서 많은 변수가 있지만, 질병의 회복에 심리 사회적·면역학적 요인이 관련돼 있다는 것을 보여 주고 있다.

솔러먼 박사는 건강과 질병을 충분히 이해하기 위해서는 질병의 악화나 회복에 영향을 미치는 모든 요인들을 검토할 필요가 있다고 말하고 있다. 예를 들어, 스트레스는 질병을 악화시킬 수도 있으며 스트레스의 제거가 질병으로부터의 회복에 도움을 줄 수도 있다. 그는 육체적 행복을 위해 최선의 정서적 **건강**이 많이 기여하고 있다는 것에 관련된 연구의 중요성을 역설했다.

"의학 연구자는 질병의 치료보다 그 악화에 좀더 관심을 가져야 되지 않을까?"라고 나는 묻고 싶다. 병리학에 관해서 많은 것을 가르쳤지만 병의 치유에 관해서는 얼마나 많은 것을 가르쳤나? 앞에서 나는 《뉴 잉글랜드 의학지》에 프란츠 잉겔핑거가 기고한, 질병의 85퍼센트가 자기 제한적이라는 기사에 대해 언급한 바 있었다. 특히 그 작용과 과정에 대해 무엇이 알려져 있는가? 신체는 자체 요구에 부응할 수 있는 치유 물질을 어떻게 만들고 있나? 그리고 증상이 호전되기 시작하는 시점과 가속되는 시점과 정지되는 시점은 어떻게 알 수 있을까? 특별 연구 위원회의 연구 과제는 의학과 인간의 신체에 구축돼 있는 치유 수단에 관한 지식과의 균형을 되찾는 데에 그 목표를 두어야 할 것이다. 의학계에 있어서 다음의 발전은 이러한 신체가 갖고 있는 치유 수단의 본질과 작용에 관한 증가된 지식으로부터 쏟아져 나올까?

언젠가 한 회합에서 반슨 박사는 환자와 의사와의 관계에 대한 문제를 제기한 바 있었다. 반슨 박사와 타워즈 박사는, 중환자들이 중대한 사건이 일어날 때까지 생존하기 위해서 그것이 공통적인 요인이 되고 있다는 것을 알게 되었다. 반슨 박사는, 환자들이 종합적 치료의 일부분으로서 목표――다음에 등정할 정상에 대해서 생각하는 일――를 설정하는 데 협조해 주는 것이 중요하다고 역설했다. 그는 종양 전문의들이 부정적인 예상을 하는 듯한 태도를 취함으로써 질병의 진행에 악영향을 미치는 것이 아닌가 하고 생각하고 있다. 솔러먼 박사는 좀더 민감하고 직관력 있는 의사가 치료하는 환자의 건강 상태를 연구하는 일도 흥미 있을 것이라고 말했다. 나도 아직껏 최소한 한 번 정도 환자가 예후를 거부한 경우를 들려주지 않았던 종양 전문의는 만나 본 적이 없다는 말을 덧붙였다. 중요한 것은 증상의 호전 원인을 추구하는 일이다.

오하이오 주립 대학의 로널드 글라저 박사는 특별 연구 위원회의 자문역을 맡고 있는데, 그는 신경계, 내분비계 및 면역계와의 상호 작용에 관해 도표로 나타내는 순차적 과정을 신체가 에너지를 생성하는 방법을 도표로 나타내는 것과 병행하는 것으로 보고 있다. 그는 5~60년 전에 신진 대사 연구가 현금의 정신 신경 면역학의 연구와 유사하며, 정신 신경 면역학의 기전은 그것보다 더 복잡하다고 말하고 있다. 그러므로 정신 신경 면역학을 연구하는 사람들은 모든 해답을 당장에 찾아낼 수 없다고 해서 자신을 너무 가혹하게 책할 필요는 없을 것이다.

특별 연구 기구가 점차 발전하게 됨에 따라 토론의 대상도 연구 방법론이나 의의 있는 정신 신경 면역학 연구를 수행하기 위해 필요한 과학적 정밀성에 관한 문제로 바뀌어졌다.

파우지 박사는 정신 신경 면역학의 임상 연구가 무수한 측정법과 치료법으로부터 악영향을 받고 있다고 생각한다. 반슨 박사는 심리학적 측정법의 결점에 대해 언급하면서, 연구자들과는 상이한, 대학생들과 같은 특수 집단에 의해 만들어진 여러 가지 검사에 대해 주의를 환기시켰다. 그렇지만 근본적인 문제는 사람들이 말하는 것이 언제나 그들 자신의 생각과 똑같지 않다는 것이다. 즉, 그들이 양식지에 기입해 놓은 것이 임상적으로 관측된 것을 반드시 반영하고 있는 것은 아니다. 예를 들어, 반슨 박사는, 식욕 이상 항진을 보이고 있는 환자들이 분명하게 우울증을 나타내지 않지만 가끔 정장(整腸)시에 우울증을 호소한다고 주의를 주었다. 익명으로 검사를 할 때에도 언제나 사회적으로 용인되는 요구에 따른 응답이 있기 마련이다. 면담자가 현장에 있을 때, 이러한 현상을 특히 주목해야 할 것이다. 반슨 박사는 '구식' 기법 —— 일정한 해석상의 정보가 요구되고 의도적으로 여러 가지 뜻이 있는 심리학적 측정법(무의식적 정서 상태와 심리학적 방어 기제를 알기 위한 목적이 있다) —— 의 사용을 주장했다.

타워즈 박사는, 많은 악성 흑색종 환자들이 자신들의 정서를 표현하고 이미지를 마음에 그려 보는 데 있어서 특별히 체험하게 되는 곤란에 대해 언급했다. 그러나 환자들이 한번 이러한 어려움을 극복하게 되면 그들의 신체적 상태도 개선되었다고 했다. 반슨 박사는, 조사에 참여하는 사람들은 되도록 동질(homogeneous)을 유지해야 하는데 그 이유는, 같은 질병을 앓고 있더라도 각기 다른 국면에 처해 있는 각 개인이나 상이한 질병을 앓고 있는 각 개인들은, 별도로 조사 연구해야 하는, 각기 다른 정서적·심리적 양상을 보이기 때문이라고 지적했다.

솔러먼 박사는 생리학적 측정에 대해 일어날 수 있는 생리학적 '지체(lag)'에 주의를 환기시켰다. 몇 년 전, 그는 매주 류머티즘성 관절염 환자를 점검한 적이 있었다. 관절염 증상의 악화가 환자의 정서 상태와 매우 밀접한 관련을 맺고 있었기 때문에 솔러먼 박사는 환자가 실제로 증상이 악화되거나 회복되기 전의 면담 기록을 면밀히 조사했다. 이렇다 할 단서를 찾지 못한 그는 다시 1주 전으로 돌아가 마침내 증세와 2주 전에 우연히 일어난 사건의 변화 사이에 어떤 극적인 관련성이 있다는 것을 발견했다. 솔러먼 박사는 직접 눈으로 확인할 수 있는 변화뿐만 아니라 **연쇄적인** 사건을 촉발시켰던 생리학적 변화도 있었을지도 모른다고 추측했다.

뉴욕 시에 소재하는 마운트 시나이 대학교 의과 대학의 마빈 스타인 박사는 우리의 확대 자문 위원회의 위원인데 그는 연구 방법론에 관련해 자신의 비판적인 의견을 개진해 왔다. 그의 소견으로는, 면역계에 미치는 스트레스의 영향을 측정하는 데 있어서, 일부 연구자들은 관찰된 질병이나 장애가 단지 일련의 면역학적 응답의 단계에 불과할지도 모른다는 가능성을 간과하는 경우가 많다는 것이다. 예를 들어, 실험실 연구가 보여 주는 바와 같이, 면역의 최초 및 일시적 고양에 뒤이어 극단적으로 증상이 악화된다는 것이다. 의학 연구자들은 '반발 현상(rebound pheonomena)'에 주의해야 한다는 것을 잘 알고 있기 때문에 확정된 결과에 대한 명백한 결론을 얻기 위해 장기간에 걸쳐 그러한 발견을 충분히 검토하고 있는 것이다.

또한 스타인 박사는, 스트레스의 효과에 관한 연구에서, 스트레스를 받는 사람의 고유한 성질에 관해서 상술하는 데에 좀더 주의를 기울여야 한다고 역설하고 있다. 신경 전달 물질이나 호르몬과 뉴로펩티드 같은, 면역계에 영향을 미치는 물질은 스트레스를 받는 사람들의 특성에 따라 변화될 수 있다는 것이다. 이러한 점에서 같은 의견을 가진 리베스킨드 박사는 자신의 연구 결과가, 스트레스를 유발하는 상황의 특정한 성격에 따라 신체가 상이한 형태의 진통 물질(opioid 및 nonopioid) 생성 및 면역 반응과 종양 발육 등에서 상이한 변화로 반응한다는 것을 보여 준다고 설명한 바 있다.

퍼헤이 박사는, 외과 수술을 사전에 통보받은 악성 흑색종 초기 환자들이 아주 좋은 연구 대상이 될 것이라고 제안했는데 그 이유는 이들이 전형적으로 방사선 및 화학 요법이나 면역 기능을 악화시킬지도 모르는 치료를 받아들이지 않기 때문이라는 것이다. 또한 그는 면역계가 악성 흑색종 환자의 경우에 있어서 전이를 일으키는 역할을 할 수도 있다는 말을 덧붙였다. 우리는 환자의 면역 기능 검사에 관한 연구도 중요하다는 것에 의견의 일치를 보았다(물론 면역 세포의 수를 측정하는 통상적인 방법도 포함시켰다). 또한 이 연구에서 당연히 인터루킨-2(interleukin-2)와 같은 면역 조절 물질에 영향을 받는 면역 세포의 기능을 재평가해야 할 것이다.

파우지 박사는 악성 흑색종에서 회복된 환자들에 대한 검사는 많은 환자들이 입원하고 있는 UCLA 잔슨 종합 암 센터의 존 웨인(John Wayne) 진료소에서 실시하는 것이 제일 좋을 것 같다고 말했다. 그는 이를, 심리학적 지원과 의학 교육 및 스트레스 조절 훈련 등을 병행한 단기 계획을 포괄적으로 평가하기 위한 극히 드문 기회로 보고 있다. 그 목적은 당연히 환자의 심리적 상태와 삶의 질의 개선에 있어야 할 것이다.

드디어 연구 위원회 요원들은 수많은 연구 계획을 착수하기 시작하거나 의료 센터에서 연구자들을 지원하는 데 협조하기 시작했다. 연구 결과와 발견에 관한 정보를 교환하면서 우리는 또한 새로운 정보를 발전시키도록 스스로 공부하기도 했다. 이것이 바로 우리가 바라는 이 계획 —— 연구와 교육에 관한 정보 교환 장소로서 —— 의 추진 방법이다.

이러한 특별 연구 위원회의 활동을 보완하기 위해서 일련의 특별 계획이 UCLA 자체에서, 의과 대학에서의 강연, 박사 학위 취득 연구생들의 훈련 계획, 연구에 대한 심사 계획, 국제 학술회의 및 정신 신경 면역학 강좌 개설 등으로 행해졌다. '행동 신경 면역학 세미나'라고 부르는 한 달에 한 번 개최되는 연속 강좌는 전세계의 과학자들에게 인정받기 시작했으며 또한 그것을 통해 정신 신경 면역학 분야의 최신 연구 보고를 접할 수 있게 되었다. 몇 사람의 권위자들도 UCLA를 찾아와 며칠 동안 체류하면서 개인적으로 학부 요원, 박사 학위 취득 연구생, 대학 재학생들을 만나 보고 갔다.

특별 연구 위원회는 정신 신경 면역학에 관한 박사 학위 취득 연구생 훈련 계획을 수립하여 매년 2명이 위원회 위원들의 지시를 받으면서 행동 신경 과학 및 면역학 연구 방법론에 관해 교육 훈련을 받도록 했다. 이에 더해, 이 계획은 또한 모교에서 이 연구를 도와줄 목적으로 휴강 기간 중에도 정신 신경 면역학에 관한 지식을 습득하려고 공부하는 재학생들을 후원해 주기도 했다. 18장에서 이들 학생들이 행한 몇 가지 연구 결과를 소개하기로 하겠다.

또한 정신 신경 면역학에 관한 연구 결과에 대한 심사 계획을, 정신, 신경계, 내분비계 및 면역계 사이의 상호 작용에 관해 연구하기를 원하는 UCLA 과학자들에게 매년 교부금을 지급할 정도로 진전시킬 수 있었다. 특별 연구 위원회의 위원들은 이러한 신청을 체계적으로 검토해 오고 있다. 박사 학위를 취득한 연구생들과 마찬가지로 이들 수혜자들은 자신들이 하고 있는 연구와 이 분야에서의 새로운 발견에 대해 논의하고 자신들의 다른 학문 분야와 관련된 경험에서 얻은 가능성을 확충하고 발전시키기 위해서 매월 퍼헤이 박사와 만나고 있다. 이 회동의 또 다른 하나의 목적은 정신 신경 면역학의 연락망을 구축하는 데 있다. 클레멘트 박사는 이러한 의사 소통망이 정신 신경 면역학을 UCLA에서 학문의 중요한 한 분야로 발전시킬 것이라고 믿고 있다.

특별 연구 위원회는, 정신 신경 면역학에 있어서의 의술 상태와 종합 의료 철학 분야에 있어서 그 역할을 재검토하기 위한 국제 회의를 후원했다. 이 국제 회의는 연구의 질과 당면한 문제와의 관련성을 제고하기 위해 분야 내에서 자체 목표를 조정해 통일을 꾀했다. 이 회의에 초빙된 인사들은 신경 과학(neuroscience), 면역학, 심리학, 정신 의학, 의료 철학 및 과학 저술 분야를 대표하는 전문가들이며 또한 그들의 통합적 사고 방식과 훌륭한 업적으로 이미 주목을 받고 있었던 사람들이다. 이 회의의 특징은 그 초점이 정신 신경 면역학의 철학적·의학적 의의에 맞춰져 있다는 것이며, 새로운 연구 결과와 발견이 통일성에 근거하고 있다는 것이며, 건강과 질병을 이해하고 연구하기 위한 이론적 골격을 탐구하는 데에 있는 것이다.

특별 연구 위원회의 각 요원들은 UCLA에서 정신 신경 면역학 강의를 개시하기 시작했다. 퍼헤이 박사는 대학원생, 대학 재학생, 박사 학위 취득 연구 학생 및 기타 정신 신경 면역학 연구에 종사하는 개인들을 위해 고급 세미나를 개강했다. '면역계와 신경계와의 상호 작용'이라는 제목의 이 강의는 신경 내분비학(neuroendocrinology), 면역학 및 심리학에 있어서의 방법론에 초점을 맞추고 있다. 와이너 박사는, 환자의 병력 (病歷)을 통해 의술을 교수하고 정신, 정서 상태, 신체의 기능 및 건강과 관련성을 찾아내기 위해 실제로 환자를 면담해야 하는 의과 대학의 2학년 학생들을 대상으로 한 강의를 일원화시켰다. 퍼헤이 박사는 의과 대학 3학년 학생들을 대상으로 그들에게 임상 및 실험실에서 공부할 기회를 주기 위해 고급 정신 신경 면역학 강의를 개설했다. 마거릿 케미니(Margaret Kemeny; 정신 신경 면역 분야를 연구하는, 박사 학위를 소지한 특별 연구원으로서 채용된 대학원생이었다) 박사와 예후다 샤비트(Yehuda Shavit; 그 당시 리베스킨드 박사의 연구실에서 박사 학위 소지 대학원생으로 재학중이었으며 현재는 예루살렘의 헤브루 대학에서 근무하고 있다) 박사는 UCLA에서 대학원생 및 대학 재학생들을 대상으로 행동 신경 면역학에 관해 공동으로 강의했다. 타워즈 박사는 정신 신경 면역학 및 환자의 치료에 있어서 상상력의 이용에 관한, 전일 세미나를 개강했다. 그는 또한 '의술과 사회 포럼'이라고 부르는, 건강 문제에 관해 매월 개최되는 일련의 공개 토론회를 의과대 학생, UCLA 관련자 및 일반 대중을 대상으로 강의하고 있다. 나 역시 의과대 학생들의 평상시 모임에 강사로 초빙되었다.

우리의 목적은, 지성의 직접적 활용──물론 지성 그 자체는 아니다──과 질병 혹은 일반적인 도전 사이의 통로 및 인간의 조건과 이상을 밝히는 데 도움을 주는 의식과 정서의 여러 가지 측면을 심사 숙고하고 탐구하는 데에 있다. 특별 연구 위원회가 결성됨으로써 우리는 앞으로 전진하기 위한 거보를 내딛게 된 것이다.

16

수세에 몰리다

 내가 지난 몇 년 동안 의과 대학에서 높은 곳을 뒤돌아볼 수 있었다면 또한 낮은 곳을 보는 데에도 아무 어려움이 없을 것이다. 그 일은 1985년 6월에 일어났다.

 내가 사무실에 들어서자마자 비서인 캐럴 프래거 양이 대소동이 벌어졌다고 말문을 열었다.

 "《타임》지와 《뉴욕 타임스》지가 선생님과 통화하려고 야단이에요. 《뉴 잉글랜드 의학지》도 얼마 전에, 투병에 있어서 태도가 질병에 중대한 영향을 미친다는 주장을 의심하는 듯한 기사를 게재했어요. 그들도 선생님께서 한마디 해주시길 바래요."

 나는 그녀가 말하는 요점을 이해하기 어려웠다. 내가 미처 대답도 하기 전에 전화벨이 울렸다.

 "《타임》지예요. 선생님이 직접 받으시는 게 낫겠군요."

 전화 저쪽에서, 펜실베이니아 의과 대학의 배리 캐슬리스(Barrie R. Cassileth) 박사와 그녀의 공동 연구자가 《뉴잉글랜드 의학지》에 기고한 기사를 읽어 보았느냐고 묻는 목소리가 들렸다.

나는 아직 그 기사를 읽어 보지 못했다고 말하면서 그 혹평 기사에 대해 물어 보았다.

전화를 건 《타임》지 기자가 《뉴잉글랜드 의학지》의 기사는 상당히 진행된 암을 앓고 있는 359명의 환자들을 대상으로 실시한 조사에 관련된 것이라고 말했다. 환자들에게 정서 상태와 태도가 질병에 미치는 효과를 확인해 달라고 요청했다. 필자는 적극적 태도를 취한 환자들이 그렇게 하지 않은 환자들보다 더 좋아지지 않았다는 증거로서 높은 사망률(75퍼센트)을 들었다. 사실, 적극적 태도가 증상의 호전이나 완치를 가져다 주지 못했을 경우에 환자는 좌절감을 맛보기 때문에 오히려 해로울지도 모른다는 주장도 있었다.

《타임》지 기자는 다음과 같이 말을 이었다.

"그게 전부가 아닙니다. 잠깐 그 기사의 핵심 부분을 읽어 드리겠습니다. '상당히 진행되고 위험성이 높은 악성 질병을 앓고 있는 환자들에 관한 본 연구는 그 질병 고유의 생물학(적인 작용)만이 환자의 예후(豫後)를 결정할 수 있으며, 심리 사회학적 요인의 잠재적 완화 효과를 능가하고 있다는 것을 시사하고 있다.' 이 기사의 결론은 환자의 태도가 치료에 영향을 미친다는 선생님의 생각이 틀렸다는 것입니다." 나는 발밑의 땅이 무너져 내리는 것 같은 느낌을 받았다.

"커즌즈 선생님, 한마디 해주시겠습니까?"

"먼저 그 기사를 읽어 보고 싶습니다."

"제가 읽어 드린 부분에 대해 반박할 말씀은 전혀 없으십니까? 그것은 의의가 없는데요."

"선생이 읽어 주신 부분은 위험성이 높고 상당히 진행된 암에 대해 언급하고 있습니다. 그런 경우에는 가장 훌륭한 치료법으로도 그 질병의 생물학(적 작용)을 억제할 수 없을지도 모릅니다. 그렇지만 위험성이 높은 암은 전체 암에 비해서 작은 부분에 불과하다고 설명할 수 있습니다. 그 나머지를 위해서 그것이 의료적인 것이든 심리학적인 것이든 모든 수단을 가리지 않고 그 싸움에 전력 투구를 바라고 있습니다. 어쨌든 저는 정말 그 기사의 전문을 읽어 봐야겠군요."

"그리고 또한 잡지에는 편집자가 쓴, 선생님의 생각에 매우 비판적인 해설이 게재돼 있습니다. 해설에서는 세 가지 점이 지적됐습니다. 첫째, 의료직에 종사하는 일부 사람들이 질병의 원인과 치료에서 정신 상태가 중요한 요인이라는 생각을 너무 쉽게 받아들이고 있다는 것입니다. 둘째, 의료 관계 문헌에서 정신 상태와 질병과의 관련성에 대한 과학적으로 건전한 연구 보고는, 만일 있다면 하나 정도, 거의 찾아볼 수 없다는 것입니다. 셋째, 환자가 그러한 태도를 취했어도 병이 계속 악화된다면 개인적으로 좌절감을 맛보기 쉽다는 난점이 있다는 것입니다. 이에 대한 선생님의 의견을 듣고 싶습니다."

"역시 같은 대답을 할 수밖에 없군요. 원하신다면 제가 그 기사 전문을 읽어 보고 난 후에 기꺼이 전화를 드리겠습니다."

"우리에겐 충분한 시간이 없다고 생각합니다. 지금이 마지막 기회입니다."

사건은 손도 쓰기 전에 악화되기 시작했다. 기사와 해설이 게재된 《뉴잉글랜드 의학지》의 사본은 아직 UCLA 생체 임상 의학 연구실이나 개인 연구실에 도착되지 않았다. 《뉴잉글랜드 의학지》가 손에 들어온 것은 만 하루가 지난 뒤였다.

일부 신문들은, 내가 웃음을 유력한 치료 대체 수단으로 생각하고 있는 것 같다고 보도했다. 나는 어디에서도 웃음이 전통적인 치료 수단의 대체 수단이 된다고 주장한 적이 없었다. 사실, 나는 원래 《뉴잉글랜드 의학지》를 위해, 내가 중병에서 회복되기 위해 내 방식대로 웃는 것이 좋다는 생각—— 일부 신문에 소개되었다 ——을 수정하기 위해 《질병의 해부》라는 책을 썼던 것이다. 나는 웃음을, 희망, 신념, 사랑, 결의, 목적

의식, 환희 및 생에 대한 강력한 의지 등을 포함한 모든 종류의 긍정적 정서의 상징으로서 비유했던 것이다. 나는 또한 내 주치의와의 협조 관계에 부여했던 중요성과 웃음이 실제로 투병에 있어서 도움이 된다는 내 경험을 그가 지지해 준 사실에 관해 글을 썼던 것이다.

전술한 바와 같이, 내가 병실에서 코미디 비디오를 보는 것이 통증을 진정시키는 데 도움이 됐다는 사실에 히치흐 박사도 나와 같이 깊은 관심을 가졌다는 것은 사실이다.

위에서 언급한 바와 같이, 우리가 시도했던 실험은 단순한 혈침 검사에 관련된 것이었다. 내 병이 정반대의 혈침 속도로 나타났기 때문에 만약 웃음이 그 속도에 영향을 미쳤다면 그것은 중대한 의미가 있다고 생각했던 것이다. 그래서 코미디 비디오를 보면서 웃음이 나오기 전후의 혈침 시간을 재보았더니 실제로 웃음이 생리적 변화를 일으킨다는 것이 사실로 밝혀졌다. 히치흐 박사와 내가 웃음이 모든 전통적 치료를 대신할 수 있다고 주장한 적은 결코 없었다. 다만 웃음이 치료에 도움을 줄 수 있다고 말했을 뿐이다.

다른 신문이나 잡지의 기사처럼 《타임》지에 게재된 캐슬리스 박사의 기사도 태도가 일반적으로 질병의 진행에 영향을 미친다는 생각은 의료인에게 과학적으로 배척되고 있다는 주제로 해설하고 있었다. 이러한 신문 기사가 하나씩 계속 나타나자 나는 더욱 침체돼 UCLA에서의 6년 동안 품어왔던 희망과 노력이 수포로 돌아가는 것처럼 느껴졌다. 원래의 명제를 의심했던, 모든 의료 전문직 종사자들은 이제 자신의 머리에 떠올랐던 것이 질병의 치료에 관계가 없다는 주장이 올바르다고 생각하게 되었다.

그러나 차츰 사건의 전모가 밝혀지자 나는 그렇게 비참해질 필요가 없다는 것을 알았다. 나는 삶에의 강력한 의지와 긍정적 정서가 일반적으로 환자의 전체적인 상태에 중대한 영향을 미친다는 생각을 굳게 견지하고 있는 의사들과 의학 연구자들로부터 전화와 편지를 받기 시작했다. 그렇지만 대부분의 전화와 편지의 내용은 우리들이 그러한 입장을 지지해 줄 수 있는 과학적 증거를 제시할 수 있기를 바란다는 것이었다.

그러나 가장 놀라운——동시에 환영해 마지않는——전화는 직접 캐슬리스'박사로부터 걸려 온 전화였다.

"제 연구에 대한 몇 가지 해석 때문에 저는 지금 아주 난처한 입장에 빠졌습니다. 그들은 우리가 극단적인 암 환자의 경우를 예로 들어 그것을 '모든' 질병에 적용하고 있다고 지적합니다. 그러나 그것은 제가 생각하는 바도 아니고 또한 원하는 바도 아닙니다. 아주 극단적인 암 환자의 경우에 있어서도 환자의 병에 대한 사고 방식이 그들의 삶의 질에 영향을 미칠 수 있다고 생각합니다. 그 기사에 대한 오해를 풀기 위해 어떤 방법을 강구하고 싶습니다."

이러한 대화를 통해 몇 가지는 우리에게 대단히 유용하다는 것을 알았다. 우리는 공동 성명을 발표하기로 합의했다. 그것은 우리 둘 사이에는 근본적으로 견해 차이가 존재하지 않을 뿐만 아니라 오히려 어떤 기본 개념에 대해서는 서로가 강력히 지지하고 있다는 것을 보여 줄 수 있을 것이다. 캐슬리스 박사와 나는 그러한 내용의 공동 성명을 발표하기 위해 따로 초안을 만들고 그것을 참고로 해서 공동 성명문을 작성한 다음 우리 두 사람의 명의로 언론 기관에 발표했다. 아래에 그 전문을 게재한다.

정서와 건강과의 관련성에 대한 현금의 공공연한 논쟁은 이 기사의 필자들을 서로 반대 입장에 서게끔 만들었다. 그러나 이 논쟁의 대부분이 우리의 기본적 입장을 전적으로 오해했다는 데에 기인하고 있다. 특히 우리가 우려하고 있는 점은 이러한 오해로 인해 일반 대중에게 혼란을 야기하고 또한 투병에 있어 자신이 갖고 있는 모든 능력과 수단을 동원하려고 애쓰는 환자들에게 해를 끼칠 수 있다는 것이다.

이러한 혼란은, 배리 캐슬리스와 그녀의 공동 연구자가 쓴 〈상당히 진행된 악성 질병에 있어서 심리 사회학적 요인과 생존과의 상관 관계〉라는 논문에 관련돼 있으며 이것이 신문 기사화되고 《뉴잉글랜드 의학지》가 이를 출판함으로써 더욱 가중된 바 있다. 즉 캐슬리스의 연구 결과가 긍정적 태도는 효과적인 질병의 치료 계획에 있어 아무런 기여도 하지 않는다는 것을 의미하는 것으로 일부 신문 기사와 논평에서 부정확하게 해석되었다.

그러나 캐슬리스의 연구는 일반적인 질병에 관한 것이 아니고 특수하고 상당히 진행된 암에 관한 것이다. 캐슬리스는 "상당히 진행되고 위험성이 높은 악성 질병을 앓고 있는 환자들에 관한 본 연구는 그 질병 고유의 생물학(적인 작용)만이 환자의 예후를 결정할 수 있으며, 심리 사회학적 요인의 잠재적 완화 효과를 능가하고 있다는 것을 시사하고 있다"고 기술했을 뿐이다.

이 말은 상당히 진행된 암에 한해서만 생물학이 심리학을 압도한다는 뜻이지 정서가 건강에 무관하다는 뜻이 아니며 또한 정서와 태도가 환자의 치료와 안녕에 아무 역할도 하지 않는다는 뜻이 아니다.

아무튼 미국에서 위험성이 높은 암은 전체 질병 가운데 아주 적은 퍼센트를 점하는 것으로 밝혀졌다. 치료 불능의 암을 적극적 태도 또는 정서로서 역전시키거나 완치시키기를 기대할 수 없다는 말은 그것이 대다수의 질병에 대해서도 그 가치가 없다는 의미가 아니다. 실제로 환자의 적극적 태도는 치료 환경을 개선시킬 뿐만 아니라 환자의 삶의 질에 대해서 좋은 영향을 주는 경우도 있을 수 있다. 의사들은 언제나 생에 대한 강한 의지가 중병과 싸우는 환자에게 기회를 줄 수 있다는 것을 믿고 있다.

위와 유사한 관점을 가진 노먼 커즌즈(Norman Cousins)의 저서를 간단히 요약해 기술한다. 《뉴잉글랜드 의학지》에 의해 초판이 간행된 그의 저서 《질병의 해부》와 공식 발표된 바 있는 정신 자세와 신체 건강과의 복잡한 관계에 대한 그의 주장은, 웃음이 암을 고칠 수 있다는 불합리한 견해로 변질되어 일부 신문에 기사화되었다.

커즌즈는 웃음을 희망, 사랑, 신념, 생에 대한 강한 의지, 결의와 목적의식 등을 포함한 모든 종류의 긍정적 정서를 나타내는 하나의 은유로써 예를 들었을 뿐이다. 그는 또한 효과적인 치료를 하기 위해서는 환자와 의사와의 협조 관계가 중요하다고 강조한 바 있다.

우리는 다음과 같은 주요 항목을 적시하여 우리가 주장하는 요점을 분명히 밝힘과 동시에 야기된 혼란이 일소되기를 바라 마지않는다. 우리는 정면으로 배치되는 입장에 서 있는 것이 아니라 서로의 주장을 이해하고 있으며 또한 공통된 시각을 갖고 있다.

16. 수세에 몰리다

* 정서와 건강은 서로 밀접한 관계가 있다. 부정적 정서와 체험이 건강에 해로울 수 있으며 치료를 복잡하게 만들 수 있다는 것은 과거에도 잘 알려져 있었지만 적극적 태도와 신체의 치유 계통의 강화 가능성과의 관계는 그다지 알려져 있지 않았다. 현재 이러한 관계에 대해서 많은 의료 연구 센터에서 연구가 진행중에 있다.
* 많은 종류의 정서적·신체적 요인——이 둘 중 상당수가 그 윤곽을 드러내고 있지만——들이, 필시 개인마다 다른 방식으로, 건강과 질병에 영향을 미치고 있다. 암이나 기타 주요 질병을 일으키거나 고치는 요인은 한 가지가 아니며 또한 그렇게 단순하지도 않다.
* 비록 적극적 태도와 훌륭한 정신적 자세가 결과적으로 신체에 영향을 미치지 않을지라도 그것은 '삶의 질'의 치료에 있어서 그들의 정신 상태와 일반적 치료 환경보다 더 중요한 것은 없다. 불행하게도, 인간에게 자신의 생물학적 및 질병의 작용을 지배할 수 있는 훈련을 시킬 수 없다. 그러므로 환자의 적극적 태도가 유력한 치료 수단으로 대체될 수 있다는 자신감을 갖게 해서는 안 된다.
* 암에 걸렸다는 이야기를 들은 환자가 모두 공포감을 느낀다는 것은 아니다. 그러나 공포감 그 자체는 파괴적이어서 효과적인 치료를 저해할 수 있다. 그러므로 분별 있는 의사는 공포감과 정서의 황폐화를 퇴치시킬 필요가 있다는 것에 유념해야 한다.

마음과 몸의 상관 관계는 복잡하다. 그러므로 우리는, 건강과 질병에 영향을 미치는 잠재력과 태도의 제한성에 대해 똑같은 비중을 두고 잘 이해해야 할 것이다.

캐슬리스의 논전은 계속되어 특별 연구 위원회의 회의석상에서 대단한 논쟁을 불러일으켰다. 위원들은 그 주장의 해설 기사에서, 사회 심리학적 요인이 암의 발병 원인과 진행에 관계하고 있다는 것을 입증해 주는, 수십 개의 과학적 증거를 누락시켰다고 생각했다. 상당수에 이르는 연구자들은 심리 사회학적 요인을 통해서 암의 진행을 예상할 수 있다는 증거를 제시하고 있다.

예를 들어, 영국 런던의 킹즈 의과 및 치과 대학의 스티븐 그리어(H. Steven Greer) 박사와 케이스 페팅게일(Keith W. Pettingale) 박사는 유방암 수술을 받은 여성 환자를 대상으로 연구하고 있다. 그들은, 암이 완치되지 않은 상태로 생존하고 있는 사람들을 조사했는데, 무력감이나 절망감에 사로잡힌 환자들보다 '투혼'을 가진 환자들 중에 생존자들이 훨씬 더 많았다고 보고했다. 이러한 조사 결과는 적극적 태도가 예후를 결정하는 하나의 방법으로서뿐만 아니라 질병을 퇴치하는 종합 계획에 포함시켜야 되는 하나의 요소로서 상관 관계를 갖고 있다는 것을 시사해 주고 있다.

그리고 샌프란시스코의 캘리포니아 종합 대학교 의과 대학의 리디어 테모쇽(Lydia Temoshok) 박사도 암과 정서의 표출에 관해 연구하고 있는데, 그녀는 환자의 사물에 대한 정서적, 행동적, 신체적 그리고 정신적 반응을 측정한 후에 그 면담 기록을 작성했다. 이 측정은 태도와 정서가 적극적인 악성 흑색종 환자가 수동적인 환자보다 면역 기능이 강화되고 종양의 발육이 느려지는 현상을 나타냈다는 것을 보여 주고 있다.

이미 6장에서 언급한 바와 같이, 피츠버그 종합 대학교의 의과 대학과 피츠버그 암 연구소의 샌드러 레비(Sandra M. Levy) 박사와 로널드 허버먼(Ronald B. Herberman) 박사는 실의에 빠진 암 환자는 NK 세포의 활동이 저하되고 종양의 확산 가능성이 커진다는 사실을 발견했다. 이러한 발견은 그 후의 유방암 환자에 관한 연구에 의해서 확증되었다. 연구자들은 심리적 요인이 생물학적 상태로 나타날 수 있다고 주장하고 있다.

테모쇽 박사와 레비 박사의 연구는 면역 기능에 대해 정서가 억제 역할을 하고 있다는 것을 보여 주고 있다. 이것은 수동성 또는 스토아주의와 암의 진행 등과 같은 정서적 억제 사이와의 관련성을 설명하고 있다.

존스 홉킨스 의과 대학의 레너드 디로거티스(Leonard R. Derogatis) 박사와 공동 연구자들은 전이성 유방암에 걸린 여성 환자들의 생존 기간을 예상할 수 있는 심리 검사를 실시하고 있다. 장기 생존자는 단기 생존자보다 부정적 정서 표출 항목에서 높은 점수를 기록하고 있다고 그들은 보고하고 있다. 그 환자들을 담당한 종양 전문의는 장기 생존자는 단기 생존자보다 질병에 대해 결코 '잘 적응하고 있다'고 볼 수 없다고 말하고 있다.

국립 암 연구소의 니콜러스 로젠타인(G. Nicholas Rogentine) 박사와 그의 공동 연구자들은 악성 흑색종에 걸렸지만 성공적으로 치료를 받고 있는 환자들을 새로운 연구 대상으로 선정했다. 그들은 자신들의 투병에 필요한 '적응'의 정도를 평가하기를 요구받았다. 질병에 잘 적응하고 있다고 말한 응답자들은 암에 적응하기를 거부하는 환자보다 한층 용이하게 회복되는 경향이 있었다.

캐슬리스 박사의 연구에 대한 특별 연구 위원회의 토론에서 심리적 요인의 정확한 측정의 필요성이 강조되었다. 솔러먼 박사는, 암의 진행이 캐슬리스 연구에서 사용된 측정법 중 단 하나의 방법을 통해서만 발견된 것으로 밝혀졌다고 설명했다. 리베스킨드 박사는 실험실에서는 절차에 따라서 근본적으로 다른 결과가 나올 수 있다고 주의를 환기시켰다. 반슨 박사도, 암 환자가 언제나 자기의 감정을 의식하거나 확인하고 있지 않다는 것을 보여 주는 연구 결과를 제시했다. 암 환자들은 관찰된 행동이나 무의식적 감정보다 더 낮은 수준의 정서 장애를 보고하는 경향이 있기 때문에, 문장 완성법이나 그림 해석법 같은, 자유 연상(free association)을 허용하는 면담이나 검사를 이용해서 무의식적 심리 상태를 측정하는 것이 암 환자의 연구에서 필수 불가결하다고 반슨 박사는 말했다.

공동 성명은 원래의 기사에 대한 그릇된 인상을 바로잡는 데 많은 효과가 있었다. 더구나 우리에게 한층 더 자신감을 심어 준 것은 바로 UCLA에서 암 전문의들이 행한 국민 조사 결과였다. 이 조사는 캐슬리스가 조사했던 환자들을 대상으로 실시할 계획이었다. 통계 고문인 린더 칠링거(Linda Chilingar) 부인이 이 계획의 책임자였다.

우리는 무려 649명이나 되는 종양 전문의들로부터, 살려는 의지, 희망을 품는 일과 난국을 대처하는 능력 등과 같은, 여러 가지 심리 사회학적 요인을 중시하고 있다는 소견을 피력한 응답지를 받았다. 의사들은 또한 환자와의 인간 관계를 중시하고 있다고 언급했다. 그들의 이러한 소견은 무려 10만 명에 이르는 암 환자를 치료한 결과에 근거하고 있다.

우리는, 높은 응답률이 아닌 실제 결과에 대해 크게 고무되었다. 90퍼센트에 이르는 의사들이 희망과 낙관주의적 태도에 높은 가치를 부여했다. 삶에의 강렬한 의지, 의사에 대한 신뢰 및 가족과 친구들로부터의 정서적 지지가 효과적인 치료를 가능케 하는 분위기를 조성한다는 데에 압도적으로 동의를 표했다. 질의서에 첨부된 소견란은 의사들이 암 환자를 치료하는 데 있어서 여러 가지 역할—— 진단, 특별 치료의 권장, 환자와 가족에 대한 정서적 후원, 환자의 삶의 질 개선, 그리고 말기 환자의 경우에는 존엄과 평화 속에 눈을 감을 수 있도록 도와주는 일——을 하고 있다는 것이 반영돼 있었다.

의사들은 또한, 암 환자의 치료에 있어서 과학적 요인과 심리적 요인이 상충하고 있지 않다는 견해를 갖고 있음을 시사해 주고 있다. 질병 고유의 생물학(적 작용)을 중시하는 일이 환자의 태도와 정서의 중요성을 강조하는 일을 배척하는 것은 아니다. 위험성이 높은 암 환자의 치료에서 긍정적 정서의 역할에 대해 신용이 떨어지기는커녕 오히려 특별 연구 위원회가 선정한 종양 전문의들은, 중병이라는 도전에 맞서야 하는 환자들의 결의가 대단히 중요한 요소라고 역설하고 있다. 그러한 환자들의 태도야말로 질병의 초기 발견과 환자의 전적인 협력 다음으로 중요한 요소로 간주되고 있다.

처방된 치료에 순종하는 환자의 자발성에 관한 질의에서 그것이 치료에 가장 '중요한 요소'로 응답한 의사가 전체 응답자의 93퍼센트를 차지했다. 질의서에 첨부된 소견이나 의사에 대한 신뢰 항목에 나타난 반응으로서 의사의 지시에 자발적으로 따른다는 소견이 많았다. 이러한 점에서 그러한 신뢰가 효과적인 치료의 필수적인 요소로 간주되고 있었다.

조사 결과에서 나타난 바에 의하면, 위와 거의 같은 정도로 중요한 사실은 '집단으로서의 의사들은 치료 계획에 있어서 환자들의 적극적인 태도와 신뢰에 대해 저항감을 느끼거나 불쾌하게 생각하지 않을 뿐만 아니라 그러한 것들이 최선의 치료를 가능케 하는 환경을 조성하는 데 도움이 된다고 생각하고 있다는 것이다. 이러한 의미에서 종양 전문의들은 심리 사회학적 요소와 치료 요소가 상충하는 것이 아니라 오히려 이 두 요소가 협력하여 효과적인 치료가 이루어지길 바라고 있는 것이다.

〈표 1〉에 위에서 언급한 일반적인 항목에 대한 조사 결과를 나타냈다.

〈표 1〉
수명 연장에 기여하는 심리 사회학적 요소의 상대적 중요성

순위	생물 심리 사회학적 요소	아주 또는 비교적 중요하다	약간 또는 전혀 중요하지 않다
1	질병을 초기 단계에서 치료하려고 노력한다	96%	4%
2	의사의 지시에 따른 환자의 결정	85%	15%
3	건강과 회복을 위해 적절한 책임의 분담을 환자 자신이 자발적으로 떠맡는다	83%	17%
4	질병이라는 도전을 적극적으로 받아들인다	80%	20%
5	삶에의 강렬한 의지	79%	21%
6	의사로서의 자신감	77%	23%

7	친구나 가족으로부터의 정서적 지원	75%	25%
8	환자의 스트레스 대처 능력	73%	27%
9	치료 결과에 관계 있는, 환자가 희망을 품는 일	68%	34%
10	의사와 의사 소통 및 책임을 분담하려는 환자의 자발성	66%	34%
11	창조적이고 의의 있는 활동에 환자가 참여한다	63%	37%
12	강렬한 종교적 혹은 정신적 신념	49%	51%
13	과거에 생명을 위협하는 상황을 잘 극복했던 체험	41%	59%

〈표 2〉에 환자와 의사와의 의사 소통에 관련된 질의에 대한 응답을 나타냈다.

〈표 2〉
의사와 환자와의 상호 작용에 관한 중요성

순위	의사의 지원 내용	늘 혹은 자주	가끔 혹은 전혀
1	질병, 치료, 부작용 및 가능한 결과 등에 관한 환자의 질문에 대답해 준다.	99%	1%
2	치료 절차에 대해 환자가 분명히 이해할 수 있도록 설명해 준다.	99%	1%
	치료에 관계가 있는 희망적 태		

3	도 및 낙관주의가 되도록 환자를 격려한다.	95%	5%
4	환자가 비협조적일 때에 협조를 촉진하기 위해 치료 계획을 조정한다.	88%	12%
5	환자의 가족들과 직접 상의한다.	87%	13%
6	환자가 다른 병원에서 보완 치료를 받을 경우, 초진 의사로서 계속 협조한다.	85%	15%
7	사회 지원 단체에 관한 정보를 제공한다.	83%	17%
8	암에 대한 교육 자료를 제공한다.	81%	19%
9	삶의 질을 개선하기 위한 방법을 개발하도록 환자를 도와준다.	74%	26%
10	환자 자신의 투병 기전이 가장 생산적으로 활동하도록 협조한다.	62%	38%
11	심리 상담자를 소개 또는 추천한다.	57%	43%

이 조사에서 의사들은 환자들의 정서적 요구에 관심을 갖고 그에 부응하는 것에 대해 어떻게 생각하느냐는 질문을 받고 있다. 대부분의 의사들은 치료에 관계되는 모든 점에 관해 환자들과 의사 소통할 수 있기를 바라고 있다고 대답했다.

193명의 의사들은 질의서에서 제기된 문제에 관해 자신의 소견을 피력했다. 예를 들어, 대다수의 의사들은 악성 질병을 치료하는 데 있어서 의사의 정서적 지원을 중요한 요소로 간주하고 있다. 의사들은, 예상되는 생존 기간에 관계없이, 환자들이 삶의 질을 개선하도록 의사가 협조해야 한다는 것에 대해 대체적으로 동의하고 있다.

42명의 의사들은 심리 사회학적 요소가 수명에 어떤 영향을 미친다는 소견을 개진했다. 그들은 적극적 태도가 질병에 대한 환자의 신체적 반응에 유리한 영향을 미친다는 입장을 취하고 있다. 5명의 의사들은 이러한 전제하에 적극적인 태도가 특정한 형태의 암(유방암, 전립선암, 편평상피암〔扁平上皮癌〕)에 유효하다는 것과 이보다 더 공격적 암이 여타의 적극적 심리 사회학적 효과를 분쇄시킨다고 말했다.

또한 일부 의사들은 일정 범주의 환자들은 치료에 상이한 반응을 나타낸다는 것을 지적했다. 환자가 지성적일수록 덜 불안해 하고 더 잘 의사의 지시에 따르기 때문에 병의 경과도 좋아지는 경우가 많다고 주장하는 의사들도 있었다. 또 다른 의사들은 보다 지성적인 환자들은 여러 가지 지원을 최대로 활용하여 좋은 결과가 나오도록 한결같이 노력할 수 있다고 주장했다. 9명의 의사는 소극적 태도(우울증, 비통, 좌절, 절망, 최근의 은퇴 또는 인생에 있어서 최근의 실패 등)가 일반적으로 환자의 질병을 급속히 악화시킨다는 소견을 피력했다.

15명의 의사들은 환자와 의사와의 의사 소통이 바람직하다고 언급했다. 의사들은 환자에게 사망 선고를 하느니보다 차라리 질병을 인생에 있어 하나의 도전으로 보고 환자와 함께 신중하게 의논함으로써 환자가 질병에 대해 현실적 접근을 할 수 있도록 격려해야 한다고 주장했다. 그러나 일부 응답자들은 보장할 수 없는 낙관론은 환자에게 죄책감과 부적절하다는 느낌을 줄지도 모른다고 우려했다. 여타 의사들은 환자를 하나의 독립된 개인으로 보고 치료해야 하는 일과 치료 전후를 막론하고 어느 때나 환자에게 도움을 줄 수 있도록 하는 것이 중요하다는 소견을 개진했다.

17

승리 없는 성공

　어느 날 밤, UCLA 의과 대학 외과 과장인 제임스 멀로니(James Maloney) 박사가 나와 아내 엘런을 대학의 후원자 버튼 베팅겐(Burton Bettingen) 부인이 참석한 모임에 초청해 주었다. 베팅겐 부인은 내가 주관하는 세계 정세에 관한 일련의 강좌를 수강하고 있는데, 이 강좌에서 제기된 약간의 시사 문제에 대해 이야기를 나누고 싶어했다. 베팅겐 부인을 만나자마자 곧 나는 그 부인이 시사 문제에 정통하고 있을 뿐만 아니라 유머 감각도 뛰어나다는 것을 알고 깜짝 놀랐다.
　멀로니 박사는 베팅겐 부인에게 환자를 절망 상태에서 구해 주려는 내 노력에 관해서 이야기했다.
　며칠 후에 나는 베팅겐 부인으로부터 그녀의 가족을 돌보고 있는 의사인 클래런스 헌터(Clarence Hunter) 박사가 UCLA 병원에 입원했는데 내가 그를 만나서 좀 용기를 북돋아 주었으면 좋겠다는 내용의 전화를 받았다.

이 요청은 조금도 이례적인 일이 아니었다. 내가 면담한 사람들 중 4분의 1은 바로 의사들이었다. 중환자로서 정서적 지원이 요구되는 사람들이 의료직 이외의 사람들로 국한돼 있는 것은 아니다. 특히 환자로서의 의사들에게는 치료와는 무관한 특별한 협조가 필요한 것처럼 보인다. 그들은 체계화된 지식을 어느 정도 습득하고 있고 또한 스스로 몸과 마음의 모든 수단을 활용해야 한다는 것을 잘 알고 있다.

나는 헌터 박사에게 내게 그러한 내적 수단을 동원할 수 있는 마법의 공식 같은 것은 없고 다만 정신 신경 면역학 분야에 관한 특별 연구 위원회의 자료에서 발췌한 새로운 연구 결과에 대해 잠깐 이야기를 하고 싶다는 말만 했다. 이들 연구 결과는 정서적 요소가 면역계의 활성제로서 작용하고 있다고 보고하고 있다. 적어도 중증에 관계가 있는 우울증을 극복할 수 있는 능력이 가끔 신체의 암과 싸우는 능력을 강화시키는 경우가 많은 것이다. 또한 우울증을 완화시킴으로써 치료에 도움이 되는 내적 환경을 조성할 수 있다는 증거도 있다. 이어서 우리는 다른 문제에 대해서도 이야기를 나누었다. 우리는 화제를 바꿔 서로의 대조적인 체험에 대해서 환담했다. 얼마 후, 헌터 박사는 마음이 안정되어 기분이 좋아졌다.

나는 그가 병원에 입원해 있는 동안 몇 차례 문병하러 갔으며 간호사들과 레지던트로부터 그가 우수한 치료 효과를 보이고 있다는 말을 듣고 기뻐했다. 나날이 병에 차도가 있었다. 한 레지던트는 헌터 박사가 모든 면에서 가장 잘 하고 있다고 말했다.

베팅겐 부인은 여러 분야의 사람들과 교제하고 있다. 나는 한 달이 지나기도 전에 여기저기서 계속 면담 요청을 받았다. 내가 베팅겐 부인을 알고 나서 내가 만난 사람들 중에 가장 흥미있는 사람과 만나고 있다는 것을 깨달았다. 그녀의 저택은 비버리 힐즈(Beverly Hills)와 센트리 시가 한눈에 내려다보이는 높은 산등성이 위에 자리잡고 있었다. 저택의 내부는 세계에서 가장 고풍스러운 골동품 상점의 모습 그대로였다. 베팅겐 부인의 오브제 다르(objets d'art ; 예술 소품)에 대한 취향은 대단한 것 같았으며 애호하는 소품을 수집하면서 삶을 즐기고 있는 것 같았다.

부인의 부친은 버튼 그린(Burton Green)으로 그는 비버리 힐즈의 초기 시대에 활약한 중요 인물 중의 한 사람이었다. 부인은, 새 도시의 도로의 설계에 관한 부친의 선견지명에 얽힌 이야기를 내게 들려주었다. 그는 비버리 힐즈를, 20여 마일 동쪽으로 떨어진 곳에 사는 파사데나(Pasadena)의 분주하고 부유한 사람들을 위한 전원 주택지로 개발할 것을 구상했던 것 같았다. 파사데나는 점차 스모그에 공격을 당하고 있는 반면에 비버리 힐즈에는 깨끗하고 상쾌한 바람이 불고 있었고 탁 터진 전망과 함께 높은 산 봉우리를 바라볼 수 있었다.

베팅겐 부인은 몇 권의 앨범을 꺼내 옛날 사진들을 자랑스럽게 보여 주었다. 종려나무 아래에 아기들이 줄을 지어 서 있었고, 가로 양편에도 또한 종려나무들이 기다랗게 줄을 지어 서 있는 것이 한눈에 들어왔다. (지금은 그 나무들의 키가 50피트 이상 자라 푸른 제복의 보초들처럼 거대한 가로수가 되었다.)

"아버지는 비범한 구상을 하셨죠. 우리는 말을 타고 협곡을 아래 위로 달리면서, 이곳이 어느 날엔가 미국에서 가장 아름다운 거주 지역이 될 것이라고 아버지가 말씀하셨죠. 아버지는 젊은이들이 인생의 올바른 가치와 자신들의 잠재력을 실현시킬 수 있는 교육 장소로서 거대한 공립 학교를 설립할 계획에 대해서 말씀하셨습니다. 아버지가 첫번째로 하신 일은 비버리 힐즈 호텔을 건립하는 것이었는데 지금 이 호텔은 세계적으로 유명해졌죠."

"저는 재미있는 어린 시절을 보냈죠. 아버지의 구상이 현실화되는 것을 보는 것은 언제나 흥미 진진했죠. 아버지는 자신의 이름을 따라 나를 버튼이라고 이름을 지어 주셨죠. 양친은 사내 아이를 원했고 그 이름도 버튼 2세라고 부르려고 했나 봐요. 그런데 내가 태어나자 그 이름을 그대로 부르기로 한 거죠. 저는 세 자매 중 하나입니다."

며칠 후, 나는 베팅겐 부인이 신문을 보고 집 없는 젊은 여성에 관한 기사에 동그라미를 치는 것을 주의 깊게 바라보았다. 무슨 기사냐고 내가 물어 보니 아무렇지 않다는 듯이 대답했다.
"이건 상당히 충격적이군요." 그녀가 말을 계속했다. "우리는 우리 자신이 이 세상에 가장 부유하고 혜택받은 계층이라고 생각해요. 그러나 아직 현관문이나 길거리에서 잠을 자고 있는 사람들이 있군요. 그들 가운데 일부는 어린 여성이에요. 그건 정말 우리가 부끄러워할 일이에요. 우리가 할 수 있는 일은 무엇일까요?"
"저는 이렇게 생각합니다." 내가 계속 말했다. "일반 대중의 관심을 끌게 하고 주요 문제로 부각될 수 있도록 그 문제를 극화해서 방영할 수 있겠죠."
"그 일을 어떻게 하죠?"
"처음에는 공영 텔레비전에 하나 또는 두 개의 프로로 만들어서 방영할 수 있겠죠"
"좋은 생각 같군요." 그녀가 말했다. "그럼 어떻게?"
"빌 코빈(Bill Kobin)에게 이 이야기를 한번 해 보겠습니다. 그는 이번에 국립 교육 텔레비전 방송국장으로 새로 취임했습니다. 그가 몇 년 전에 국립 교육 텔레비전 방송국의 이사로 재임했을 때부터 서로 알고 지냈는데 그 당시 저는 이사장이었죠."
"훌륭한 아이디어예요."
부인이 큰 소리로 말했다.
"그렇다면 제가 기꺼이 비용을 부담하겠습니다."
다음날, 나는 빌 코빈에 전화를 걸고 즉시 승인을 받았다. 비용이 얼마나 들겠느냐고 묻자 그가 대략 15만 달러에서 20만 달러 정도 들지 않겠느냐고 대답했다.
이 금액은 내가 생각했던 것보다는 훨씬 많았지만 베팅겐 부인이 예상한 금액보다는 적었다. 나는 빌 코빈과의 대화 내용을 그 다음날 오후에 부인에게 알려 주기를 무척 망설였다. 그녀가 비용을 묻자 나는 머뭇거렸다.
 "요점만 이야기하시죠." 베팅겐 부인이 단호하게 말했다. "그가 얼마나 든다고 말했죠?"
 "15만 달러가 조금 넘겠다고 하더군요." 내가 낮은 목소리로 말했다.
 "그렇게 나쁘지는 않군요. 그에게 일을 진행하라고 하시죠. 그에게 수표를 보내드리겠습니다. 노먼 선생님, 제 이야기를 듣고 계세요?"
 "아, 그럼요. 듣고 있습니다."
 나는 이 사실을 코빈에게 통보하고 일을 끝냈다.
 이 일은 비정통적인 기부금으로 추진되었으며 그 대부분은 개인을 돕는 데에 충당되었고 또한 모두가 익명으로 처리되었다.
 그리고 내가 한평생 잊을래야 잊을 수 없는 금요일 오후가 찾아왔다. 부인은 자신에게 목적 의식을 갖게 해주었으므로 그 보답을 해줄 수 있는 실행 가능한 방법을 찾고 있다고 말했다. 부인은 갑자기 몸을 일으켜 나를 보면서 이렇게 물었다.
 "선생님은 꿈을 갖고 계세요? 말하자면 하시고 싶은 일에 대한 기발한 계획 같은 것 말이에요."
 "제 마음은 기발한 꿈으로 가득 차 있습니다."
 "그럼 그 중 실현할 수 있는 꿈도 있습니까?"
 대답을 주저할 필요는 없었다.
 "물론이죠."
 "저는 세계에서 가장 훌륭한, UCLA의 정신 신경 면역학에 관한 계획이 실현되는 것을 보고 싶습니다. 이미 우리는 조언 크로크 부인의 기부금으로 이 목표를 향해 일을 추진하고 있습니다."
 "어떻게 계획을 확대시킬 작정이세요?"
 "그 기구를 마음이 몸에 물리적 효과를 나타낼 수 있다는 것에 관련된 정보의 세계적 교환 기구로 발전시키는 것입니다. 유명한 전문가가 자신의 연구 결과를 갖고 와서 토의하게 될 것입니다. 우리는 현재 UCLA와 다른 곳에서의 연구 노력을 계속 확대할 방침입니다."

그때 나는 크로크 부인에 의해 가능해진 UCLA와 다른 곳에서의 연구 계획을 재검토하고 있었다.

"영구적인 계획으로 추진하려면 비용은 얼마나 들까요?"

"추산으로 아마 500만 달러면 착수할 수 있다고 생각합니다."

베팅겐 부인은 조금도 망설이지 않았다.

"패티!" 부인은 비서를 불렀다. "내 수표장을 갖고 이리 오세요."

패티는 그렇게 했다.

베팅겐 부인은 의과 대학 앞으로 액면 500만 달러의 수표를 끊어 내게 건네 주었다.

"학교측에 이틀 동안만 수표를 추심하지 않도록 해주세요. 그 동안 제가 은행 계정을 대체시켜 놓겠습니다." 부인이 말했다.

다음 월요일 아침, 나는 곧장 멜린코프 박사의 사무실을 찾았다. 아무 말도 하지 않고 나는 그에게 수표를 건네 주었다. 그의 표정으로 보아 내가 일종의 장난을 치고 있다고 생각한 모양이었다.

"이건 아주 재미있군요." 그가 말문을 열었다. "진짜 수표인가요?"

"물론, 진짜입니다." 내가 대답했다.

그는 천천히 자리에 앉았다. 나는 그에게 베팅겐 부인에 대한 이야기를 들려주었다.

"이 대학 역사상 이런 일은 아마 처음인 것 같은데요." 그가 말했다.

"이 수표를 사용할 수 있습니까?"

"그럼요, 부인이 이틀만 여유를 달라고 했어요."

다음날, 나는 베팅겐 부인을 찾아가 학장과 학생처장이 전해 달라는 감사의 뜻을 전했다.

"전 아직 당신에게 볼 일이 남아 있는데요."

부인은 짐짓 엄한 표정으로 이렇게 말했다.

"제임스 멀로니 씨는 UCLA에 새로운 외과 수술 시설이 필요하다고 늘 이야기해 왔죠. 비용이 1100만 달러나 든다고 하는데 저는 그의 말대로 그 돈을 기부할 생각이에요. 그도 기뻐하겠죠?"

나는 환하게 웃으면서 고개를 끄덕였다. 마치 천국의 문이 열리고 요술 지팡이가 하늘에서 떨어지는 것 같았다.

"아시다시피……." 부인이 말을 이었다. "저는 이런 일을 하는 게 정말 즐거워요. 우리는 공통점이 많은 것 같군요. 우리는 둘 다 펜의 힘을 발견했습니다. 그런데 일전에 선생님께서 UCLA 캠퍼스 서쪽에다 새 건물을 구입해서 사용한다면 선생님의 정신 신경 면역학 계획에 많은 도움이 될 것 같다고 말씀하셨죠. 아마 수요일 아침에 우리는 그것을 보러 갈 수 있을 것 같아요."

수요일 오전 11시경에 나는 베팅겐 부인이 함께 차를 타고 갈 준비가 되었는지를 알아보려고 패티 브라운에게 전화를 걸었으나 통화중이었다. 15분 후에 다시 전화를 걸었으나 통화중이었다. 시간은 11시 30분이 다 돼 가고 있었다. 통화중이라는 신호가 끊어지지 않자 불안해졌다. 나는 집에 있는 엘런에게 전화를 걸어 베팅겐 부인 집——5, 6분 정도의 거리였다——으로 뛰어가 베팅겐 부인이 약속을 지킬 수 있는지 물어 보라고 했다.

잠시 후, 베팅겐 부인의 침실 문이 잠겨져 있다는 전화가 엘런으로부터 걸려 왔다. 패티 브라운은 우리가 부인을 깨워서는 안 된다는 생각을 했다. 베팅겐 부인이 밤새도록 잠을 푹 자지 못했을지도 몰랐다. 아마 그래서 수화기가 전화통에서 떨어져 있었을 것이다.

얼마 후, 패티에게서 전화가 왔다. 그녀의 목소리는 아득히 먼 곳에서 들려 오는 것 같았다.

"베팅겐 부인은 돌아가셨습니다." 그녀가 말했다.

"어디로 돌아가셨다고요"

침묵이 흘렀다.

"패티양, 들려요?"

"네. 베팅겐 부인이 돌아가셨어요. 부인이 세상을 떠났다는 말이에요."

나는 당장 달려갔다. 클래런스 헌터 박사와 아서 새뮤얼즈 박사가 먼저 와 있었다.

"제 생각으로는 부인의 병이 갑자기 도진 것 같아요." 패티가 말했다.

새뮤얼즈 박사가 검시를 끝냈다.

"심장 마비로군요." 침실을 나오면서 새뮤얼즈 박사가 말했다. "죽음이 갑자기 찾아온 것은 사실입니다."

헌터 박사가 새뮤얼즈 박사 앞에서 베팅겐 부인을 다시 한 번 검시했다. 그도 역시 새뮤얼즈 박사의 의견에 동의했다.

죽음은 아이러니가 존재하는 자연스러운 장소다. 베팅겐 부인은 자신의 능력을 발견했지만 그것을 발휘할 수 없었다. 새로운 인생을 시작하려는 바로 그 순간에 부인은 심장 마비로 쓰러졌다. 알베르 카뮈(Albert Camus, 1913-60)는 희랍 연극을 연상해서 죽음을 실존적 사건이라고 표현했다. 부인은 이 세상에서 자신이 중요한 역할을 할 수 있다는 것을 깨달았다. 그것이 바로 부인에게 목적 의식과 성취감을 갖게 했던 것이다.

적어도 이런 식으로 나는 버튼 베팅겐 부인을 생각하고 싶다.

베팅겐 부인이 많은 금액을 기부했다는 소식은 재빨리 퍼졌다. 여기서 필연적인 질문이 하나 제기되었다. 어떻게 그 돈을 사용해야 할까?

우리가 조언 크로크 부인에게 제시한 3년 기간에서 불과 몇 주밖에 지나지 않았다. 우리는 크로크 부인과 베네스 부인에게 기금의 기간에 관련된 진행 보고서를 보냈다. 베팅겐 부인의 기부금은 연구 기금을 발전시키기 위한 우리의 입장을 유리하게 만들어 주었다. 그러나 이자율은 급격히 하락하고 있다. 몇 년 전만 해도 주요 이자율은 약 12퍼센트였다. 현행 이자율은 7퍼센트밖에 안 되기 때문에 그 이자로는 연간 예산의 절반밖에 충당할 수 없다.

베팅겐 부인의 기부금 이야기를 들은 크로크 부인은 기부금을 운영비로 지출할 것이 아니라 하나의 기금으로 설정해 사용하는 것을 고려해 볼 것을 제안했다. 부인은 기금을 강화하기 위해 추가로 300만 달러를 더 출연했다. 부인은 우리의 종합 보고서를 읽고 우리가 원래의 목표——긍정적 정서가, 질병이라는 도전(그것이 어떠한 도전이든 간에)을 받아들임에 있어서, 좋은 방향으로 중대한 영향을 미칠 수도 있다는 것을 입증할 수 있는 연구를 선정 및 지원하는 일——를 향해 매진하고 있다는 것을 알고 기뻐했다.

조언 크로크 부인은 처음 우리의 사업을 지원할 때부터 큰 도박을 하고 있는 셈이다. 부인은 위험 부담이 뒤따름에도 불구하고 조금도 위축되지 않았다. 부인은 많은 재단이나 기금이 안전 일변도——그것도 지나치게 안전하게——로 운영되고 있다는 것을 잘 알고 있었다.

알렉시스 드 토크빌(Alexis de Tocqueville)은 《미국의 민주주의 Democracy in America》라는 자신의 고전적 연구에서, 미국에서 일부 개인들이 보여주고 있는 사회의 복지와 안녕을 위한 책임감에 깊은 관심을 갖고 있다고 쓰고 있다. 그는 미국만큼 개인의 부(富)를 사회에 환원하려는 경향이 강한 나라를 이 세계 어느 나라에서도 찾아볼 수 없다고 했다. 그것이 바로 궁극적인 힘——그러나 이 힘은 지식, 용기, 진취적 기상, 도덕적 창조력을 의미한다——을 형성하고 있다. 버튼 베팅겐처럼 조언 크로크도 이러한 기질을 실증하고 있다. 나는, 전에 없이, 그들이 우리에게 보여 준 신뢰가 올바르다는 것을 증명해야 한다고 결심하게 되었다.

18

신념이 생물학적 작용을 일으킨다

　특별 연구 위원회의 사업이 진척되어 우리가 자금을 제공하기로 계획하거나 그 일부를 보조한 연구 계획의 결과가 속속 나타나기 시작하자 우리는 몸과 마음과의 관계에 대한 포괄적인 윤곽이 일반적으로 생각했던 것보다 훨씬 내포적이고 외연적이라는 것을 깨닫게 되었다. 우리는 모든 연구 계획의 보고서를 보고 흥분했다. 나를 UCLA까지 찾아오게 했던 신념이 몇몇 사람들이 생각했던 것만큼 또는 내가 가끔 우려했던 것만큼 단순한 공상이 아니라는 것이 분명해졌다. 단편적인 증거들은 내 생각에 들어맞았으며 논리적이고 일관된 구조를 그려 냈다. 본 장에서는 그 동안 이루어진 다수의 연구 결과와 예비 연구 결과를 요약해서 기술한다. 일종의 모자이크가 지금 발견되고 있는 단편적 증거를 통해 그 모습을 드러내고 있지만 아직까지 많은 증거가 간과되고 있는 것도 사실이다.
　특히 우리는, 인간의 마음이 생각이나 기대감을 생화학적 실체 물질로 변환시킨다는 사실을 증명하는 상당수의 연구 결과에 관심이 있었다.

이러한 연구 결과 중 가장 극적인 실례는 위약(僞藥)을 복용한 후에 나타나는 현상에 관련된 것이었다. 의학 연구자들은 점차 많은 사람들이 '투약' 효과에 기대를 건다는 말을 들은 후에, 비록 그것이 당분이나 염분처럼 전혀 무해하고 약효가 없는 물질을 약물 대신 투여해도, 실제로 그러한 효과를 나타내고 있다는 사실에 깊은 관심을 표시하기 시작했다. 왜 신체적 효과가 나타나리라고 기대하기만 해도 실제로 신체적 변화가 일어날까? 만일 이러한 기대나 태도가 신체적 변화를 일으키는 역할을 한다면, 어떻게 이러한 지식을 질병의 치료와 보강에, 건강의 증진에 활용할 수 있을까?

상당수에 이르는 위약(僞藥) 연구에서 정신 작용이 원인이 되어 현저하게 신체가 변화한다는 사실이 밝혀졌다. 예를 들어, UCLA 의과 대학의 마취학 과장인 로널드 캐츠(Ronald Katz) 박사는, 사전에 척추 마취 합병증으로 두통이 생긴다고 통보받은 환자들에 관련된 일련의 관찰 결과를 보고하고 있다. 마지막 순간에 환자는 마취의 종류를 척추 마취에서 일반 마취로 바꾸었다는 말을 듣게 된다. 그럼에도 불구하고, 모든 환자들은 척추 마취에서 나타나는 증상을 보인다는 것이다. 환자를 검사한 내과 전문의와 신경 전문의는 '척추 마취로 인한 두통의 전형적 실례'라고 보고하고 있다.

카츠 박사의 연구는 영국 버밍햄 소재 퀸 엘리자베스(Queen Elizabeth) 병원 외과의 필딩(Fielding, J. W. L.) 박사의 위약에 관한 임상 보고서와 상당히 유사하다. 사전에 합의된 절차에 따라, 411명의 환자들에게 화학 요법을 받게 되면 머리카락이 빠질 것이라는 통보를 하고 나서 약 대신에 몰래 위약을 복용시킨 환자들 중 30퍼센트가, 그것이 아무런 약효가 없는 약인데도 불구하고 실제로 머리카락이 빠졌다는 것이다.

행동 의학 분야에서 세계적으로 손을 꼽는 전문가 중의 한 사람으로서, 현재 록펠러(Rockefeller) 대학과 예일 대학에 재직하고 있는 닐 밀러(Neal Miller) 박사는 위약 반응에 관련된 것 중 가장 중요한 것은 생각이나 기대가 생리학적 실체로 변환될 수 있다는 증거를 제공하고 있는 것이라고 역설한다. 밀러 박사는 환자의 치료에 있어서 위약을 전략적으로 그리고 신중하게 사용하기 위한 좋은 사례를 제공하는 연구를 행한 바 있다.

로버트 애더 박사와 니콜러스 코헨(Nicholas Cohen) 박사는 면역계에 특수한 효과를 줄 수 있는 기대감을 실제로 규명한 적이 있었다. 또한 파리의 파스퇴르 연구소의 메탈니코프(Metal'nikov, S.)와 쇼린(Chorine V.)은, 1926년에 처음 보고했지만, 면역계를 중성 자극물(위약)에 반응하게끔 훈련 또는 조정(조건 반사)할 수 있다는 것을 증명해 보였다. 애더와 코헨 박사는, 면역계를 억제하는 약물과 위약을 함께 투여하면 약물 투여를 중지한 후에도 위약 반응이 면역계에 '조건 반사'로 나타난다는 것을 발견했다. 그들은 또한 진짜 약물과 위약을 교대로 투여하면, 위약에 대한 신체의 생리적 반응이 '조건 반사'로 나타나고 다른 약물 효과의 조건 반사도 증가된다는 것을 발견했다. 부작용과 의존도(비용도 마찬가지로)도 감소되었다. 애더와 코헨 박사는 약물 조정이 효과적이어서 질병을 역전시킬 정도로 강력하지 않은 투약은 그 질병의 진행을 완화시킬 수 있다는 것을 증명했다.

애더 박사와 앤터니 서치먼(Anthony Suchman) 박사는 자신들의 연구 과제를 질병의 치료에까지 확장시켰다. 특별 위원회의 자금을 지원받는 최근의 연구에서 연구자들은, 기왕에 복용하던 약을 금지시키고 위약을 복용케 한 고혈압 환자들이, 실제로 계속 약을 복용시켰지만 위약을 복용시키지 않은 환자들보다, 더 오래 정상 혈압을 유지했다는 것을 발견했다. 중요한 약리학적 치료에 관련된 이 연구의 의의는 대단히 고무적이다.

하버드 의과 대학의 마취학자인 헨리 비처 박사는 이 분야의 개척자인데, 그는 통증이나 불안이 심하면 심할수록 위약의 효과가 더 크다는 것을 관찰했다. 그는 '어떤' 약의 효용성은 그것의 화학적 구성 성분과 환자의 신뢰라는 요소가 결합함으로써 나타난다는 사실에 주목했다. 이것은 협심증과 위장관(胃腸管) 장애로부터 열과 보통 감기 증상에 이르기까지 온갖 종류의 질병이나 증상의 호전에 위약이 효과적이라는 것을 설명하고 있다.

캘리포니아 종합 대학의 신경학과 및 샌프란시스코 의과 대학에 소속되어 있는 존 레빈(Jon D. Levine) 박사는 치과 수술 환자들에 관해 연구했다. 그는 위약에 대한 기대가 실제로 신체 자체의 마취 또는 엔도르핀을 촉발하여 통증이 완화되는 환자를 보았다. 이 연구는, 종종 신체의 다른 부분으로부터 분리된 독자적 실체로서 간주되는 정신이 신체 기능의 조절에 관련돼 있다는 것을 시사하고 있다.

이러한 위약에 관한 연구를 통해서 자연스럽게 도출되는 결론은 신념이 생물학(적 작용)에 영향을 미친다는 것이다. 일반적으로 말해서 개인이 자기를 둘러싸고 있는 세계에 대해 나타내는 반응, 즉 희망이나 불안이나 환희나 절망이나 기대 등은 물리적 실체(physical reality)다. 이에 관한 지식은 질병의 치료에도 필수 불가결한 것이다. 그렇다고 의학적 치료가 심리학적 또는 정서적 요법으로 대체되어서는 안 되지만 의사는 질병의 원인과 종합적인 치료 계획에 있어서, 정서적·심리적 요인을 충분히 인식해서 그것과의 효과적인 협조를 확대해 나가야 할 것이다.

위약 연구에서 발견된 증거를 토해 특별 연구 위원회가 지원한 연구에서 암시의 위력이 잘 나타나고 있다. 이스라엘의 레호봇(Rehovot)에 있는 카플란(Kaplan) 의료 센터의 즈비 벤트위치(Zvi Bentwich) 박사는 탈장(脫腸) 수술을 받은 후, 회복 과정에 있는 환자들을 3개의 집단으로 구분해 그 회복 양상에 관해 연구했다. 한 집단에는 조속히 회복될 것이라는 말을 테이프 레코더를 통해 들려주고 다른 한 집단은 정신 요법자에게 치료를 받게 하고 나머지 한 집단은 정상적인 치료를 받게 했다. 평가해야 할, 회복에 관련된 측정 항목은 진통제의 필요성, 병상에서 일어날 수 있는 능력, 수술 부위의 치유 및 정상적인 활동과 활동을 재개할 수 있는 능력 등이었다. 이 시점에서 이 연구 결과는 환자의 신념이 회복에 있어서 한 요인으로 작용한다는 것을 보여 주고 있다.

행동 의학과 면역계의 이상이나 장애에서 오는 질병을 전문적으로 연구하는 하버드 의과 대학의 스티븐 로크(Steven E. Locke) 박사는, 면역 반응을 보기 위해 피부 검사와 관련해서 최면술과 같은 기법을 사용하여 암시의 힘에 관한 연구를 해 오고 있다. 현재까지 그는, 특정한 최면암시와 면역 반응 사이에는 '일반적인' 관계가 있다는 것을 관찰했다. 로크 박사는 정신 신경 면역학 분야의 연구 논문 목록인《정신과 면역 : 행동 면역학 Mind and Immunity : Behavioral Immunology》이라는 책의 공동 편집자인데 건강 증진 연구소가 이를 출판했다.

의료 관계인들의 태도와 매너를 포함한 의료 검사와 치료 환경은, 분주하고 외부 압력을 심하게 받고 있는 의료 간부들에게 일반적으로 인정되고 있는 결과보다 환자를 위한 결과가 나오도록 하는 데 더 중대한 영향을 미치고 있다. 특별 연구 위원인 파우지 박사와 나는 암 환자의 투병 능력을 증대시키는 계획에 공동 참여하고 있지만, 항상 위와 같은 요구를 잘 인식하고 있으며 또한 보건 환경에 관련된 연구 계획에도 관여하고 있다. 이러한 계획에 우선적으로 요구되는 것은 중환자의 특별 가료 요구에 응할 수 있게끔 훈련된 병원 인력이다. 만일 정서적 긴장 상태가 질병을 악화시킨다면 그러한 긴장을 해소시키는 일이 치료에 있어서 필수적인 부분으로 인정되어야 마땅할 것이다. 환자와 그 가족들의 정서적 요구에 민감하게 반응할 수 있는 감수성 훈련도 모든 병원 인력의 교육 훈련에 있어서 빠져서는 안 되는 기준이 되어야 할 것이다. 사실, 아직도 많은 병원의 교육 훈련 계획에는 환자의 정서적·신체적 요구가 반영돼 있지 않다.

파우지 박사의 두번째 계획은 의과대 학생들을 위한 화술 훈련 계획에 관련된 것이었다. 이 계획에는 또한 학생들뿐만 아니라 인턴과 레지던트들에게 환자에 대한 그들 자신의 생각과 반응을 항상 의식하도록 하는 계획도 포함돼 있다.

UCLA의 심리학자인 앤터니 리딩(Anthony Reading) 박사는 특히 환경 문제를 각종 검사에 관련시켜 연구하고 있다. 리딩 박사는, 환경에 따라 바뀌는 나의 답차, 대조적인 검사 결과를 언급한 나의 저서인 《치유되는 심장 The Healing Heart》에 관심이 있었다. 통상적인 방법으로 실시된 나의 첫번째 검사 결과는 대단히 높은 수치를 나타냈다. 답차에 올라가기 전에 나는 이 방법에 좀 불안감을 느꼈다. 내 친구 가운데 한 사람이 이 답차 위에서 죽었기 때문이다. 나는 제어력이 없기 때문에 내 근육은 나도 모르게 움직인다. 내가 스스로 운동을 해서 나타나는 결과와 억지로 운동을 해서 나타나는 결과가 과연 똑같을 수 있을까? 그렇게 해서 실제로 무엇을 측정한다는 말인가? 내가 답차 검사에 '실패'했다는 것은 조금도 놀랄 일이 못 된다. 측정 결과는 운동을 계속하기에 심장 능력이 대단히 미약하다는 것을 나타냈다. 나는 곧장 답차 검사실에서 나와 UCLA 운동장으로 갔다. 나는 내 몸에 '홀터 장치(Holter device)'——심장 운동을 테이프에 기록하는 소형 기계 장치로서 나중에 심전계에 연결돼 사용된다——를 부착했다. 홀터와 답차 심전계 사이의 주요 차이점은 홀터가 정상적인 환경에서 심장 운동을 측정한다는 것이다. 홀터는 우리가 하고 싶어서 하는 운동을 하는 동안에 심장 운동을 기록한다. 나는 최소한 10번 이상 답차 검사를 받은 후에 자발적으로 운동을 하고 나서 홀터 테이프를 심전계가 판독하도록 했다. 거기에는 답차 검사실에서 기록된 마이너스 수치가 전혀 나타나지 않았다.

리딩 박사는 이러한 경험으로 얻은 지식을 다양한 환경 아래에서 검사를 받아야 하는 심장 질환자들의 광범위한 검사를 위한 기초 지식으로서 활용하고자 했다. 그는 생리적 상태가 심장 검사에 미치는 영향에 관한 일련의 연구에 착수했다. 그는 또한 환자들이 이 검사에 자신감과 자제심을 갖고 응할 수 있도록, 주의 깊게 심리적 요소를 배려해서 실시한 통상적인 답차 검사에서 나타난 결과를 대조해 보았다. 그는 검사 분위기를 바꿈으로써 이 검사의 초기 단계에서 심장 수축기 혈압이 개선되었다는 것을 증명할 수 있었다.

UCLA의 지원을 받는 또 다른 계획의 초기 연구 결과는 UCLA 의과 대학의 교수이며 동시에 로스앤젤레스 소재 시더즈 시나이 의료 센터의 심장병 환자 갱생원 원장이기도 한 앨런 로전스키(Alan Rozanski) 박사는 표준 심전도 검사(standard exercise electrocardiogram test)가 일상 생활 환경에서의 심장 기능 측정보다 더 신통치 않은 결과를 낳는다는 가정을 확인한 것 같다. 또한 로전스키 박사의 연구에서 정신적 스트레스가 실재하지만 보통 때는 감지할 수 없는, 동맥 장애(arterial blockage)의 주요 증상인 심근 이스케미어(myocardial ischemia ; 심장에 혈액이 충분히 흐르지 않는 증상)를 일으키는 원인이 된다는 확고한 증거를 발견했다. 로전스키 박사와 리딩 박사는, 의료 검사시의 환경 조건이 그 결과에 영향을 미칠 수도 있다는 우리의 주장을 연구를 통해 확인한 것이다.

UCLA 의과 대학에서 10년 동안 나는 환자와 의사와의 관계에 대한 연구 이외에는 아무 연구도 하지 않았기 때문에 어떤 의미에서 건강 문제의 중요성에 대한 관심이 계속 커지기 시작했다. 특별 연구 위원회는 UCLA에서 행해지는 환자와 의사와의 관계의 본질에 관한, 다른 연구들과는 약간 상이한 방법을 이용하는 두 개의 연구를 지원했다. 의사가, 환자의 감정이나 생각이나 기대가 건강상의 결과에 영향을 미친다고 주장한다는 전제하에, UCLA의 공중 보건 대학의 셸던 그린필드(Sheldon Greenfield) 박사와 셰리 캐플런(Sherrie Kaplan) 박사는 궤양, 고혈압, 당뇨병 및 유방암에 걸린 환자들의 건강 상태에 관해 4가지의 독자적인 연구를 수행했다. 각 연구에서 환자의 절반에게, 정기적으로 예정된 검사를 실시하기 직전에, 자기 관찰과 치료 활동에 관한 일반적인 정보를 제공한 반면, 나머지 절반에게는 자신의 질병을 치료하는 데 있어서 보다 적극적인 역할을 수행할 수 있는 방법에 관해 20분간의 강의를 실시했다. 이 강의에는 환자의 치료를 결정하게 된 근거와 치료 문제에 초점을 맞춘 질의, 협의, 유지 및 자의식 과잉 및 억제의 최소화에 관련된 지도가 기록돼 있는 각 환자의 진료 기록에 대한 설명이 포함되어 있었다. 그린필드와 캐플런 박사는 강화된 환자의 자제력, 의사와 환자의 보다 많은 정서의 표현, 환자의 요청에 대한 의사의 보다 많은 정보 제공(병원 문병자의 오디오 테이프, 질의서 및 생리 측정 수단에 의해 측정된) 등이 환자의 건강 상태를 호전시키는 데에 관계하고 있다는 것을 발견했다.

캐플런 박사와 그린필드 박사의 계획과 유사한 연구에서도 보다 적극적인 환자의 역할이 병에 대한 제어감을 강화시키고 건강 상태를 호전시키고 병의 회복을 빠르게 하고 치료에 보다 협조적이 되는 데에 도움이 된다는 것을 시사하고 있다. UCLA 공중 보건 대학의 로즈 말리(Rose Maly) 박사는 환자와 의사와의 상호 관계를 개선시키기 위한 간단한 기법을 활용했다. 이 연구에서는 의사의 태도 변화뿐만 아니라 환자의 태도, 행동 및 건강 상태의 변화에 대해서도 관찰했다. 한 환자 집단에게 자신들의 진료 카드를 보여 주고 재검토케 한 후, 환자가 의사와 상담할 때의 질문 항목을 기입하게 했다. 여기에서 나온 결과는 재검토하기 위해 제공된 건강 상태 보고서와 환자 제안 양식지만 받은 통제 집단에서 나온 결과를 서로 비교해 보았다.

예비 검사 결과는, 담당 의사들——60대 이상의 환자들에게 큰 영향을 줄 수 있었다는 장점이 있는——과의 관계가 훨씬 좋아진 환자들의 신체 기능 상태가 상당히 개선되었다는 것을 나타내고 있다. 캐플런과 그린필드 박사가 밝힌 바와 같이, 환자와 의사와의 상호 관계를 개선시키려는 아주 사소한 노력도 환자의 상태를 현저히 호전시킬 수 있는 요인으로 작용할 수 있다.

회복 과정에서 인간의 마음과 정신이 맡는 역할에 관한 연구는 다양한 방법으로 추진되었다. 우리가 지원한 한 연구 계획 중에는, 하버드 의과 대학의 허버트 벤슨(Herbert Benson) 박사의 연구도 포함돼 있었는데 그는 자칭 '긴장 해소 반응'이라는 것의 유용성과 관련해서 상당한 자료를 개발했다. 어떤 사람들에게는 이 말이 마치 '해변에 드러누워' 하와이언 기타를 팔에 끼고 치는 사람을 연상하게 할 것이다. 그러나 허버트 벤슨의 생각은 그런 것이 아니다. 그가 생각하는 휴식이나 긴장 해소는 해변에서의 일시적 휴식과 같은 단순한 방법에 의해 쉽사리 떨쳐 버릴 수 있는, 일시적이고 표면적인 긴장이 아니다. 그는 건강에 해로운 효과를 주는 심한 불안이나 공포를 제거하기 위한 체계적 방법을 제안하고 있다.

벤슨 박사는 7주간의 긴장 해소 훈련(지도에 의한 상상과 결부된 명상을 통한 긴장 해소법 포함)의 심리적·정서적 장점을 평가해 오고 있다. 이 훈련을 받은 환자들은, 질병에 부수되는 절망감, 긴장, 우울, 불안과 전환(somatization)에 대해 강력한 투혼을 발휘함은 물론 삶의 질을 상당히 개선시켰다고 보고하고 있다. 벤슨 박사는 또한 긴장 해소 반응 훈련이 화학 요법의 신체적 부작용(역효과)을 완화시키는 데 효과적이라는 것을 발견했다.

예비 연구 결과는 긴장 해소 반응 훈련 집단에 참여함으로써 기한을 연기한다는 이득과 투혼에 불타고 진행된 암을 앓고 있는 환자가 상당히 오랫동안 생존한다는 것을 보여 주고 있다. 벤슨 박사의 연구의 의의는 지성과 자유 의지가 현재의 건강상 문제와 싸우는 데 그리고 장차 발생할 문제들을 예방하는 데 도움이 된다는 증거를 제시한 것에 있다. 그러므로 살기 위한 유용한 설계를 창안함에 있어서 마음의 역할은 명백하고 두드러진 것이다.

면역계에 대한 긴장 해소 및 정신적 스트레스의 효과는 스토니 브룩(Stony Brook)에 있는 뉴욕 주립 대학의 아서 스톤(Arthur A. Stone) 박사의 연구의 핵심 과제다. 이러한 효과를 연구하기 위해 스톤 박사는 학생 집단에게 4개의 긴장 완화에 관한 설명 테이프를 듣게 한 반면에 통제 집단에게는 잡지를 읽게 했다. 그리고 각 집단에 스트레스를 많이 받는 정신적 임무를 부여했다. 긴장 완화 훈련을 받은 사람들은 설명을 듣는 동안에 긴장이 완화되는 데는 효과가 있었지만 심리학적·면역학적 측정에는 아무런 효과도 나타나지 않았다. 그러나 정신적으로 스트레스를 받는 일은 심장 혈관 및 심리적 스트레스를 눈에 띌 정도로 증가시켰으며, 스트레스를 많이 받는 일을 한 후 1시간 동안은 림프구의 자극성이 현저하게 낮았다. 이 연구는 정신적 스트레스가, 위와 같은 단기간의 경우에, 면역계에 영향을 미친다는 다른 연구 결과를 확인한 셈이었다. 그것은 또한 스트레스와 정반대의 것도 역시 면역계에 영향을 미친다는 증거를 찾아내려는 우리의 주요 연구 과제의 중요성을 재확인시켜 주었다.

긴장 완화 반응 훈련의 효용성에 대해서는 글라저와 키콜트 글라저 박사의 연구와 관련해서 이미 3장에서 논한 바 있다.

정신 신경 면역학 분야에 대한 UCLA 계획에 따라 우리는 시각적 또는 지도에 의한 상상을 이용하기 위한 2가지 연구 방법을 지원했다. 그 중 하나는 환자가 자신의 내부에 존재하는 치유 수단을 동원하는 것을 도와줌으로써 환자의 치료를 보강하기 위해, 의과대 학생들에게 지도에 의한 상상을 활용하는 것에 관련된 일련의 강의를 본 특별 연구 위원회의 버나드 타워즈 박사가 담당하는 일이다. 또한 이 강의에는 의료 윤리 분야도 포함돼 있는데, 이것은 학생들에게 의사의 감수성과 각성이 요구되는 의료 문제를 제시하기 위한 것이다. 또 하나의 연구는 노스캐롤라이나(North Carolina) 대학 간호학과 과장인 잉게 콜리스(Inge B. Corless) 박사가 주도하고 있다. 콜리스 박사는 시각적 상상을 통해 긴장 완화 및 적극적 정신 상태를 촉진하는 영화를 제작했다. 이 영화는 환자의 회복을 촉진시키기 위해 사용되고 있다.

우리는, 암 환자들을 정서적으로 지원하거나 질병에 대한 아동들의 태도에 관한, 이례적인 연구 방법을 지원하기 위해 로스앤젤레스 지역에서의 연구 계획에 자금을 제공하는 데 일조할 수 있었다. UCLA 잔슨 종합 암 센터의 특별 계획 담당 이사인 데브러 브레슬로는 입원 암 환자를 위한 '치료로서의 예술' 프로그램을 발표했다. 이것은 감정의 표현과 질병에 관련된 문제들의 해결을 촉진하기 위해 예술 심리 요법자의 지도하에 예술 요법을 실시하는 것이다. 몇 년 전, 암 환자들이 자신들의 신체적·심리적 요구를 충족시킬 수 있는 집단 지원 체제가 필요하다는 것을 인식하고 로스앤젤레스에서 '위 캔 두(We Can Do)!'라는 단체를 결성했다. '위 캔 두!'에 가입한 환자들은 일반적으로 의사들이 예상했던 생존 기간보다 훨씬 오래 살고 있다. 우리 UCLA 계획의 자금 지원을 받아 이 단체는 가입자를 위해 스트레스를 조절하고 대처하는 방법에 관한 소형 책자를 출간했다. 10장에서 언급한 바와 같이, 비어 애미 밀러 부인이 설립한 비영리 재단인 유머/엑스(Humor/X)는 건강 진단 센터에 '웃음의 손수레'를 공급하고 있다. 이 이동용 운반구는, 병원 환경을 활기 차게 만들고 환자들이 병에서 빨리 회복되도록 보다 적극적인 역할을 자진해서 맡도록 하기 위해, 익살스럽고 유머가 풍부한 책자, 오디오 테이프, 비디오 테이프 등을 싣고 다니게 만들어져 있다.

UCLA의 교육 대학원의 학생처장인 루이스 솔먼(Lewis Solmon) 박사의 지도하에 교육 대학원은 대학의 부속 국민학교를 위해 예방 지향의 보건 계획의 개발을 서두르고 있다. 최근의 보건 위생 교육 캠페인의 주제인 "아니오! 라고 말하라(Just Say No)"와 대조를 이루는 "예! 라고 말하라(Say Yes to Wellness)"라는 계획은, 의사 결정 및 개인에게 효과적인 기술의 개발은 물론 신체적, 정신적 및 사회적 건강을 강조하고 있다.

전술한 바와 같이, 의료 관계 문헌은 인간의 치유 계통에 대해서 거의 언급하고 있지 않다. 신체 조직의 복구 및 치유에 관련된 여러 신체 계통의 역할에 대한 의문이, UCLA에서의 본 계획이 지원하는 조사 연구 과정에서 많이 제기되었다. 샌디에이고의 캘리포니아 의과 대학의 초빙 강사인 시어도어 멜니척(Theodore Melnechuk)은 신체 복구 계통에 미치는 정신계, 신경계 및 내분비계의 영향에 관한 모든 과학적 증거를 재검토한 바 있다. 그의 보고서에는 신체의 치유 과정에 대해 알려진 것이 요약되어 있다. 이 보고서의 결론 중의 하나는 긍정적 정서가 손상된 신체 부위의 복구와 치유를 촉진하는 데 관계하고 있다는 것이다. 이러한 정서들이 호르몬, 신경 전달 물질 및 치유 과정의 여러 단계에서 관계하고 있는 오'피오이드(opioid)의 생성을 조정할 수 있다. 고민이나 비통 역시 DNA(유전 인자)의 복구에 해로운 것으로 밝혀졌다. 이때 세포에 돌연 변이가 유전학적으로 생기는 것이다. 이러한 결론이 수많은 임상 연구의 관찰에 의해 도출되었다.

UCLA 의과 대학의 조지 솔러먼과 존 몰리(John Morley) 박사는 건강한 노인에 있어서 심리 사회학적 요인과 면역 기능과의 상호 작용에 관한 연구를 해 오고 있다. 기대감과는 대조적으로, 그들은 건강 상태가 양호한 노인들의 면역계가 그들 나이의 절반밖에 안 되는 사람들의 그것과 같은 정도로 기능하고 있으며 실제로 어떤 면에서는 더 월등하다는 것을 알게 되었다. 그들은 또한 NK 세포의 자극 가능성이, 생활의 반응으로서 정서적 '강인성'에 관련돼 있으며, 장차 예상되는 스트레스가 많은 사건에 대한 걱정으로 인해, 감소된다는 것을 발견했다. 그들의 연구는, 6장에서 언급한 스티븐 실라이퍼와 스티븐 켈러 마빈 스타인 박사가 지지하는 연구 결과인 건강한 청년보다 건강한 노인에 있어서의 심리적 요인과 면역 기능 사이에 보다 밀접한 관계가 있다는 것을 시사하고 있다. 그들은 우울증이 나이가 많아짐에 따라 면역성을 억제한다는 것을 발견했다. 솔러먼과 몰리 박사는, 노인의 면역계를 강화하는 요인에 관한 일련의 후속 연구를 통해, 노인과 청년 환자의 NK 세포의 활동이 활발한 신체 운동 후에 비교적 증대된다는 것과 신체의 오피오이드 시스템 (opioid system ; 진통 계통)——엔도르핀을 포함해서——이 이러한 변화를 일으키는 데 관계하고 있다는 것을 보여 주고 있다. 신체 활동의 결과로서 NK 세포의 활동이 증대된다는 것을 실증하면서, 많은 연구자들이 스트레스가 많이 쌓이는 정신 활동과 스트레스가 없는 정신 활동이 면역계에 미치는 영향에 관한 연구를 계속하고 있다. 그들은, 도전과 같은 정신 활동이 노인 환자의 NK 세포에 긍정적 또는 부정적인 효과를 주고 있는지 어떤지 평가하고 있다.

솔러먼 박사와 그의 공동 연구자들은 또 다른 연구에서, 예상보다 훨씬 더 오래 생존한 에이즈 환자들과 상당히 높은 수준에서 기능할 수 있었던 환자들에게 공통적으로 존재하는 심리적 특징을 평가하고 있다. 솔러먼 박사의 연구 결과는 적극적 태도와 적응성 있는 대처 능력이 면역계의 구성 요소를, T세포의 파괴로 인한 심신의 황폐를 상쇄하는 데에 도움을 준다는 식으로, 강화시킬 수 있다는 것을 시사하고 있다. 솔러먼 박사의 연구 결과는, 우리가 암 환자에게 해주는 여러 가지 조언—증상을 부인하지 말라, 그러나 예상되는 결과에 대한 의사의 소견은 거부하고 병마에 도전하라—의 중요성을 강조하는 것 같다. 이 연구 계획은 대규모적인 에이즈 환자 집단을 대상으로 한 집중 연구의 기초가 되었다. 이 연구를 통해 우리는 다시 한 번 적극적 태도, 정서적 불퇴전의 정신, 자신의 건강을 유지함에 있어서의 적극적 역할을 맡는 것 그리고 어떤 범주의 면역 세포의 보상적 증가로 나타나는, 비교적 양호한 면역 수단에 관련돼 있는 환자 자신의 요구에 대한 배려 등의 중요성을 깨닫게 되었다. 한편 에이즈 환자의 정서적 장애는 면역 기능과 수단에 대해 부정적 영향을 미친다는 것도 알게 되었다.

연구 결과는, HIV에 감염된 환자들의 면역계를 급속히 악화시키는 반면 다른 환자들은 그렇지 않다는 것을 보여 주고 있다. 정신 신경 면역학 분야에 관한 UCLA 계획에 참여하고 있는 연구생인 마거릿 케미니 박사는, 면역학적 악화 속도에 있어 심리적 요인의 역할을 규명하려고 노력하는 과정에서, HIV에 감염된 건강한 동성 연애자의 긍정적인 심리적 특징과 부정적인 심리적 특징을 기록해 왔으며 또한 면역 기능과 건강이 시간의 흐름에 따라 변한다는 것을 관찰했다. 예비 조사 결과는 우울증에 걸린 HIV 감염 환자는 에이즈로 발전하는 방향으로 면역 변화가 일어난다는 것을 시사하고 있다. 보조 T세포의 기능이 저하되는 사람들은 그들이 에이즈로 발전하기 쉬운지의 여부를 판단하기에는 오랜 기간이 필요할 것이다. 이 연구는, 적극적 태도와 정서적 불굴의 정신이 에이즈 환자들 중의 장기 생존자의 공통적 특징이 되고 있다는 솔러먼 박사의 연구 결과의 연장선상에서 이루어졌으며 또한 그것을 지지해 주고 있다.

정서가 면역계에 미치는 효과에 관련해서 현재 생식기 포진 환자들을 대상으로 연구가 진행되고 있다. 캘리포니아 대학의 샌프란시스코 의과대학의 레너드 지건즈(Leonard Zegans) 박사는 현재 일시적인 정서 상태와 만성적인 정서 상태의 결합이, 포진에 감염이 안 된 환자와 비교해서, 생식기 포진에 감염된 환자의 심리적 상태와 면역학적 상태와 회복 상태에 미치는 영향에 관해 연구하고 있다. 지건즈 박사와 UCLA의 마거릿 케미니 박사의 예비 연구에서는 정서적 조절이 면역 작용과 포진의 발생에 관계하고 있다는 것을 시사하고 있다. 이들 연구——HIV에 감염된 사람들에 관한 케미니 박사의 연구와 결부해서——는 긍정적·부정적 정서가 면역성과 건강에 영향을 미치는 방법에 대한 이해를 촉진시켜 줄 것이다.

우리 특별 연구 위원회의 위원인 클라우스 반슨 박사는 암 환자와 관계가 있는 정서적·심리학적 측면을 탐구하는 데 있어서 선구자적인 업적을 쌓았다. 우리의 계획에 따라 지원을 받고 있는 그의 최근 연구에서는 정신 요법을 통해 정서적 갈등을 해소한 암 환자의 정서 상태, 태도 및 삶의 질의 상태를, 교육 강의을 받고 약식 '질의-응답' 강연회에 참석한 사람들의 그것과 비교해 보았다. 그는 또한 심리적·정서적 개선 효과가 신경 내분비계와 면역계의 변화로서 그리고 질병의 진행에 나타나는지를 측정했다. 아직 그 자료를 정확히 분석하지 않았지만, 반슨 박사는 정신 요법을 받은 집단이 대단히 유리하다는 것을 알게 되었다.

우리의 협조를 받은, 상당수의 다른 연구자들도 정서와 면역계와의 관계라는 측면을 주목하고 있다. 여기에는 이스라엘 하이퍼(Haifa) 대학의 쉴로모 브레즈니츠(Shlomo Breznitz) 박사의 연구도 포함되어 있는데, 이 연구는 병사들에게 스트레스를 많이 받는 임무의 지속 시간에 관한 여러 가지 정보를 알려 준 후에, 일어나는, 희망과 절망에 부수되는 생화학적 변화를 측정하기 위한 것이다. 예를 들면, UCLA에서의 미생물학 및 면역학과의 엘리 세르카르츠(Eli Sercarz) 박사의 사회 및 환경 요소로 인한 정서 반응이 T세포의 활동에 영향을 미치는 방법에 관한 연구 ; 루이스빌(Louisville) 대학의 조지핀 로드즈(Josephine Rhodes)의 정신 요법이 루머티즘성 관절염에 미치는 영향에 관한 연구 ; 휴스턴 소재 스텔린 암 연구 재단의 제인 테일러(Jane Taylor) 박사의, 긍정적 정서의 유발을 목적으로 한 긴장 완화 및 상상 훈련이 유방암 환자의 면역 상태에 미치는 효과에 관한 연구 ; UCLA 정신 의학과의 로버트 스티븐즈(Robert Stephens)와 캘리포니아 대학 정신 의학과 및 샌디에이고 의과 대학의 마이클 어윈(Michael Irwin) 박사의, 스트레스가 궤양의 진행과 면역계에 영향을 미치는 생화학적 통로에 관한 두 개의 연구 등이 바로 그러한 것들이다.

정서와 면역계와의 관계에 대해 연구자들의 시선이 상당히 집중되고 있는 것은 바로 이러한 관계에 대한 중요성을 나타내고 있다. 이보다는 덜 주목받고 있는 다른 연구——환자와 그 가족들에 대한 특수한 중요성을 제외하고——는 중병이 그들의 삶에 미치는 영향에 관한 것이다. 우리 UCLA 계획이 지원하고 있는 또 다른 연구 계획 가운데 하나는 만성 질환을 앓고 있는 환자들의 생활 양식 조절 문제를 다루고 있다. UCLA의 공중 보건 위생 대학의 앨프레드 캐츠(Alfred Katz) 박사는, 증상의 진단 결과를 통보 받은 지 6개월내에 그의 연구 대상 환자들 중의 20퍼센트는, 배우자의 질병(이 경우는 만성 계통적 홍반성 낭창〔chronic systemic lupus erythematosus〕)에 대한 의혹과 질병에 따르는, 바뀌어진 요구와 역할을 환자가 적절히 해내지 못했기 때문에 이혼 또는 별거를 하게 된다는 사실을 알게 되었다. 보통 직장인들은 판에 박힌 듯한 일과와 상투적인 사회 활동과 심리적 행복에 무척 시달리고 있다. 그러나 상호 부조 단체의 가입자들에 관한 자료를 보면 그러한 단체의 규칙적인 참여가 심리적 사기, 자존심 및 사태의 대처 능력 등을 제고시키는 것으로 나타나 있다.

UCLA 정신 의학 및 생물 행동 과학과의 딘 울코트(Deane Wolcott) 박사는, 심장 이식 수술을 받은 성인 환자의 생활 조절 요구에 초점을 맞춘 연구에서, 심장 이식 수술 희망자들로부터 이식 수술을 받기 전과 이식 수술을 받은 지 2년 후의 삶의 질에 관한 정보를 수집해 오고 있다. 삶의 질에 관한 측정 항목은 건강 상태, 일상 활동, 심리적 행복, 사회 관계, 인지 기능, 직무 수행 기능 및 여가 활동 등이 포함돼 있다. 이에 관한 자료도, 울코트 박사가 어떠한 심리 사회학적 지표가, 치료의 전반적인 성공을 가장 효과적으로 예상하기 위해, 사용될 수 있는지의 여부를 결정하는 데에 도움이 되고 있다.

본 특별 연구 위원회의 위원인 존 퍼헤이 박사는 정신 신경 면역학 연구실을 신설하여 UCLA에서의 박사 취득 후의 연구생들, 초청 장학생들 및 다른 공동 연구자들의 연구 및 교육 훈련을 위해, 면역학적 분석 결과를 제공하고 있다. 퍼헤이 박사가 개발한 기법은 질병이나 정신 상태 또는 신경계, 내분비계 및 면역계의 변화에 따른 면역학적 변화를 평가하는 데에 사용되고 있다. 그의 연구실은, 신념이 생물학(적 작용)으로 변환하는 과정에 관련된, 많은 연구에 여러 가지 도움을 주고 있다.

특별 연구 위원회는 이러한 모든 연구 계획을 추진하고 지원하는 것에 대해 자랑스럽게 생각하고 있다. 그리고 다수의 연구 결과를 통해 정신 상태와 신체 작용 사이에 특수한 관련성이 있다는 것이 밝혀지고 있으며, 그 연구 결과는 순서대로 의료 관계 잡지에 발표되고 있다. 한마디 덧붙인다면, 본서를 저술하는 이 시점에서 상당수에 이르는 연구가 착수되고 있는데 이에 대해서는 23장에서 '생화학적 통로에 관해 현재 진행 중인 연구'를 요약해서 기술하고자 한다.

19

기능 연령

다섯 가지 근본적인 오해가 세상에 널리 퍼져 있으며 그러한 오해가 실제로 인간의 건강에 대한 사고 방식을 크게 오도하고 있다.

1. 거의 모든 질병이 병원균이나 다른 외부적 요인으로 인해 발생한다.
2. 질병은 외부의 간섭 없이는 한 형태 혹은 다른 형태로 직선적으로 진행한다.
3. 통증은 언제나 질병의 징후이므로 통증의 소멸은 '양호한' 건강 상태의 회복을 나타내는 징후다.
4. 정신에 관계되는 것은 신체에 거의 또는 전혀 영향을 미치지 않는다 (그리고 그 역도 같다).
5. 노인은 연령과 관계가 있다. 즉 그것은 65세에 시작되며 그 시점부터 정신적·신체적 능력이 현저하게 감퇴하기 시작하며 사회는 이 연령에 근거하여 은퇴하도록 요구하는 것을 정당화시키고 있다.

위의 4가지 오해에 대해서는 본서의 다른 장에서 언급하고 있으므로 본 장에서는 5번째 항목에 대해서만 다루고자 한다.

미국에서의 생활에서 젊음보다 더 강조되는 것은 거의 없다. 그러나 '젊음의 유지'는 비단 국민적 신념일 뿐만 아니라 대부분의 국민 경제의 기초가 되고 있다. 분명히 말한다면 활동적이고 매력적인 사람이 되고 싶은 욕망이 잘못됐다는 것은 아니다. 아주 잘못된 것은 이러한 특성이 거의 전적으로 젊음과 관계가 있다는 생각이다. 사회 전체는 이러한 잘못에 대해 엄청난 대가를 치루고 있으며 사회 자체로부터도 소중한 자원 ── 대부분의 국민들의 기술과 경험 ── 을 빼앗고 있다.

아직도 사회는 수명의 연장이 생산 능력의 연장에 부수된다는 현실에 따라가고 있다. 의학 연구자들은 늙는 것 자체만으로는 자동적으로 뇌 능력이 감퇴되지 않는다는 과학적 증거를 제시하고 있다. 18장에서 언급한 바와 같이, 우리 정신 신경 면역학 특별 연구 위원회가 자금을 지원하는 연구 계획에 참여하고 있는 조지 솔러먼 박사와 존 몰리 박사는 건강한 노인들의 면역 기능이 그들보다 훨씬 나이가 적은 사람들의 그것에 못지않는다는 것을 입증할 수 있었다. 종래의 의학계는 나이가 먹는 것의 필연적인 특징 중의 하나가 면역계의 점진적인 약화라는 견해를 견지했다. 그러나 솔러먼과 몰리의 연구 결과는 그것이 필연적이 아니라는 것을 보여 주고 있다.

아래의 발췌문은 그들의 연구 논문에서 직접 인용한 것이다.

면역계가 일률적으로 노화의 진행에 의한 영향을 받는 것은 아니다. 예를 들어, 호중구(neutrophils)와 보체계(complement system)의 식세포 기능(phagocytic function)이 저하되지 않을 뿐만 아니라 백혈구, 림프구 및 과립구(granulocyte)의 전체 수효도, 노화에 따라 눈에 띌 정도로 감소되지 않는다······.

연구의 대상이 되었던 건강한 노인들은, 그들보다 더 나이가 적은 사람들에 비해, 베타-엔도르핀 자극 전이나 후나 모두 똑같이 NK 세포 활동이 증대한 것으로 나타났다. 루-IIa(Leu-IIa) 및 루-19(Leu-19) 등과 같은 림프구 하위 집단을 분석한 결과, 이들의 활동이 증대함으로써 노인들의 NK 세포의 활동이 증대된 것으로 나타났다. 우리는 건강한 청년들과 노인들 사이의 이러한 차이는 노인들의 생존에 있어서 증대된 면역 감시 효과의 일단을 나타내는 것으로 사료하고 있다…….

노인들은 또한 베타-엔도르핀으로 인해 NK 활동이 더 많이 자극받는 것으로 밝혀졌다. 이것은 스트레스의 반응으로서 ACTH와 협조해서 뇌하수체로부터 분비되는 베타-엔도르핀이 스트레스와 변화된 면역성과 면역계의 부조와 관련된 질병을 잠재적으로 상호 연결시킨다는 것을 시사하고 있다. 이러한 가정은 베타-엔도르핀이 운동과 관련해서 NK 활동을 자극하는 역할을 하고 있다는 연구 결과에서 도출된 것이다. '강인성', 성격 특성, 건강에 관련이 있는 것으로 밝혀진 현실 참여, 제어 및 도전을 의미하는 투병 양식 등은 NK 세포 활동의 자극과 상관 관계가 있다. IL-2가 NK 활동의 증대에 중요한 요인이 될 수도 있기 때문에 이의 증대된 활동은 악성 질병 및 전염병에 대해 더 강력한 감시를 하게 되는 것이다. 노년층과 청년층 모두 정서적 '강인성'과 NK 세포에 대한 IL-2의 자극 사이에 강력한 상관 관계가 있다는 것은, 적어도 강인성이 신체 건강의 유지에 영향을 미치는 기전이 있다는 것을 시사하고 있다.

앞으로의 연구는 주요한 심리적 기능과 면역학적 기능이 노인들의 건강을 유지하는 데 필수적이라는 것을 확인해야 할 필요가 있을 것이다.

의학 연구를 통해 강력한 결의와 목적 의식이 실제로 면역계의 기능을 강화시킨다는 것이 밝혀지고 있다. 그러므로 솔러먼 박사와 그의 공동 연구자들이 나이가 들면 자동적으로 면역계가 약화된다는, 나이와 면역계와는 상관 관계가 없다는 증거를 발견해야 한다는 것도 놀랄 만한 일이 못 된다. 질병에서 벗어나 건강을 회복할 수 있는 신체의 능력은 이 세계의 경이 중의 하나다. 사실, 우리가 마음과 몸의 관계에 대해서 더 많이 알면 알수록 우리는 보다 큰 선(good)을 향해 그것을 의식적으로 활용할 수 있는 가능성이 커지는 것이다.

그러므로 이러한 연구를 통해서, 무리 없이 훌륭한 건강을 유지해 온 노인들은 통상적으로 그들의 나이에 상관없이 면역계가 약화되지 않는다는 것을 증명하는 것이다. 나이가 든다는 것과 관련된 주요 문제는 바로 부정적 기대(예상)와 상관 관계가 있다고 해도 좋을 것이다. 물론 건강이, 나이를 먹는 것과 관련해서, 유일하고 중요한 면역 전류 자극기는 아니다. 다시 말해서, 안전과 충분한 수입도 필요하다. 인간은 이러한 기대에 따라 행동하기 쉽기 때문에 나이가 든다는, 기분이 언짢은 생각으로 스스로 무력감을 느끼고 무능해지는 것이다. 오늘날 사회와 노인들이 직면하고 있는 커다란 도전은 새로운 현실을 받아들인다는 것이다. 4분 거리라는 '벽'이 생각난다. 1954년, 로저 배니스터(Roger Bannister)가 이 위업을 달성했지만 지금은 거의 모든 주요 트랙 경주에서 선수들은 4분 내에 결승선 안으로 들어오고 있다. 새로운 현실에 직면하게 되면 새로운 능력이 생기는 법이다.

65세의 분계선이라는 것이 자의적이고 부조리하다는 인식이 점차 확산되고 있다. 이제 광범위하고 새로운 가능성이 눈에 보이고 있다. 많은 회사에서 정년에 관한 방침을 바꾸고 있다. 어떤 단체에서는 개인 사정에 따라 예외를 인정하고 있다. UCLA에서는 능력이 저하되지 않은 일부 학부 요원을 위해 한 번에 1년씩 그 기한을 계속 연장시켜 주고 있다. 몇 번씩 이러한 보류 조치를 받은 사람들이 있기 때문에 이 새로운 방침에 대해 새삼스럽게 반대하기는 어렵게 되었다.

1장에서 언급한 바와 같이, 나는 10살 때 결핵이라는 진단을 받았다. 그 당시 의사는 내가 74세에도 충분히 일할 수 있다고는 예상할 수 없었을 것이라고 추측한다. 또한 39세 때에도 의사가 그것을 보증할 수 없다고 말했을 것이고 49세 때에도 내게 강직성 척추 관절염(척추 관절의 염증)이라는 진단을 내린 의사 역시 마찬가지였을 것이다. 나는 지금 아무 마비 증상도 보이지 않고 있다. 그러기는 커녕 지금도 아무 신체적 제한도 받지 않고 격렬한 운동을 즐길 수 있다. 이러한 사실은 도전에 대한 신체의 능력을 여실히 증명하는 개인적 증거라는 것을 말해 두고자 한다.

20세기의 가장 선견지명이 있는 저작 중의 하나로서 엘리 메츠니코프의 1906년에 출판된 《인간의 본질 : 낙관주의 철학에 관한 고찰 The Na-

ture of Man : Studies in Optimistic Philosophy》이라는 것이 있다. 제퍼슨, 프랭클린, 애덤즈로부터 시작해서 에머슨, 풀러, 윌리엄 제임스, 피어스, 존 듀이 등에 이르기까지 미국의 유명한 정치가와 철학자들의 조상들의 신체의 기관과 기능에 대해 러시아 사람이 책을 썼다는 것이 흥미롭다. 혈통이라는 것은 인간의 완전성이라는 개념과 관계가 있다. 인간은 완전하지 않다. 다시 말해서 어느 누구도 완전성의 본질이나 그것의 외부적 한계를 정의할 수 없기 때문에 완전성은 창조적 성장과 향상 그리고 인간의 잠재 가능성의 추구 등으로 표현할 수 있다. 메츠니코프는 인간 생물학의 가변적 최고 한도를 인정하고 있다. 그가 그 책을 저술할 당시, 미국에서의 평균 예상 수명은 45세에 불과했다. 그가 인류의 발전 과정을 되돌아보고 수천 년 동안의 과거를 상기했었다면 20세기부터 평균 예상 수명이 두 배로 늘어날 것이라는 생각을 했을 것이다. 지금 나는 과거 수천 년, 아니 또는 그 이상의 기간이 필요했던 수명에 그것과 같은 수를 더한 수명이 되기까지 불과 70년밖에 안 걸렸다는 사실을 뒤돌아보고 이를 깊이 생각하고 있다. 신체의 기관은 개선된 영양 보급과 현대적 공중 위생의 덕으로 상당히 그 수명이 길어졌다.

웰스 : (Wells, H. G.)는 수명 연장에 기여한 가장 큰 문명의 발전이 무엇이냐는 질문을 받고 일반적으로 위생적인 상수도 설비와 특히 덮개가 있는 수세식 변소라고 대답했다고 한다. 이러한 견해는 그것이 생각되는 것만큼 그다지 예측할 수 없었던 것은 아니었다. 역사가로서의 웰즈는 불량한 공중 위생으로 발생하는 전염병의 유행을 잘 인식하고 있었다. 안전한 식수는 물론이고 인간이 버리는 쓰레기의 위생적 처리에 대해서는 문명의 위대한 업적으로 역사책에 기록되지는 않았을지라도 그것이 인간의 수명 연장에 기여했다는 것은 의심의 여지가 없으며, 또한 그것은 의학이 의술로서뿐만 아니라 과학으로서 발전하는 데 큰 역할을 담당했던 항생 물질의 출현을 능가하는 사건이었다.

여하튼 메츠니코프의, 당시 추정되고 있었던 수명의 벽을 타파할 수 있는 인간의 능력에 대한 예상은 정확한 것으로 밝혀졌다. 불과 75년 만에 예상 수명이 47세에서 75세로 늘어난 것은 역사상 위대한 발전 중의 하나임에는 틀림없다. 그리고 두 세대 정도의 짧은 기간 동안에 인류를 괴롭혀 온 대부분의 주요 전염병은 인간에 의해 정복되어 사라졌다. 소아마비, 천연두, 결핵, 나병, 디프테리아 및 위장염——역사상 천벌로 생각되었던 질병——은 박멸되었거나 제어할 수 있게 되었다. 오늘날은 암과 심혈관성(cardiovascular) 질병이 인간의 수명을 위협하는 주요 질병이며 에이즈는 잠재적으로 이보다 훨씬 더 위험하다. 그러나 그것들이 모두 과거에 눈부신 성공을 거두었던 과학적 지성의 손이 미치지 않는 곳에 있다고 생각하는 것은 사실(史實)에 어긋날 것이다.

국립 노화 연구소(National Institute of Aging)의 네이선 쇽(Nathan Shock) 박사는, 심혈관성 질병과 암의 정복——이것만으로도 현재 많은 사람들이 80세 이상을 살 수 있는 발전이다——만으로 평균 수명을 최소한 6세 이상 연장시킬 수 있다고 추정했다.

암, 당뇨병 및 동맥 장애에 관련된 질병을 가까운 장래에 정복할 가능성이 과연 있을까?

우선, 생활 양식과 중병에 관한 지식은 급속히 축적되고 있다는 점을 지적하고자 한다. 뇌가 관장하는 정서는, 소화계, 호흡계, 순환계, 심장, 호르몬, 면역계 등 신체의 거의 모든 기관에 영향을 미치고 있는데, 정서가 바로 질병의 예방 계획에 있어서 중요한 지표로서 기여할 것이다. 동시에 적당한 운동과 신체의 영양 보급 요구에 대한 지대한 관심은 건강을 유지하고 투병하기 위한 종합 전략에 있어서 큰 역할을 해낼 것이다.

특수한 진보에 관해 잠깐 언급한다면, 호지킨병(Hodgkin's disease ; 염증성 육아종=역주)과 백혈병의 몇 종류는 점차 제어할 수 있게 되었다. 전립선 종양 및 일반 종양의 치료에 있어서 흥미로운 새 가능성이 산화 방지제(antioxidant), 셀렌(selenium) 및 레티노이드(retinoid) 사용의 문을 열었다. 인슐린의 주입 펌프처럼 혈당을 조절하기 위한 새로운 방법도 당뇨병의 효과적 치료를 약속하고 있다. 아마 이 가운데에서도 가장 큰 진보는 동맥 경화증의 새로운 치료법일 것이다. 동맥 장애의 주요 인자의 하나인 저밀도 리포 프로테인(lipoprotein)은, 외부에서 투여하는 약물이 아니라, 음식 조정과 운동으로 효과적인 공격을 할 수 있다.

마침내 급격한 노화──우리가 제어할 수 있는──는 하나의 병이라는 인식이 점증하고 있다. 노화 과정을 연구하는 학생들이 세포의 변화와 일반적인 신체의 노쇠와의 관련성 여부에 대해 면밀히 조사 연구하고 있다. 건강에 관련된 DNA의 역할에 대한 새로운 지식을 통해 우리는 노화 작용을 지연시키기 위해 중요한 유전적 진보를 이룩할 것이다.

신체의 영양 보급에 대한 지대한 관심과 생활 환경에 대한 보다 많은 조정을 통한 일상 생활 양식의 향상으로 인해 최근에 의학은 눈부시게 진보하고 있다. 결론적으로 말해서, 의의 있는 수명의 연장의 전망은 실질적으로 높아지고 있다. 현재의 예상 수명에 25세 혹은 그 이상을 추가하는 것도 앞으로 반세기 안에 현실로 나타날 가능성이 있다.

현재 예상 수명은 80세 고지를 향해 치닫고 있으며 다가올 21세기의 최초의 10년 동안에 90세에 이를 전망이다. 국민 경제가 향상된 생산성에 의존해야 할 때가 되면, 막대한 자원인 '노년 계층'이 필경 국민 자산으로 바뀌어지기 쉬울 것이다.

의학은 인간의 기능 능력을 결정하는 광범위한 일련의 검사법을 고안해 왔다. 그리고 이러한 검사가 더 발전되고 정교해질 가능성이 많다. 이러한 검사는 노년 계층에 대한 사회 정책의 근본적 변화를 불러오는 근거로서 이용될 수 있을 것이다. 여하튼 연령──70세든 혹은 80세든 혹은 90세든 간에──이라는 주권은 이제 폐기해야 할 필요가 있으며 또한 개인의 '기능(활동 가능) 연령'을 결정하는 데 있어서 합리적이고 책임 있는 결정의 근거로서 개인적 고려 사항을 참작할 필요가 있을 것이다.

20

도전자 단체

1987년 초, 졸리 웨스트 박사는 전화를 통해 몇 년 동안이나 내가 고대했던 중요한 이야기를 해주었다. 그는 파우지 박사가 긍정적 정서와 중환자의 상태의 개선과의 관련성을 입증해 주는 과학적 증거를 찾아내려는 흥미 깊은 계획을 갖고 와서 자신의 사무실에서 나를 기다리고 있다고 말했다. 찾아가야 할까?

10분도 안 돼, 나는 UCLA에서 암 환자에 대한 정신 의학적 연구로 높은 신망을 얻고 있는 파우지 박사의 말을 직접 경청할 수 있었다. 그는 40대 초반의 신사로 위엄과 설득력을 갖추고 있었으며 또한 친절했다.

"우리는 지금 암 환자의 정신 상태가 실제로 그들 질병에 심리적으로나 신체적으로나 모두 영향을 미치고 있다는 것을 증명하기 위한 방법에 대해서 이야기를 나누고 있었습니다"라고 파우지 박사가 말했다.

"저는 이러한 일반적 개념에 대해 돈 모튼(Don Morton)과 존 퍼헤이 박사와 의논을 했습니다. 우리는 연구 계획의 초안을 작성했죠. 그것은 상당히 광범위한데 실제로 그러한 종류의 연구 계획들 중에는 어쩌면 가장 광범위할지도 모르겠습니다. 우리는 생에의 강렬한 의지와 희망을 품는 것이 암 환자의 장래 전망에 매우 중요한 역할을 한다는 것을 정식으로 증명할 수 있는 연구를 추진할 좋은 기회를 포착했습니다."

파우지 박사는 내가 고대했던 것을 정확히 말했다.

졸리 웨스트 박사는 내게 눈짓을 하고 미소를 지었다.

"선생님께서도 흥미를 느끼시리라고 생각합니다." 그가 말했다.

그리고 파우지 박사가 말을 이었다.

"간단히 말해서 상당수의 흑색종 환자를 대상으로 연구하려는 생각입니다. 악성 흑색종이 암의 특수한 잠행성 형태라는 것은 말씀드릴 필요도 없겠죠. 우리는 이 환자들을 거의 같은 규모의 두 개의 집단으로 나누어서 한 집단은 통제하에 두고 다른 한 집단은 실험 대상으로 삼을 예정입니다."

"이 두 집단은 모두 필요한 치료——그것이 의약이든 수술이든 간에——를 받을 것입니다. 이 두 집단의 유일한 차이점은 조사 대상인 환자는 심리적, 교육적 및 지성적 도움과 지원을 받는다는 것입니다. 우리는 선생님이 V. A. 병원에서 암 환자들에게 하셨던 것과 같은 일을 조사 대상 집단에 해주시기를 바라고 있습니다. 우리는 또한 선생님께서 환자들이 자기 자신과 의사를 믿도록 도와주시기를 바라고 있습니다. 선생님께서는 그들에게 병과 싸울 힘을 주시고 그들의 정신을 고양시키고 삶의 설계를 해주실 수 있습니다. 선생님도 이런 계획을 이해하시리라고 생각합니다. 저는 선생님과 함께 일을 할 생각이며 정신 의학적 문제가 제기되면 어떤 것이든지 함께 의논하겠습니다. 말하자면 같은 팀이 되어 일을 하는 거죠. 돈 모튼과 존 퍼헤이도 초안의 작성을 거들어 주었습니다. 그것은 의료계 내부에서는 대단한 사건이라는 것을 의미합니다."

돈 모튼은 외과 종양 전문의로서 이름이 잘 알려져 있는 사람이다. 존 퍼헤이는 면역학 분야에서는 국내에서 손을 꼽는 중요한 인물이며, 말할 필요도 없이 우리 특별 연구 위원회의 위원이기도 하다.
 파우지 박사는 내게 그 계획의 초안을 보여 주었다. 그 계획에는 장기——1년 또는 그 이상의 기간——에 걸쳐 흑색종 환자에 대한 혈액 측정이 필요했다. 어떤 종류의 면역 세포는 실험이 진행되는 동안 정기적으로 측정될 것이라고 한다. 환자들은 또한 신체적 질병에 대한 반응으로서의 심리적 고통(장애)을 측정하는, POMS(Profile of Mood States ; 정서 상태의 분석표) 척도——다양한 종류의 정서 장애를 측정하는 표준검사——와 PAIS(Psychosocial Adjustment to Illness Inventory ; 질병에 대한 심리 사회적 적응)상에 나타나는 우울증과 불안의 정도를 검사받을 것이다. POMS 검사는 여러 가지 정서 상태를 나타내는 65개의 형용사를 열거한 것이다. 대상자들은 그들이 느끼는 정서 상태의 빈도에 따라 5점으로 된 척도 위에 하나를 표시하라는 지시를 받게 된다. PAIS 검사는, 건강에 대한 관심 및 자세, 직업, 대인 관계, 사회 활동 및 심리적 장애에 관련된 46개 항의 질의에 대해 선다형식으로 응답하는 문제다.
 심리학적·면역학적 측정은 6주 전에 그리고 6주 후의 기본 시점에서 행해지며, 1년에 한 번씩 면역성의 강화가 순전히 일시적인지 아니면 지속적으로 생명 속에 구축되는지의 여부를 점검하게 될 것이다.
 나는 파우지 박사에게 환자들이 어떻게 통제 집단 또는 조사 집단으로 선정되는지 물어 보았다.
 "우리 암 진료소로 찾아오는 사람들에게 우리의 생각을 되도록 사실대로 설명해 줍니다."
 파우지 박사가 보여 준 계획 초안의 초기 예산은 8만 달러였다. 나는 크로크 부인의 기부금을 사용하는 방법 중 이것보다 더 좋은 방법은 없을 것이라고 생각했다.
 그 계획이 완성되려면 6주 내지 7주는 걸릴 것이다. 그 동안 나는 나 자신을 실험하기로 했다. 중증인 지속적 우울증 환자는 실제로 면역계에서 암과 싸우는 세포 수가 감소된다. 이 경우를 보고 나는 자연히 우울중의 반대 상태——즐거운 기대감——가 실제로 면역 세포 수를 증가시킬 수도 있다는 생각을 하게 되었다.

나는 팔에서 두 방울의 혈액 샘플을 채혈했다. 첫번째 혈액 샘플을 기본으로 사용하고 5분 후에 다시 두번째 샘플을 채혈했다. 그 사이에 나는 즐거운 기대감에 젖어 있으려고 애썼으며 대개 정서적으로 행복감을 맛보려고 했다.

나는 5분이 너무 짧다고 생각했다. 사실 너무 짧았기 때문에 어떠한 의미 있는 변화를 기대한다는 것 자체가 무리였을지도 모른다. 그래도 나는 만일 그 간격이 너무 길다면, 다른 개입 요소가 결과에 영향을 주었을지도 모른다는 말을 듣게 될 것을 걱정했다. 물론 5분 간격의 장점은, 실제로 변화가 일어난다면, 인과 관계가 성립될 수 있다는 데에 있다.

첫번째 혈액 샘플을 채혈한 후, 나는 이 세상에서 일어날 수 있는 가장 좋은 일을 상상하려고 애를 썼으며 그리고 그것을 되도록 현실로 느끼려고 노력했다. 나는 소련과 미국이 합리적인 외교 정책을 실시한다면 우리가 사는 이 혹성이 얼마나 근사한 곳이 될까 하고 상상했다. 위에서부터 광기가 진정되고 주요 국가의 지도자들이, 만일 사용된다면, 생명 그 자체의 근본적 조건들을 뒤집어 놓을 수 있는 군비 확충을 포기한다면, 인류에게 주어질지도 모르는 모든 이득을 마음속에 떠올리려고 애를 썼다. 나는 진정한 안정이 실행 가능한 세계 질서의 창조에 달려 있다는 자각심에서 우러나온, 바람직한 변화를 머리 속에 그려 보았다.

나는 이러한 일련의 사고가 활성화되고 자극제가 됐다는 것을 알았다. 약 5분 후, 두번째 혈액 샘플을 채혈했다. 결과는 대단히 만족스러웠다. 불과 5분 동안에 내 면역계의 각종 구성 분자가 평균 53퍼센트나 증가했는데, 선두의 NK 세포가 최저 30퍼센트, 그리고 항체가 부착된 T세포는 최고 200퍼센트나 증가했다.

물론 이것은 아주 단순한 경우며 의학계에서 인정할 수 있는 것은 아니다. 그러나 내게 일어났던 일이 다른 사람들에게도 일어날 수 있다고 생각할 수 있다. 하나의 실례가 과학으로 성립할 수 없지만 이론을 뒷받침하고 체계적 연구를 위한 발판을 마련해 주는 데 도움을 줄 수 있다. 나는 흑색종 환자에 관한 연구에 기대를 걸고 있으며 우리가 함께 어둠 속에서 더듬고 있다는 것이 아니라는 데에 자신감을 더 많이 느끼게 되었다.

'도전자 단체'라는 훌륭한 이름이 우리가 착수하려는 연구 계획의 명칭이다. 단체 구성원들의 모임이 금요일 아침부터 정오까지 계속되었다. 환자들은 면역성을 측정하기 위한 채혈을 하기 위해 1시간 간격으로 찾아왔다. 우리는 조사 대상 환자들을 15명 이내의 단위로 나누었다. 이 단위는 1시간 간격으로 연속되어 있기 때문에 우리는 다음 순서를 시작하기 전에 한 단위에 대한 조사를 완료하려고 노력했다. 만일 같은 날에 한 번 이상 예정이 늦어지게 되면 그 시간을 단축해야 하지만 어쨌든 토요일 오전에는 다 끝마쳐야 했다.

파우지 박사에게 양해를 구하고 나는 유능한 정신 요법자인 에블린 실버즈(Evelyn Silvers)를 첫번째 모임에 데리고 왔으며·다음에도 계속 참석케 했다. 그녀는 환자들에 대한 사전 경험이 많으므로 집단 전체에도 중요한 인물이 될 것이다.

우리의 토요일 아침 회동은 UCLA 신경 정신 의학 연구소의 한 회의실에서 이루어졌다. 가장 고무적인 일은 환자들의 반응과 열성이 우리의 기대에 딱 들어맞았다는 것이다.

나는 시펄비더 재향 군인 병원에서의 암 환자들과의 경험이 생각나서 여기 흑색종 환자들을 큰 원으로 둘러앉게 하자는 제의를 파우지 박사에게 했다. 이렇게 함으로써 그들은 육체적 일체감을 맛보게 되고 모든 사람이 자기 이외의 모든 사람을 쳐다볼 수 있게 될 것이다. 첫번째 설명회에서 파우지 박사는 이 계획의 배경과 우리가 희망을 걸고 있는 과학적 증거에 대해 대략적으로 설명했다. 그는 이러한 만남이 비공식적이고 일부 기구가 있다고 했다. 그들은 6주 이상 암과 영양 보급에 관한 교육적 정보를 받게 될 것이며 적극적 투병 전략과 문제 해결 기법뿐만 아니라 여러 가지 긴장 완화 기법을 배우게 될 것이다. 매주 우리는 그들에게 용기와 자신감을 고취시킬 것이며 전번에 만난 이후에 일어난 좋은 일에 대해서도 서로 이야기를 나누게 될 것이다. 물론 우리는 딱딱한 규칙 같은 것은 만들지 않을 것이며 환자들은 하고 싶은 말은 뭐든지 말할 수 있을 것이다. 그러나 우리의 희망은 우리가 서로 도와줄 수 있는 근원을 창조할 수 있게 되는 것이다.

파우지 박사가 이야기의 차례를 내게 넘기자 나는 우리의 경험, 불안, 희망, 인생의 특별한 전기를 만들게 한 인식에 관해 이야기하면서 되도록 충분히 자신을 소개하는 것이 어떻겠느냐고 제안했다.

환자들은 이 제안에 동의했고 그들은 용기를 얻은 것 같았다. 그리고 모든 사람들이 그러한 이야기를 듣고 한층 더 자신감과 용기를 얻는 것 같이 보였다. 그들은 차츰 의사와의 관계나 병에 걸리기 전에 일어났던 정서 상태에 대해 망설이지 않고 이야기하기 시작했다.

맨 처음 말문을 연 도널드(환자의 이름은 모두 가명이다)는 오른발에 붕대를 칭칭 감고 깁스를 대고 휠체어를 타고 있었다. 그는 일곱 자녀 중 막내로 태어났다. 그의 부친은 세인트 루이스 카디널즈(St. Louis Cardinals) 팀의 프로 야구 선수였다. 후에 그의 부친은 세인트 루이스 경찰서장이 되었다. 그는 연예업에 관심을 가지면서 성장했다. 그는 드럼 개인 교습을 받고 캐츠킬 마운틴(Catskill Mountains)이라는 피서지에서 이름 난 밴드에 들어갔다. 19세 때는 라스베가스와 로스앤젤레스의 유명한 호텔에서 연주하기도 했다. 30대 중반에 들어서자 그는 사업을 하기 위해 드럼 치는 일을 그만두었다. 그런데 어느 날 그는 자기 발가락이 점점 커진다는 것을 깨달았다. 악성 흑색종이라는 진단을 받고 그는 실의에 빠져 있다가 마침내 이 집단에 참여하게 되었다.

균형잡힌 몸매와 뛰어난 화술을 지닌 메어리는 신문 기자, 편집자, 식품 회사의 상담자, 주요 식품 판매 회사의 시장 담당자로서 근무했던 다양한 경력의 소유자다. 그녀는 수없이 이사를 다녀야 했던 군인 가족의 일원으로서 자라났다. 가정 생활은 특별히 애정이 넘치는 분위기가 아니었던 모양이다. 그녀가 식품 사업에 관심과 지식이 많은 것은 식품 중개업자로서 일했던 그녀의 모친으로부터 배웠기 때문이다.

진단을 받기 전에 메어리는 상당한 정서적 스트레스에 쌓여 있었다. 처음 6년의 결혼 생활을 하는 동안 그녀는 딸을 하나 낳았고 두 번 유산했다. 두번째 유산 직후에 그녀의 담당 산부인과 의사는 그녀에게 악성 흑색종을 발견했다. 그녀의 주요 문제 중의 하나는 그녀에게는 의논할 상대가 없다는 것이었다. 그녀는 흑색종에 관한 의학 서적을 많이 읽어 보았지만 읽으면 읽을수록 그녀는 더욱 고독해졌다. 그녀는 자기가 죽은 뒤에 개봉될 편지를 남편에게 써야 할 필요를 느꼈다. 그것은 자기 딸을 보살펴 주는 방법에 관한 지시 사항을 적어 놓은 목록이었다.

의사에게 암 제거 수술을 받고 예후는 점차 호전되었다. 그러나 그녀는 도움을 청하고 사람들의 도움을 받는 데에 무력했기 때문에 깊은 절망에 빠졌다. 그녀는 우리 집단에 참여하기를 무척 바랐고 자기와 조금도 다르지 않은 신체적·정서적 문제를 갖고 있는 사람들과 만나고 대화를 나눌 수 있게 된 것을 대단히 고맙게 생각하고 있었다.

조앤은 최근에 이혼했다. 결혼이 파탄 지경에 이른 주원인은 그녀가 남편이 정말 자기를 필요로 하지 않는다고 느꼈기 때문이다. 둘 사이의 관계는 점점 서먹해져 마침내 이혼 결정은 불가피해졌다. 바로 그때 그녀는 건강 문제가 심각한 남자를 만나 그 사람에게 점점 친근감을 느끼게 되었다. 그녀는 자기보다 강하고 압도감을 느낀 사람에게 깊이 빠짐으로써 완전히 쓸모없는 상황으로부터 탈피하려고 했던 것이다. 그녀가 침울해 있는 동안 얼굴도 모르는 사람에게 습격을 당했다. 그 후 그녀에게 여러 가지 증상이 나타나기 시작했다. UCLA에서 철저한 검사를 받아 본 결과 그녀의 악성 흑색종은 폐와 간까지 침투되어 있었다. 우선 먼저 그녀의 첫번째 반응인 흑색종은 그녀가 맞부딪쳐야 할 일련의 사건 중 하나에 불과했다. 그녀의 말로는 만일 그녀가 바로 정서적 안식처를 발견할 수 있었다면 그녀의 낙관주의는 위기를 극복할 수 있었다고 한다. 본능적으로, 그녀는 여기를 찾아왔던 것이다. 그녀의 회복 가능성은 5분의 1에 불과했지만 그녀는 우리와 함께 있을 것을 결정했던 것이다.

앤드루는 보람 있었던 교편 생활을 회상하고 있다. 그의 부친은 국내에서 잘 알려진 재단의 이사였다. 그의 모친은 사랑, 자녀 교육, 격려, 가족 부양 등 일반 교양인의 모든 특질을 갖추고 있는 사람이었다. 대학 2학년이 되었을 때, 앤드루는 결혼했지만 학업을 계속하면서 방위 산업체의 고사포 부문에서 파트 타임으로 일하면서 돈을 벌었다. 그때 미국은 월남전에 깊이 개입하고 있었다. 전쟁을 반대했던 앤드루는 자신이 고사포 공장에 일하고 있는 것을 못마땅하게 생각했다. 그는 초혼이 실패로 끝나자 재혼을 했는데 새 부인은 그가 대학에서 학위를 취득할 수 있도록 내조했다. 대학을 졸업한 후, 그는 고등학교에 국어 선생으로 취직했다. 일부 학생들이 다른 선생에 대해 정서적으로 시달리고 있다고 그에게 불평했다. 앤드루가 그 선생을 비난하자 그 선생은 앤드루가 학생들과 정을 통해 왔다고 반격을 가했다. 이 소문은 금방 퍼져 마침내 신문의 헤드라인으로 게재되기까지 이르렀다. 그는 직장에서 사퇴를 강요받았다. 이 와중에 그의 아내는 집을 나갔다. 그는 또한 학교에서도 퇴직했다. 몇 달 후, 그의 몸에 몇 개의 종기가 났다. 악성 흑색종이라는 진단은 의심의 여지없이 분명했다. 앤드루는 자살을 생각했다. 그러나 그가 배운 가장 중요한 교훈인 젊음——커다란 도전 앞에서 자신의 모든 용기를 불러일으키는——은 가치가 있는 것이라는 생각을 하고 다시 살기로 결심했다. 그는 세 번씩이나 수술을 받았다.

"이번에도 잘 되지 않으면 당신은 과거의 사람이 될 거요." 한 수술 의사가 세번째 수술에 들어가기 전에 그렇게 말했다고 한다.

그 수술 의사는 마침내 해냈다. 그의 아내도 딸을 데리고 다시 집으로 돌아왔고 둘은 심신 양면으로 서로를 부축해 주었다. 그는 다시 파트 타임 선생으로 취직했다. 그가 일생에서 일어났던 모든 긍정적 사건을 마무리짓는 UCLA의 조사 집단의 일원으로 참여하게 된 것이 바로 이 시점이었다.

수전은 뉴욕 브루클린(Brooklyn)의 한 가난한 친척집에서 성장했다. 어렸을 때, 그녀는 심하게 말을 더듬거렸지만 그녀가 장학생, 댄서, 운동 선수로서의 능력이 있다는 자신감을 차츰 갖게 됨에 따라 그러한 증상도 많이 나아졌다. 그녀는 생각도 하지 않았던 회계사 겸 부동산업자와 결혼했다. 그러나 그녀의 남편이 그녀의 저금을 모두 찾아, 자기 명의로 부동산에 투자해서 결국 실패로 끝나자 그녀는 크게 환멸을 느꼈다. 더구나 그는 그녀를 학대하고 그녀의 선의의 믿음을 배신하기도 했다. 결혼 생활은 파국을 맞이했고 수전은 집도 없이 거리로 뛰쳐나왔다. 바로 그 때, 그녀의 모친이, 몇 달 후에 죽을 가능성이 많은 암에 걸렸다는 진단을 받았다. 이 소식을 들은 지 얼마 안 돼 수전 자신도 병에 걸렸다. 그녀는 악성 흑색종이라는 진단을 받았다. 이러한 배경을 가진 그녀는 바로 그 시점에서 UCLA의 집단에 대한 이야기를 들었다.

브렌든은 불황기에 미주리 주의 대가족인 카톨릭 집안에서 성장했다. 그는 고등학교를 졸업하자마자 해군에 지원 입대했으며 해군에서 제대한 후에는 지구 및 우주 기술 분야에 취업했다. 같은 시기에 그는 사회 봉사 활동에 자원자로서 활약했다. 그는 사회 단체나 직장에서 모두 함께 일하는 사람들로부터 존경과 애정을 받기에 아무 어려움이 없었다. 브렌든은 흑색종에 걸리기 전까지는 아무 정서적 장애나 불안감을 느끼지 못했다. 수술도 아무 어려움 없이 성공적으로 끝마쳤다. 브렌든은 결혼 계획을 자신이 병에 걸렸다는 사실로 인해 포기하지 않았다. 그의 아내는 그의 첫째가는 정신적 지주가 되었다.

브렌든이 UCLA의 집단에 관한 소식을 듣고 그 일원이 되겠다고 사정했지만, 그의 치료 계획의 어떤 특이성이 실시해야 될 측정으로 인해 지장을 받기 때문에 기각되었다. 그러나 브렌든은 자신의 사회 사업 활동을 배경으로 내세웠다. 그는 다른 환자들에게 도움을 줄지도 모른다고 생각했던 것이다. 마침내 의사들은 그의 요청을 받아들였다.

도전자 단체에 대한 설명회가 진행되는 동안, 우리는 그들이 일주일이 지날 때마다 서로에게 점점 관심을 많이 보이기 시작한다는 것을 알게 되었다. 우리와의 회동 이외에도 별도의 회동이 계속 이루어져 서로의 유대 관계가 형성되었다.

환자들은 파우지 박사와 내게 그들의 자서전적 여행에 함께 참여하기를 바라고 있다고 알려 왔다. 그들은 특히 《새터디이 리뷰》지에서의 내 경험에 대해서 호기심을 품고 있었으며 유명한 저술가의 변신에 대해 질문하고 싶은 것이 있는 모양이었다. 내가 환자들에게 맥스 이스트먼과 어니스트 헤밍웨이가 스크리브너에 있는, 그들의 편집자인 맥스웰 퍼킨즈 사무실에서 '주먹 다짐'을 벌였다는 에피소드를 간략하게 줄여서 이야기해 주었더니 무척이나 즐거워하는 것 같았다. 그리고 다음에 이스트먼이 《새터디이 리뷰》지의 내 사무실로 찾아와 자기 이야기를 쏟아냈다는 것도 말했다. 이틀 후에 헤밍웨이가 그 잡지사의 맞은 편에 있는 구 시모어(Seymour) 호텔에서 《새터디이 리뷰》지의 편집자와 점심 식사를 하기 위해 찾아왔다. 그는 그 싸움에 대한 그 나름대로의 변이 있었다.

예상했던 대로 이야기는 서로 달랐다. 맥스웰 퍼킨즈는 두 작가를 응접실에서 만나게 할 의도는 절대로 없었다고 말했다. 헤밍웨이는 너무 늦게 왔고 이스트먼은 너무 빨리 왔던 것이다. 처음에 그들의 대화는 정중했다. 그러나 다음 순간, 사태는 엉뚱한 방향으로 빗나가기 시작했다. 헤밍웨이가 이스트먼보다 가슴에 털이 더 많이 났다고 호언하자 이스트먼은 이 도전을 맞받아 쳤다. 이 교환은 급진전되어 마침내 서로 가슴을 대고 밀어붙이기 시작했다. 신문 기사는 사실과 좀 다르다. 그러나 실제로 주먹 교환은 없었지만 지면의 일면을 화려하게 장식할 만한 접촉은 있었다.

도전자 단체의 격려로 나는 또한 과거 나 자신의 병과 효과적인 치료 전략에 기여하는 마음의 역할에 대한 신념에 대해서 말했다. 나는 환자들과 이야기할 때, 그 주요 주제인 "진단을 부인하지 마라. 다만 병의 진행에 대한 판단을 거부하라!"를 역설했다. 그리고 나는 의사의 불확실한 예상를 물리치고 자신의 병을 정복하거나 수명을 몇 년이나 더 연장시킬 수 있었던, 특별한 경우의 환자들을 사진과 함께 소개했다.

나와 파우지 박사는 환자들이 통쾌하게 웃을 수 있는 기회를 놓치지 않았다. 그리고 파우지 박사의 요청에 따라, 나는 암 환자들이 제어력의 상실감과 무력감을 극복하는 데 도움이 된다고 생각한 내가 으레 행하는 일과를 집단 전체에 실시하도록 했다. 이 일과에 대해서는 본서의 앞부분에서 언급한 바 있지만, 그것은 그들에게 혈액을 순환시키는 것을 보게 한 다음 그 결과를 자각시킨다는 것이다. 즉, 그들이 자율 신경계에 의해 지배되고 있다고 생각하는 신체의 작용을 통제하는 수단을 활용할 수 있게 하는 것이다. 우리는 필요한 만큼 소형 온도계를 갖고 있지 않았지만 환자들이 뺨에 손바닥을 대고 뜨거운 열기를 느끼자 그들의 놀라움과 흥미는 어떤 개인 환자 못지않게 컸다. 그들은 자신의 피부 표면 온도를 10도 또는 그 이상 상승시킬 수 있는 능력을 가졌다는 증거를 직접 눈으로 보면서 기뻐했다.

당시 이 모임에서의 주요 계획은 암 환자들에게 병마와의 싸움에 있어서 자신이 갖고 있는 수단이 불충분하지 않다는 자신감을 심어 주는 것이었다. 그들은 중대한 도전에 직면해서 담당 의사들의 협조와 수단을 함께 이용할 수 있다는 것을 깨달았다. 그들은 희망을 품는 일이 기만이나 조작을 필요로 하지 않는다는 것과 단호한 결의와 살려고 하는 강력한 의지가 '증명할 수 있는' 치료 수단이 된다는 것을 배웠다.

일주일이 지날 때마다 환자들은 점점 자신감을 갖게 되고 우울증으로 짓눌리는 느낌도 사라졌다. 그들이, 개인적으로나, 집단적으로나, 자신감을 갖게 됨에 따라 점차 서로의 삶에 있어서 중요한 역할을 수행할 수 있게 되었다. 이러는 동안에 참가자들의 면역계를 정기적으로 측정했다. 또한 환자들의 우울증의 정도도 측정했다.

처음에 지적한 바와 같이, 중증 환자는 우울해지기 쉽고 절망감을 느끼게 되는 경우가 많다. 예로, 심장 발작증이 있는 사람은 돌발 사건에 체념하기 때문에 한번 발작하면 끝이다. 암 환자의 경우는 이러한 자각을 더 분명히 깨달을 수 있다. 그 결과로 생긴 우울증은 거의 보편적인 현상이다. 그러나 우울증은 격심한 생리적 변화와 신체의 생화학적 균형 상태인 항상성에 역효과를 일으킨다. 그러므로 우울증의 측정은 면역계에 있어서의 암과 싸우는 세포의 측정만큼 우리의 연구에 중요하다. 우리는 6주 동안 조사 집단에 대응하는 통제 집단의 POMS 측정을 비교해 보고, 통제 집단의 변동률은 약간 감소된 반면에 실험 집단은 우울증이 상당히 완화되었다는 것을 알았다. 처음에 우리는 변동률이 너무 잠정적이어서 어떠한 중요성도 부여할 수 없었다. 그러나 그것은 지속적이었을 뿐만 아니라 가속적이었다. 6개월 후, 조사 집단의 우울증 정도가 실질적으로 하강한 반면에 통제 집단은 우울증의 정도가 상승했다. 또한 6개월 동안 PAIS 점수에 있어서도 극적인 차이를 보였는데, 즉 통제 집단은 심리적 장애가 약간 완화된 데 반해 실험 집단은 그보다 현저하게 완화되었다.

분명히 환자들에 대한 재교육은 효과가 있었다. 신뢰의 증대, 환자 자신의 내적 수단의 본질에 대한 지식의 증대, 생활 양식의 향상, 무력

우울증과 삶의 질이 면역계에 미치는 영향

정서 상태의 분석표(POMS)
평균 변동률

	치료 직후	치료 6개월 후
긴장-불안		
통제 집단	0.15	0.04
	P<.012*	P<.007*
실험 집단	-4.06	-4.34
우울증-낙심		
통제 집단	-0.58	0.04
	P<.049*	P<.003*
실험 집단	-3.89	-4.71

질병에 대한 심리 사회적 적응(PAIS)
평균 변동률

심리 사회적 장애		
통제 집단	(PAIS 검사는 이 시점에서 시행되지 않았다)	-1.46
		P<.043*
실험 집단		-5.77
합계 PAIS		
통제 집단		-1.35
		P<.007*
실험 집단		-6.91

삶의 질
평균 변동률

통제 집단	−1.65	−0.23
	P<.024*	P<.035*
실험 집단	7.60	8.34

면역 세포(NK 세포족)
평균 변동률

LEU 7

통제 집단	−0.85	0.04
	P<.032*	P<.044*
실험 집단	1.06	2.09

LEU II

통제 집단	0.50	0.12
	P<.740	P<.014*
실험 집단	0.80	2.89

* P는 실험 집단과 통제 집단의 통계상 중요도다. P<0.05는 통계상으로 상당히 중요하다고 볼 수 있다. 통계상의 중요한 수치에는 모두 별표를 달았다.

감의 감소 등 모든 것이 조사 집단의 POMS 및 PAIS 측정에 반영되어 있었다.

그 중에서도 가장 흥미로운 것은, 우울증이 완화(약화)됨에 따라 면역계 내에서 특정 면역 세포가 증가하거나 활동력이 왕성해졌다는 것이다. 결론은 명백했다. 예외 없이 암 환자에게 영향을 미치는 우울증을 완화시킬 수 있다면 악성 질병과 싸우는 신체 자체의 능력을 강화시킬 수 있다는 것이다. 암 치료에 종종 사용되는 화학 요법이 면역계에 악영향을 준다는 사실을 비추어 볼 때, 이 점은 특히 중요하다.

나는 증상이 심하게 악화된 환자들에게까지 약물 투여량이나 약효를 점점 증가시키는 화학 요법——전문 용어로 말하면 **공격적 화학 요법**——을 사용하는 일부 의사들이 있다는 것과 강력한 효과가 있는 화학 물질을 급격하게 많이 사용하게 되면 대부분의 경우에 있어서 파멸을 초래하게 된다는 것을 잘 알고 있다.

내가 이 방법의 지식과 유효성에 대해 종양 전문의들에게 문제를 제기하자 그들은 의사들의 난처한 입장을 생각해 보라고 했다.

"환자들은 극적으로 침체 상태에 빠지게 된다. 그러나 현행의 조치가 불충분하다는 것은 분명한 사실입니다."

돈 모튼이 내게 말했다.

"가족들은 필사적으로 움직이게 됩니다. 그들은 의사를 찾아와서 '제발 아무 조치라도 취해 주십시요'라고 매달리죠. 그때 대부분의 의사들은 이미 다른 방법——특히, 방사선 요법과 수술 등——을 사용해 보겠죠. 그리고 그들은 어떠한 조치——대개 그들이 이미 취한 조치 이상의 방법——를 취해야 한다고 생각하며 결국은 그렇게 해서 잘 되기만 바라는 거죠."

물론, 환자에 대한 처벌 효과는 없을까 하고 묻는 것도 무리는 아닐 것이다. 의사들은 현재의 해답보다 더 좋은 해답을 찾기 위해 분투 노력하고 있다. 그리고 이따금 기적도 일어난다.

어쨌든 문제는 아직 미해결된 상태이지만 분별 있는 의사라면 신체 자체의 면역 능력을 최대한 이용할 필요성이 있다는 것을 염두에 두고 있을 것이다. 그리고 환자가 무력감과 절망감에서 탈피하게 될 때에 비로소 이러한 능력이 효과를 발휘할 것이라는 것을 잘 알고 있다. 그러므로 가장 바람직한 화학 요법은 우울증을 퇴치하기 위한 체계적 계획과 조화를 이루어 사용되어야 할 것이다. 신체 자체가 치료에 효과적으로 활용될 수 있다는 증거는 급속히 축적되고 있으며, 이런 증거를 보고 분별 있는 의사는 마음에 관련된 것에 깊은 관심을 갖게 될 것이다.

우울증의 제어와 면역 능력의 증대와의 관계에 대한 증명보다 더 고무적인 일은, 어쩌면, 도전자들의 신체 조건에 관한 것인지도 모른다. 연말에도 우리는 사례의 증거에 관한 통계에만 몰두할 수 없었다. 우리는 조사 집단에 속한 환자들의 건강 상태가 호전되었다는 것을 분명히 깨달았다. 종양 전문의들이 증상이 호전되었다는 예후도 있었지만 증상이 실제로 호전되지 않은 환자는 거의 없었다.

그 중에서도 가장 극적인 경우는, 악성 흑색종 수술을 받은 후에 생체 조직 이식 수술을 받았으나 실패로 끝나 발에 붕대를 칭칭 감고 휠체어에 겨우 의지하여 첫번째 모임에 참가했던 단이라는 환자일 것이다. 단은 불과 4개월 만에 휠체어에서 일어나 목발을 짚고 다니게 되었으며 그 후 3개월 만에 목발을 버리고 지팡이를 짚고 돌아다닐 수 있게 되었다. 그리고 만 1년 만에 그는 집단 전체를 위해 지그(jig) 춤을 출 수 있게 되어 집단 내의 모든 환자들의 용기를 복돋아 주기도 했다.

두 처녀는 흑색종이, 결혼을 추진할 정도로, 많이 호전되어 결혼식을 몇 달이나 앞당겨 올리기도 했다. 우리는 이들의 새로운 인생을 축복해 주기 위해 특별 파티를 열었다.

그리고 만사가 잘 풀려 나갔다. 파우지 박사가 모튼 박사와 퍼헤이 박사와 함께 의논해서 작성한 초안에 근거해서 진행된 연구를 통해 내가 UCLA에 처음 왔을 때부터 찾고 있었던 증거가 나타나기 시작했다는 것에 대해 나는 추호도 의심하지 않았다. 물론 이런 증거들을 의학계에 제시하기 전에 우리는 그것들을 신중하게 평가하고 점검하고 각종 자료와 대조하여 조사 및 확인해야만 했다. 더 나아가 도전자 계획의 조사 통계 자료는 아직도 전부 컴퓨터 처리되지 않았다. 그러나 조짐은 좋은 것 같았다. 그것도 아주.

본서의 서두와 다른 부분에서 언급한 바와 같이, 나는 악성 흑색종에 관한 연구 결과가 다른 UCLA의 연구 계획까지 확대된 것에 대해 크게 만족하고 있다. 이것의 목표는 다양한 정서 상태──특히 즐거움──가 면역계에 미치는 영향을 알기 위한 것이다. UCLA의 정신 의학과 교수인 데이비드 셔피로(David Shapiro) 박사와 박사 과정중인 앤 퍼터먼(Ann Futterman)은 직업 배우에 관한, 가장 상상력이 풍부하게 작용한 연구 계획을 수립했다. 그것의 기초를 이루는 생각은 훌륭한 연기를 하려면 배우 자신이 실제로 자기가 맡는 역할을 '실감해야(feel)' 한다는 것이다. 어떤 특정한 정서가, 심리적 이득에 상응하여, 발생하게끔 '주문'할 수 있을 정도의 실제 증거가 나타난다면 의사들은 무형의 심리적 전략을 치료의 근거로 삼을 것이다.

다른 연구 논문의 필자들도 정신 신경 면역학 특별 연구 위원회에 연구 보조금의 교부를 신청했다. 그들의 제안은 우리 특별 연구 위원회의 주 목적에 정확하게 부합되어야 한다. 연구 계획의 주요 목표는 정서를 생리적 변화가 일어나도록 유발할 수 있는 인간의 능력을 검사하는 것이어야 한다. 그리고 긍정적 정서와 부정적 정서에 대한 점검표도 작성해야 한다. 만일 표현해야 될 정서가 슬픔이라면 배우는 크게 슬퍼하는 표정을 지어야 할 것이다. 그리고 배우는 그것과는 대조적으로 기쁨과 환희 표정이 요구되는 장면도 연기해야 하는 것이다.

연구 계획은 각 장면의 연기 전후에 혈액 샘플을 채취해야 한다. 이 샘플은 면역 세포를 측정하기 위해 유동 세포 분석기(flow cytometer)를 통과하게 될 것이다. 광범위한 일련의 검사들──피부의 직류 전기 반응, 혈압, 백혈구 및 적혈구에 대한 효과 등──도 효과적으로 활용해야 할 것이다.

셔피로와 퍼터먼 연구는 1장에 기술된 바와 같이 계획대로 잘 진행되었다. 본고를 쓰는 이 시점에서, 아직까지는 소수의 배우들만이 여기에 참여했기 때문에 최종적인 결과는 손에 들어오지 않았다. 그러나 비록 제한된 기초 위에 서 있지만 연구를 통해 알게 된 정보는 대단히 의의가 깊은 것이며 또한 본서에 기술돼 있는 정서의 생리적 효과에 관한 다른 연구 결과를 지지해 주고 있다. 물론, 이 특수한 연구에 특별한 가치를 부여해 주는 것은, 만일 환자들이 정서를 효과적으로 활용할 수 있다면, 그들에게 유리한 생리적 변화를 일으킬 수 있는 것처럼 치료 환경을 개선(강화)시킬 수 있다는 것이다.

21

신념의 부활

1987년 12월 2일 금요일은 내가 UCLA 의과 대학에 온 지 만 10년이 되는 특별한 날이다. 그 날은 파우지 박사의 흥분된 전화 목소리로부터 시작되었다.

"지금 방금 예비 컴퓨터 통계 자료를 보았습니다."

"우리가 임상학적으로 관찰해 온 모든 것을, 우리 연구 계획의 여러 측면에 관한 수많은 수치를 통해 확인했습니다. 우리는 이제 우리의 기초 이론이 전적으로 올바르다는 것을 입증할 수 있게 되었습니다."

그의 의기 양양한 목소리는 확신에 차 있었다. 나는 그에게 즉시 이리 오라고 말했다. 도착하자마자 그는 한 묶음의 서류를 재빨리 꺼냈다.

"컴퓨터에 찍혀 나온 것을 보고, 처방된 치료와 수술을 받은 통제 집단에 속한 환자들과 처방된 치료에다 중병과 심리적으로 싸우는 방법을 추가로 교육받은 조사 집단의 환자들 사이에 뚜렷한 차이점이 있다는 것을 알게 되었습니다."

파우지 박사는 책상 위 첫번째의 통계 자료 묶음을 펼쳐 보였다.

"우리는 이제서야 정서와 정신 상태가 실제로 그러한 차이를 생기게 한다는 확고한 과학적 증거를 찾아낸 것입니다." 그가 말했다. "여기에 두 집단의 환자들이 나타내는 현저한 차이점을 보여 주는 비교 측정치가 있습니다. 이 수치는 한 번만 평가한 것이 아닙니다. 그것은 1년 이상의 기간에 걸쳐 계속되었습니다. 그것들은 병에 대한 불안과 걱정을 줄이고 인생의 스트레스에 대해 보다 효과적으로 대응했던 환자들의 면역계가 강화되었다는 틀림없는 증거입니다. 자, 여기를 좀 보시죠."

그는 일련의 숫자를 손으로 가리켰다.

"이것이 바로 루-7(LEU 7) 세포이며, 암세포를 파괴하는 데 도움을 주는 면역계에서 활약하는 선천적 파괴 세포 종류 중의 일종입니다. 평균 변동률을 보면, 실험 집단은 6주 동안에 이들 세포가 바람직한 방향으로 증가한 것으로 나타나고 있는 데 반해 통제 집단의 세포들은 실제로 감소한 것으로 나타나고 있습니다. 6개월 동안, 실험 집단의 루-7 세포는 계속 증가한 반면 통제 집단은 기본선 가까이까지 돌아왔을 뿐입니다. 이러한 경향은 다수의 다른 중요한 세포 종류에서도 계속되었습니다."

나는 이 계획이 시작된 이래 임상 상태가 두드러지게 호전된 환자들을 생각했다. 돈(Don)은 만 일년 만에 병상에서 일어나 모든 환자들을 위해 지그 춤을 추었다. 고작해야 몇 개월밖에 살 수 없을 것으로 예상됐던 존은 연말로 연기된 결혼 계획을 앞당길 수 있을 정도로 증상이 두드러지게 호전되었다. 이것은 수많은 사례 중 단 두 개의 사례에 불과하다. 파우지 박사가 내게 보여 준 컴퓨터 프린트 출력 중 가장 중요한 것은 새로운 삶을 시작할 수 있는 사람을 숫자로 나타냈다는 것이다.

다음은 파우지 박사의 말이다. "우리는 이러한 연구 결과에 대해 적지 않은 저항이 있으리라 예상했죠. 이러한 모든 증거에도 불구하고 일부 의사들은 마음에 관련된 것이 질병이나 그것의 회복과는 무관하다고 우길 것입니다. 우리는 대부분의 의사들이 우리의 연구 결과에 대해 객관적으로 주도 면밀하게 검토되고 환자의 희망, 결의 및 살려는 의지와 소망이 치료 효과를 제고시킬 수 있다는 것을 인정하길 바랄 뿐입니다. 의사들은 또한 실존하는 생리적 요인과 심리적 요인 사이에는 아무런 상충이 없다는 것을 받아들이게 될 것입니다. 그리고 나서 그들은 효과적인 건강 관리를 위한 종합 계획으로서 합동 치료 전략의 가치를 인정하게 될 것입니다."

이 연구 결과에서 내게 특히 뜻 깊은 것으로 생각되는 것은 우울증과 건강과의 관련성에 대한 명백한 증거다. 우울증과 절망에서 벗어난 환자들은 암과 싸우는 면역 세포들이 상당수 증가했다는 것을 보여 주고 있다. 이러한 관련성은 중병과 싸우기 위한 전체 계획에 있어서 환자가 그들의 담당 의사와 적극적으로 협조할 필요가 있다는 것에 대해 소중한 빛을 비춰 주고 있다.

어쨌든 나를 UCLA까지 찾아오게 했던 신념──긍정적 정서가 긍정적인 생물학적 변화를 일으킨다는 과학적 증거를 발견하려는 욕구──은 내가 찾고 있었던 증거의 가장 핵심적인 요소를 발견하게 만들었다. 그것은 비단 마음과 몸이 서로 교류하고 있는 과정과 방식을 증명한 UCLA 도전자 계획에만 관련된 것은 아니다. 다른 곳에서 수행된 열 몇 개 또는 그 이상의 연구 노력도 위와 마찬가지로 중요했으며 그 중 일부에 대해서는 우리가 보조금을 지원해 주기도 했다. 이러한 위탁 연구를 통해, 태도와 심정이 질병과 건강에 영향을 미치는 방법에 관해 우리가 먼저 만들었던 임상상(臨床像)보다 훨씬 뛰어난 임상상을 만들어 내는 데 도움을 받았던 것이다.

이 말은 후속 연구가 불필요하다는 뜻이 아니다. 아니 오히려 그 정반대다. 중요하고 뜻 깊은 연구는 이제 시작되었을 뿐이다. 그러나, 최소한 그리고 최후로, 희망과 살려는 의지가 종합 치료 전략의 필수 불가결한 요소로서 대단히 중요하다고 과학적으로도 말할 수 있게 되었다.

22

최종 보고서

수 신 : 케니드 샤인 학장
발 신 : 노먼 커즌즈

 의과 대학에서 보낸 10년간을 지금 마무리 지으면서, 본인은 1978년 멜린코프 학장이 학부의 근무를 명한 이래 그 동안 여기에서 얻은 경험을 보고하고자 한다.
 과거 10년 동안, UCLA에서의 본인의 업적은 아래 다섯 가지 항목으로 요약할 수 있다.
 1. 의과대 학생들에 대한 강의와 면담.
 2. 대개 담당 의사의 요청으로 이루어진, 공포감과 무력감에서 탈피해야 할 필요가 있는 환자들에 대한 협조.
 3. 정신 신경 면역학에 관한 UCLA 특별 연구 위원회의 연구 계획에 따른 정서의 생화학적 작용에 관한 연구.

4. 다른 의과 대학, 건강 센터 및 병원의 방문.

5. 재향 군인 병원의 특별 의료 자문단, 주지사의 암 자문 위원회(캘리포니아), 건강 증진 연구소의 과학 자문 위원회, 듀크 대학의 종합 암 센터 및 하버드 대학의 건강 정보 센터에 대한 특별 상담소 등과 같은 각종 위원회 및 단체에 회원으로 가입.

분명히 이 모든 활동이 서로 관련을 맺고 있다. 의과대 학생들과 만나는 일은 환자를 상대했던 경험을 활용하는 것이다. 환자들과 만나는 일도 역시 연구 결과를 활용하는 것이며 환자들과 학생들과 의사들이 관련돼 있는 다른 의료 센터를 방문하는 일도 마찬가지다. 여하튼 내가 의과 대학에 부임한 이래 쌓은 여러 방면의 업적과 경험을 아래에 상술하려고 했다.

몇 달 전 귀하는 학부에 보낸 메모에서 진단 기술의 발전이 의사들의 치료에 역점을 둔 견해를 바뀌게 한다고 지적했다. 그러므로 본인은 환자와 의사와의 관계에 대한 교과 과정에 좀더 관심을 두는 계획에 기대를 걸고 있다. 그런 빛 속에서 의사들의 의사 소통 기술이 주요한 관심을 끌 수 있다. 지난 10년 동안 의사들이 치료 환경에 주의를 기울여야 할 필요성이 있다는 것보다 더 강렬하게 내 마음을 사로잡은 것은 거의 없었다. 지난 몇 해 동안 500명 이상의 중환자들을 만나 본 결과, 내게 가장 인상 깊었던 일은 환자들이 진단을 받는 즉시 병세가 급속히 악화된다는 것이다. 환자들은 자신의 증상에 꼬리표가 붙는 순간에 눈에 띌 만큼 두드러지게 증상이 악화되었다. 이 꼬리표에는 언외(言外)의 의미가 함축되어 있다. 이 언외의 의미는 공포감, 무력감, 우울증 그리고 환자의 모든 생리적 변화를 일으키고 동시에 환자를 파멸시키지 않고 병마에 도전하게끔 진단 결과를 전할 수 있는 의사의 능력에 대한 최우선적 중요성을 강조하는 것이기도 하다.

10년 전, 나는 진단이나 외과 수술상의 과오나 또는 처방 약물의 유해한 결과 등이 환자의 치료에 있어서 의사의 실수나 과오로 인해 야기 된다는 소위 의원성(iatrogenic) 문제에 대해 생각한 적이 있었다. 의사가 진단 결과를 어떻게 전달하느냐에 따라 야기되는 환자의 심리적 붕괴 역시 투약이나 외과 수술상의 과오 못지않게 심각한 것이다. 사망 일자를 예상하는 의사도 모든 경우에 있어서 자기의 예상이 들어맞을 것이라고 절대적으로 확신할 수 없는 것임에도 불구하고 이러한 예상이 환자에게 마술과 같은 효과를 주고 또한 효과적인 치료를 저해할 수 있는 것이다. 의사들이 악화 상태에 있는 어떤 것이 발생했다고 말해서 환자를 경악 시킬 경우, 왜 환자가 위험에 직면하게 될지도 모른다는 불안감에 쌓이게 되는지, 나는 그 이유를 이해할 수 있다. 그렇지만 진단시의 의사의 태 도에 따라 정서적으로 불구가 되는 환자들은 치료가 시작되기도 전에 정상에서 반쯤은 굴러 떨어지게 된다.

  의사의 방을 나서는 환자의 정서 상태에 따라 최선의 치료가 가능할 수도 있고 또한 환자가 비타협, 패배주의, 우울증에 빠질 수도 있다.

  내가 UCLA에 온 이래 내 경험과 관찰을 통해 알게 된 단순하고도 가장 중요한 사실은 단순한 처방전을 넘어선, 특히 환자 자신의 신체가 갖고 있는 수단을 동원시킬 수 있는, 의사의 능력의 중요성에 관련된 것들이 었다. 어떻게 의사들이 책임감을 갖고 환자들을 안심시키는가, 어떻게 질병의 근본적 원인을 확인하고 대처하는가, 그리고 인간 신체의 필연 적인 강인성에 대해 환자에게 어떻게 가르쳐 주는가 등 이 모든 문제들은 효과적인 치료에 있어서 이차적인 것이 아니고 일차적인 것이다.

  왜 일부 진단 전문의들은 환자에게 심각한 상처만 입힐 수 있는 부정 적인 예상을 할까? 의과 대학에 재직하고 있는 내 친구들 중의 일부는 의사는 마땅히 진실을 말할 의무——이 이외에는 그에게 선택의 자유가 없다——가 있다고 말한다. 전술한 바와 같이, 또 일부 의사들은, 만약 에 의사들이 예상하지 못했던 사태가 발생하면 의료 과오 소송에 휘말릴 가능성이 있다는 것을 지적하고 있다.

그렇지만 미쉘 커블이나 오마르 파리드 박사와 같은 일부 의사들은 증상이 아무리 심각한 환자일지라도 그들에게 절대로 부정적인 예상을 말로 표현하지 않을 것이다. 그들은 오히려 환자들에게 "어느 누구도 정확한 예상을 할 수 있을 만큼 많이 알지 못하며, 도저히 가망이 없다고 생각됐던 환자들이 증세가 계속 호전되었다는 보고가 있었다"고 말해 줄 것이고 또한 의사들은 마땅히 예상하는 데에 신경을 쓰지 말고 과감하고 정열적인 치료에 온 힘을 경주해야 한다는 말을 할 것이다.

환자들의 개인적 문제를 적절하게 처리하는 것이 매우 중요하다는 주장에 대해 커블 박사는 환자들에게, 건강한 사람들에게조차 그러한 문제에 대해 적절하게 대처하라고 말해 주듯이 현명하고 신중하게 대처해야 한다고 말할 것이다. 인간 실존의 불확실성――우연한 사건이든 기대치 않았던 사건이든 간에――은 모든 성숙한 사람들은 당연히 그러한 기본 문제에 대해 주의해야 한다는 것을 시사하고 있다. 커블 박사는 자신의 보험과 유언을 주기적으로 점검하고 있다고 환자들에게 말하고 있다. 파리드 박사는 암 환자들에게 의학 관계 출판물이 예상치 못한 증세의 완화 사례를 발표하는 이상, 그는 장래의 일에 대해 예상하지 않는 것이 옳다고 생각한다. 그의 관심의 초점은 가능한 한 최선의 치료에 있다.

내가 의과대 학생들에게 환자의 희망을 빼앗거나 용기를 꺾는 어떠한 일이나 말을 하지 말라고 강조할 때, 내가 책임 있게 행동하고 있다고 생각하기를 바란다. 이러한 희망은 의사들의 강력한 협력자다. 이러한 희망이 중병이라는 도전 앞에서 의사와 환자가 함께 협조할 수 있는 무대를 만들어 주는 것이다.

나는 의사와 환자와의 관계에 관련된 모든 것에 역점을 두는, 새로운 교과 과정의 개편 계획에 깊은 감명을 받았다. 현재, 의사의 화술(의사 소통 기술)에 관해 **적절히** 다루고 있는 교과 과정은 하나도 없다. 치료 환경을 진정으로 강조하는 사람도 없다. 의사의 스타일이나 환자의 증상에 영향을 줄 수 있는 의사의 태도의 중요성에 큰 비중을 두고 있는 사람도 없다.

내가 등식의 균형을 깨뜨리겠다는 것은 아니다. 만약 내가 일부 의사의 무감각한 의사 소통 방식으로 인해 불이익을 받는 환자들을 보다 보면, 역시 효과적인 치료를 위한 환경을 조성하는 것의 중요성을 인식하고 있는 의사에게 치료를 받고 있는 환자의 상태가 호전되었다는 사실을 강조해야 할 것이다.

이러한 환자들의 대다수가 의사가 자상하게 진단함으로써 증상이 급격히 호전되었다. 의사는 소견이 아닌 도전을 강조해야 한다. 의사는 현대 의학이 제공하는 모든 것을 분명히 알고 있어야 하며 또한 치료에 도움이 되는 환경을 조성하는 환자 자신의 수단들── 생리적, 심리적, 정서적 수단──에 대해서도 분명히 이해하고 있어야 한다. 의사는 무력감이 증세를 악화시키며 삶의 의지를 분쇄시킨다는 것을 인정하고 있다. 환자가 부질없는 희망을 품지 않도록 조심해야 하는 것처럼 부질없는 불안이나 걱정을 하지 않도록 조심해야 한다. 과학으로도 예측할 수 없는 증상의 호전이나 완화가 실제로 일어났으므로, 의사는 그 자체에 의학적 문제점이 많은 공포-우울증(Panic-depression)의 주기에 환자가 빠져듦으로써 증상이 호전될 가능성을 희박하게 만들지 않기를 바라야 한다.

이제 의학 교육 그 자체 문제로 이야기를 바꾸기로 하자. 나는 에이브러햄 플렉스너(Abraham Flexner) 박사가 만일 지금 생존해 있어 현행 미국 의학 교육 실태를 조사했다면 어떤 말을 했을까 하고 한번 추측해 보았다. 내 생각으로는 그가 과학적 방법을 강조하고 의학 교육의 종합적이고 과학적 내용에 매우 만족했을 것 같다. 그러나 그는 또한 교육──학생들에게의 지식 전달 기능──이 더 이상 의과 대학의 주요 임무가 아니라는 것을 알게 되었을 것이다. 의과 대학의 의사들은, 일반적으로 말해서, 겉으로 드러난 교수 능력에 따라 고용되거나 승진되는 것이 아니다. 그들은 과학자 겸 의학 연구자로서의 지위에 따라 선임되고 평가되는 것이다.

내 생각으로는 의학을 교수하는 기술을 당연시하는 경향이 있는 것 같다. 그러나 위대한 의학자가 갖추어야 할 자질은 기술이 좋은 교사가 갖추어야 할 자질과 반드시 동일해야 한다고 할 수 없다. 지식을 전달하는 능력은 매우 특수한 기술이다. 사실, 그것은 과학 그 자체다. 사범학교를 신설함에 있어서 내가 어쩌면 교육 기술의 중요성에 대해 너무 신경을 쓰는 것 같지만 나는 **교육으로서의** 교육은 의과 대학의 사명을 크게 충족시킬 수 없다는 인상을 받았다고 보고하고자 한다.

이와 관련해서, 나는 이러한 주요 문제들에 관심을 기울인, 새 보건 교육 센터를 창설하려는 귀하의 계획에 크게 기대를 걸고 있다.

현재 교과 과정의 재검토와 개편에 대해 많은 관심이, UCLA뿐만 아니라 전국적으로 의과 대학들 사이에 집중되기 시작하고 있다. 나는, 정신 의학과에 대한 이야기 도중에 의과대 학생들이 질병의 종류뿐만 아니라, 그전에 질병과 일반적으로 말해서 환자를 둘러싸고 있는 세계의 의미를 이해할 수 있도록 교육을 확충해 나갈 필요성이 있다는 귀하의 말을 듣고 대단히 고무되었다. 일부 의사들은 환자의 직접 검사를 통한 기술 우선주의를 고집하려는 경향이 있다. 실제로 진기하고 고가의 기법에 대한 과도한 의존은 현대 의학계가 직면하고 있는 주요 문제점 중의 하나다. 의사보다 진단 기계에 대해 더 많은 시간을 소모하고 있는 환자는 효과적인 치료에 있어서 주요 요소 중의 하나—— 오직 숙달된 사람만이 다른 사람에게 줄 수 있는 신뢰와 안심——를 박탈당하고 있는 셈이다.

치료나 외과 수술에 필요한 최적의 환경을 조성하는 데 있어서 도움이 될 수 있는 특별한 방법에 관해서, 나는 법률 문서의 표현법이 아닌 수술 동의서의 표현법을 사용하는 것이 그 무엇보다도 건설적이고 유용하다고 생각한다. 변호사의 법률 문서는 의사와 병원측을 보호할지는 몰라도 장기적으로 볼 때, 그것은 손해인 동시에 파괴적이기도 하다. 잘못될 수 있는 모든 것을 생생하게 그리고 법적으로 환자에게 알려 주기 때문에 이러한 형식은 실제로 효과적인 치료를 저해하는 결과를 낳게 한다. 내가 뉴올리언즈에 있는 튤레인(Tulane) 종합 병원에서 일어난 경고성 에피소드를 듣고 귀하에게 그것을 국내 마취 전문의 회의에서 발언한 적이 있었다는 것으로 알고 있다. 당시 환자는 마취 상태에서 갑작스럽게 심장마비가 일어났다. 이러한 돌발 사건은 환자에게 수술을 하기 직전에 마취에 따른 온갖 위험성을 알려 주었던 두 명의 마취 전문의의 책임이 있다고 조사 결과 밝혀졌다. 좀더 민감하고 지성적인 방법은 바로 '동의서'를 활용하는 것이었으며 그랬다면 그런 돌발 사건은 일어나지 않았을 것이다.

그러한 동의서를 법률가가 아닌 작가가 작성하게 할 수는 없을까? 물론 초안을 법률가가 재검토해야 되겠지만 환자의 마음에 상처와 타격을 줄 수 있는 문서의 작성은 법률가가 하지 못하도록 해야 한다. 물론 그것은 법률가 자신뿐만 아니라 의료 센터에도 손해를 입힐 것이다. 환자에게 불안감을 주지 않고서도 사실을 알릴 수 있는 동의서의 초안을 작성할 수 있는 전문가를 불러오는 방법도 도움이 되지 않을까? 우리의 목적이 최선의 치료에 있다면, 환자에게 불행한 결과를 초래하는 다수의 동의서에 서명케 해서 치료를 시작하기 전에 미리 심리적으로 타격을 가하는 일 따위는 우리는 분명히 바라지 않을 것이다.

본 정신 신경 면역학 특별 연구 위원회는 UCLA에서 행해지는 관련 연구 계획을 지원할 뿐만 아니라 국내와 해외의 여러 의료 센터에서 행해지는 유사한 연구 계획도 지원하고 있다.

주지하는 바와 같이, 우리는 1988년 3월에 애로헤드(Arrowhead) 호숫가에 있는 UCLA 회의장에서 세계 정신 신경 면역학 대회를 개최한 바 있다. 이 대회에서 발표된 논문들은 정신 작용이 실제로 생리적 효과를 일으킬 수 있다는 것에 대해 확고한 증거를 요구하는 사람들의 의심을 풀어 주려고 했다. 그들은 이와 관련된 통로와 기전에 대해 알고 싶어 했다. 귀하도 정신 상태가 생리적 효과를 가졌다는 것을 증명하는, 결정적인 과학적 증거를 요구했다. 귀하는 이 점에 관한 증거의 깊이와 범위에 깊은 감명을 받았으리라고 생각한다. 로널드 글라저와 재니스 키콜드 글라저 박사는 상당수의 의과대 학생들을 대상으로 실시한 일련의 통제된 실험에 관해 보고했다. 그 실험을 통해 시험 때가 가까워짐에 따라 학생들이 여러 종류의 질병에 걸리기 쉬워지듯이 신경 과민과 불안이나 걱정은 분명히 상호 관련성이 있다는 것이 증명됐다. 이러한 관련성은 스트레스가 증대되는 기간 동안에 면역 능력이 저하된다는 것을 보여 주는 실험을 통해 입증되었다.

록펠러 대학과 예일 대학의 닐 밀러 박사는 애로헤드에서 스트레스의 심리적 역효과를 긍정적 정서, 사회 지원, 안심 등을 포함한 투병 전략을 통해 감소시킬 수 있다고 보고했다. 밀러 박사는 또한 긴장이 증대되고 정서가 고갈된 결과로서 심장과 위장관(胃腸菅)에 역효과가 나타나는 것을 보여 주는 증거를 제시했다.

역시 애로헤드 대회에서, 유고슬라비아 벨그라도 대학의 브라니슬라프 얀코비치(Branislav D. Janković) 박사는 과거에 면역계에 있어서 흉선의 중요성에 관해 첫 논문을 발표하면서 면역 반응에 있어서 뇌 손상의 효과를 처음 증명했는데, 이번에도 면역 활동과 병든 뇌의 기능과 작용과의 관련성에 대한 자신의 최근 연구 결과를 보고했다.

그는 대뇌(對腦) 항체(뇌 세포를 공격하는 면역 세포)가 비정상적 뇌의 기능과 작용에 직접 원인이 된다는 것을 보여 주는 연구 결과를 발표했다. 이와 관련해서 그는 치매, 정신 분열증, 우울증, 알코올 중독증, 파킨슨병과 같은 신경 질환과 정신 질환이 있는 사람들이 뇌 조직의 침투에 높은 면역 반응을 보인다는 것을 증명했다. 이러한 연구 결과는 신경계와 면역계에 관련된 질병들 사이에는 서로 밀접한 관계가 있다는 것을 명백히 증명하는 것이다.

또한 면역 작용에 관련된 다른 연구소의 연구 결과도 보고되었다. 로체스터 대학의 로버트 애더 박사는 위약(僞藥)에 대한 반응으로서 면역계의 조건 반사 작용에 관련된 자신의 개척자적인 연구 결과를 개설했다. 아무리 면역계의 조건 반사적 억제가 경미하더라도 그것은 낭창성(狼瘡性) 자기 면역증에 걸린 쥐의 사망률을 낮추는 데 필요한 약물 투여량을 감소시키기 위해 효과적으로 사용될 수 있다는 것이다.

버밍햄 앨라배마 대학과 조지타운 대학 부속 의료 센터의 노베라 허버트 스펙터 박사도 역시 생쥐를 대상으로 한 연구 계획에서 공동 연구자들과 함께 면역 조절(조건 반사=역주)은 강화된 면역, 종양 성장의 지연 및 소멸, 생존 기간의 연장 등으로 나타난다는 것을 입증했다.

전에 스트레스를 제어하는 훈련을 받은 동물은 '무력한' 동물에 비해서 면역계에 병으로 인한 영향을 주지 않는다는 것을 증명한 바 있는, 콜로라도(Colorado) 대학의 마크 로덴슬래거(Mark L. Laudenslager) 박사는 사회 및 환경 조건이 영장류에 미치는 영향에 관한 자신의 연구 결과를 발표했다. 그는 행동과 면역 반응 사이에 복잡한 관계가 있다는 것을 보여 주는 다수의 실례를 제시했다. 예를 들면, 별거에서 오는 스트레스를 받는 상황에 있는 동물들은 림프구의 자극성은 저하되는 반면 NK 세포의 활동은 증대되었다는 것이다. 그는 또한 종(種)의 특성, 환경이라는 엄격한 상황, 계층의 지위 등이 면역 활동에 중대한 요인으로서 작용하는 것을 발견했다.

네덜란드의 우트렉트(Utrecht) 대학의 루디 발리우스(Rudy E. Ballieux) 박사는 행동과 면역성 사이의 복잡한 상호 작용을 강조했다. 그는 쥐를 실험 대상으로 한 자신의 실험——소극적 행동과 항체 억제 반응이 직접적으로 전기 충격 강도에 비례한다는 실험——을 발표했다. 그는 또한 뇌에 뉴로펩티드(신경 펩티드)——그것은 소극적 행동을 더 많이 하게 할 수 있다——를 주입해서 면역의 억제를 방지했다는 것을 증거로 제시했다. 그의 말은, 명백한 반대 의견은 그럴 듯하게 설명할 수 없다는 것이다.

소련의 레닌그라드에 있는 실험 의학 연구소의 엘레나 코르네바 박사는, 발리우스 박사의 연구에 관련해서, 항체 활동의 억제가 뇌에 뉴로펩티드를 주입해도 증대되지 않았다는 사실에 대해 언급했다. 그녀는 자신의 연구를 통해 어떤 특정한 스트레스는 항체 반응을 향상시키는 반면에 격렬하고 장기적인 스트레스는 면역성을 저하시킨다는 명백한 반대 현상에 대한 실례를 제시하고 있다.

어쨌든 행동이 면역계에 유효한 효과를 미친다는 증거는 분명한 것 같다. 밀러 박사는 의사의 태도──특히 그가 환자에게 확고한 신뢰를 받을 때──가 환자에게 유리한 생리적 효과를 미친다고 지적했다. 그에 의하면 환자 자신의 마음가짐, 즉 무력감이 아닌 희망을 품는 것도 위와 같은 효과를 가져온다는 것이다. 부정적인 환경 아래에서 그는 악화 효과를 면역 악화뿐만 아닌 신체의 다른 계통──심혈관 및 위장관계를 포함해서──의 악화를 통해 관찰할 수 있었다고 말했다.

정신 신경 면역학적 현상의 복잡성에 대해서는 그 기전(심리 상태 또는 행동과 면역성 사이에 성립되는 관련성을 설명할 수 있는 생물학적 회로망)에 대해서는 상당수의 연구 보고서에 상술되어 있다. 이러한 연구 보고서들은 정신 신경 면역학의 근본적 전제가 뇌, 내분비계, 면역계가 끊임없이 상호 작용을 하고 있기 때문에 특별한 관심을 보이고 있다.

데이비드 펠턴 박사는, 로체스터 대학의 애더 박사와 공동으로, 면역 세포의 신경계에 대한 자극과 관련되는 통로에 관해 상세히 논증하고 있다. 면역 세포에서 분비되는 노르에피네프린(Norepinephrine)은 면역 세포의 수용체와 서로 결합한다. 이러한 발견은 면역 세포의 신경 전달 물질에 관한 이론을 뒷받침해 주고 있다. 그는 또한 약의 투여를 통한 노르에피네프린의 억제가 어떤 일정한 면역 반응(예로 T세포)을 감소시키지만, 면역계의 조절 작용에 있어서 노르에피네프린이 맡고 있는 여러 가지 역할로 생각되는, B세포와 NK 세포의 활동을 증대시킨다고 보고했다.

펠턴의 주요 관심은, 반세기 이전에 고양된 정서 상태를 유발시켜 그 결과 비장의 활동이 증대하여 적혈구 수가 10~15퍼센트나 증가했다는 것을 증명했던 월터 캐넌에 있는 것 같았다.

흉선의 신경 흥분 물질의 전파에 관한 연구로 관심을 모았던 샌디에이고의 캘리포니아 대학의 커렌 블로크(Karen Bulloch) 박사는 여러 종류의 신경 전달 물질과 결합할 수 있는 수용체를 갖고 있는 특정 면역 세포의 작용을 밝혔다. 그녀는 신경계가 면역계를 활성화시키는 중대한 역할을 하고 있다는 증거를 제시했다.

스위스의 콰티노 마가디노(Quartin-Magadino)에 있는 생체 임상 의학 연구소의 발터 피에르파올리(Walter Pierpaoli) 박사는 자신의 연구(스위스의 로카르노에 있는 실험 병리학 연구소의 게오르게스 마에스트로니[Georges J. M. Maestroni] 박사가 그의 공동 연구자다)를 통해, 신경 내분비계가 면역계를 활성화시킬 뿐만 아니라 지속적인 조절을 하고 있는 것을 발견했다고 보고했다. 예를 들어, 멜라토닌(melatonin) 호르몬(송과선에서 분비된다)의 주기적 분비를 억제하면 면역성이 크게 약화된다. 피에르파올리는 또한 이 연구를 통해 면역계가 신경 내분비계에 중대하고 주기적인 영향을 미친다는 것을 보여 주었다.

5장에 자세히 기술되어 있는 연구를 행한 코르네바 박사도 여러 수준의 면역 반응이 시상 하부에서 이와 관련된 화학적·생리적 활동의 변화——측정할 수 있는——를 일으킨다는 증거를 연구실에서 발견하고 이를 제시했다.

스위스의 다보스 플라츠에 있는 스위스 연구소의 휴고 베세도프스키(Hugo O. Besedovsky) 박사는, 면역 반응의 과다 활동(그 예로 자기 면역증)을 방지하는 역할을 하고 있다는 가정하에, 면역계와 뇌와의 자동 제어 회로망(feedback loop)에 관해 상세히 논술하고 있다. 예를 들어, 활성화된 단구(activated monocytes)와 대식 세포(macrophage)는 인터루킨-I를 생성 분비하는데, 이것은 시상하부에서 코르티코트로핀(corticotropin) 분비 활동을 순차적으로 증대시키며 그 결과로 부신피질 자극 호르몬(adrenocorticotropic hormone)과 코르티코스테론(corticosterone) 혈액 수준을 높이며 면역 활동을 감소시킨다.

발리우스 박사는 또한, 다른 연구와 마찬가지로, 면역 세포가 분비하는 뉴로펩티드(neuropetide)와 뉴로호르몬(neurohormone)이 뇌하수체에서 분비되는 그것과 구별할 수 없을 정도로 유사하다는 사실을 연구를 통해 확인했다. 발리우스는 뉴로펩티드와 뉴로호르몬이 면역계의 자기 조절 기능에 있어서 어떤 역할을 맡고 있다는 가능성을 한층 높였다.

전술한 바 있는, 캔데이스 퍼트 박사는, 뇌와 신체의 여러 계통에 끊임없이 전달 기능을 수행하고 있는 뉴로펩티드 분야에 관한 그녀의 새로운 연구에 근거해서 종합적인 장래의 전망을 예상했다. 이러한 전달은 뇌에서 신체로의 일방적인 작용으로 간주해서는 안 되며 오히려 신체의 각 부분으로부터의 메시지를 뇌가 받아들여 처리하는 복합적 과정으로 이해해야 한다. 뉴로펩티드는 면역 세포나 뇌 세포의 수용체에 결합할 수 있기 때문에 퍼트 박사는 에이즈를 일으키는 인간의 면역 결핍증 바이러스(HIV)가 면역계의 세포와 뇌의 수용체에 결합할 것이라고 추정했다.

이러한 현상이 에이즈 환자가 종종 퇴행성 인지 기능과 우울증에 걸린다는 사실을 어쩌면 설명해 줄지도 모른다. 이어서 퍼트 박사는 공통적인 뉴로펩티트 수용체에 부착할 수 있는 화합물——면역 세포와 뇌 조직이 AIDS 바이러스에 감염되는 것을 방지한다——을 분리했다.

나는 UCLA가 우리 특별 연구 위원회의 요원들이 애로헤드에서 발표한 연구 결과에 대해 자랑으로 여길 만한 이유가 있다고 생각한다. 1976년, 자신의 저서인 《정신 생물학》에서 정신과 육체의 관계에 대한 연구에 관련해서 여러 가지 중요한 발달을 예견한 바 있는 허버트 와이너 박사는 건강과 질병이 세포들 사이(화학 물질)의 전달 기능에 이상이 생겼기 때문에 나타난다고 주장했다. 이러한 전달 기능의 이상이나 약화가 원인이 되어 신체 기능과 행동이 비정상적으로 조절된다는 것이다. 펠턴 박사가 언급한 이 이론은 생명 과학을 하나로 통합할 수 있을 것이다. 존 퍼헤이 박사는 면역계에 관한 최근의 연구들에 대한 개요를 발표하면서 그 기능과 작용에 영향을 미치는 복합적인 상호 작용력을 특히 강조했다. 그는 우리가 면역계에 대해 말할 때, 아주 긴밀하게 관련된 하나의 계통을 다루지 않고 면역 과정의 전체적 기능에 영향을 미친다는 특징을 갖고 있는 일련의 하위 계통을 다루고 있다는 사실을 인정할 필요가 있다고 역설했다.

파우지 박사는 자신과 내가 1년 이상이나 공동으로 연구해 왔던 연구 계획에 주의를 환기시켰다. 연구를 통해 암 환자를 우울증에서 해방시키는 것이 실제로 NK 세포의 전반적인 전력을 강화시켜 면역계의 항암 능력을 활성화시킨다는 것을 보여 주는 중요한 증거를 제시했다. 악성 흑색종 환자들을 우울증에서 벗어나게 하는 방법에는 태도 요법과 행동 요법뿐만 아니라 후원 단체에 참여시키는 방법도 있다. 내게 가장 고무적인 일은 이 연구 계획이 환자들의 임상 상태가 호전되었다는 명백한 증거를 제시하고 있다는 점이다. 통제 집단에 비해 조사 집단은 전체적으로 면역 활동이 증대되었다는 보다 분명한 증거를 보여 주고 있다. 이것은, 최선의 치료에 있어서, 정서적 요인과 사회적 요인의 중요성을 잘 입증해 주고 있다.

위는 애로헤드에서 일어났던 일에 대한 요약이다. 물론 이 대회에서 가장 의의가 깊었던 것은 참석자들이 귀하의 도전을 정신 면역학에서의 인과 관계의 인식을 다룬 것으로 받아들이지 않고 그러한 업적과 연구 보고서에 요구되는 엄격한 과학적 기준을 적용해서 받아들였다는 것이다. 애로헤드의 대부분의 연구 보고서를 뒷받침해 주는 조사 연구의 질은 대단히 인상적이었다.

그러나 나는 하나의 문제점이 있다는 것을 감지했다. 심리적 요인이 생리적 효과를 유발할 수 있다는 것에 의심을 품은 의사들은 자신의 단서에 대해 아주 솔직하게 이야기했다. 물론 이러한 단서(유보)들은 진지하게 받아들여져야 한다. 우리는 이 의심을 품은 사람들에게 그들이 요구하는 증거들을 검토하라고 설득하기 위해 무엇을 해야 할까? 이에 못지않게 중요한 질문이 또 하나 있다. 그러한 연구를 통해 얻은 지식을 어떻게 교과 과정에 편입시켜야 할까?

일부 의사들은 과학이라는 미명하에 우리의 견해를 비판하고 있지만 그들은 중대한 연구를 묵살하거나 무시하는 자의적 비판주의에 빠져 자신들이 비과학적이라는 것을 깨닫지 못한다. 그렇다면 여기서 한 가지 질문할 것이 있다. 의심하는 사람과 비판하는 사람들이 필요로 하는 연구 결과를 그들 자신이 어떻게 면밀히 조사 검토케 할 수 있을까? 그리고 그들이 아직도 의심을 버리지 않고 있다면 그들에게 연구가 그릇되거나 부당하다고 생각되는 면을 어떻게 분명히 말하게 할 수 있을까? 또한 우리는 어떻게 하면 막연한 느낌보다 사실에 근거해서 진지하게 대화하기 시작할 수 있을까?

특별 연구 위원회는, 최소한 24개 이상의 심리적 요인과 심리 사회적 요인이 면역계에 미치는 영향에 관한 연구를 직접 수행했거나 지원해 왔다. 전국적으로 각종 의료 센터에서 연구가 추진되었으며 또한 이 연구들은 서로 보강되거나 중복되기도 했다.

나는 지금 막 UCLA에서의 두번째 10년을 시작하면서 귀하가 의과 대학에서의 내 업무를 충분히 지원해 준 데 대해 감사를 드리고자 한다. 초심자가 의료계에 발을 들여놓는다는 일——더구나 정신 신경 면역학이라는 복잡 다단한 새 분야에 입문한다는 일——이 얼마나 이례적이라는 것을 잘 인식하고 있다. 그러나 귀하와 귀하의 전임자인 셔먼 멜린코프 박사는 내게 지도 편달과 격려를 아끼지 않았다. 또한 나는 졸리 웨스트 박사와 나를 위해 노고를 아끼지 않았던 카민 클레멘트 박사에게도 심심한 사의를 표하고자 한다.

1978년에 내가 의과 대학에 부임했을 때만 하더라도 앞으로의 10년 동안에도 내가 의사와 환자와 의료 연구의 세계에 완전히 빠져 있을 것이라고는 상상도 못했다. 그러나 지난 10년 동안은 정말 생산적이었고 보람 있는 시기였으며 지금 다시 이 새로운 길을 출발하려고 결정한 데 대해 조금도 유감이 없다.

여기 의과 대학을 찾아오게 한 신념──긍정적 정서와 신체 변화와의 관계를 이해하고자 하는 집념──은 이제 새롭고, 아마도, 보다 큰 신념에의 길을 열어 놓은 것 같다. 의사의 대화술(Communication ; 의사의 진찰 결과나 소견 등의 전달 방식을 의미함=역주)이라는 학문 분야는, 병리학, 생리학, 생화학, 해부학 및 의사의 교육 훈련에서 기초라고 생각되는 다른 학파들과 같은 비중으로 그 중요성이, 의학 교육에 있어서 부여될 필요가 있다.

이제 의술의 사도(Aesculapians)들과 함께 보낸 지난 10년 동안의 세월을 통해 얻은 중요한 결론을 아래에 요약해서 기술한다.

1. 인간의 신체는 세상 사람들이 믿고 있는 것보다 훨씬 강인하다. 건강 문제에 관한 공공 교육은 사람들에게 인간의 허약함을 과대 평가하게 하고 강건함을 과소 평가하게 했다. 그 결과, 우리는 허약자와 심기증 환자만 있는 국가로 전락할 위험에 처해 있다. 모든 질병의 85퍼센트는 자기 제한적이라는 프란츠 잉겔핑거의 추산은 미국 국민의 재교육에서 가장 중요한 사실로 부각시켜야 하며 이를 참작해서 치료법 특히 약물 치료를 제한해야 한다.

2. 환자는 공포에 사로잡히기 쉽다. 환자를 안심시킬 수 있는 의사의 능력이야말로 바로 신체 자체의 치유 계통을 활성화시키는 주요 요소이다. 환자를 안심시키고 자신감을 고취시키는 일이 최선의 치료에 큰 도움이 될 수 있다.

3. 사려 깊은 의사는 치료 환경에 많은 관심을 쏟고 있다. 치료에 관련된 주변 환경은 결과에 영향을 미칠 수도 있다.

4. 삶에 대한 강렬한 의지와 다른 긍정적 정서──신념, 사랑, 목적

의식, 결의, 유머 등──는 치료 환경에 영향을 미치는 생화학적 실체이다. 부정적 정서가 증상을 악화시키는 생리적 요인이라면 긍정적 정서는 증상을 호전시키는 생리적 요인이다.

5. 우울증은 면역계에 나쁜 영향을 주며 신체의 건강을 악화시키는 하나의 명백한 원인이다. 이러한 우울증에서 벗어나면 거의 자동적으로 상당수의 병과 싸우는 면역 세포가 증가되고 활성화된다. 최선의 우울증 예방책은 삶에 대한 강렬한 의지, 단호한 결의 그리고 흥미있고 유용한 활동을 함으로써 최고로 표현할 수 있는 목적 의식이다. 환자의 심리적 요구에 부응하는 의사의 역할은 아무리 강조해도 지나치지 않을 것이다.

6. 물론 환자 자신의 대부분의 적극적 태도가 치료 수단이 된다는 보증은 없지만 치료에 도움이 되는 환경을 조성할 수 있고 또한 환자와 의사가 함께 현재 가능한 최선의 것을 달성할 수 있게 할 것이다.

7. 환자들은 그 방향이 상향이든 하향이든 간에 그들의 기대대로 상태가 바뀌는 경향이 있다.

8. 기대하지도 않았지만 증상이 호전되는 경우가 있는 이상, 의료 관계 출판물은 그러한 증거를 발견하는 데 있어 가장 좋은 처지에 있다. 의사와 환자 모두가 최선을 기대하고 최선을 다하는 것은 당연하다.

9. 모호한 소견보다 도전하라고 말하는 것이 치료에 더 유리한 환경을 조성하는 것이다. 의사가 중증을 치료할 때는, 환자가 특별한 노력을 기울이도록 하고 또한 그 노력이 가치가 있다는 확신을 심어 주어야 한다.

10. 가족, 친구, 사회 지원 단체 등 이 모든 것이 중증이라는 진단에 뒤따르게 마련인 정서의 황폐와 싸우는 데 있어 도움을 줄 수 있다. 뇌가 나쁜 소식을 듣고 공포와 무력감을 일으키는 것처럼 가족과 친구의 강력한 지원은 정서적 균형 상태를 유지 또는 회복하는 데 도움을 줄 수 있다.

11. 의료 기법이 궁극적 심판자는 아니다. 환자가 진단 검사를 받을 때의 감정이 검사 결과에 영향을 줄 수 있다. 이것은 특히 심장 관련

검사시에 더 그렇다. 검사 환경, 검사실의 분위기 그리고 환자의 감정 등이 어떤 때는 결과에 영향을 미칠 수 있다. 어쨌든 현대의 기법은 의사의 진단 기술의 전적인 대체 수단이 못 된다.

12. 환자의 이야기를 경청할 수 있는 의사의 능력이 진단 기법의 회답보다 더 중요하다. 질병을 일으키는 모든 요인을 이해하는 것이 병소(病巢) 부위를 확인하는 것 못지않게 중요하다.

13. 마지막으로, 나는 과거 10년 동안 자신을 의술에 내맡긴 환자들에 대한 관심이 점점 높아졌다는 것을 말하고 싶다. 사실, 나는 일부 의학 교육 및 의료 현실에 곤혹감을 느꼈지만, 만일 이러한 관찰을 통해 지난 10년 동안의 의과 대학 생활에서 얻은 가장 중요한 결론을 포기해야 했다면 더욱 난감했을 것이다. 대다수의 의료 관계자들—— 학생, 교수, 간호사, 의사 등—— 은 업무의 질, 인정받는 높은 목적과의 관련된 일에 종사 그리고 자기 직업의 철학적 차원에 대한 이해라는 측면에서 자부심을 가질 수도 있을 것이다.

이러한 교훈들 중에 어떤 것이 가장 중요한지는 말하기 어렵다. 만약 내가 의학 교육에 사소한 변화라도 일으킬 수 있는 능력이 있다면, 나는 환자와 의사와의 관계에 대해 지금까지의 두 배 아니 몇 배 이상의 관심을 갖고 배려할 것이다. 즉 의사가 진단 결과를 전하는 방법에, 의사가 효과적인 치료를 가능케 하는 환경을 조성하는 방법에, 질병을 완치하기 위한 전략에 환자의 협조를 받을 수 있도록 분발시키는 방법에, 그리고 환자와 가족 모두의 정서적 요구를 고려하는 방법 등에 관심을 가질 것이며 이 모든 것들이 효과적인 환자와 의사와의 관계에 영향을 미치는 요소들이다.

현대 의학의 주요한 발전은 환자의 마음이 치료의 분위기를 조성한다는 원리에 그 실체를 부여했다는 점이다. 즉 신념이 생물학이 된 것이다. 머리가 우선이다!

23

의학 관련 포트폴리오

영광스러운 인물

건강과 병의 치유에 있어 마음의 역할에 관한 지식은 의학과 문학의 초창기까지 거슬러 올라간다. 과거와 현재에 있어, 마음과 몸과의 상호작용에 관한 개념을 받아들인 작품과 저작을 남긴 영광스러운 인물을 다음에 열거했지만 그렇다고 꼭 그러한 인물만 국한하지 않았다. 그러므로 다음 인명표가 불완전하다는 것을 솔직히 말해 둔다. 아래의 인명은 대략 연대순으로 열거되었으며 이미 본서의 앞 부분에서 기술된 인물에 대해서는 부록에 별도로 수록했다.

히포크라테스(HIPPOCRATES, 460 B.C.) : 희랍의 의사로서 플라톤은 그를 '의학생들을 교육 훈련하는 전문가'로서 표현하고 있다. 의학 현상을 체계적으로 관찰하고 구성한 그는 제자들에게 환자의 생활 환경과 정서 상태를 관찰하고 환자의 신뢰를 얻도록 하라고 가르쳤다. 그는 **자연적 치유 작용**(vis medicatrix naturae)을 저해하거나 **해로울지도 모르는**(primum non nocere ; 먼저 해롭게 하지 말 것) 어떠한 치료법도 반대했다.

아리스토텔레스(ARISTOTLE, 384~322 B.C.) : 희랍의 철학자, 생물학자. 그는 영혼이 육체에 거주하고 있어 분리될 수 없으며 육체의 모든 기관은 기능적으로 전체와 관련을 맺고 작용하고 있다고 생각했다. 그는 혈액과 신체의 각종 기관의 기능을 정의했고 정서가 방출되는 특정 부위를 확인했고 또한 '영혼의 애정'을 '사고의 물질에 대한 표현'으로 간주했다. 그의 생물에 대한 관찰은 비교 해부학과 발생학의 토대가 되었다.

갈렌(GALEN, 130 A.D.) : 로마의 희랍인 의사로서 의학의 **기예**── 환자를 치료하려면 감수성과 상식이 요구된다는 의미에서 ──를 주창했다. 그는 질병에서 회복되기 위한 전략에 환자의 역할이 중요하다고 역설했다. 환자의 질병관은 어떠한가? 환자 스스로 선택한 치료에 도움이 되는 방법은 무엇인가? 그는 또한 우울과 악성 질환이 서로 관계가 있다는 것을 알았으며 '정열(정서)'을 질병의 비자연적 원인으로 규정하고 치료의 한 요소로 간주했다.

모세 마이모니데스(MOSES MAIMONIDES, 1135~1204) : 유대인 철학자, 의사. 가장 오래전에 예방 의학을 주창한 사람들 중의 한 사람이었으며 외과 수술 같은 격렬한 의술의 사용을 금지시켜야 한다고 주장했다. 예를 들어, 적당한 운동, 영양 보급, 휴식 및 기후 등과 같은 건강상 이점을 각자가 체질에 맞춰 조절할 것을 강조했다. 그는 또한 정서의 신체적 현상을 탐구했으며, 운동의 이상적인 형태는 행복한 정서가 영혼에 이르게 하는 것이며, 이 정서는 스스로 치유 작용을 유지시킨다고 하며 그 중요성을 강조했다. 그는 인간의 치료에 강력한 철학적 차원의 수단을 도입했다.

파라켈수스(PARACELSUS, 1493~1541) : 떠돌이 생활을 했던 독일의 의

사이자 연금술사로서 때때로 화학의 아버지 또한 의화학의 개척자라고도 불린다. 그는 치료에서 의사의 능력을 넘어서는 요소(예를 들면 인간의 정신과 자연적 치유력)가 있다는 것을 잘 알고 있었다. 그는 몸과 마음이 불가분의 관계에 있다고 주장했으며 정신 질환과 신체 질환에 있어 정서의 역할을 깨닫고 있었다. 그는 의사들에게 일상적인 독서나 표준적 의술에 지나치게 의존하지 말고 대신에 관찰력을 기를 것을 강조했으을 그것이 '유머'의 측정이나 신체의 분비물과 관계하고 있다고 주장했다.

베네딕투스 드 스피노자(BENEDICTUS DE SPINOZA, 1632~1677) : 네덜란드계 유대인 철학자로서 17세기 합리주의의 최고봉이며 동시대인인 르네 데카르트가 주장한, "마음과 몸은 분명히 구별되는 두 개의 실체"라는 개념을 거부했다. 그 대신에 그가 '신' 또는 '자연'이라고 부르는 유일하고 무한한 실체를 가정했으며 정신과 물질은 경험으로 인지되는 구성 요소에 불과하다고 주장했다. 그러므로 모든 정신적 사상(事象)에는 그에 상응하는 신체적 사상이 존재하며 그 역도 마찬가지라고 했다. 그는 정서에 대해서도 상술했으며 그것을 유발하는 원인을 규명했다. 그는 상반된 정서가 불안이나 동요를 낳게 하거나 서로를 중화시킨다고 생각했다.

올리버 웬들 홈즈(OLIVER WENDELL HOLMES, 1809~1894) : 저술가, 철학자, 의사로서 그는 환자의 회복에 의사의 태도가 중요하다고 생각했다. 그는 필요 없는 약물을 마구 처방해 준 개업의를 고발해서 동료들로부터 비난을 받기까지 했지만 약리학적 치료를 강조하지 않고 환자의 위생, 안심, 영양 보급 및 일반적 간호 등에 더 관심이 집중되어야 할 것이라고 주장했다. 이런 점에서 그는 환자를 직접 치료하고 돌보는 모든 사람들에 대한 교육 훈련의 중요성을 역설했다.

하버드 의과 대학 창립 100주년 기념식사에서 그는 다음과 같이 환자에 대한 주의 깊은 관심이 중요하다고 강조했다.

"'오렌지를 갖겠니, 아니면 무화과를 갖겠니?'라고 제임즈 잭슨 박사가 꼬마에게 물었다. '무화과요.' 시어도어 도련님이 선뜻 대답했다. '열은 없는데……'라고 훌륭한 의사는 말했다. '아니면 그는 분명히 오렌지를 말했을 것이다.'"

그는 인간성이라는, 누구나 태어날 때부터 갖고 있는 천성이 의학에 대한 중시와 과도한 의존과의 균형을 유지해 준다고 생각했다.

클로드 베르나르(CLAUDE BERNARD, 1813~1878) : 프랑스의 생리학자로서 생리학 분야에서 과학적 실험 원칙을 확립하는 데 도움을 주었다. 뇌가 혈당 수준의 조절에 관계한다는 것을 발견했으며, 신체 내부 환경은 후에 월터 캐넌이 '항상성'이라고 불렀던 것에 관련이 있는 것으로 밝혀진 안정의 법칙 또는 생명 작용의 자기 조절 기능에 의해 조절되고 있다는 개념을 전개했다.

장 마르탱 샤르코(JEAN MARTIN CHARCOT, 1825~1893) : 프랑스의 해부 병리학자로서 지그문트 프로이트(Sigmund Preud)의 스승이었다. 최초로 '전환 히스테리(conversion hysteria)'── 정서 장애가 신체 증상을 일으키며 가끔 무능하게 만들기도 한다── 에 대해 서술했다. 그는 안톤 메즈머의 '동물 자기'라는 개념에 내재된 결함을 넘어서서 이를 최면술과 암시력의 실용 가능성까지 예견한 바 있다.

윌리엄 제임스(WILLIAM JAMES, 1842~1910) : 하버드 대학의 철학 및 심리학 교수로서 프래그머티즘(pragmatism)이라는 철학과 기능 심리학(정신 과학에 생물학의 법칙을 접목, 사고와 지식을 생존 경쟁의 수단으로 간주했다)을 전개했으며 무수한 정신 작용(정서, 기억, 이성, 시간 개념, 의식의 흐름 등)의 개요를 설명하면서 마음의 복잡성을 규명했다. 질병의 치유에의 관문이 될 수 있는 의식 에너지의, 강력하고 치료에 이용할 수 있는 보고가 존재한다는 것을 깨닫고 있었다. 또한 그는 인간은 그 잠재 가능성보다 훨씬 오래 살 수 있다는 것을 시사했다.

윌리엄 오슬러(WILLIAM OSLER, 1849~1919) **경** : 존스 홉킨스 의과 대

학 및 영국 옥스포드 대학의 캐나다 의사로서 당대의 가장 뛰어난 임상 의학자로 간주되고 있다. 그는 의학계의 강력한 평형 바퀴로서 의학의 예술과 같은 보다 추상적 요소로서 의학의 엄격한 과학적 측면과 기술적 측면을 조화시키려고 했다. 그는 신경 쇠약증, 관절통, 진전, 발작과 경련, 편두통 및 특정 마비증을 포함한 '신경계의 기능적 질환(functional disease)'에 있어서의 정서의 역할에 대해 주의를 환기시켰다. 기질적 질환(organic disease)의 치료로 의사로서의 성공을 칭찬받았을 때, 그는 치료에 있어서 환자의 신뢰와 간호의 질에 그 공을 돌리기도 했다.

이반 페트로비치 파블로프(IVAN PETROVICH PAVLOV, 1849~1936) : 러시아의 생리학자로서 음식과 연관된 소리를 들으면 타액과 위액이 분비된다는 것을 실증하고 이를 기대감과 신경계 활동이 서로 관계가 있다는 증거로 제시했다. 이 연구는 많은 신체 계통(내분비계와 면역계를 포함해서)이 조건 반사를 일으킬 수 있다는 것을 보여 주는 다른 연구를 유발케 했다. 그는 또한 정서 상태와 신경계 활동의 생리적 측정 수단을 개발하기도 했다.

윌리엄 헨리 웰치(WILLIAM HENRY WELCH, 1850~1934) : 존스 홉킨스 의과 대학의 초대 학장이고 병리학자였던 그는 미국에서 현대 의학 실무 및 교육의 발전에 다대한 공을 세운 주도자로 간주되고 있다. 그는 학생들에게 물리학의 엄격한 연구와 임상과 실험실에서의 적극적 연구를 요구하는 교과 과정을 개발했다. 그도 증상의 완화에 환자의 태도와 감정이 중요하다는 것을 인정했다.

월터 브래드포드 캐넌(WALTER BRADFORD CANNON, 1871~1945) : 하버드 의과 대학의 신경학자이며 생리학자인 그는 특정한 정서를 표현할 때 일어나는 전기 화학적 경로 및 다양한 신체 변화를 촉진하는 정서의 역할에 대해 연구했다. 또한 자신의 '투쟁 또는 도피' 가설을 입증하는 부신의 역할과 기능에 대해 선구적 연구를 수행했다. 그는 의학과 일반 대중을 연결하는 효과적인 다리 역할을 했는데, 사람들에게 자신의 내부에 존재하는 광대하고 경이로운 세계를 소개하는 《신체의 지혜 The Wisdom of the Body》라는 책을 저술해 널리 인정을 받았다. 그는 생명체의 균형 상태를 유지해 주는, 신체의 선천적 성향을 설명하는 전문 용어인 '항상성'을 관찰하고 활용했다.

로런스 핸더슨(LAWRENCE J. HENDERSON, 1878~1942) : 하버드 의과 대학의 생화학자로서 그는 체액의 산-염기 평형을 일정하게 유지시키는 화학적 수단을 발견했다. 그는 이러한 화학적 상호 작용의 관찰을 통해서 화학적 진화, 생명의 창조 및 생물적 진화가 필연적으로 그리고 적응 (목적하에)하기 위해 진행된 것이지 우연히 그렇게 된 것이 아니라고 생각하게 되었다. 핸더슨은 자연의 법칙을 믿었으며 따라서 그는 사고와 의식의 기능은 기계적 과정의 진행을 수정하는 것이며 유기체는 단순한 물리적 구조물이 아니라 '정신 물리적(psychophysical)' 통일체라고 결론지었다.

프란츠 가브리엘 알렉산더(FRANZ GABRIEL ALEXANDER, 1891~1964) : 일리노이 의과 대학의 내과학자인 동시에 정신 분석학자며 종종 정신 신체 의학(psychosomatic medicine)의 아버지라고 일컬어지고 있다. 그는, 어렸을 때 형성된 특정한 무의식적 갈등과 그 후에 나타나는 성격 특성으로 인해 발생하는, 신체 기능의 변화에 따른 특정 신체 장애(소화성 십이지장 궤양, 기관지 천식, 본태성 고혈압증, 류머티즘성 관절염 및 궤양성 대장염 등의 장애)를 규명하는 데 있어 주역을 담당했다. 그는 무의식의 갈등 상태로 인해 촉발된 강력한 정서가 신체적 소인과 결합하면 자율 신경, 호르몬 및 기타 반응을 일으키는 원인이 되어 실제로 신체 변화를 일으킨다는 견해를 지지했다.

칼 메닝거(KARL J. MENNINGER, 1893~) : 정신 의학자로 캔자스 주의 토페카에 있는 메닝거 재단의 창설자인 그는, 정신 의학은 증상에 어떤 꼬리표를 붙이는 데 관심을 두기보다 그것에 대한 대처 방법의 실용적이고 동적인 목표에 더 관심을 쏟아야 할 것이라고 분명히 밝혔다. 그는,

의사의 태도의 미묘함과 그가 '생명 본능의 숭고한 표현'이라고 부르는 사랑, 믿음, 희망과 같은 보이지 않는 긍정적 정서를 포함한 질병의 치유력에 관련된 내부와 외부 요소들에 관한 대요를 묘사했다. 메닝거 박사는 또한, 치료가 환자의 새로운 통찰력과 잠재력을 발현시킬 수 있는 환경 전체에 관련해서 환자를 이해시키려는 목적으로 철저하고 숙련된 진단을 통해서 이루어지는 과정의 개요를 설명했다. 그는 그러한 치료가 환자의 최선의 안녕이나 '회복'에 대한 일반적 예상을 넘어서서 질병을 현저하게 호전시킨다는 것을 알았다.

해롤드 울프(HAROLD G. WOLFF, 1898~1962) : 뉴욕 코넬 대학교 의과대학의 신경학자로 거의 모든 신체 계통의 기능의 변화에 있어서 생명 상태와 정서 동요의 영향에 관해 연구했다. 그는 환자들과 개인적으로 뜻 깊은 화제에 대해 이야기할 때, 그들의 정서적 반응으로 인해 신체 기능에 단기적 변화가 일어난다는 것을 보았다. 그는 환경에 적응하거나 유해한 물체로부터 자신을 보호하려는 신체의 능력이 환자 자신의 경험이나 그런 위협에 대한 해석에 따라 달라진다는 것을 증명했다. 그는 질병의 원인으로써 그러한 적응의 실패에 대해 언급했다.

르네 쥘 듀보(RENÉ JULES DUBOS, 1901~1982) : 록펠러 협회의 뉴욕 의학 연구소의 철학자, 미생물학자, 환경 전문가로서 《실험 의학지 Journal of Experimental Medicine》의 편집장을 역임했다. 그는 토양 미생물로부터 항균성 물질을 추출해 냈는데 이것이 항생 물질의 개발에 중요한 역할을 했다. 그는 저서를 통해, 인류와 동물이 환경의 도전에 반응 및 적응하는 방법에 관한 연구를 촉진시켰다. 그는 개인의 건강 못지않게 사회 전체의 건강에 대해 깊은 관심을 가졌다. 그는 인생의 황혼기에 사람들이 산업 시설의 연통, 소각로, 연소식 엔진 등이 뿜어내는 유해 물질을 거의 무시했기 때문에, 이 지구의 생명 유지 시스템에 가해지는 위해에 대한 그의 우려를 보인 책을 저술했다. 그는 인간의 생명을 엄격한 요구 조건이 충족되어야 하는 하나의 통일체로 보았다.

헬렌 플랜더즈 던바(HELEN FLANDERS DUNBAR, 1902~1959) : 뉴욕 콜럼비아 대학의 정신 의학자이며 《정신 신체 의학 Psychosomatic Medicine》지의 초대 편집장인 그녀는 정신과 신체가 하나의 실체라는, 의학의 심리학적 연구 방법으로 이 분야를 정의하는 데 도움을 주었다. 그녀는 《정서와 신체 변화 Emotions and Bodily Changes》라는 자신의 유명한 저서에서 지식의 파편들을 주워 모아서 정신 신체 의학을 완성시킴으로써 이 분야를 출범시키는 데 일조했다. 그녀는, 특정 질환을 앓고 있는 환자들은 비교적으로 지속적 행동 특징을 갖고 있다는 것을 발견했다.

헨리 비처(HENRY K. BEECHER, 1904~1976) : 하버드 의과 대학의 마취학자며 윤리학자로서, 류머티즘성 관절염과 같은 자기 면역증에서부터 보통 감기에 이르기까지 상당수의 장애에 있어서 광범위한 신체 효과——유익하거나 유해하거나——를 낳는 위약(僞藥)의 효력에 관해 입증했다. 그는 또한 도움의 필요성이 클수록 위약의 효과도 크다고 보고했다.

한스 셀리에(HANS SELYE, 1907~1982) : 캐나다 몬트리얼 대학의 신경 내분비 학자로 당시 일반 대중들의 의식에 스트레스라는 개념을 다른 어떤 의사들보다 더 많이 주입시켰다. 그는 자신의 저서에서 이 주제로 생명 환경의 '소모'가 특정 질병에 관계가 있다고 기술했다. 그는 스트레스를 많이 받는 여러 환경 조건 아래에서 일어나는 생리적 그리고 호르몬 양상의 변화를 관찰했다. 그러한 과정을 기술하기 위해 그가 사용한 용어는 **일반 적응 증후군**(general adaptation syndrome ; GAS) 또는 '스트레스 반응'이었다. 이 GAS는 3개의 국면으로 성립돼 있는데, 즉 신체가 자체 방어 수단을 동원하는 '경고' 국면, 저항 국면, 마지막으로 완전 소모와 죽음으로 끝나는 국면이다. 그는 스트레스를 해소시키는 신체 자체의 방어 기전을 강화시키는 투병 방식을 전개함으로써 의학계에 도전했다.

제롬 프랭크(JEROME D. FRANK, 1909~) : 존스 홉킨스 의과 대학의

정신 의학자로 치료에서의 역전 현상이 환자의 정신 상태의 기대의 성패에 달려 있는 것이지 전적으로 치료법 자체에 달려 있는 것이 아니라는 사실을 관찰했다. 그는 또한 의사의 치료 능력은 '치유할 수 있다는 신념'과 인간적 환경을 조성함으로써 향상될 수 있다고 주장했다. 그는 어떤 치료법도 인간의 정신을 고려하지 않으면 완전 무결하지 못하다고 보았다.

닐 밀러(NEAL E. MILLER, 1909~): 뉴욕 록펠러 대학 및 예일 대학의 생리 심리학자로 자율 신경계가 조절하는 불수의 신체 반응은, 그러한 생리 반응을 일으키는 행동을 보상(또는 강화)함으로써 유발 또는 조절될 수 있다는 것을 증명했다. 이는 어떤 조절 수단이 자율 기능에도 영향을 미칠 수 있다는 것을 보여 주고 있다. 그는 행동 의학──사고나 행동과 생리적 과정과의 상관 작용에 관한 분야──의 발달에 중요한 공헌을 했다. 예를 들어, 생체 자기 제어 기법을 통해 개인은 자신의 혈압을 낮추고 근육을 이완시키고 내장 운동을 조정할 수 있다. 긴장 해소에 사용되는 신체적 또는 정신적 운동이나 기타 건강에 관련된 행동의 변화는 행동 의학에서 치료 양상의 주요한 사례가 되고 있다.

프란츠 잉겔핑거(FRANZ J. INGELFINGER, 1910~1980): 하버드 의과 대학의 위장병 학자이며 《뉴일글랜드 의학지》의 편집장으로서 치료의 질에 관련된 문제를 제기하면서 의사와 의료 비평가 양자 모두에게 도전했다. 그는 의사들이 환자를 안심시키는 일과 특이한 약물 투여의 자제를 검토하는 일이 중요하다는 것을 인식해야 한다고 주장했다. 그는 의학 용어를 전문 용어로만 사용하는데 이를 알맞게 환자에게 사용한다면 환자와의 의사 소통을 개선할 수 있을 것이라고 말했다. 그리고 환자의 정서적 요구에 부응하는 의사의 예민성이 효과적인 의료 행위에 있어서 불가분의 것으로 보았다. 그는 훌륭한 유머 감각을 갖고 있어 의료 교육상의 몇 가지 문제는 의과 대학의 입학 요구 조건으로서 사전에 지원자가 병원에 입원할 것을 내세우면 해결될지도 모른다고 말하기도 했다.

조지 엥겔(GEORGE L. ENGEL, 1913~) : 로체스터 의과 대학과 치과 대학의 정신 의학자로서 건강에 관한 '생물 정신 사회적(biopsychosocial)' 견해——신체 질환의 발병에 생물학적 요인, 심리학적 요인 및 사회적 (환경적) 요인의 상호 작용을 고려해야 한다는 견해——를 밝혔다. 예로 그는 발병에 있어, 환자의 체질 배경과 성장 배경의 결과로서 개인에게 상실감을 유발하는 인생의 돌발 사건의 중요성을 확인했다. 그리고 건강과 질병의 요인들에 관한 새로운 정보원(情報源)으로서 개개의 환자들에 대해 집중적인 연구를 할 것과 의사들에게는, 환자가 말하는 자기 자신의 상태를 경청하고 잘 이해하는 일이 중요하다고 역설하면서 통찰과 관찰에 주의할 것을 장려했다.

조얼 엘키스(JOEL ELKES, 1913~) : 존스 홉킨스 대학, 켄터키 루이스빌 대학, 캐나다 맥매스터 대학의 정신 의학자로 정신 약리학 분야의 창시자의 한 사람이며 의료 인문학의 주요 제창자이다. 그는 의과대 학생들을 위해 행동 의학 분야에서 고급 교과 계획을 개발했으며 예술을 하나의 인정된 치료법으로 도입하려고 노력했다.

버넌 릴리(VERNON S. RILEY, 1914~1982) : 워싱턴, 시애틀, 북서 태평양 연구 재단 및 프레드 호친슨 암 연구 센터에서 그는 정서적 위기가 호르몬과 면역성에 변화를 일으켜 암의 성장을 돕는다는 내용의 개척자적인 연구를 수행했다. 또한 정신 신경 면역학이 정확성——스트레스의 강도, 지속 기간 및 시기 ; 연령 ; 성별 그리고 생애 초기의 경험 등이 각각 면역성에 상이한 효과를 미친다는 것을 보여 주는——을 기하는 데 다대한 공헌을 했다.

조너스 에드워드 솔크(JONAS EDWARD SALK, 1914~) : 캘리포니아의 샌디에이고 솔크 생리학 연구소의 창단 이사로서 척수 회백질염(소아마비) 백신(vaccine)을 개발한 업적으로 유명하다. 그는 중추 신경계의 세포가 면역계의 세포와 유사하다는 것을 관찰하고 질병이 유전자, 행동, 신경계 및 면역계와의 상호 작용에 관계되어 있다는 것과 신경계의 발달

양상이 면역계의 그것과 유사하다는 것을 추론했다. 이러한 생각이 정신 신경 면역학의 중요한 견해에 실체를 부여했다.

스튜어트 울프(STEWART WOLF, 1914~) : 오클라호마 대학의 의사로서 어떤 일정한 의료 조치 또는 '가짜' 알약이 중대하고 유익한(또는 유해한) 효과——어떤 때는 실제 약효를 능가할 만큼의 강력한 효과——를 촉발시킬 수 있다는 것을 보여 주는, 진전된 위약(僞藥) 연구를 수행했다. 또한 그는 위약 효과가, 의사 자신이 위약을 진짜 약으로 알고 사용했을 때, 특히 효과적이었다는 것을 발견했다. 울프는 이러한 발견을 통해서 모든 신체 기관과 계통은 그러한 영향을 받기 쉽다는 것과 의사의 태도가, 전혀 약물을 투여하지 않았는데도, 환자의 건강과 안녕에 좋은 (혹은 나쁜) 효과를 미친다는 결론을 내렸다.

애어런 프레드릭 래스머슨 2세(AARON FREDERICK RASMUSSEN, JR., 1915~1984) : 면역학자인 동시에 UCLA 의과 대학 공동 학장으로 그는 스트레스와 바이러스성 전염병과의 관계에 대해 연구했다. 그는 스트레스가 면역 기관의 규모를 축소시키고 면역 세포 수를 감소시키는데 반해, 바이러스 감염에 대한 질병 반응의 강도는 증대되는 것을 발견했다.

데이비드 키슨(DAVID M. KISSEN, 1916~1968) : 스코틀랜드의 글래스고에 있는 남부 종합 병원, 심신증 연구소의 이사며 흉곽 외과의로 사회 심리적 요인과 암 발병에 관한 연구에 주요한 공헌을 한 인물이다. 그는 일련의 잘 계획된 연구에서 암 환자의 특징적인 양상을 관찰했다. 그 중에는 부모와의 관계에서 체험한 유년기의 정신적 외상, 가정 또는 직장에서의 장기적 곤경 그리고 가장 중요한 정서 표현의 빈약한 배출 등이 포함돼 있다. 그는 암 발생에 있어서 인생의 돌발 사건에 대한 정서 반응은 사건 그 자체보다 훨씬 더 중요하다고 연구를 통해 시사했다.

카를 프리브램(KARL H. PRIBRAM, 1919~) : 스탠퍼드 대학의 신경 생리 학자로 심리학 이론과 인간 행동의 직접 관찰이라는 관점에서 신경 생리학을 연구해 오고 있으며, 윌리엄 제임스처럼, 철학 원리를 신경 생리학 연구에 적용했다(이론적 지식의 발전이란 면에서 보면 현재의 과학 지식이 가능성의 무한한 영역의 근사치에 불과하다는 사실을 받아들여야 할 것이다.) 그는 뇌에 관한 자신의 연구 방법을 통해, 인간의 지각, 동기, 기대, 정서 및 행동에 근거한 학습과 기억의 복잡한 신경 생리학적 경로를 추론할 수 있었다.

로런스 르샨(LAWRENCE LeSHAN, 1920~) : 뉴욕 응용 생리학 연구소의 연구원 심리학자로, 그에게 암 환자의 전형을 나타내는 몇 가지 심리적 특징을 규명케 했던 암에 걸리기 쉬운 성격에 관해 광범위한 개척자적 연구를 수행했다(공격의 표현 불능과 유년기에 부모와의 관계의 붕괴와 같은 요소들을 포함). 그는 성격 요소가 외상을 입게 한 사건(대부분이 중요한 정서적 관계의 상실)과 암의 진행과 관련된 관찰은 연상에 다소간 영향을 준다는 결론을 내렸으며, 특정한 심리적 특성이 암의 특정 형태와 부위의 형성에 영향을 미칠 수 있다고 추정했다.

지미 홀런드(JIMMIE C. D. HOLLAND, 1928~) : 뉴욕 슬론 케터링 기념 암 연구소의 정신 의학자로, 암 환자와 에이즈 환자의 심리 사회적 요구를 평가했으며, 그러한 환자에게 정서적 지원이 필요하다고 주의를 환기시켰다. 그녀는 긴장 해소 훈련에서 시작해서 당혹감, 불안감, 고립감, 무력감 및 패배감을 완화시키고 화학 요법에 따른 구토를 조절하기 위한, 다른 환자들과의 대화에 이르기까지, 여러 가지 심리 기법을 활용했다. 또한 그녀는 암 환자의 생존 기간은 환자의 치료와 이에 따른 협력의 이해 정도에 영향을 받는 경우도 있다는 것을 발견했다. 그녀는 연구를 통해서 의사와 환자와의 관계가 중요하다고 역설했다.

현재 진행중인 생화학 경로에 관한 연구

본 특별 연구 위원회의 주요 목적은 물론 정신과 신체의 반응에 관한 연구를 지원하는 데 있으며 특히 정서의 생화학적인 측면에 관한 연구에 역점을 두고 있다. 아래에 독자들의 관심을 불러일으킬 수 있을 만한 연구에 대해 약술한다.

파이찰 압델-카리엠(Faisal Abdel-Kariem) 박사는 UCLA 의과 대학 미생물학과와 면역학과의 초청 장학생으로 뉴로펩티드(신경펩티드 ; 신체에서 생성되는 진통 물질 및 베타 엔도르핀 포함)의 특정 족(family)이, 상이한 독소 세포와 파괴 세포 활동을 촉진시키는 림포킨(예, 인터루킨-2)에 미치는 영향에 관해 실험하고 있다.

프란체스코 샤펠리(Francesco Chiappelli) 박사는 UCLA의 정신 신경 면역학 계획에 따른 박사 취득 후의 연구생으로 뉴로펩티드 베타-엔도르핀이 직접적 또는 간접적으로 NK 세포 활동을 조정하는 방법에 관해 연구하고 있다. 그는 모조(mimic) 코티솔(스트레스에 반응해 생성되는 호르몬) 물질을 정상인에게 투여했을 때에 림프구의 활동을 감소시키지만, 코티솔의 수준을 높이면 호르몬 장애가 일어나는 신경성 식욕 부진 환자의 림프구 활동에는 아무 영향을 미치지 않는지 그 원인에 대해 조사하고 있다.

윌리엄 클라크(William R. Clark) 박사는 UCLA의 면역학과 교수로 여러 종류의 엔도르핀과 엔케팔린이 독소 T세포에 미치는 효과에 대해 평가하고 있다. 지금까지 그는 이런 특정 뉴로펩티드가 독소 T세포의 파괴 활동에 아무 영향도 미치지 않는다는 것을 발견했다. 뉴로펩티드가 독소 T세포에 미치는 영향에 관한 베일이 하나하나 벗겨짐으로써 클라크 박사는 다른 뉴로펩티드가 독소 T세포의 파괴 활동에 영향을 미치는지 그리고 뉴로펩티드가 림포킨의 방출과 같은 다른 독소 T세포의 기능(면역 조절 화학 물질)에 영향을 미치는지에 대해서도 조사 연구할 계획이다.

이 연구는 압델 카리엠 박사와 프란체스코 샤펠리 박사의 연구와 진 머릴(Jean Merrill)과 퍼거스 섀너헌(Fergus Shanahan) 박사의 연구와 서로 협조해서 이루어지고 있는데, 여기에서 신경계가 면역계에 미치는(관찰된)

영향과(뉴로펩티드의) 특정 경로 및 그 반대 방향에 관련된 특정 경로도 동시에 규명하게 될 것이다.

로저 고르스키(Roger A. Gorski) 박사는 UCLA 의과 대학 해부학과 교수인 동시에 학과장이며 또한 UCLA 뇌 연구소의 신경 내분비 연구실의 실장으로 남성과 여성의 뇌가 해부학적으로 상이하다는 것을 발견한 최초의 의학자의 한 사람이다. 특히 그는 시상 하부──정서, 내분비계, 면역계를 조절하는 중심부──의 차이점을 발견했다. 연구실의 연구를 통해, 발달 과정의 신경 내분비나 뇌(시상 하부)의 기능 장애로 인해 생식 기능과 성 반응이 교체되는 뇌의 비정상적인 성적 분화가 일어날 수 있다는 증거를 발견했다. 또한 발달 도중의 흉선(면역계의 주요 기관)의 기능 장애 역시 같은 현상을 일으킬 수 있다는 증거도 발견했다. 고르스키 박사는, 면역계가 정상적인 신경계와 내분비계의 발달에 필수적이라는 것을 입증해 주는 신경계, 내분비계, 면역계 사이의 상호 작용에 관한 지식과 이해가 확충되기를 바라고 있다. 이 개념은 본서의 다른 부분에서 기술된 바 있는 월터 피에르파올리 박사와 휴고 베세도프스키 박사와 커렌 블로크 박사의 연구에 의해 지지되고 있다.

고르스키 박사는 면역계가 호르몬 의존성 성적 분화에 영향을 받을 가능성에 대해 조사하고 있다. 특히, 유년기와 그 후 발달기에 호르몬의 영향을 받아 면역 활동이 어떻게 발달 또는 '분화'되는지, 관찰하기를 기대하고 있으며 또한 면역 기능에서의(관찰된) 성 차이가 유년기의 발육 과정 도중에 호르몬 치료를 확대함으로써 역전될 수 있는지, 조사할 계획으로 있다. 이러한 연구를 통해서, 부부의 사별과 같은 정서적 위기에 처할 때 나타나는 상이한 면역 반응처럼 남성과 여성의 면역 반응상의 현저한 차이점을 설명할 수 있을 것이다. 남성이나 여성이나 모두 상이한 자기 면역증에 걸리기 쉽다. 예를 들어, 강직성 척추 관절염이 여성보다 남성에게 더 흔히 발생하는 데 반해 류머티즘성 관절염은 남성보다 여성에게 더 흔히 발생한다. 멜리서 하인즈(Melissa Hines) 박사가 동시에 주장한 바와 같이, 합성 호르몬 디에틸스틸베스트롤(diethylstilbestrol ; DES)에 태아가 노출됨으로써 면역과 관련된 질병에 더 잘 감염된다는 것을 설명해 줄지도 모른다.

하인즈(Hines) 박사는 UCLA 의과 대학의 정신 의학과와 생물 행동학과의 생물 행동 과학자로 연구를 보조하고 있다. 그는 만약 손상된 면역성이 면역 관련 질병의 감염 가능성에 어떤 역할을 하는지, DES에 노출된 부인의 면역 상태와 건강에 관한 경력과 DES에 노출이 안 된 부인의 그것과 서로 비교해 보았다. 추가로 하인즈 박사는 면역 결핍이 정서의 위기 때에 보다 분명히 나타나는지 조사하기 위해 심리 상태를 측정했다. 1940년대, 1950년대 그리고 1960년대에 걸쳐 미국에서만 수백만의 임산부가 DES에 노출되었다. DES에 노출된 결과로 질과 경부에 관련된 악성 질환, 자기 면역증, 천식 그리고 잦은 감기와 독감(인플루엔자)으로 발전될 위험이 많아진다는 것을 발견했다. 하인즈 박사는 또한 면역성의 비정상적 상태가, DES 노출로 인한 지속적인 정서 상태의 상이에서 발생하는지 조사했다. 고르스키 박사의 초기의 호르몬 노출이 면역계의 발달에 미치는 영향에 관한 연구와 병행해서, 이 연구가 면역 기관의 발달에 있어서 내분비계의 역할과 면역에 관련된 질병의 원인과 치료에 빛을 비춰 주기를 기대하고 있다.

커렌 블로크 박사는 캘리포니아 대학 및 샌디에이고 의과 대학의 신경 면역 생리학 연구실 실장으로 사람의 림프구에 있는 신경 전달 물질 수용체의 존재를 확인하기 위한 실험실 기법을 개발하고 있으며, 그러한 수용체가 어떻게 면역 활동에 영향을 미치고 있는지 관찰하고 있다. 그녀는 성숙한 면역 세포가 미성숙한 세포보다 더 많은 수용체를 갖고 있다는 사실을 알았기 때문에 신경계가 면역계의 발달에 어떤 역할을 하는 것으로 가정하고 있다. 그녀는 신경 전달 물질의 활동을 변화시킴으로써 면역 세포의 기능을 조절할 수 있는 가능성에 대해서도 연구하고 있다. 또한 그녀는 비정상 면역 상태와 결부된 신경 전달 물질 수용체의 발달과 기능에 나타나는 결함 여부를 결정하기 위해 신경 면역 질병이 있는 개인의 림프구를 실험할 계획을 갖고 있다. 그녀의 연구를 통해서 세포 수준의 차원에서 면역 기능에 미치는 신경계의 역할에 관한 지식이 확대될 것이며, UCLA 정신 의학과 및 행동 과학과의 교수인 아서 클링(Arther Kling) 박사가 제기한 "비정상적 면역성과 행동(정신 분열증 환자처럼)에 있어서의 신경 전달 물질의 가능한 역할이란 무엇이냐?"라는 질문에 답할 수 있을 것이다.

UCLA 정신 의학과 및 행동 과학과의 선임 레지던트인 톰 뉴턴(Tom Newton) 박사와 UCLA 의과 대학 미생물학과 및 면역학과의 조교수인 야콥 지겔보임(Jacob Zighelboim) 박사는, 정서, 면역성 및 건강과의 관련성에 대해 우리의 이해를 넓혀 줄 연구를 수행하고 있다. 또한 그들은 면역계와 신경계와의 내부 관계 및 '만성 피로 증후군(Chronic Fatigue Syndrome)'의 근본 원인을 연구하고 있다. 수면 상태의 장애는 우울증과 피로와 관련이 있으며 가능한 면역계의 재생을 저해한다. 림포킨(Lymphokin)—인터루킨과 같은 면역 조절체—이 수면 조절에 관계가 있으며 만성 피로와 이런 물질을 사용한 치료법은 만성 피로와 비슷한 증상을 일으킨다. 연구자들은 만성 피로 증후군 환자에게 있어서 수면 상태, 림포킨 수준 및 NK 세포 활동이 서로 유사하게 붕괴된다는 것을 가정하고 있다. 또한 그들은, 10장에서 소개된 러머 린더 대학의 리 벅 박사의 연구 결과—면역성의 저하에 관련되었다는 것을 보여 주는—에 나타난 면역 기능에 영향을 미치는 코티솔 수준을 측정하고 있다.

신경 조직의 성장 요소가 신체의 다른 부위에 있는 신경 세포를 건강하게 기능하게 하는 데 기여한다는 증거가 있기 때문에, 본 UCLA 특별 연구 위원회의 허버트 와이너 박사는 그러한 요소가 알츠하이머병의 발병에 관련돼 있다고 가정하고 있다. 신경 세포는 한번 퇴화(또는 악화)되면 재생되지 않는다. 와이너 박사는 신경 세포의 성장을 유지시키는 요소가 배제되어 악화되면, 결국 신경 세포는 죽고 또한 뇌 혈관의 자극원을 저하시킬 가능성도 있지 않나 하고 생각하고 있다.

와이너 박사는 신경 조직의 성장 요소의 규모와 신경 조직의 성장 요소——알츠하이머병에 걸린 환자들, 일종의 치매증 환자들 및 통제된 환자들의 척수액 속에 존재하는 억제 물질——를 조사 측정하고 있다. 알츠하이머병을 유발하는 기전에 대해 규명하는 일은 중추 신경계가 어떻게 해서 행동에 영향을 주느냐를 이해하려는 우리에게 많은 도움을 줄 것이다.

UCLA 의과 대학 신경학과 조교수인 진 머릴 박사는, 뇌가 분비하는 뉴로펩티드(신경 펩티드)인 P물질이 면역 조절체인 인터루킨-I(IL-I)과 종양 괴사 요소(tumor necrosis factor ; TNF)——종양 파괴체 및 면역 세포 활성체——의 뇌 세포 생성을 증대시킨다는 사실을 발견했다. 그러나 이런 자극은 전염병을 촉발하는 인자와 결합하는 경우에만 일어난다. 머릴 박사는 뇌가 IL-I과 TNF를 생성하기 위해 본래부터 갖추어진 증폭 기전(amplifying mechanism)을 갖고 있다는 결론을 내렸다.

이어서 머릴 박사는, 세 가지 상이한 상황, 즉 (1) 면역 반응의 초기 단계 (2) 정상적 뇌 발달 (3) 뇌 세포 기능에 영향을 줄 수 있는 질병 상태(예로 다발성 경화증이나 AIDS 등)에서 IL-I과 TNF의 출처와 역할을 규명하고 있다. 이 연구는 신경계와 면역계와 건강과 질병이 상호 작용하는 방법과 수단을 밝히는 데에 도움이 될 것이다.

UCLA 의약과의 조교수인 퍼거스 새너헌 박사와 역시 UCLA 위장학과의 피터 앤턴(Peter Anton) 박사도 자신들의 연구를 통해서 머릴 박사의 가설을 지지하고 있다. 새너헌 박사와 앤턴 박사는 염증성 대장병의 발병과 진행에 뉴로펩티드가 영향을 미치는지를 탐지하기 위해, 뉴로펩티드 수용체를 가진 위장관 속에 있는 면역 세포를 확인하는 방법을 개발했다. 특히, 그들은 염증성 대장병에 관련이 있는 것으로 추측되는 뉴로펩티드와 P물질이 결합할 수 있는 수용체를 갖고 있는 면역 세포를 확인하려고 애를 써왔다. 특정 뉴로펩티드와 면역 세포와의 상호 작용에 대한 증거를 제시하기 위해 새너헌 박사와 앤턴 박사는 염증성 대장병을 촉발시키거나 악화시킬 수 있는 경로를 찾아내기를 바라고 있다.

정신 분열증에서 유전 요인이 어떤 역할을 한다는 가설은 분명히 인정되고 있다. 아서 클링 박사는 11명으로 구성된 일가족—— 양친과 9자녀—— 에 대해 연구했다. 그 중 4자녀는 20세 혹은 21세에 편집성 정신 분열증으로 진단받았다. 모든 가족 구성원에 대해 자세한 면담과 연구가 행해졌다. 정신 분열증 장애는 여러 가지 원인들로 인해 발생했는데, 내부 및 외부 원인(즉 약물 남용, 심리 사회적 스트레스 또는 가장 중요한 발달 단계에서 바이러스성 질병의 감염—— 중추 신경계의 변화에 영향을 미칠 수 있는 것)들이 증상을 재촉했을지도 모른다.

정신 분열증에 걸린 형제 자매들은 홍역 바이러스에 정상 이하의 면역 반응을 보였기 때문에 클링 박사는 면역계와 뇌신경 전달 물질의 상호 작용을 조사하는 연구가 정신 분열증의 기원을 밝히는 데 유용할지도 모른다고 추측했다. 이 연구는 UCLA 특별 연구 위원회의 조지 솔러먼 박사(그는 1960년대에 정신 분열증과 면역 이상과의 관계에 대해 보고한 바 있다), 샌디에이고 캘리포니아 대학의 커렌 블로크 박사 그리고 UCLA의 로저 고르스키 박사의 연구와 상응하는 것이다.

면역 세포는 호르몬과 결합하는 여러 종류의 수용체를 갖고 있는 것으로 밝혀졌는데 이는 신경 내분비계가 신경계와 면역계와의 내부 정보 교류에 있어 어떤 역할을 하고 있다는 것을 시사하고 있다. UCLA 의과대학 소아과 학부의 암, 면역학 그리고 생물학과의 조교수인 패트릭 레이놀즈(C. Patrick Reynolds) 박사는 신경 세포와 면역 세포가 직접 또는 호르몬과 같은 다른 수단을 통해 서로 연락을 취하고 있는지 결정하기 위해 연구하고 있다. 이 연구 역시 신경계와 면역계와의 상호 작용의 '조절' 목적에 관한 정보를 제공해 줄 것이다. 마지막으로, 신경 아세포종(神經芽細胞腫)은 교감 신경계(스트레스에 대한 '투쟁 또는 도피' 반응과 관련된 신진 대사 상태를 향상시키는 데 주요 역할을 하고 있다)의 종양이기 때문에, 세포 차원의 상호 작용을 발견하는 연구는 스트레스가 어떻게 면역성에 영향을 미치느냐를 통찰하는 데에 도움을 줄 것이다.

영양 실조는 환자의 생존에 영향을 미치는 암과 화학 요법의 합병증이다. UCLA 의과 대학교 의약학부의 임상 영양학과의 학과장이며 부교수인 데이비드 허버(David Heber) 박사는 암 환자가 갑자기 체중이 줄고 쇠약('악액질〔cachexia〕')해지는 근본 원인을 조사하다가 그것이 암에 의해 유발되는 인슐린과 혈당 수준의 변동처럼 신진 대사의 이상에 관련돼 있다는 사실을 발견하게 됐다. 인슐린(신체의 연료로서 체내에 축적되거나 사용되는 섭취물로부터 혈당을 생성할 수 있게 하는 호르몬)에 대한 신체 저항은 근육이 에너지로 소모하기 위해 자체 단백질을 연소케 한다. 그러므로 암의 치료는 암 손상 부위를 직접 공격하는 것 이상의 치료를 필요로 한다. 만일 악액질이 신진 대사 이상을 정상화시킴으로써 역전될 수 있다면, 상황은 암 치료에 보다 효과적으로 호전될 것이다. 허버 박사는, 암 환자의 악액질을 역전시키는 데 있어서, 혈당 수준을 조절하기 위해 인슐린 요법과 여타의 약물 요법의 효용성을 시험하고 있는 중이다. 그는 암 환자에 대한 영양 관리는 마땅히 진단 초기부터 행해져야 한다고 강조하고 있다.

UCLA 미생물학 및 면역학과의 야콥 지겔보임 박사와 예루살렘 헤브류 대학에서 UCLA로 초빙되어 온 교수인 라파엘 멜메드(Raphael Melmed) 박사도 지금 '만성 피로 증후군' 환자의 긴장 해소 기법이 면역 상태에 미치는 효과에 관해 연구중이다. '만성 피로 증후군' 환자의 면역 상태에 관한 예비 분석은 환자의 파괴 세포의 활동에 변화가 있었다는 것을 시사하고 있다. 지겔보임 박사와 멜메드 박사는 NK 세포의 활동과 NK 세포족에 속한 세포들의 수가 증가된 것을 관찰했다. 이와는 대조적으로 이 집단에 속한 환자들의 활성화된 대식 세포의 파괴 활동에는 변화가 없었다. 현재 긴장 해소 기법의 효용성에 관한 자료는 분석중에 있다.

의사와 영양학

슬론-케터링(Sloan-Kettering) 기념 암 센터의 전임 소장이었다가 후에 남 플로리다 대학으로 전임한 로버트 굿(Robert A. Good) 박사는 자신의 면역학 연구를 위한 자료를 수집하기 위해 아프리카로 갔다. 그의 관심은 태어날 때부터 영양 부족인 피난민 수용소의 아동들에 집중되었다. 그 아동들에게는 모친의 영양 부족으로 모유가 말라 버렸기 때문에 정상적인 수유가 불가능했다. 굿 박사 머리에, 아동들의 지속적인 영양 실조와 높은 사망률을 기록하고 있는 치명적인 전염병의 재발과는 분명히 관계가 있다는 생각이 문득 떠올랐다. 전염병은 면역계에 결함이 있다는 것을 알려 주는 신호다. 이 아프리카 여행에서 그는, 음식은 충분히 섭취하지만 주로 탄수화물이고 단백질은 거의 먹지 못하는 아동들을 관찰했다. 음식물의 불균형한 섭취는 면역성의 저하를 초래해서 역시 위중한 전염병의 감염과 높은 사망률로 나타났다.

굿 박사는 관찰을 계속하여 몇 가지 대규모 연구를 추진했으며, 그릇된 식사법(광범위한 종류의 질병 감염의 원인이 되는)과 악화된 면역 기능과의 관련성에 대한 증거를 문서화할 수 있었다. 그가 과로로 인한 홀스타인 젖소의 발육 지체, 무기력 및 높은 빈도의 감염 원인에 대해 조사하는 도중에 두 가지 사실을 발견했다. 첫째는 질병과 싸우는 T세포의 필연적 부족을 초래하는 흉선의 심한 결핍이며, 둘째는 위장관이 신체에 필수적인 아연량을 흡수할 수 없기 때문에 일어나는 유전적 신진 대사의 결함이다. 아연 부족으로 인해 흉선은, T세포의 불충분한 생성과 더불어, 충분히 발육되지 않았다. 그러나 한번 소의 사료에 아연을 충분히 넣어 주자 온갖 증상이 호전되기 시작했다. 그리고 아연을 넣은 사료를 먹은 어린 소는 아주 발육이 좋았다.

이러한 사실의 의의를 인간에 확대 적용해 보자. 그 원인이 불완전한 신진 대사에 있든 또는 아연의 불충분한 섭취에 있든 간에 아연이 결핍된 사람은 미리 예방할 수도 있는 광범위한 종류의 질병에 걸리기 쉬울 것이다. 굿 박사는 아연이 결핍된 아동들이 종종 입 주위와 손발에 홍반(紅斑)이 생기고 전염병이나 여러 질병에 걸리기 쉽다는 것을 알았다. 그 아동들의 면역계는 NK 세포를 충분히 생성하지 못하거나 결함이 있는 NK 세포를 생성했다. 흉선의 수준도 저하됐고 실제로 전면역계에 상당한 결함이 생겼다. 그러나 이 아동들에게 충분한 아연을 보충해 주었더니 면역계는 다시 정상적으로 기능하기 시작했다.

굿 박사는 자신의 연구 대상을 암 환자에게로까지 넓혔다. 그는 여기에서 다시 한 번 아연이 결핍된 암 환자가 많다는 사실을 알게 되었다. 분명히 말해 두지만, 굿 박사는 암 '치료제'로 아연을 처방하지 않았다. 그렇지만 어떠한 종합 치료 전략에서도 불충분한 아연 때문에 면역 기능이 저하된다는 것을 무시해서는 안 된다. 굿 박사는 아연이 '면역 기능에 있어서 결정적으로 중요한 요소'라고 단호하게 말한다. 그는 아연 결핍 현상은 암뿐만 아니라 염증성 질환, 알코올 중독, 외래(exogenous) 약물이나 독물에 관련된 질환에서 자주 발견된다고 지적했다. 그는 또한 노인들이 아연 결핍이 되기 쉽다는 것을 발견했다.

물론 아연의 결핍이 중병의 유일한 또는 주요한 원인이라고 생각하는 것은 불합리한 것이다. 그러나 암을 포함해서, 그러한 질병의 한 원인이 되는 영양 부족의 역할에 대해 이야기하는 것이 틀렸다고는 할 수 없다. 또한 영양 문제는 영양 부족뿐만 아니라 음식의 과다 섭취에도 관련된 것이다. 전체적으로 보아서 미국인들은 영양 부족이 문제가 아니라 과식이 문제다. 보통 미국인의 식단에서 지방질 음식 분량이 40퍼센트나 차지하며 그것은 건강에 필요한 분량의 약 2배에 이른다. 그로 인해 심장병과 관절염에서 신장 기능 부전에 이르기까지 광범위한 종류의 중병에 걸릴 가능성이 증대됨으로써 예상 수명을 단축시키는 결과를 낳게 되는 것이다.

건강을 유지함에 있어 신체의 모든 부분에 영양분을 운반하는, 양호한 순환계보다 더 중요한 것은 없다. 그러나 부적절한 음식은 동맥과 혈관을 막거나 혈관을 좁게 해서 심장에 필요한 산소의 양을 감소시키고 혈액을 좁은 통로로 보내기 위해 심장이 무리하게 펌프질을 하게 만드는 것이다.

일반적으로 동맥에 축적된 콜레스테롤량이 부적절한 식사법과 심장 발작의 위험을 나타내는 지표로 사용되고 있다. 이것과 똑같이 중요한 수치로 LDL(low-density lipoproteins ; 저밀도 리포프로테인)과 HDL(high-density lipoproteins ; 고밀도 리포프로테인)이라는 것이 있다. LDL 수준이 높으면 위험한 상태로 간주되며 HDL이 높으면 좋은 징조로 간주되고 있다.

1980년대까지 대부분의 의사들은 음식에 관련되어 이상하리만치 콜레스테롤의 높은 수치에만 매달리고 있었다. 그러나 최근의 연구에서 정서적 스트레스나 신체의 피로와 비정상적으로 높은 콜레스테롤이 서로 관계가 있다는 것이 밝혀졌다. 전술한 바와 같이, 결산 마감 시한을 눈 앞에 두고 있는 회계사 또는 시험을 앞둔 의과대 학생들은 높은 콜레스테롤 수치를 나타냈다. 그 원인이 음식에 있든 정서적 스트레스에 있든 높은 콜레스테롤 수치는 심장 발작의 전조라고 볼 수 있으며, 또한 굿 박사와 그의 공동 연구자가 발견한 것처럼, 그것이 광범위한 종류의 질병으로 통하는 관문도 되고 있는데 그 이유는 지방이라는 무거운 짐이 면역계를 손상시키기 때문이다. 그렇다고 비만과 과식과 건강한 면역 기능이 꼭 상관 관계에 있다는 것은 아니다. 그러나 잘못된 영양 보급과 악화된 면역계 사이에 어떤 관련이 있다는 굿 박사의 생각은 조금도 의심할 여지가 없는 것이다.

굿 박사의 관찰은 UCLA의 로이 월포드(Roy Walford) 박사의 연구를 통해 확인되고 보강되었는데, 그는 상세한 연구를 통해서 과식은 수명을 단축시키는 지름길 중의 하나라는 것을 분명히 밝혔다. 또한 월포드 박사는 실험을 통해서, 동물에게 음식물의 섭취를 감소시킨다는 단순한 행위로서 그 예상 수명을 상당히 연장시킬 수 있었다는 것을 증명했다.

물론 과식은 암과도 관련이 있다. 굿 박사는 체중이 정상보다 훨씬 많이 나가는 부인은 정상 체중을 유지하고 있는 부인보다 악성 질병에 걸릴 가능성이 10배나 높다고 주장한다.

영양 섭취가 불충분하지도 않고 또한 과식하지도 않은 아동이 그렇지 않은 아동보다 건강하고 명랑하다. 면역계가 최고도로 기능하고 있는, 건강한 노인들은 대개 탄수화물과 단백질을 골고루 섭취하는, 소위 현명하게 식사하는 사람들이라는 것을 알 수 있다.

최근에 사람들이 점차 영양 보급과 건강이 서로 밀접한 관계에 있다는 것을 알게 되면서, 의사들이 충분한 식사가 아닌 약물 투여만 지나치게 강조하는 것에 대해 비난하고 있다. 이것과 관련 있는 불평은 의과 대학에서 영양학의 비중이 커질 때까지는 의사들이 건강에 유익한 음식물에 약물과 같은 비중을 두지 않으리라는 것이다.

의사들은 많은 사람들이 건강 식품 광고업자들이나 관련 상인들과 그것만 찾는 까다로운 사람들에게 희생당하고 있다고 대답할지도 모른다. 이런 의사들은 수억 달러가 비타민이나 식품 대용물에 낭비되고 있다고 주장한다. 대다수의 이런 의사들은 슈퍼 마켓 장바구니는 대개 균형잡힌 식단을 만들기에 필요한 모든 것이 들어 있다고 강변한다. 그러나 영양학자들은 가공 식품이 우리를 약화시키고 환경 오염 물질은 넘쳐 흘러 소비자들의 보통 음식물에 그것들이 많이 함유되어 있다고 반격한다. 일부 의사들이 이러한 환경 요인들을 고려에 넣고 있지 않다는 말도 있다.

당시 장성으로서 군의관이었던 에버릿 쿠프(Everett Koop) 박사는 1988년도 영양 보급과 질병에 관한 특별 보고서에서 보통 슈퍼 마켓 장바구니는 일반적 영양 요구 조건을 충족시킨다는 의사의 주장에 이의를 제기했다. 쿠프 박사는 대부분 사람들이 지방질 음식을 과다 섭취해서 심장병, 당뇨병 그리고 심장 발작을 일으킬 가능성을 증대시키고 있다는 것을 보여 주는 다수의 연구 결과를 지지하고 있다. 그는 연구를 통해

부적절한 식사가, 10대 사망 원인 가운데 다섯 가지 원인과 관계가 있다는 것을 밝혔다.

지금부터 약 80년 전에 의학 교육의 부적절함에 대한 의문이 제기되었을 때, 카네기 재단의 후원으로 공정한 연구가 행해졌다. 당시 수석 연구자였던 에이브러햄 플렉스너는 의학 교육의 심각한 단점을 지적했는데 그것이 광범위하고 원대한 개혁의 기초가 되었다.

의사들의 영양학에 관한 지식에 대한 논쟁을 해결하는 최선의 길은, 플렉스너식의 연구처럼, 국민 의료 교육 기관의 교과 과정을 조직적으로 연구하는 것이라고 생각한다. 미시간의 플린트 루스 모트 재단의 재단 이사회의 이사와 건강 위원회의 회장으로서 나는 1984년에 재단이 그러한 연구에 착수하고 국립 조사 연구 협의회 산하 식품 및 영양 분과 위원회와의 협조를 모색할 것을 제안한 바 있었다.

모트 이사회는 그 계획을 승인하고 20만 달러의 예산을 책정했다. 루스 모트 재단의 상무 이사인 제임스 케틀러(James Kettler)는 그런 원대한 연구 계획에는 이사회가 승인한 예산보다 더 많은 비용이 소요될 가능성이 있으므로 다른 협력자를 모색할 것을 재치 있게 제안했다.

이사회는 짐 케틀러에게 다른 모든 가능성을 찾아보라고 격려했다. 몇 주일도 안 돼, 짐은 어김없이 모든 일을 해냈다. 윌리엄 도너(William H. Donner) 재단이 후원자로 나설 것에 동의했다. 그런 연구의 가치를 인정한 식품 및 영양분과 위원회는 그 실질적 연구를 수행하기로 결정하고 의학 교육 영양 위원회를 신설했다.

마이런 위닉(Myron Winick) : 콜럼비아 대학교 내과 및 외과 대학, 인간 영양 연구소 소장 ; 스탠리 애런슨(Stanley M. Aronson) : 브라운(Brown) 대학 생물학 및 의약과 ; 리처드 버먼(Richard Behrman) : 케이스(Case) 웨스턴 리저브 대학교 의과 대학 소아과 ; 루실 헐리(Lucille S. Hurley) : 데이비스의 캘리포니아 대학 영양학과 ; 더글러스 커(Douglas S. Kerr) : 케이스 웨스턴 리저브 대학교 소아 및 생물학과 ; 알렉산더 리프(Alexander

Leaf) : 하버드 의과 대학 예방 의학 및 임상 역학(疫学)과 ; 마이클 맥기니스(J. Michael McGinnis) : 미 보건 후생성 질병 예방 및 건강 촉진국 ; 재클린 앤 레이널즈(Jacqueline Ann Reynolds) : 듀크 대학 생리학과, 등이 위원이다.

위원회는 국민 의료 교육 기관의 교과 과목을 검토하기 시작했으며 영양학을 가르치는 일이 아닌 영양학을 포함해서 관련된 모든 과목을 면밀히 심사했다. 위원회는 또한 의과 대학 졸업생들의 영양학에 관한 지식 수준을 조사했다.

나는 건강에 관련된 공문서 중에 가장 중요한 것 중의 하나가 본 연구에 의해 1985년에 작성 발표된 아래의 보고서라고 생각하고 있다. 여기에 그 보고서 내용 중 '결론 및 권고 사항'을 발췌하여 게재한다.

 본 위원회는 미국 의학 교육 기관의 영양학 관련 교육 계획이 일반적으로 현재와 장래의 의료 전문직의 요구를 충족시키고 있지 않다는 결론을 내렸다. 사전의 조사와 심의를 반영하는, 이런 인식은 상기에 그 개요를 기술한 바와 같이 본 위원회의 독자적인 조사와 관련 연구를 통해 확인되었다.
 본 위원회는 의학 교육 기관(의과 대학) 및 그 산하 단체, 정부 관계 기관, 사설 재단 그리고 과학계가 아래에 명시하는 기준을 향상시키려는 노력에 협조하기를 권고한다. 본 위원회는 현금의 의료 교육 체계가 안고 있는 비상한 요구를 잘 인식하고 있다. 그럼에도 불구하고 이러한 변화는 현행 교과 과정과 관리 체계의 최소한의 희생으로 달성될 수 있다고 생각된다. 그러나 대부분의 경우에 있어서 이러한 향상은 철학적 조정이 필요할 것이다.
 본 위원회는 의학 교육 기관이 영양학의 기본 원리를 임상의 과목과 함께 독립된 교과 과목으로 교수하고 영양 보급에 관한 지식이 환자의 치료에 활용될 수 있도록 임상 수련 기간 또는 그 후에 보강하기를 권고한다. 이 권고는 영양학의 중요성을 학부가 충분히 인정하고 있지 않고 그것이 독립된 교과 과정으로 교수되지 않으면 그 효과가 현저하게 감소될 것이라는 인식에서 우러나온 것이다. 최근의 조사 결과에서 대부분의 교육 기관이 영양학의 일부를 한 형태로 혹은 별개의 형태로 교수하고 있는 것으로 밝혀졌지만 그 중 3분의 2는 1학년도에 교수하고 있으며 약 20퍼센트는 영양학을 독립된 과목으로 교수하고 있기 때문에 독립된 교과 과정으로 교수되는 것이 필요하다. 의학 교육 기관의 선택 과목은 4년에 걸쳐 기초 과학 과목으로 분산되어 있으며 그 기간도 고작 4주 내지 10주에 불과한 실정이다. 비록 대다수의 학교에서 영양학을 병원 실습 과목이나 선택 과목으로 규정하고 있지만 본 위원회와 미국 의과 대학 협의회(Association of American Medical Colleges ; AAMC)의 조사 결과는 소수의 학생들만이 이를 선택하는 것으로 나타났다. 그러나 이와는 대조적으로 요구되는 교과 과목은 실습 훈련의 초점이 되고 있으며 학생들이 고른 기초 지식을 갖추어야 할 공산이 현저히 중대되고 있다.

본 위원회는 하기 영양학 관련 과목을 의학 교육 기관의 기초 교과 과정으로 편성하고 더 나아가 그것을 임상 실습 과목에 편입할 것을 제안한다. 즉 여기에는 에너지의 균형, 특수 영양 보급의 역할과 식단 구성, 생활 주기에 있어서의 영양 보급, 영양 평가, 단백질과 에너지의 영양 부족, 질병의 예방 및 치료에 있어서의 영양 보급의 역할, 개인, 사회 및 문화의 다양성으로 인한 빈약한 식생활에서 오는 위험 등이 포함돼야 한다. 이러한 핵심적 개념을 적절하게 다루기 위해서 학생들에게 임상 이전에 최소한 25 내지 30강의 시간이 배정되어야 한다. 현재는 평균 21시간만이 이들 과목에 배정되고 있다. 본 위원회의 조사에 의하면, 영양학 수강 시간은 학교에 따라 천차만별이다. 예를 들어, 조사 대상 학교의 약 60퍼센트가 영양학 강의에 20시간, 20퍼센트가 10시간 정도 배정하고 있다. 고작 30퍼센트만이 30시간 또는 그 이상의 시간을 배정하고 있을 뿐이다. 임상 실습에 있어서 영양학에 배정된 시간의 길이와 할당은 도저히 믿을 수 없을 정도이다.

또한 본 위원회의 조사 결과는 영양학 과목이 관련된 학과목의 범위가 상당히 다양하다는 것을 보여 주고 있다. '에너지의 균형'과 '비만'과 같은 일부 과목은 대부분의 학교에서 다루고 있는데 비해 건강을 촉진시키기 위한 '영양 보급의 역할'과 '질병의 예방'과 같은 과목은 겨우 일부 학교에서만 관심을 갖고 있을 뿐이다.

본 위원회는 영양학과 연구 및 임상 의학의 응용 분야에 소양을 많이 쌓은 인물이 의학 교육 기관의 영양학 관련 계획의 개발을 주도할 수 있게끔 선임되기를 권고한다. 기초 연구를 임상에 응용하는 데 정통한 의사인 동시에 영양 학자가 그 이상적인 후보자가 될 수 있을 것이다. 현재 영양학 관련 계획의 학부 지도부는 의학 박사와 철학 박사로 구성되어 있다. 조사를 통해 확인된 바에 의하면 9개교가 고정 계획을 갖고 있으며 의학 박사들이 영양학의 강의와 그것의 임상 의학에의 적용에 관해 강의하는 데에 있어 강력하고 중심적인 역할을 수행하고 있다. 본 위원회는 영양학의 강의에 철학 박사뿐만 아니라 의학 박사도 담당할 것을 장려한다.

미국 의학 교육 기관의 관리 체계는 다양하며 따라서 학부의 책임도 차이가 많이 나고 있다. 가끔 영양학 교육에 관한 권한은 한곳에 집중되어 있지 않기 때문에 관련 계획의 성공도 개인의 창의력에 달려 있다. 영양학을 강의하고 있는 학교들 중 약 80퍼센트는 그 책임이, 생화학, 생리학 및 약리학 또는 소아과, 약학과, 외과 및 위장학과 등의 임상 실습 학과에 소속되어 있는 학생들에게 분담되어 있다. 본 위원회가 면담한 학부의 책임자들은 평균해서 자신의 시간 중 40퍼센트만을 영양학 연구에 할애하고 있다. 그러나 본 위원회는, 영양학에 관한 학부 실습 훈련이 영양학을 거의 무시하고 있는 학교에서 최소한으로 밝혀졌으나, 일부 의학 교육 기관의 유명한 영양학자들이 자신이 소속한 교육 기관에서 영양학을 교수하지 않는 것으로 결정했다. 영양학에 관한 확고한 연구 계획은 학부의 신뢰성을 제고하며 재정적 안정에 기여하지만 의학 교육 기관에서의 영양학에 관한 연구 자체가 영양학에 관한 강의를 보증할 수 있는 것은 아니다.

영양 보급 관련 계획을 계속 추진하기 위해 본 위원회는 계획에 대한 책임을 별도의 독립된 영양학과 또는 별도의 임상학과에 부여할 것을 권고한다. 더 나아가 각 기관은 최소한, 영양학을 하나의 학과 자격으로 지원하기 위한 예산을 배정할 것을 권고한다. 현재 영양학이 학과 자격으로 특별히 지정된 곳은 드물다. 이러한 목표를 달성하기 위한 재정적 부담은 병원 내에서 영양 보급 관련 병상 지원 용역으로부터 발생되는 수입으로 일부 충당할 수 있을 것이나 가까운 장래에는 주로 연구 지원금이나 다른 재원으로부터 충당해야 할 것이다.

본 위원회는 의학 교육에 있어서 다양한 연구 방법에 관한 견해를 지지하며 또한 모든 학교는 자체 교과 과정의 편성, 필요한 도구에 관한 계획 및 조직 편성을 창안해야 한다. 그러한 결정 가운데 조직 편성과 행정 및 재정 지원의 부족은 의학 교육 기관의 영양학 관련 계획을 추진하는 데 있어 가장 중대한 장애가 되고 있다.

본 위원회는 국립 의료 검사원 위원회가 지명한 자문에게 영양 보급에 관련된 질의의 배정과 질을 검토케 하고 그러한 연구와 권고를 위원회의 분과장에게 전달할 수 있는 기구를 신설할 것을 고려하겠다는 계획을 하고 있다. 또한 자문은 검사에서 적용할 만한 병상 영양 보급의 범위를 확인하거나 위원회가 고려하고 있는 새로운 질문을 제기할 수도 있을 것이다. 위원회는 약 6000개의 검사 질의를 검토했는데 의료 특별 문제는 상당히 균등했다. 그 중 3~4퍼센트가 영양 보급과 영양 보급에 관한 질의에 대한 배정에 관련돼 있었다. 예를 들면 골송조증(osteoporosis), 노년 계층의 영양 보급 요구, 모든 장관외(腸管外) 및 장관 급식(parenteral) 기법 그리고 영양 보급과 암과의 관계 등 강조할 만한 일부 문제점에 대해서는 아무런 질의가 없었다.

본 위원회는 연방 정부 및 사설 재단이 교재의 개발과 영양학에 조예가 깊은 임상 의학자의 집단 교육에 대해 추가로 재정적 지원을 해줄 것을 권고한다. 영양학 연구 책임자와 학부는, 의학 교육 기관에서 영양학을 교수할 인적 자원이 부족하고 영양학 교과서와 부교재는 풍부하지만 요구 조건에 적합하지 않다고 보고했다. 이러한 결점들이 의학 교육 기관측의 추가 지원을 필요케 하며 또한 영양학 관련 계획의 발달을 저해하고 있는 것이다. 본 위원회는 임시 방편으로 교직원과 자원의 제도화된 분담을 장려하고 있지만, 영양학 관련 장기 계획의 존폐 여부는 연방 정부 및 사설 재단의 자금 지원의 증가에 달려 있다.

현행 계획을 좀더 정확하게 평가하고 장래의 계획을 수립하는 것을 협조하기 위해, 본 위원회는 의학 교육 기관의 영양학 관련 교육 상태의 변화를 정기적으로 점검하는 기구를 신설할 것을 권고한다. 하나의 장치를, AAMC에 의해 행해진 의학 교육 기관 교과 과목의 연례 조사에서 영양학에 관련된 좀더 탐색적인 문제점에 포함시켜야 할 것이다. 이 문제점들은 계획의 일차적 책임이 개인에게 있다는 방향으로 해결되어야 할 것이다. 또한 본 위원회는 각 의학 교육 기관이, 자체 계획이 영양학을 계속 발전시키도록 보증하고 있는지, 점검할 것을 장려한다. 마지막으로, 본 위원회는 약 5년 이내에 국립 조사 연구 협의회 산하 식품 및 영양 분과 위원회와 같은 권한이 있는 기관이 국내 의학 교육 기관의 영양학에 관련된 상태를 재검토할 것을 권고한다. 지금까지 신뢰할 만한 감독 기관의 부재로 인해 문제의 중요성을 밝히고 그 진행의 특징을 잘 나타낼 수 없었다.

전술한 모든 요소들── 영양학의 교과 과목 편입, 교과 과정의 범위 및 기간, 학과와 연구에 대한 재정 및 행정 지원, 의학 교육에 영향을 미칠 수 있는 학교 설립 인가 기관의 배려, 계획의 진행을 점검하는 기구 등──은 장차 착수될 계획과 활성화되고 존속되어야 할 현행 계획의 시행을 확실하게 하는 데 있어 필수 불가결하다. 본 위원회는 학부 재학생의 의학 교육에 관련된 교과목의 변경에 부수되는 어려움을 잘 인식하고 있다. 그러나 본 위원회는 현재 대부분의 의학 교육 기관이, 지원 자금의 증액이나 여타 학과의 변경이나 폐지없이, 상기 권고 사항을 이행할 것으로 믿는다.

다년간에 걸쳐 의료 관계 문제를 다루어 왔지만 개인적으로 내게 있어, 이 나라에서 최고의 과학계 인사들이 착수하기 시작한 본 연구에 참여하게 된 일과 영양학 교육의 수준을 향상시키기 위해 의학 교육 기관에 필요한 것을 문서로 실증하게 된 일보다 더 즐거운 일은 없다. 나는 미국 국민의 건강에 좀더 기여하게 될, 의학 교육 기관의 교과 과정의 사소한 변경에 대해 생각하고 있다. 이 보고서는 의사들이 질병의 원인으로서 환자의 식생활 습관에 대해 주의 깊게 질문을 하라는 실질적인 요구인 동시에 환자의 영양 보급을 단순한 약물 치료의 차원이 아니라 치료의 필수적인 측면으로서 고려해 넣으라는 실질적인 요구인 것이다.

졸업생들에게 : 의사의 신조

의과 대학 졸업생들이 졸업식 연사를 스스로 선정한다는 것은 널리 알려진 일이다. 내가 이 대학에 온 지 1년 후에 멜린코프 학장이, 상급반 학생들이 나에게 졸업식 연설을 부탁했다는 말을 전해 주었을 때 나는 매우 기뻤다.

졸업생들의 주요하고 이해할 수 있는 욕망은 한시라도 빨리 졸업장을 손에 들고 교문을 당당히 걸어나가고 싶은 욕망이다. 이 욕망이 5월 말이나 6월 초가 되면 의례 한 요인으로 작용하여 체온을 직선적으로 상승하게 만든다. 그러므로 졸업식 연사는 졸업생과 그들의 강렬한 욕망 사이에 처해 있어야 할 입장이 된다는 당연한 부채를 지게 되는 것이다. 졸업식 연사가, 들떠 있는 그들의 귀에 새로운 사실을 알려 줄 가능성은 거의 없다.

다음의 원문은 UCLA 의과 대학, 하버드 대학, 조지 워싱턴 대학과 베일러 대학에서 행한 졸업식 연설문에서 발췌한 요지다.

환자들이 의사들에게 요구하는 것은 순수한 치료 능력을 넘어서는 질(quality)입니다. 그들은 안심하기를 원합니다. 그들은 관심을 갖고 보살펴 주기를 바라지 어깨 너머로 봐주는 것을 원하지 않습니다. 그들은 누군가 자기 말을 들어주기를 바랍니다. 그들은 생사에 관계없이 의사에게 중요한, 그것도 아주 중요한 것을 알고 싶어합니다. 그들은 의사들의 머리 속에 자신들에 관한 생각이 들어 있다고 생각합니다. 의사는 구명 밧줄을 갖고 있습니다. 의사의 처방이 아닌 말 한마디가 바로 그 구명 밧줄입니다.

의술의 이런 측면은 수천 년 동안 바뀌지 않았습니다. 왕의 모든 말(馬)과 사람들──단층 X선 사진법과 탈륨 스캐너와 2-D 반향 심전도와 분위기 조절기──은, 신체 자체의 치유계를 발동시키는 열쇠를 가진 사람으로서의 의사의 가장 중요한 역할을 박탈할 수 없습니다.

당신이 환자와의 관계에서 자신의 지식을 이용하지 않기를 바랍니다. 당신 뜻대로 사용할 수 있는 모든 기술적 경이가 작고 검은 가방에서 나온 의술의 실천을 방해하지 않기를 바랍니다. 당신이 병실에 들어가면 주요한 거리는 출입구와 병상 사이가 아니라 환자의 눈과 바로 자신의 눈 사이──두 지점 사이의 최단 거리는 수평으로 이어진 직선──에 있다는 것을 인식할 것입니다. 이 직선은 의사가 환자의 고독과 불안과 고통과 미지의 세계로부터 쇄도해 오는 죽음에 대한 공포감을 이해할 때에 가장 가까워지며, 의사가 환자의 어깨나 팔에 손을 갖다 댔을 때에 그것은 죽음에 대응한 피난처가 되는 것입니다.

당신이 자신의 학문에 높은 가치를 부여해도, 그것은 당신의 의술──사실, 당신의 직업에서 가장 지속적인 것은 바로 이 의술이다──과 결합될 때에만 그 진가가 발휘되는 것입니다. 궁극적으로 그것은 의사의 학문의 진가를 결정하는 인간 영혼에 대한 의사의 배려입니다.

정직하게 라벨을 붙이는 것이 어떠한 거래에서도 출발점이 되는 시대에는, 의사가 자신의 신조에 따라 행동하고 그가 환자와의 관계에 적용하려는 지배 원리를 밝히는 것이 필시 건전한 생각입니다. 그러한 신조가 환자의 기대에 정확하고 지각할 수 있는 근거를 제시할 수 있게 합니다.

주제넘는 이야기이지만, 나는 하나의 신조를 제안하고자 합니다. 나는 목적을 분명히 하기 위해서 그렇게 할 뿐입니다. 나는 의사들이 많은 만큼 신조도 많을 것이라고 생각합니다.

환자들에게

우리의 관계가 시작되는 이 시점에서, 어떻게 본인이 여러분을 이해시키려고 하는지 그리고 그것을 어떻게 지키게 하려는지에 대해 말하는 것도 유익할 것입니다.

첫째 본인은 여러분이 백만 년이라는 긴 세월에 걸쳐 온갖 질병과 싸워 오면서 아름답게 갈고 닦인 신체를 가졌다는 것을 강조하고자 합니다. 이렇게 우리에게 본래부터 갖추어진 투병 능력과 세포 차원의 지혜는 면역계라는 이름으로 나타납니다. 여러분들의 신체가 여러분들을 모르고 있듯이 본인 역시 여러분들을 전혀 모르고 있다는 사실을 주저없이 또한 떳떳하게 시인합니다. 본인의 직무는 모든 일이 잘못됐을 때 선천적인 자연의 지식(natrual knowledge ; 신체 고유의 능력=역주)을 최대로 활용케 하는 데 있습니다. 물론 본인은 질병을 치료하는 사람은 아닙니다. 그러나 여러분들은 그렇지 않습니다. 본인의 직무는 신체의 치유 기전의 활성화와 가속화를 촉진시키는 일입니다.

의학과 의술은 다음 세 가지 요소가 달성됐을 때에 하나가 되는 것입니다. 첫째는 진단의 정확성입니다. 둘째는 치료가 균형을 유지해야 합니다. 셋째는 여러분들의 신체 자체가 갖고 있는 치유 수단을 총동원해야 합니다. 그래야만 여러분들의 완치에의 강력한 기대감이 투병에 있어 중대한 역할을 할 수 있게 됩니다. 본인이 이 세 가지 요소들을 조정할 수 있다면 본인에게 기대됐던 일을 행하게 될 것입니다.

여기에서 여러분을 대하는 데 있어 본인의 가장 큰 난점은 여러분이 정말 병에 걸렸을 때가 아니라, 여러분이 아무 탈이 없는데도 불구하고 정말 병에 걸렸다고 생각한다는 것입니다. 여러분이 아파서, 대부분의 경우 심하게 아파서, 본인을 찾아와도 본인은 아무런 신체적 원인을 찾아낼 수 없을 것입니다. 그리고 여러분은 검사실에서 아픈 배나 머리를 어루만지면서 앉아 있고 본인은 무뚝뚝한 자세로 여러분에게 신체 검사 결과 아무 이상이 없다고 말할 것입니다. 그러자마자 여러분은 일어서서 문쪽으로 걸어 나가면서 정말 뭔가 근심거리를 안겨 줄 것이라고 기대하며 길 건너편에 있는 다른 병원을 찾아갈 것입니다. 본인은 여러분의 증상이나 심기증을 생각하면서 탓하지 않겠다고 말하는 상황이 일어나지 않기를 기대합니다. 그런 통증이 사실이라는 것을 의심하고 싶지 않습니다. 본인 역시 그렇게 아픈 적이 있으니까요. 통증의 원인이 두려운 질병이 아니라는 사실──당연히 머리 속에서 의심은 가지만──이 통증이 존재하지 않는다는 것을 뜻하지 않습니다. 그것은 필시 여러분의 신체가 뭔가 말하려고 애쓰고 있으나 여러분이 듣지 못하고 있다는 것을 의미할 것입니다.

그것은 여러분의 회로에 지나친 과부하(過負荷)가 걸려 있어, 그것이 원인이 되어 직장에 있든 가정에 있든 아니면 다른 곳에 있든 간에, 여러분에게 걸린 고압의 긴장을 차단시켜야 한다는 말을 하려는 것인지도 모릅니다.

그것은 여러분이 더 이상 다른 사람들보다 분노와 좌절에 잘 대처하지 못하고 있다는 말을 하려는 것인지도 모르며 또한 여러분이 생각하는 것만큼 속도의 왕이 아니라는 말을 하려는 것인지도 모릅니다. 오늘날에는 일이나 잠자리나 신념이나 동료에 대해서 재빨리 뛰어야 한다는 압력을 너무 많이 받습니다.

그것은 여러분이 고속 도로에서 너무 많은 시간을 보내고 있다는 사실보다 복잡하지 않을지도 모릅니다. 우리는 총가동성(total mobility)이 우리에게 절대 가능성이 아닌 절대 과로만 안겨 주는 시대에 살고 있습니다.

아마 여러분의 육체는, 사용할 수 있거나 차체가 지탱할 수 있는 화물——낡아빠지고 혼잡한 소화관을 꿈틀꿈틀 내려가는 화물——보다 더 많은 칼로리가 있는 화물을 운반해야 한다는 데에 항의하고 있는지도 모릅니다. 여러분의 음식에 대한 욕망과 필요(한 양)는 전혀 다릅니다.

아마 여러분의 육체는, 만일 여러분이 적절한 산소의 공급없이(오염된 대기 환경=역주) 살 수 있는 종족의 역사에 있어서 여러분이 최초의 인간이 될 수 있다는 것을 증명하려고 한다면 그것은 큰 잘못이라는 것을 말하고 있는지도 모릅니다. 여러분이 담배 연기를 서서히 그리고 지속적으로 허파에 배어들게 하면서 여러분은 마치 스위스의 알프스에서 심호흡이 필요한 운동을 하고 있는 것처럼 행동하려고 합니다.

이들은, 여러분의 육체가 여러분의 주의를 환기시키기 위해 고통이라는 수단을 사용하는, 몇 가지 이유에 불과할지도 모릅니다. 본인이 이러한 고통(통증)이 모두 질병과는 무관하다고 말하면서 여러분을 안심시키려고 애쓰고 있다고 해서 그러한 통증의 원인의 소재를 알아낼 필요가 없다는 것으로 생각해서는 안 됩니다. 우리는 여러분의 인생의 모든 구석을 다 뒤져서 왜 경고등이 번쩍이고 있는지 그 이유를 찾아낼 것입니다.

대부분의 사람들은 자기가 영원히 살 수 있다고 생각하지만 감기라도 걸리면 마치 한 시간 이내에 죽을지도 모른다고 생각합니다. 그들은 고통을 궁극적 적이라고 생각하지, 그들 스스로가 자신의 육체를 상하게 하고 있다는 것에 대해 앉아서 곰곰히 생각해 보라는, 정중한 충고로 생각하지 않습니다. 만일 여러분이 이에 대해 아스피린이나 다른 진통제를 다량으로 복용하는 것으로 대처한다면 그것은 상처만 깊게 할 뿐입니다. 그런 것들은 일시적으로 통증을 사라지게 할지는 모르지만 그 밑에 깔려 있는 상태를 악화시킬지도 모릅니다. 여러분이 정말 진통제가 필요하다면 본인이 처방해 드리고 싶습니다.

여러분의 고통에 대한 태도가 건강과 밀접한 관계가 있기 때문에 나는 특히 고통이라는 주제에 대해서 이야기하겠습니다. 갑작스럽고 심한 통증 때문에 불안에 떨고 있는 사람들은 심각한 위험을 불러들이게 됩니다. 공포는 질병을 급속히 악화시킵니다. 만일 여러분에게 전에 경험해 보지 못했던 극심한 통증이 갑자기 엄습해 왔다면, 그 고통이 여러분의 생명을 위협하지 못하게끔 최선의 노력을 다하시기 바랍니다. 그리고 유능한 도움의 손길이 가까이 있다는 사실과, 현대 의학과 여러분 자신의 신체의 지혜가 합동해서, 월터 캐넌의 훌륭한 표현을 빌리면, "강력한 팀이 되고 무엇을 해야 할지 알고 있다"는 사실에 자신감을 가지십시오.

동시에, 본인은 최후까지 공포의 원인이 되는 상황으로부터 여러분을 보호하기 위해 최선을 다하겠습니다. 예를 들어, 멀리 떨어진, 집중적인 치료시설이 있는 병원에 가 검사를 받을 필요가 있을 때라도 여러분의 생명의 고동에 연결되는 전자 측정 장치들이 시설된, 야릇하고 겁을 주는 환경에 빠져들지 않도록 본인은 여러분 곁에서 돕고 싶습니다. 본인은 여러분이 무슨 일이 일어났는지 그리고 불행을 측정하는 기구를 보고 느끼는 공포와 몰개성화를 이해하도록 기꺼이 그곳으로 달려가겠습니다.

외과 수술에 대해서도 마찬가지입니다. 수술실의 세계에 들어가 책상 위를 쳐다보면 먼저 겁부터 납니다. 환자들은 크고 밝은 조명등과 가운과 마스크를 보게 됩니다. 그가 검은 고무 마우스피스(마취하고 나서 환자의 입에 물리는 것=역주)를 마지막으로 보았다면 그것은 수술이 끝나기까지 그의 잠재의식에는 만족스럽거나 고무적인 영상이 못 될 것입니다. 그러나 담당 의사가 옆에 있어 환자의 어깨에 환자의 따뜻한 손길을 느낄 수 있다면 환자의 불안은 사라지고 신뢰감이 싹틀 것입니다.

한마디로 말해서, 그런 결정적 순간에 본인은 여러분의 곁에 있겠습니다. 본인이 이 일을 하기에 너무 바빠지면, 의사로서 본인에게 가장 중요한 지상명령은 환자가 진정으로 본인을 필요로 할 때에 함께 있어 주는 것이므로, 물러날 때가 온 것으로 알겠습니다.

어떠한 병마라도 우리는 함께 힘을 합쳐 물리쳐야 합니다. 지금까지 본인의 직무에 대해 이야기했습니다만 지금부터는 여러분에 대해서 이야기하겠습니다. 병이 위중할수록 그것을 물리쳐야 하는 일이 더 중요해집니다. 여러분은 여러분이 갖고 있는 모든 수단——정신, 정서, 지능, 신체 등——들을 총동원해야 합니다. 여러분의 가장 큰 대포는 바로 여러분의 살려는 의지입니다. 언제나 이 대포를 쏘도록 하십시오.

그리고 좀 무리한 이야기가 될지는 모르겠습니다만, 여러분이 즐길 수 있는 것을 갖고 있다면 바로 그때가 그것을 최대로 활용할 때입니다. 정서 상태가 나쁠 때만 신체의 화학 작용에 영향을 미친다고 생각하는 것은 이치에 맞지 않습니다. 부정적 정서이든, 긍정적 정서이든 간에 모든 정서는 내분비계에 영향을 미치고 있습니다.

병에 걸렸는데 웃을 수는 없습니다. 그러나 그렇게 해야 할지도 모르겠습니다. 그것이 여러분의 내부 기관을 돌아다닙니다. 그것이 호흡량을 증대시킵니다. 그것이 커다란 희망의 불을 점화시킵니다. 여러분의 신체는 그 희망의 방향으로 강력한 인력이 잡아당기는 것을 느끼게 될 것입니다. 여러분의 희망이 바로 본인의 비밀 무기입니다. 그것은 본인이 쓸 수 있는 어떠한 처방에도 필요한 비밀 원료입니다. 본인은, 여러분에게 자신에 대한 자신감과 분명히 회복된다는 자신감을 불러일으키기 위해, 본인이 할 수 있는 모든 것을 하겠습니다.

이것이 바로 의사와 환자와의 협조에 관한 본인의 소견입니다.

당신의 의사로부터

용어 해설

후천성 면역 결핍증(Acquired immune deficiency syndrome ; AIDS) : 인체의 면역력을 저하시키는 바이러스(Human immunodeficiency virus ; HIV)가 일으키는 병으로 보조 T세포가 부족해서 전염병이나 특정 종양에 걸리기 쉽다.

항체(Antibodies) : 항원의 자극으로 인해 B림프구(B세포)의 형질 세포(plasma cells)가 생성하는 단백질. 이들이 미생물과 결합하여 중화시키거나 다른 세포를 자극해 파괴를 촉진시킨다. 혈액, 체액 및 인체 조직에서 발견된다. 또한 모든 항체는 면역 글로불린(immunoglublins)이라고도 부른다.

항체 역가(Antibody titers) : 역가 항목 참조.

항원(Antigen) : 면역계의 방어 반응을 유발하는 독소, 외래 단백질, 박테리아 및 기타 병원체 등을 가리킨다.

자기 항체(Autoantibody) : 인체 조직 자체를 공격하는 항체.

자기 면역증(Autoimmune disease) : 인체 조직 자체에 대해 작용하는, 면역계와 관련된 질병.

자율 신경계(Autonomic nervous system) : 심근, 평활근(공동〔空洞〕 조직에서 볼 수 있다) 및 선조직(腺組織) 등을 제어하는 신경계.

박테리아(Bacterium) : 현미경을 통해서만 식별할 수 있는 단세포 미생물. 세균이라고도 함. 대부분의 박테리아는 자신을 복제하는 능력을 갖고 있다. 질병의 원인이 되기도 한다.

B세포 : 골수에서 나온 면역 세포로서 형질 세포로 분열하며 이 형질 세포는 병원균을 방어하기 위한 항체를 생성한다. B세포의 과잉 작용은 천식 등과 같은 과잉 생리적 반응을 낳는다. 또한 간혹 B세포는 외부의 병균이 아닌 인체의 내부 조직을 공격하는 항체를 생성하기도 한다. (예를 들면, 에리테마토수스〔erythematosus〕 낭창이나 류머티즘성 관절염 등) **B림프구**라고도 부른다.

생물학(Biology) : 생물의 구조, 기능, 발달, 분포 등을 연구하는 학문.

생물학적(Biological) : 생명과 생명 과정의 이해와 관련된.

면역 아구(Blastogenesis)의 증식(림프구의 활동, 증식, 응답 및 자극) : 항원 또는 미토겐에 접한 후의 면역 세포의 변형(성장)과 분열.

B림프구(B lymphocytes) : B세포 항목 참조.

골수(Bone marrow) : 뼈의 내강(內腔)을 채우고 있는 연한 조직. 면역 세포의 생성 장소이다.

만성 피로 증후군(Chronic Fatigue Syndrome) : 뚜렷한 신체적인 원인이 없는데도 피로, 의기 소침, 우울, 식욕 상실, 불면증, 집중력 저하 등과 같은 만성적인 일련의 증상이 나타나는 증상을 지칭함.

임상(Clinical) : 환자 또는 환자의 상태(또는 치료)에 직접 관련된 것을 가리킨다.

조건 반사(Conditioned reflexes) : 일정한 자극(조건 자극)에 자동적으로 일어나는 생리적 반응.

조건 자극(Conditioned stimulus) : 실제적으로 생리적 반응을 일으키는 것과 관련을 맺은 후에 이와는 관계없는 생리적 반응을 유발시키는 일정한 감각적 체험이나 그 대상.

피질스테리오드(Corticosteriods) : 부신 피질에서 분비되는 스테로이드 호르몬. 염증 반응을 중지시키거나 에너지 보존 기능이 있다. (코티솔 〔cortisol〕 또는 코티코스테론〔corticosterone〕이라고도 한다.)

코티솔(Cortisol) : 피질스테로이드 항목 참조.

세포 독소(Cytotoxic) T세포 : 특정한 항원에 의해 활성화되며 항원을 갖고 있는 세포를 탐지하여 공격한다. 선천적 파괴(NK) T세포라고도 한다.

내분비계(Endocrine system) : 혈액 속으로 호르몬을 분비하여 물질 대사와 기타 신체의 기능에 영향을 미치는 내분비선 기관. (예 : 히스타민〔histamine〕은 혈액을 인체의 각 조직에 흐르게 하고 기관지를 조절하고 위액 분비를 조절한다.) 감정 변화에 지배받기 쉽다.

엔도르핀(Endorphine) **및 엔케팔린**(Enkephalines) : 통증을 진정 및 억제하는, 뇌의 분비물.

에피네프린(Epinephrine, 이명 : 아드레날린〔adrenaline〕) : 부신 수질 호르몬으로 교감 신경계를 강하게 자극한다. (예를 들면, 혈압 상승, 심장 박동수 증가, 신진대사의 촉진 등) 또한 교감 신경계의 화학 전달 물질이기도 하다. 교감 신경계 항목 참조.

엡스타인-바 바이러스(Epstein-Barr Virus ; EBV) : 전염성 단핵(세포 증가)증 및 여타 피로 관련 증후군에 관계하고 있는 바이러스.

투쟁-도피 반응(Fight-or-flight response) : 월터 캐넌(Walter Cannon) 박사가 창안한 용어. 인체가 위협을 받는 상황에 처해 생리적으로 이에 투쟁하거나 도피해야만 할 때에, 이 스트레스에 관련되어 고조된 신진 대사의 상태를 가리킨다.

보조 T세포 : B세포가 신속히 항체로 변하도록 촉진하는 T세포이며 또한 인터루킨-2(interleukin-2)를 분비해서 세포 독소 T세포의 증식과 활동을 촉진시킨다.

단순 포진 바이러스(Herpes Simplex Virus ; HSV) : 단순 포진을 일으키는 바이러스로 급성 바이러스성 질병이다. HSV-I 감염은 피부에 작은 수포가 많이 생기는 증상으로 나타나며 때로는 입가나 콧구멍에도(발진 형태로) 수포가 생긴다. HSV-2 감염은 주로 성적 접촉으로 이루어지며 통상 생식기 및 그 주위에 발생한다.

인간의 면역 결핍증 바이러스(Human immodeficiency virus ; HIV) : 에이즈(AIDS)를 일으키는 인체의 바이러스.

호르몬 : 특정 세포나 기관의 활동을 조절하는 내분비계에서 생성 분비되는 물질.

고혈압증 : 혈압이 높은 증상.

시상하부(Hypothalamus) : 내분비계, 면역계, 정서, 동기 및 행동을 조절하고 이를 통합하여 조정하는 뇌의 일부분. 내분비계의 중요한 선인 뇌하수체를 통제하는데 뇌하수체도 이 시상하부의 일부분이다. 대뇌 변연계(limbic system)의 주요한 구성 요소이다.

의원성(Iatrogenic) : 병원 치료를 포함한 의사의 치료가 원인이 되어 병이 악화되는 것을 총칭한다.

면역계(Immune system) : 세균(박테리아), 바이러스 및 기타 병원균 같은, 외부에서 침입한 인체에 해로운 물체에 대해 인체를 보호하기 위한 기관. (주로 선(腺), 골수, 림프절 및 전신을 순환하고 있는 림프 세포로 구성되어 있다.)

면역성(Immunocompetence) : 면역계의 유효성. 면역 능력.

면역 글로불린(Immunoglobulins) : 항체의 작용은 면역 글로불린 분자의 속성이다. 주요 면역 글로불린에는 IgA, IgD, IgE, IgG 그리고 IgM 등 5종류가 있다. 각 면역 글로불린은 특정 항원에만 반응한다. 각 개인의 모든 면역 글로불린은 방대하고 다양한 항원에 반응한다.

면역 글로불린 A(Immunoglobulin A ; IgA) : 신체의 표면을 보호하는 주요 면역 글로불린(항체) 5종류 가운데 하나. 장관, 호흡 기관의 점액, 초유, 우유 등에서 발견된다.

인터페론(Interferons) : 바이러스의 감염으로부터 감염이 안 된 세포를 보호하기 위한 림포킨이며 선천적 파괴 세포, 세포 독소 T세포 및 대식 세포의 활동을 증대시킨다.

인터루킨(Interleukins) : 면역 세포의 성장, 성숙 및 기능을 조절하는 림포킨.

손상(Lesion) : 부상, 궤양 혹은 악성 종양 등과 같은 상해 또는 비정상적 조직. 또한 병소의 부위(혹).

백혈구(Leukocytes) : 면역계의 중요한 역할을 하는 세포로서, 호중구(好中球), 호산구(好酸球), 호염 기구(好鹽基球), 단구(單球) 림프구 등의 5종류가 있다. 다른 주요한 면역 세포로서는 형질 세포 및 대식 세포가 있다.

대뇌 변연계(Limbic system) : 압각, 통각, 촉각, 온도 감각, 미각, 후각 등의 원시적인 감각과 개체 유지와 종족 보존의 기본적인 생명 활동을 유지해 나가려는 욕구, 즉 본능적 욕구, 정서 및 행동 등에 관여하고 있는 뇌의 중요한 부분이다. 시상하부도 이 대뇌 변연계의 주요 구성 부분으로 간주되고 있다.

낭창(Lupus) : 에리테마토데스 낭창 항목 참조

림프 : 혈액 순환계를 통해 온몸의 조직과 빈 곳을 순환하고 있는 림프구를 갖고 있는 제2차 순환계.

림프절(Lymph nodes) : 림프 순환계의 도처에 있으며 많은 면역 세포가 생성되고 저장되어 있는, 콩알만한 크기의 신체 기관이다.

림프 기관(Lymphatic organs) : 흉선(胸腺)처럼 림프구를 갖고 있는 기관. 림프성 조직이라고도 부른다.

림프구(Lymphocytes) : 면역 세포. 유전적으로, 특정 림프구와 결합하는

특정 항원을 인식하여 이 항원에 반응하는 더 많은 림프구를 만들어내도록 자극한다. 주요한 림프구로서 T세포와 B세포가 있다.

림프구의 증식(Lymphocyte proliferation) : 면역 아구의 증식 항목 참조

림프구의 응답(Lymphocyte responsiveness) : 면역 아구의 증식 항목 참조

림프구의 자극(Lymphocyte stimulability) : 면역 아구의 증식 항목 참조

림포킨(Lympokine) : 면역 반응을 조절하는 데 있어 주요 역할을 담당하고 있는, 림프구에서 분비되는 모든 비항체 화학 전달 물질을 지칭하는 일반적 용어이다. 신체의 다른 세포에서도 생성된다.

대식 세포(Macrophages) : 신체 조직에 침입한 물질이나 독소를 포획하여 소화하는 능력이 있는 면역 세포의 한 종류이며 면역 세포 작용에 있어서 보조적인 기능을 수행하고 있다.

악성 흑색종(Malignant melanoma) : 흑색종 항목 참조

흑색종(Melanoma) : 전이하는 경향이 있는 피부 종양의 일종. '악성 흑색종'이라고도 부른다.

전이(Metastasis) : 직접적인 접촉에 의하지 않고 신체의 한 기관 또는 부위에서 다른 부위로 암종을 옮기는 것(이것에는 혈행성 전이와 임파성 전이가 있으며 전자는 병원체 또는 종양 세포가 피속으로 들어가, 병원체일 경우에는 균혈증 또는 폐혈증이 되어 농양 및 기타 염증소를 만드는 것으로 티푸스, 폐렴균, 결핵 등이 이에 속하고, 종양으로서는 육종, 악성 융모상피종이 이러한 형태로 전이한다. 후자는 병균 또는 종양 세포가 림프계에 들어가 소속 림프선에 이르고 그곳에 병소를 만드는 것으로 선(腺)페스트, 암종 등의 대부분에서 볼 수 있다=역주).

미생물(Microorganism) : 현미경으로밖에 볼 수 없는 아주 작은 생물(박테리아 또는 바이러스 등).

미토겐(Mitogen) : 림프구의 증식을 유발하는 외부에서 신체로 침입한 물질. 여러 종류의 미토겐이 있으며 각각 이에 대응하는 림프구를 자극한다.

분자(Molecule) : 물질의 기본적 성질을 잃지 아니한 채 나눌 수 있는 가장 작은 입자. 물질의 기본 요소.

단구(Monocytes) : 신체 조직에 들어오면 대식 세포가 되어 온몸을 순환한다. 염증 부위로 전이할 수 있으며 이때 대식 세포로 변한다.

날록손(Naloxone) : 반(反) 엔도르핀 화학 합성 물질

선천적 파괴(Natural killer ; NK) 세포 : 항원에 노출되지 않은, 종양 및 바이러스에 감염된 세포를 인식하고 파괴하는 자연 발생적인 세포의 일종이다. 전염병 특히 바이러스성 질병에 일차 방어 수단으로 매우 중요한 세포이다.

신경계(Nervous system) : 뇌(brain)와 척수(spinal cord) 등의 중추 신경계와 말초 신경계로 이루어져 있으며 내분비계와 함께 정신과 신체를 조절한다. 수의근 및 불수의근, 신경과 선 등을 통제하고 조절한다.

신경 내분비학(Neuroendocrine) : 호르몬의 생성을 포함해서 신경계와 내분비계 사이의 상호 작용 및 그 영향에 관련된 연구 분야.

신경 면역 조절학(Neuroimmunomodulation) : 면역 조절에 관련된 신경계의 구조에 관한 연구 분야.

뉴런(Neuron) : 신경 세포

뉴로펩티드(Neuropeptides 신경 펩티드) : 신경 세포에서 생성되는 호르몬과 같은 물질로 정의할 수 있다. 또한 엔도르핀처럼 근본적인 신경 펩티드로서도 설명할 수 있으며, 신체 각부의 광범위한 기능을 조절하기 위해 뇌와 온몸에 정보를 전달하는 물질인 호르몬, 림포킨 및 성장 요소 등과 함께 지금 한창 연구가 진행중인 물질이다. 신경 펩티드는 세포막의 수용체에 자신을 결합시킴으로써 메시지를 전달한다. 신경 세포, 림프구와 기타 인체 세포에서 생성된다.

신경 전달 물질(Neurotransmitters) : 관련 세포(예, 신경 세포, 조직 세포)를 활성화시키기 위해 신경 세포가 생성 분비하는 물질.

노르에피네프린(Norepinephrine. 이명 ; 노르아드레날린(noradrenaline)) 카

테콜라민(catecholamine)계 호르몬의 일종이며 교감 신경계의 주요 전달 물질이다. 또한 심혈관 및 기타 이에 관련된 기능에 영향을 주고 있는 에피네프린(epinephrine)과 밀접한 관련이 있다. 에피네프린 및 교감 신경계 항목 참조.

병원체(Pathogen) : 질병의 원인이 되는 인자 혹은 세균 등의 미생물.

위약(Placebo) : 특정한 생리 효과가 나타나지 않는 무해한 물질이나 치료 과정. 통상 약물이나 치료 과정이 실제로 효과를 나타내는 데에 반해 이것은 단순히 환자의 약물 치료를 받고 싶은 심리적 욕구를 만족시키기 위한 목적으로 활용되고 있다. 그러나 기대감으로 인해 생리적 변화가 나타나는 경우도 있다.

정신 신경 면역학(Psychoneuroimmunology) : 심리학적·정서(또는 정동)적 요인(상태)이 어떻게 질병에 대한 저항과 신경계, 내분비계 및 면역계에 영향을 미치느냐에 관해 연구하는 학문. '심리 생물학(psychobiology)' 또는 '심리 면역학(psychoimmunology)'이라고도 한다.

심리 사회학적(Psychosocial) : 심리적인 동시에 사회적인.

심신증(Psychosomatic symptoms) : 심리 상태, 정서 상태 또는 정신 상태에 관련되어 나타나는 신체 증상.

심리 요법(Psychotherapy) : 심리 장애 및 정서 장애의 치료에 사용되는 심리 기법.

수용체(Receptors) : 특정 물질(뉴로펩티드 혹은 외부에서 침입한 바이러스 등)과 반응 결합하며 세포막에 존재하고 있다.

타액 면역 글로불린 A(Salivary immunoglobulin A ; sIgA) : 타액에서 발견되는 면역 글로불린 A. 면역 글로불린 A 항목 참조.

전환(Somatization) : 정신 상태(정신적 요인)가 신체적 증상으로 나타나는 것(프로이트가 창안한 용어. 정신적 갈등에 수반되는 정신적 고뇌가 신체적 고통으로 전환되는 것을 말한다. 이 전환의 기전은 히스테리 증상을 형성하는 데 주로 작용한다. 즉, 환자는 정신적 고뇌 대신 출현하는 신체적 증상으로 괴로워

한다=역주).

비장(Spleen) : 지라. 주요 항체 생산 기관으로 복강 내에 위치하고 있는 선(腺)과 같은 면역 기관. 적혈구를 생산하는 동시에 혈액 저장소이기도 하다.

억제 T세포 : 여타의 독소 T세포는 물론 B세포의 항체 생산을 특히 억제하는 기능을 갖고 있는 T세포.

교감 신경계(Sympathetic nervous system) : '투쟁-도피' 반등이라는 생리학적 현상을 초래하는 자율 신경계의 일부. 자율 신경계 기능에서 주요한 물질은 에피네프린과 노르에피네프린이다. '투쟁-도피' 반응, 에피네프린, 노르에피네프린 항목 참조.

시냅스(Synapses) : 생화학 물질이 통과하는 신경 세포의 연접 부위를 가리킨다(신경 세포들은 직접 연결되어 있지 않고 연접 연결〔synaptic connection〕에 의해 정보를 주고 받으며 이 때문에 매우 복잡한 메시지라 할지라도 전신경계의 여러 부위에 동시에 전달될 수 있다=역주).

계통적 홍반성 낭창(Systemic lupus erythematosus) : 신체 자체 조직에 대한 자기 항체(autoantibody)의 생성과 관련된 조직에 발생하는 급성 및 만성 피부 질환이다.

T세포 : 바이러스성, 세균성 및 세포 내 박테리아의 감염 그리고 외래 (예를 들어 이식 등) 세포와 악성 세포에 대해 신체를 보호하기 위해 흉선에서 분비되는 면역 세포이다. 독소 T세포, 보조 T세포 및 억제 T세포 등을 포함해서 다양한 종류가 있다. T림프구라고도 한다.

흉선(Thymus) : T림프구가 성숙되어 분비되는 장소로 생각되며 흉부에 소재하고 있는 선(腺)과 같은 중심적인 림프 기관이다(T세포나 B세포의 원초적인 생성은 태아 골수의 간세포에서 시작되어 흉선으로 옮겨와서 변형 성숙된다고 한다=역주).

역가(Titers) : 어떤 물질이 다른 물질의 일정 용량과 반응을 일으키는 데에 필요한 용량. 바이러스를 비활성화시키는 항체 역가의 저하(예를 들어 엡스타인-바 바이러스 혹은 단순 포진 바이러스 등의 기능 저하 또는 정지)는 이들 바이러스에 대한 면역계의 제어라고 간주되고 있다. 물론 이는 바이러스에 대한 항체의 증가라는 바이러스성 활동의 결과로 나타난다.

T림프구 : T세포 항목 참조.

바이러스 : 살아 있는 세포 내에서만 증식 가능한 급히 미세한 크기의 병원체.

참고 자료

1. 신념의 탄생

Friedrich Bidder and Carl Schmidt published their observations regarding gastric changes accompanying emotional conditions in F. H. Bidder and C. Schmidt, *Die Verdauungssafte und der Stoffwechsel* (Mittauund Leipzig: G. A. Reybar, 1852).

Walter Cannon, *Bodily Changes in Pain, Hunger, Fear and Rage* (New York: W. W. Norton, 1963).

Walter Cannon, *The Wisdom of the Body* (New York: W. W. Norton, 1939).

Walter Cannon, *The Way of an Investigator* (New York: W. W. Norton, 1945).

Fritz Mohr's statement about the unity of psyche and soma can be found in Cannon, *Bodily Changes*.

Lewis Thomas, *The Medusa and the Snail* (New York: Viking Press, 1979).

2. 환자와의 만남

Walter Cannon, *Bodily Changes in Pain, Hunger, Fear and Rage* (New York: W. W. Norton, 1963).

Hans Selye's studies on the physiological effects of stress are described in *The Stress of Life* (New York: McGraw-Hill, 1956).

Norman Cousins, *Anatomy of an Illness* (New York: W. W. Norton, 1979).

3. 의과대 학생들에게 배운 교훈

The neighborhood survey that investigated the reasons for changing physicians was reported in an article by Norman Cousins, "How patients appraise physicians," *New England Journal of Medicine* 313 (1985): 1422–1425.

The complex role of the immune system is outlined by Dr. Gustav J. V. Nossal in "Current concepts: Immunology," *New England Journal of Medicine* 316 (1987): 1320–1325.

The scientific evidence providing the rationale for Dr. J. Edwin Blalock's conclusions about the sensory role of the immune system and the nervous-endocrine-immune system network is detailed in the following publications: J. E. Blalock, "The Immune system as a sensory organ," *Journal of Immunology* 132 (1984): 1067–1070. J. E. Blalock, "A molecular basis for bidirectional communication between the immune and neuroendocrine systems," *Physiological Reviews* 69 (1989): 1–32.

Franz Ingelfinger's article entitled "Arrogance," on the self-limiting nature of most human illnesses, appeared in the *New England Journal of Medicine* 303 (1980): 1506–1511.

Reports of accountants and students experiencing elevated cholesterol levels in response to emotional stress appeared in the following articles: M. Friedman, R. H. Rosenman, and V. Carroll, "Changes in the serum cholesterol and blood clotting time in men subjected to cyclic variation of occupational stress," *Circulation* 17 (1958): 852–861. S. M. Grundy and A. C. Griffin, "Effects of periodic mental stress on serum cholesterol levels," *Circulation* 19 (1959): 496–498. C. B. Thomas and E. A. Murphy, "Further studies on cholesterol levels in the Johns Hopkins medical students: The effect of stress at examinations," *Journal of Chronic Diseases* 8 (1958): 661–668. S. Wolf, W. R. McCabe, J. Yamamoto, C. A. Adsett, and W. Schottstaedt, "Changes in serum lipids in relation to emotional stress during rigid control of diet and exercise," *Circulation* 26 (1962): 379–387.

The many studies by Drs. Ronald Glaser and Janice Kiecolt-Glaser that demonstrate the link between negative emotional states and hampered immunity are: R. Glaser., J. K. Kiecolt-Glaser, C. E. Speicher, and J. E. Holliday, "Stress, loneliness, and changes in herpes virus latency," *Journal of Behavioral Medicine* 8 (1985): 249–260. R. Glaser, J. K. Kiecolt-Glaser, J. C. Stout, K. L. Tarr, C. E. Speicher, and J. E.

참고 자료 405

Holliday, "Stress-related impairments in cellular immunity," *Psychiatry Research* 16 (1985): 233–239. R. Glaser, J. Rice, C. E. Speicher, J. C. Stout, and J. K. Keicolt-Glaser, "Stress depresses interferon production concomitant with a decrease in natural killer cell activity," *Behavioral Neuroscience* 100 (1986): 675–678. R. Glaser, J. Rice, J. Sheridan, R. Fertel, J. Stout, C. Speicher, D. Pinsky, M. Kotur, A. Post, M. Beck, and J. K. Keicolt-Glaser, "Stress-related immune suppression: Health implications," *Brain, Behavior and Immunity* 1 (1987): 7–20. J. K. Kiecolt-Glaser, W. Garner, C. Speicher, G. M. Penn, J. E. Holliday, and R. Glaser, "Psychosocial modifiers of immunocompetence in medical students," *Psychosomatic Medicine* 46 (1984): 7–14. J. K. Kiecolt-Glaser, R. Glaser, E. C. Strain, J. Stout, K. Tarr, J. Holliday, and C. Speicher, "Modulation of cellular immunity in medical students," *Journal of Behavioral Medicine* 9 (1986): 5–21. J. K. Kiecolt-Glaser, R. Glaser, E. C. Shuttleworth, C. S. Dyer, P. Ogrocki, and C. E. Speicher, "Chronic stress and immunity in family caregivers of Alzheimer's disease victims," *Psychosomatic Medicine* 49 (1987): 523–535. J. K. Kiecolt-Glaser, L. D. Fisher, P. Ogrocki, J. C. Stout, C. E. Speicher, and R. Glaser, "Marital quality, marital disruption, and immune function," *Psychosomatic Medicine* 49 (1987): 13–34. J. K. Kiecolt-Glaser, S. Kennedy, S. Malkoff, L. Fisher, C. E. Speicher, and R. Glaser, "Marital discord and immunity in males," *Psychosomatic Medicine* 50 (1988): 213–229.

The two studies by Drs. Glaser and Kiecolt-Glaser demonstrating beneficial effects of stress reduction and enhancement of positive emotions described in this chapter are: J. K. Kiecolt-Glaser, R. Glaser, D. Williger, J. Stout, G. Messick, S. Sheppard, D. Ricker, S. C. Romisher, W. Briner, G. Bonnell, and R. Donnerberg, "Psychosocial enhancement of immunocompetence in a geriatric population," *Health Psychology* 4 (1985): 24–41. J. K. Kiecolt-Glaser, R. Glaser, E. C. Strain, J. C. Stout, K. L. Tarr, J. E. Holliday, and C. E. Speicher, "Modulation of cellular immunity in medical students," *Journal of Behavioral Medicine* 9 (1986): 5–21.

The ordeal of the medical internship is discussed in an article by Norman Cousins, "Internship: Preparation or Hazing?" *Journal of the American Medical Association* 245 (1981): 377.

Norman Cousins reports on current findings on the way in which emotions, experiences, and attitudes can create physiological change in the following article: "Intangibles in Medicine: An Attempt at a Balancing Perspective," *Journal of the American Medical Association* 260 (1988): 1610–1612.

4. 의사와 환자와의 관계

The Physicians' Desk Reference is published annually by the Medical Economics Company, Inc., in Oradell, New Jersey.

Statistics on the use of Valium can be found in Eve Bargmann, Sidney M. Wolfe, and Joan Levin, Stopping Valium, Ativan, Centrax, Dalmane, Librium, Paxipam, Restoril, Serax, Tranxene & Xanax (Washington, D.C.: Public Citizen's Health Research Group, 1982): 4.

Dr. Henri Manasse has produced a report on drug misadventuring that will appear in a series of articles to be published in the American Journal of Hospital Pharmacy and will later be condensed into a book, Medication Use in an Imperfect World: Drug Misadventuring as an Issue of Public Policy.

Many references on medication-related hazards, including the overuse of antibiotics, are cited in Charles B. Inlander, Lowell S. Levin, and Ed Weiner, Medicine on Trial (New York: Prentice-Hall, 1988), 135–153.

Additional information on the overuse of antibiotics can be found in the following publications: A. W. Roberts and J. A. Visconti, "The rational and irrational use of systemic antimicrobial drugs," American Journal of Hospital Pharmacy 29 (1972): 828–834. H. E. Simmons and P. D. Stolley, "This is medical progress? Trends and consequences of antibiotic use in the United States," Journal of the American Medical Association 227 (1974): 1023–1028.

Information on the factors contributing to the increasing use of non–medically justified drug prescribing (including tranquilizers, antibiotics, and other drugs) and possible solutions to the problem can be found in Ingrid Waldron, "Increased prescribing of Valium, Librium, and other drugs—an example of the influence of economic and social factors on the practice of medicine," International Journal of Health Services 71 (1977): 37–62.

The doctor-patient relationship is discussed in an article by Norman Cousins, "Unacceptable Pressures on the Physician," Journal of the American Medical Association 252 (1984): 351–352.

5. 인간 뇌의 무한한 불가사의(AIDS에 미치는 영향)

Dr. Clemente's widely used textbook on anatomy is Anatomy: A Regional Atlas of the Human Body, 3rd edition (Baltimore: Urban and Schwarzenberg, 1987).

Carmine D. Clemente, editor, Gray's Anatomy of the Human Body, 30th American edition (Philadelphia: Lea & Feibiger, 1985).

A detailed account of the history of the Brain Research Institute is recorded in John D. French, Donald B. Lindsley, and H. W. Magoun, *An American Contribution to Neuroscience: The Brain Research Institute, UCLA 1959-1984* (Los Angeles: UCLA Publication Services Department, 1984).

Drs. Elena A. Korneva and Viktor M. Klimenko's research on neuroimmune interactions is summarized in E. A. Korneva, V. M. Klimenko, and E. R. Shkhinek, *Neurohumoral Maintenance of Immune Homeostasis*, translated from the Russian by Samuel A. and Elizabeth O'Leary Corson in collaboration with Roland Dartau, Justina Epp, and L. A. Mutschler (Chicago: University of Chicago Press, 1985).

Dr. Nicholas P. Plotnikoff's experiments on the use of enkephalins in the alteration of immunity is reported in N. P. Plotnikoff, A. Murgo, R. E. Faith, and R. Good, *Enkephalins and Endorphins: Stress and the Immune System* (New York: Plenum Press, 1986).

Dr. Candace B. Pert's discussion of the role of neuropeptides as a communicating link between mind and body was published in her article, "The wisdom of the receptors: Neuropeptides, the emotions, and bodymind," *Advances* 3 (1986): 8–16. A more technical presentation of this information can be found in C. B. Pert, M. R. Ruff, R. J. Weber, and M. Herkenham, "Neuropeptides and their receptors: A psychosomatic network," *Journal of Immunology* 135 (1985): 820S–826S.

The role of neuropeptides in the functioning of the immune system is explored in J. E. Morley, N. E. Kay, G. F. Solomon, and N. P. Plotnikoff, "Neuropeptides: Conductors of the immune orchestra," *Life Sciences*, 41 (1987): 527–544.

Dr. George Solomon's observations of the immune profiles of long-survivors of AIDS is in preparation.

6. 부정은 '노(NO)', 거부는 '예스(YES)'

More information about the Wellness Community can be obtained by writing to: The Wellness Community, 1235 Fifth Street, Santa Monica, CA 90401.

Drs. Sandra M. Levy and Ronald B. Herberman's research on the connection between passivity and depression, and immune activity in cancer patients is reported in S. M. Levy, R. B. Herberman, A. M. Maluish, B. Schlein, and M. Lippman, "Prognostic risk assessment in primary breast cancer by behavioral and immunological parameters," *Health Psychology* 4 (1985): 99–113.

A series of studies demonstrating immunological responses to depression conducted by Drs. Marvin Stein, Steven Schleifer, and Steven Keller were published in the following journals: S. J. Schleifer, S. E. Keller, M. Camerino, J. C. Thornton, and M. Stein, "Suppression of lymphocyte stimulation following bereavement," *Journal of the American Medical Association* 250 (1983): 374-377. S. J. Schleifer, S. E. Keller, A. T. Meyerson, M. J. Raskin, K. L. Davis, and M. Stein, "Lymphocyte function in major depressive disorder," *Archives of General Psychiatry* 41 (1984): 484-486. S. J. Schleifer, S. E. Keller, S. G. Siris, K. L. Davis, and M. Stein, "Depression and immunity: Lymphocyte function in ambulatory depressed, hospitalized schizophrenic, and herniorrhaphy patients," *Archives of General Psychiatry* 42 (1985): 129-133. M. Stein, S. E. Keller, and S. J. Schleifer, "Stress and immunomodulation: The role of depression and neuroendocrine function," *The Journal of Immunology* 135 (1985): 827-833.

The research by Drs. Ronald Glaser and Janice Kiecolt-Glaser regarding suboptimal DNA repair in lymphocytes following irradiation in depressed patients can be found in J. K. Kiecolt-Glaser, R. E. Stephens, P. D. Lipetz, C. E. Speicher, and R. Glaser, "Distress and DNA repair in human lymphocytes," *Journal of Behavioral Medicine* 8 (1985): 311-320.

Drs. Barry L. Gruber and Nicholas R. S. Hall's project involving the use of relaxation and guided imagery with cancer patients is in B. L. Gruber, N. R. Hall, S. P. Hersh, and P. Dubois, "Immune system and psychologic changes in metastatic cancer patients while using ritualized relaxation and guided imagery: A pilot study," *Scandinavian Journal of Behavior Therapy* 17 (1988): 25-46.

The scientific evidence that depression can inhibit the effectiveness of the immune system is summarized by Joseph R. Calabrese, Mitchel A. Kling, and Philip W. Gold of the National Institute of Mental Health in Rockville, Maryland, in "Alterations in immunocompetence during stress, bereavement, and depression: Focus on neuroendocrine regulation," *American Journal of Psychiatry* 144 (1987): 1123-1134. The article also describes components of the immune system, implications of immune abnormalities, and possible biochemical factors that produce immune changes.

A discussion of ways to evaluate denial in patients appears in an article by Norman Cousins, "Denial," *Journal of the American Medical Association* 248 (1982): 210-212.

7. 부질없는 기대와 부질없는 불안

The quotation by Dr. William M. Buchholz regarding the medical uses of hope appeared in the *Western Journal of Medicine* 148 (1988): 69.

8. 질병과 죄책감

Dr. Bernie S. Siegel's goals as a physician are described in his book, *Love, Medicine & Miracles* (New York: Harper and Row, 1986).

9. 의사의 손이 미치지 않는 문제들

Dr. Franz Ingelfinger's statement that 85 percent of human illnesses are self-limiting was printed in his article "Arrogance," *New England Journal of Medicine* 303 (1980): 1506–1511.

10. 질병과 웃음과의 관계

The Swedish study demonstrating the use of humor to improve the quality of life and symptom relief appeared in Lars Ljungdahl, "Laugh if this is a joke," *Journal of the American Medical Association* 261 (1989): 558.

Norman Cousins' first account of his triumph over illness, "Anatomy of an Illness," was published in the *New England Journal of Medicine* 295 (1976): 1458–1463. The book *Anatomy of an Illness* (New York: W. W. Norton, 1979) is a fuller version of that article.

Dr. James J. Walsh reported his seminal observations on the effects of laughter on internal organs in *Laughter and Health* (New York: D. Appleton and Company, 1928).

Dr. William F. Fry, Jr.'s description of laughter as a form of exercise appeared in the Health Briefing Section of *Insight*, May 25, 1987, 59.

The physiology of humor has been synopsized by Dr. William F. Fry, Jr., in "Humor, Physiology, and the Aging Process," in Lucille Nahemow, Kathleen A. McCluskey-Fawcett, and Paul E. McGhee, Eds., *Humor and Aging* (Orlando: Academic Press, 1986), 81–98.

Dr. Gordon Allport's view of humor as contributing to a fresh perspective in life is articulated in *The Individual and His Religion* (New York: Macmillan, 1950).

Dr. Annette Goodheart's belief in the contribution of humor toward a more creative perspective is reported in J. M. Leighty, "Laughter Helps the Heart and Soul," *The Houston Chronicle*, June 9, 1987.

Dr. Alice M. Isen's research showing the creativity-inducing characteristics of laughter were reported in the following publications: A. M. Isen, M. M. S. Johnson, E. Mertz, and G. F. Robinson, "The influence of positive affect on the unusualness of word associations," *Journal of Personality and Social Psychology* 48 (1985): 1413–1426. A. M. Isen, K. A. Daubman, and G. P. Nowicki, "Positive affect facilitates creative problem solving," *Journal of Personality and Social Psychology* 52

(1987): 1122–1131. A. M. Isen, "Positive affect, cognitive processes, and social behavior," *Advances in Experimental Social Psychology* 20 (1987): 203–253.

Drs. Rosemary and Dennis Cogan's study demonstrating the efficacy of laughter in reducing "discomfort sensitivity" is reported in R. Cogan, D. Cogan, W. Waltz, and M. McCue, "Effects of laughter and relaxation on discomfort thresholds," *Journal of Behavioral Medicine* 10 (1987): 139–144.

Drs. Rod A. Martin and Herbert M. Lefcourt's series of studies exploring the use of humor in counteracting the negative emotional effects of stress appeared in R. A. Martin and H. M. Lefcourt, "Sense of humor as a moderator of the relation between stressors and moods," *Journal of Personality and Social Psychology* 45 (1983): 1313–1324.

Dr. James R. Averill's experiment demonstrating the physiological manifestations of different emotions was reported in J. R. Averill, "Autonomic response patterns during sadness and mirth," *Psychophysiology* 5 (1969): 399–414.

Dr. Paul Eckman's research determining the physiological characteristics of various emotional states was published in P. Eckman, R. W. Levenson, and W. V. Friesen, "Autonomic nervous system activity distinguishes among emotions," *Science*, 221 (1983): 1208–1210.

Norman Cousins, *Anatomy of an Illness* (New York: W. W. Norton, 1979).

Dr. Gary E. Schwartz's study of the physiological effects of different emotions during exercise was printed in G. E. Schwartz, D. A. Weinberger, and J. A. Singer, "Cardiovascular differentiation of happiness, sadness, anger, and fear following imagery and exercise," *Psychosomatic Medicine* 43 (1981): 343–364.

Dr. Kathleen M. Dillon's projects demonstrating the positive effects of laughter on immunity appear in the following publications: K. M. Dillon, B. Minchoff, and K. H. Baker, "Positive emotional states and enhancement of the immune system," *International Journal of Psychiatry in Medicine* 15 (1985–86): 13–17. K. M. Dillon and M. C. Totten, "Psychological factors affecting immunocompetence and health of breastfeeding mothers and their infants," *Journal of Genetic Psychology* 150 (1989). Forthcoming.

Dr. David C. McClelland's research linking positive changes in immunity to positive emotional states is reviewed in the following articles: D. C. McClelland, "Some reflections on the two psychologies of love," *Journal of Personality* 54 (1986): 334–353. D. C. McClelland and C. Kirshnit, "The effect of motivational arousal through films on salivary immunoglobulin A," *Psychology and Health* 2 (1988): 31–52.

Dr. Lee S. Berk's studies of the immune-enhancing effects of laugh-

참고자료 411

ter have been described in the following publications: L. S. Berk, S. A. Tan, S. L. Nehlsen-Cannarella, B. J. Napier, J. W. Lee, J. E. Lewis, R. W. Hubbard, and W. C. Eby, "Mirth modulates adrenocorticomedullary activity: Suppression of cortisol and epinephrine," *Clinical Research* 36 (1988): 121. A. L. S. Berk, S. A. Tan, S. L. Nehlsen-Cannarella, B. J. Napier, J. E. Lewis, J. W. Lee, W. F. Fry, and W. C. Eby, "Laughter decreases cortisol, epinephrine and 3,4 dihydroxyphenyl acetic acid (Dopac)," *The Federation of American Societies for Experimental Biology (FASEB) Journal* 2 (1988): A1570. L. S. Berk, S. A. Tan, S. L. Nehlsen-Cannarella, B. J. Napier, J. E. Lewis, J. W. Lee, and W. C. Eby, "Humor associated laughter decreases cortisol and increases spontaneous lymphocyte blastogenesis," *Clinical Research* 36 (1988): 435A.

A study of the immune-suppressing effects of corticosteroid therapy which corroborates Dr. Berk's findings appears in P. Pinkston, C. Saltini, J. Müller-Quernheim, and R. G. Crystal, "Corticosteroid therapy suppresses spontaneous interleukin 2 release and spontaneous proliferation of lung T lymphocytes of patients with active pulmonary sarcoidosis," *The Journal of Immunology* 139 (1987): 755–760.

Jane Brody explores the use of humor by health care professionals in the treatment of patients in "Personal Health: Increasingly, laughter as potential therapy for patients is being taken seriously," *The New York Times*, April 7, 1988, B8.

Kaye Ann Herth's humor history-taking and the humor handbook of the Andrus Gerontology Center at the University of Southern California are described in the *American Association of Retired Persons (AARP) News Bulletin*, June 1987, 1 and 10. The AARP is based in Washington, D.C.

11. 의료 과오

Edward C. Lambert, *Modern Medical Mistakes* (Bloomington: Indiana University Press, 1978).

Statistics regarding the number of bypass operations performed in the mid-1980s can be found in *1988 Heart Facts*, an annual publication of the American Heart Association. Copies can be obtained by calling the Heart Information Service of the American Heart Association (1-800-432-7852).

The National Heart, Lung, and Blood Institute study of bypass operations entitled, "Myocardial infarction and mortality in the coronary artery surgery study (CASS) randomized trial," was published in *New England Journal of Medicine* 310 (1984): 750–758.

The corroborating results of the European bypass study were reported in E. Varnauskas, "Myocardial infarction in the randomized

European coronary surgery study," *Circulation* 68 (1983), supplement 3: III-293.

Historical treatments of bone fractures are reviewed in Lambert, *Modern Medical Mistakes*.

The 1976 congressional subcommittee on Oversight and Investigations of the House Committee on Interstate and Foreign Commerce findings on surgeries lacking sufficient justification were reviewed in *Unnecessary Surgery: Double Jeopardy for Older Americans*, a hearing before the U.S. Senate Special Committee on Aging, published by the U.S. Government Printing Office, Washington, D.C., 1985.

The National Institute of Health Statistics report on hysterectomies was cited in Charles B. Inlander, Lowell S. Levin, and Ed Weiner, *Medicine on Trial* (New York: Prentice-Hall, 1988), 114.

The UCLA and Rand Corporation studies of the appropriateness of commonly used medical procedures were reported in the following publications: C. M. Winslow, D. H. Solomon, M. R. Chassin, J. Kosecoff, N. J. Merrick, and R. H. Brook, "The appropriateness of carotid endarterectomy," *New England Journal of Medicine* 318 (1988): 721–727. C. M. Winslow, J. B. Kosecoff, M. Chassin, D. E. Kanouse, and R. H. Brook, "The appropriateness of performing coronary artery bypass surgery," *Journal of the American Medical Association* 260 (1988): 505–509. M. R. Chassin, J. Kosecoff, D. H. Solomon, and R. H. Brook, "How coronary angiography is used: Clinical determinants of appropriateness," *Journal of the American Medical Association* 258 (1987): 2543–2547. M. R. Chassin, J. Kosecoff, R. E. Park, C. M. Winslow, K. L. Kahn, N. J. Merrick, J. Keesey, A. Fink, D. H. Solomon, and R. H. Brook, "Does inappropriate use explain geographic variations in the use of health care services? A study of three procedures," *Journal of the American Medical Association* 258 (1987): 2533–2537.

The study of unwarranted cardiac pacemaker implantations appears in A. M. Greenspan, H. R. Kay, B. C. Berger, R. M. Greenberg, A. J. Greenspon, and M. J. S. Gaughan, "Incidence of unwarranted implantation of permanent cardiac pacemakers in a large medical population," *New England Journal of Medicine* 318 (1988): 158–163.

Dangers in the usage of X rays are summarized in John W. Gofman and Egan O'Connor, *X-Rays: Health Effects of Common Exams* (San Francisco: Sierra Club Books, 1985), and is cited in Inlander et al., *Medicine on Trial* (New York: Prentice Hall Press, 1988): 106–108.

Dr. Manfred Sakel's observations of the effects of insulin injections on schizophrenic patients is described in Lambert, *Modern Medical Mistakes*.

The Johns Hopkins University Hospital investigation of the connection between the prenatal use of hormones and children's deform-

ities is described in Lambert, *Modern Medical Mistakes*.
The Physicians' Desk Reference is published annually by the Medical Economics Company, Inc., in Oradell, New Jersey.

Eric W. Martins with Arthur Ruskin, medical editor, and Ruth Martin, associate editor, *Hazards of Medication: A Manual on Drug Interactions, Contraindications, and Adverse Reactions, with Other Prescribing and Drug Information* (Philadelphia: Lippincott, 1978).

12. 메즈머(MESMER), 최면술 및 정신력

Dr. Richard Bergland has written about secretions of the brain in his book, *The Fabric of Mind* (Middlesex, England: Viking Penguin, 1985).

The dangers of hypnotism have been outlined in Louis J. West and Gordon H. Deckert, "Dangers of hypnosis," *Journal of the American Medical Association* 192 (1965): 9–12.

James Braid's role in the labeling and documentation of the phenomenon of hypnotism is described in André M. Weitzenhoffer, *Hypnotism An Objective Study in Suggestibility* (New York: John Wiley and Sons, 1953).

The following resources on the life and contribution of Franz Anton Mesmer were compiled by Dr. Dora B. Weiner of UCLA: R. Darnton, *Mesmerism and the End of Enlightenment in France* (Cambridge: Harvard University Press, 1968). Henri F. Ellenberger, *The Discovery of the Unconscious: The History and Evolution of Dynamic Psychiatry* (New York: Basic Books, 1970), 53–253. C. G. Gillispie, "Mesmerism" in Science and Polity in France at the End of the Old Regime (Princeton, N.J.: Princeton University Press, 1980), 261–289. F. A. Mesmer, *Mesmerism: A Translation of the Original Scientific and Medical Writings of F. A. Mesmer*, translated by George Bloch, with introduction by E. R. Hilgard (Los Altos, Calif.: William Kaufmann, 1980). G. Sutton, "Electric medicine and Mesmerism," *Isis* 72 (1981): 375–392.

14. 문학 속의 의사

Sir William Osler, *Aequanimitas*, 3rd edition (New York: Blakiston Company, 1953).

The world of scientists and humanists described by Charles Percy (C. P.) Snow is explored in his book *The Two Cultures* (Cambridge: Cambridge University Press, 1979).

Most of the works of literature referred to throughout this chapter are cited in *The Physician in Literature*, edited, with an introduction, by Norman Cousins (Philadelphia: Saunders Press, 1982).

15. 특별 연구 위원회의 발족

Dr. Hans Selye describes the process of scientific discovery in his book *From Dream to Discovery* (Salem, N.H.: Ayer Company, 1964).

Hans Zinsser, *As I Remember Him: The Biography of R. S.* (Boston: Little, Brown, 1940).

Mr. Brendan O'Regan's collection of reports on spontaneous remissions of immune-related disorders is in preparation.

Dr. Franz Ingelfinger's article on the self-limiting characteristic of ailments appears in his article "Arrogance," *New England Journal of Medicine* 303 (1980): 1506–1511.

Dr. John Liebeskind's research on the body's production of opioid and nonopioid analgesia is described in J. C. Liebeskind, J. W. Lewis, Y. Shavit, G. W. Terman, and T. Melnechuk, "Our natural capacities for pain suppression," *Advances* 1 (1983): 8–11. A more technical discussion of intrinsic analgesia can be found in J. C. Liebeskind, J. E. Sherman, J. T. Cannon, and G. W. Terman, "Neural and neurochemical mechanisms of pain inhibition," *Seminars in Anesthesia* 4 (1985): 218–222.

16. 수세에 몰리다

The controversial article by Dr. Barrie R. Cassileth and colleagues, referred to throughout this chapter, appeared in B. R. Cassileth, E. J. Lusk, D. S. Miller, L. L. Brown, and C. Miller, "Psychosocial correlates of survival in advanced malignant disease?" *New England Journal of Medicine* 312 (1985): 368–373. The editorial by Dr. Marcia Angell, "Disease as a reflection of the psyche," follows the Cassileth article on pages 373–375.

"Anatomy of an Illness," written by Norman Cousins, first appeared in the *New England Journal of Medicine* 295 (1976): 1458–1463. The book *Anatomy of an Illness* (New York: W. W. Norton, 1979) is a fuller version of that article.

A general reference is made in this chapter to research identifying psychological factors associated with the *onset* of cancer. For the reader's information, a review of the history of research on the cancer-prone personality profile can be found in: C. B. Bahnson, "Psychological aspects of cancer," in *Surgical Oncology* (New York: McGraw-Hill, 1984): 231–253. C. B. Bahnson, "Stress and cancer: The state of the art," *Psychosomatics*, Part I, 21 (1980): 975–981, and Part II, 22 (1981): 207–220. S. Greer and M. Watson, "Towards a psychobiological model of cancer: Psychological considerations," *Social Science and Medicine*

20 (1985): 773-777.
Also for the reader's information, long-term studies predicting the *onset* of cancer on the basis of psychological and life history factors are as follows: A. Bremond, G. Kune, and C. B. Bahnson, "Psychosomatic factors in breast cancer patients: Results of a case controlled study," *Journal of Psychosomatic Obstetrics and Gynecology*, 5 (1986): 127–136. R. Grossarth-Maticek, "Psychosocial predictors of cancer and internal diseases: An overview," *Psychotherapy and Psychosomatics* 33 (1980): 122–128. R. Grossarth-Maticek, J. Bastiaans, and D. T. Kanazir, "Psychosocial factors as strong predictors of mortality from cancer, ischaemic heart disease and stroke: The Yugoslav prospective study," *Journal of Psychosomatic Research*, 29 (1985): 167–176. M. Harrower, C. B. Thomas, and A. Altman, "Human figure drawings in a prospective study of six disorders: Hypertension, coronary heart disease, malignant tumor, suicide, mental illness, and emotional disturbance," *Journal of Nervous and Mental Disease* 161 (1975): 191–199. R. L. Horne and R. S. Picard, "Psychosocial risk factors for lung cancer," *Psychosomatic Medicine* 41 (1979): 503–514. A. H. Schmale and H. P. Iker, "Hopelessness as a predictor of cervical cancer," *Social Science and Medicine* 5 (1971): 95. C. B. Thomas, "Precursors of premature disease and death: The predictive potential of habits and family attitudes," *Annals of Internal Medicine* 85 (1976): 653–658. C. B. Thomas, K. R. Duszynski, and J. W. Shaffer, "Family attitudes reported in youth as potential predictors of cancer," *Psychosomatic Medicine* 41 (1979): 287–302.

The long-term studies described in this chapter predicting the *course* of cancer on the basis of psychological characteristics were reported in the following publications: L. R. Derogatis, M. D. Abeloff, and N. Melisaratos, "Psychological coping mechanisms and survival time in metastic breast cancer, *Journal of the American Medical Association* 242 (1979): 1504–1508. H. S. Greer. T. Morris, and K. W. Pettingale, "Psychological response to breast cancer: Effect on outcome," *Lancet* 2 (1979): 785–787. K. W. Pettingale, T. Morris, S. Greer, and J. S. Haybittle, "Mental attitudes to cancer: An additional prognostic factor," *Lancet* 8 (1985): 750. S. M. Levy, R. B. Herberman, A. M. Maluish, B. Schlein, and M. Lippman, "Prognostic risk assessment in primary breast cancer by behavioral and immunological parameters," *Health Psychology* 4 (1985): 99–113. S. Levy, R. Herberman, M. Lippman, and T. d'Angelo, "Correlation of stress factors with sustained depression of natural killer cell activity and predicted prognosis in patients with breast cancer," *Journal of Clinical Oncology* 5 (1987): 348–353. G. N. Rogentine, Jr., D. P. Van Kammen, B. H. Fox, J. P. Docherty, J. E. Rosenblatt, S. C. Boyd, and W. E. Bunney, "Psychological factors in the prognosis of malignant melanoma: A prospective study,"

Psychosomatic Medicine 41 (1979): 647–655. L. Temoshok, "Biopsychosocial studies on cutaneous malignant melanoma: Psychological factors associated with prognostic indicators, progression, psychophysiology, and tumor-host response," *Social Science and Medicine* 20 (1985): 833–840.

The UCLA survey of oncologists regarding the importance of the role of psychosocial factors in the health of their patients is in preparation.

18. 신념이 생물학적 작용을 일으킨다

Dr. Ronald Katz's observation regarding spinal anesthesia headaches was reported in his article "Informed consent—Is it bad medicine?" *The Western Journal of Medicine* 126 (1977): 426–428, and via personal communication on August 29, 1988.

The study of hair loss as a result of expectations attached to a placebo was reported by J. W. L. Fielding, S. L. Fagg, B. G. Jones, S. Ellis, M. S. Hockey, A. Minawa, V. S. Brookes, J. L. Craven, M. C. Mason, A. Timothy, J. A. H. Waterhouse, and P. F. M. Wrigley, "An interim report of a prospective, randomized, controlled study of adjuvant chemotherapy in operable gastric cancer: British stomach cancer group," *World Journal of Surgery* (1983): 390–399.

Dr. Neal E. Miller's research on placebo phenomena and its implications is outlined in his article "Placebo factors in treatment: Views of a psychologist," in M. Shepherd and N. Sartorius, editors, *Non-Specific Aspects of Treatment* (Bern, Stuttgart, and Toronto: Hans Huber Verlag, 1989).

Drs. Robert Ader and Anthony Suchman's work on conditioning the body to respond to placebos is summarized in R. Ader and A. Suchman, "CNS-immune system interactions: Conditioning phenomena," *Behavioral and Brain Sciences* 8 (1985): 379–426.

Drs. S. Metal'nikov and V. Chorine reported the first accounts of immune conditioning phenomenon in their article "The role of conditioned reflexes in immunity," *Annals of the Pasteur Institute* 40 (1926): 893–900.

Dr. Robert Ader explains the principles of conditioning and implications of conditioning research on the evaluation and application of medication therapy in his article "Conditioning effects in pharmacotherapy and the incompleteness of the double-blind, crossover design," *Integrative Psychiatry*. Forthcoming.

Drs. Ader and Suchman's report on the effectiveness of conditioning techniques in the management of hypertension is in preparation.

Dr. Henry K. Beecher described his observation that more than a third of all patients experience significant placebo effects in his article

"The powerful placebo," *Journal of the American Medical Association* 159 (1955) 1602–1606.

Some of the physiological reactions that have been shown to be responsive to placebos are listed in S. Ross and L. Buckalew, "The placebo as an agent of behavioral manipulation: A review of problems, issues and affected measures," *Clinical Psychology Review* 3 (1983): 457–471.

The study by Dr. Jon D. Levine demonstrating that endorphins play a role in postoperative dental pain relief from a placebo is published in J. D. Levine, N. C. Gordon, H. L. Fields, and L. Howard, "The mechanism of placebo analgesia," *Lancet* 2 (1978): 654–657.

A discussion of the implications of placebo analgesia for medical treatment can be found in J. C. Liebeskind, J. W. Lewis, Y. Shavit, G. W. Terman, and T. Melnechuk, "Our natural capacities for pain suppression," *Advances* 1 (1983): 11.

A summary of the issues in and implications of placebo research, as well as a discussion of physiological mechanisms involved in placebo effects is contained in *Investigations* 2 (1985). *Investigations* is a research bulletin of the Institute of Noetic Sciences, a non-profit foundation located at 475 Gate Five Road, Suite 300, Sausalito, CA 94965. This particular issue is entitled "Placebo—The hidden asset in healing."

Any projects supported by UCLA that are not referenced below are in preparation and have not been published yet, or are educational in nature and do not involve a publication:

HERBERT BENSON

Although Dr. Herbert Benson's research project is currently in preparation, there are two references that describe the phenomenon and application of the relaxation response to the treatment of patients: J. W. Hoffman, H. Benson, P. A. Arns, G. L. Stainbrook, L. Landsberg, J. B. Young, and A. Gill "Reduced sympathetic nervous system responsivity associated with the relaxation response," *Science* 215 (1982): 190–192. G. L. Stainbrook, J. W. Hoffman, and H. Benson, "Behavioral therapies of hypertension: Psychotherapy, biofeedback, and relaxation/meditation," *International Review of Applied Psychology* 32 (1983): 119–135.

MICHAEL IRWIN

M. Irwin, R. L. Hauger, M. Brown, and K. T. Britton, "CRF activates autonomic nervous system and reduces natural killer cytotoxicity," *American Journal of Physiology* 255 (November 1988): R744–R747.

SHERRIE H. KAPLAN AND SHELDON GREENFIELD
S. H. Kaplan, S. Greenfield, and J. E. Ware, Jr., "Assessing the effects of physician-patient interactions on the outcomes of chronic disease," *Journal of Medical Care* 27(Supplement) (1989): S110–S127.

ALFRED H. KATZ
A. H. Katz, C. A. Maida, G. Strauss, and C. Kwa, "Social adaptation in a chronic disease: A study of lupus," in Kutscher Austin H., editor, *Self-Help Group: Life-and Personhood-Threatening Conditions* (Philadelphia: Charles Press, 1989).

STEVEN E. LOCKE
S. E. Locke and M. Hornig-Rohan, *Mind and Immunity: Behavioral Immunology* (New York: Institute for the Advancement of Health, 1983). Contains 1,453 research abstracts and references.
S. E. Locke, B. J. Ransil, N. A. Covino, J. Toczydlowski, C. M. Lohse, H. F. Dvorak, K. A. Arndt, and F. H. Frankel, "Failure of hypnotic suggestion to alter immune response to delayed-type hypersensitivity antigens," *Annals of the New York Academy of Sciences* 496 (1987): 745–749.

THEODORE MELNECHUK
Although Mr. Melnechuk's report is in preparation, the article listed here provides a synopsis of the forthcoming publication: T. Melnechuk, "Emotions, Brain, Immunity, and Health: A Review," in M. Clynes and J. Panksepp, editors, *Emotions and Psychopathology* (New York: Plenum Press, 1988), 181–247. Contains 530 references.

JOSEPHINE T. RHODES
J. Rhodes, "A controlled trial of the effects of professional peer group counseling in rheumatoid arthritis" in Paul Ahmed, editor, *Coping with Arthritis* (Springfield, Ill.: Charles E. Thomas, 1988), 73–106.
J. Rhodes, "Rheumatoid Arthritis—A Dialogue with Pain: From Subjective Experience to Objective Observation," in Ahmed, editor, *Coping with Arthritis* 107–125.

ALAN ROZANSKI
L. Yang, C. N. Bairey, A. Rozanski, K. Nichols, J. Friedman, J. Areeda, K. Suyenaga, N. Syun, and D. Berman, "Validation of the ambulatory function monitor (VEST) for measuring exercise left ventricular ejection fraction," *Journal of Nuclear Medicine* 29 (1988): 741. A. Rozanski, C. N. Bairey, D. S. Krantz, J. Friedman, K. J. Resser, M.

참고 자료 419

Morell, S. Hilton-Chalfen, L. Hestrin, J. Bietendorf, and D. S. Berman, "Mental stress in the induction of silent myocardial ischemia in patients with coronary artery disease," *The New England Journal of Medicine* 318 (1988): 1005–1012. P. LaVeau, A. Rozanski, D. Krantz, C. Cornell, L. Cattanach, B. L. Zaret, and F. Wackers, "Ischemic left ventricular performance during provocative mental stress testing," *Circulation* 74 (1986): II-504.

GEORGE F. SOLOMON

G. F. Solomon, M. A. Fiatarone, D. Benton, J. E. Morley, E. Bloom, and T. Makinodan, "Psychoimmunologic and endorphin function in the aged," *Annals of the New York Academy of Sciences* 521 (1988): 43–58. M. A. Fiatarone, J. E. Morley, E. T. Bloom, D. Benton, G. F. Solomon, and T. Makinodan, "The effect of exercise on natural killer cell activity in young and old subjects," *Journal of Gerontology*. In press. G. F. Solomon, L. Temoshok, A. O'Leary, and J. Zich, "An intensive psychoimmunologic study of long-surviving persons with AIDS," *Annals of the New York Academy of Sciences* 496 (1987): 647–655. The report of the follow-up investigation of the relationship between psychosocial factors and immune measures in AIDS patients is in preparation.

The study corroborating Dr. Solomon's finding that age plays a significant role in the interface between emotions and immunity is published in S. J. Schleifer, S. E. Keller, R. N. Bond, J. Cohen, and M. Stein, "Major depressive disorder and immunity," *Archives of General Psychiatry* 46 (1989): 81–87.

19. 기능 연령

The excerpt from Drs. George F. Solomon and John E. Morley's report on the immune and psychological factors contributing to the health of elderly persons was taken from G. F. Solomon, M. A. Fiatarone, D. Benton, J. E. Morley, E. Bloom, and T. Makinodan, "Psychoimmunologic and endorphin function in the aged," *Annals of the New York Academy of Sciences* 521 (1988): 43–58.

Dr. Elie Metchinkoff, *The Nature of Man: Studies in Optimistic Philosophy* (English translation) was edited by P. Chalmers Mitchell and published by Heinemann, London, 1906.

Dr. Nathan Shock's research on the extension of the life span through the conquest of disease can be found in the following publications:

N. W. Shock, "The physiological basis of aging," in Robert J. Morin and Richard J. Bing (eds.), *Frontiers in Medicine: Implications for the*

Future (New York: Human Sciences Press, 1985), 300–312. N. W. Shock, "Longitudinal studies of aging in humans," in C. Finch and E. Schneider (eds.), *Handbook of the Biology of Aging* (New York: Van Nostrand Reinhold, 1985), 721–743. N. W. Shock, "The evolution of gerontology as a science," in Morton Rothstein (ed.), *Review of Biological Research on Aging*, vol. 3 (New York: Alan R. Liss, 1987), 3–12.

20. 도전자 단체

및

21. 신념의 부활

The study of the psychosocial enhancement of patients with malignant melanoma by Dr. Fawzy I. Fawzy, Dr. John L. Fahey, Dr. Donald L. Morton, and Mr. Norman Cousins is in preparation.

22. 최종 보고서

A number of the investigators who made presentations at the UCLA conference on psychoneuroimmunology are referenced in other chapters. Herewith, a listing of publications by some of the individuals whose work described in this chapter is not referenced elsewhere which may be of interest to the reader:

RUDY E. BALLIEUX

C. J. Heijnen and R. E. Ballieux, "Influence of opioid peptides on the immune system," *Advances* 3 (1986): 114–121. G. Croiset, C. J. Heijnen, H. D. Veldhuis, D. de Wied, and R. E. Ballieux, "Modulation of the immune response by emotional stress," *Life Sciences* 40 (1987): 775–782. G. Croiset, H. D. Veldhuis, R. E. Ballieux, D. de Wied, and C. J. Heijnen, "The impact of mild emotional stress induced by the passive avoidance procedure on immune reactivity," *Annals of the New York Academy of Sciences* 496 (1987): 477–484. C. J. Heijnen, J. Zijlstra, A. Kavelaars, G. Croiset, and R. E. Ballieux, "Modulation of the immune response by POMC-derived peptides. I. Influence on proliferation of human lymphocytes," *Brain, Behavior, and Immunity* 1 (1987): 284–291.

HUGO O. BESEDOVSKY

H. Besedovsky, A. del Rey, E. Sorkin, and C. A. Dinarello, "Immunoregulatory feedback between interleukin-1 and glucocorticoid hormones," *Science* 233 (1986): 652–654. H. Besedovsky and A. del Rey, "Neuroendocrine and metabolic responses induced by interleukin-1," *Journal of Neuroscience Research* 18 (1987): 172–178. F. Berkenbosch, A. del Rey, J. Van Oers, F. Tilders, and H. Besedovsky, "Feedback circuit involving the immunohormone interleukin-1 and the hypothalamus-pituitary adrenal system," in R. Kvetnansky, editor, *Catecholamines and Other Neurotransmitters in Stress* (New York: Gordon and Breach, 1988).

KAREN BULLOCH

K. Bulloch, "Neuroanatomy of lymphoid tissue: A review," in R. G. Guillemin, M. Cohen, and T. Melnechuk, editors, *Neural Modulation of Immunity* (New York: Raven Press, 1985), 111–141. K. Bulloch, M. R. Cullen, R. H. Schwartz, and D. L. Longo, "Development of innervation within syngeneic thymus tissue transplanted under the kidney capsule of the nude mouse: A light and ultrastructural microscope study," *Journal of Neuroscience Research* 18 (1987): 16–27. This article also appears in *Neuroimmunomodulation*, edited by J. R. Perez-Polo, K. Bulloch, R. H. Angeletti, G. A. Hashim, and J. de Vellis (New York: Alan R. Liss, 1987). K. Bulloch and R. Lucito, "The effects of cortisone on acetylcholinesterase (AChE) in the neonatal and aged thymus," *Annals of the New York Academy of Sciences* 521 (1988): 59–71. K. Bulloch and R. Y. Moore, "Innervation of the thymus gland by brain stem and spinal cord in mouse and rat," *American Journal of Anatomy* 162 (1981): 157–166.

DAVID L. FELTEN

D. L. Felten, S. Y. Felten, D. L. Bellinger, S. L. Carlson, K. D. Ackerman, K. S. Madden, J. A. Olschowski, and S. Livnat, "Noradrenergic sympathetic neural interactions with the immune system: Structure and function," *Immunological Reviews* 100 (1987): 225–260.

The following articles by Dr. David Felten and colleagues appear in both the *Journal of Neuroscience Research* 18 (1987) and in *Neuroimmunomodulation*, edited by J. R. Perez-Polo, K. Bulloch, R. H. Angeletti, G. A. Hashim, and J. de Vellis (New York: Alan R. Liss, 1987):

D. L. Felten, K. D. Ackerman, S. J. Wiegand, and S. Y. Felten, "Noradrenergic sympathetic innervation of the spleen: I. Nerve fibers associate with lymphocytes and macrophages in specific compartments of the splenic white pulp": 28–36. S. Y. Felten and J. Olschowka, "Noradrenergic sympathetic innervation of the spleen: II. Tyrosine hydroxylase (TH)-positive nerve terminals form synapticlike contacts on lymphocytes in the splenic white pulp": 37–48. K. D. Ackerman, S. Y. Felten, D. L. Bellinger, and D. L. Felten, "Noradrenergic sympathetic innervation of the spleen: III. Development of innervation in the rat spleen": 49–54. D. L. Bellinger, S. Y. Felten, T. J. Collier, and D. L. Felten, "Noradrenergic sympathetic innervation of the spleen: IV. Morphometric analysis in adult and aged F344 rats": 55–63. S. L. Carlson, D. L. Felten, S. Livnat, and S. Y. Felten, "Noradrenergic sympathetic innervation of the spleen: V. Acute drug-induced depletion of lymphocytes in the target fields of innervation results in redistribution of noradrenergic fibers but maintenance of compartmentation": 64–69.

BRANSISLAV D. JANKOVIĆ

B. D. Janković, "Neural tissue hypersensitivity in psychiatric disorders with immunologic features," *The Journal of Immunology* 135 (1985): 835–857. B. D. Janković, "Neuroimmune interactions: Experimental and clinical strategies," *Immunology Letters* 16 (1987): 341–354. B. D. Janković and K. Isaković, "Neuroendocrine correlates of immune response. I. Effects of brain lesions on antibody production, arthus reactivity and delayed hypersensitivity in the rat," *International Archives of Allergy and Applied Immunology* 45 (1973): 360–372.

MARK L. LAUDENSLAGER

M. L. Laudenslager, "The psychobiology of loss: Lessons from humans and non-human primates," *Journal of Social Issues* 44 (1988): 19–36. M. L. Laudenslager, S. M. Ryan, R. C. Drugan, R. L. Hyson, and S. F. Maier, "Coping and immunosuppression: Inescapable but not escapable shock suppresses lymphocyte proliferation," *Science* 221 (1983): 568–570. S. F. Maier and M. L. Laudenslager, "Inescapable shock, shock controllability, and mitogen-stimulated lymphocyte proliferation," *Brain, Behavior, and Immunity* 2 (1988): 87–91.

CANDACE B. PERT

C. B. Pert, J. M. Hill, M. R. Ruff, R. M. Berman, W. G. Robey, L. O. Arthur, F. W. Ruscetti, and W. L. Farrar, "Octapeptides deduced from the neuropeptide receptor-like pattern of antigen T4 in brain potentially inhibit human immunodeficiency virus receptor binding and T-cell infectivity," *Proceedings of the National Academy of Sciences* 83 (1986): 9254–9258

WALTER PIERPAOLI

W. Pierpaoli, H. G. Kopp, J. Mueller, and M. Keller, "Interdependence between neuroendocrine programming and the generation of immune recognition in ontogeny," *Cellular Immunology* 29 (1977):

16-27. W. Pierpaoli and G. J. M. Maestroni, "Melatonin: A principle neuroimmunoregulatory and anti-stress hormone: Its anti-aging effects," *Immunology Letters* 16 (1987): 355–362.

NOVERA HERBERT SPECTOR
Novera H. Spector, "Old and new strategies in the conditioning of immune responses," from the Proceedings of the Second International Workshop on Neuroimmunomodulation, *The Annals of the New York Academy of Sciences* 496 (June 1987): 522–531. V. Ghanta, R. Hiramoto, B. Solvason, and N. H. Spector, "Neural and environmental influences on neoplasia and conditioning of NK activity," *Journal of Immunology* 135 (1985): 848S–852S.

HERBERT WEINER
Herbert Weiner, *Psychobiology and Human Disease* (New York: American Elsevier, 1977). Herbert Weiner, "Special article: The dynamics of the organism: Implications of recent biological thought for psychosomatic theory and research," *Psychosomatic Medicine* (1989). Forthcoming.

23. 의학 관련 포트폴리오
영광스러운 인물

More information about the individuals listed in the honor roll can be obtained from the following references:

FRANZ GABRIEL ALEXANDER
F. G. Alexander, *Psychosomatic Medicine* (New York: W. W. Norton, 1950).

ARISTOTLE
Aristotle, "De anima," in J. A. Smith and W. D. Ross, editors, *The Works of Aristotle*, vol. 3 (Oxford: Oxford University Press, 1931). Aristotle, *On Youth and Old Age, Life and Death, and Respiration*, translated by W. Ogle (London: Longmans, Green, 1897).

HENRY K. BEECHER
H. K. Beecher, "Evidence for increased effectiveness of placebos with increased stress," *American Journal of Physiology* 187 (1956): 163b. H. K. Beecher, "The powerful placebo," *Journal of the American Medical Association* 159 (1955): 1602–1606.

CLAUDE BERNARD

C. Bernard, *Leçons de Physiologie Expérimentale Appliquée à la Médicine*, 2 vols. (Paris: J. B. Ballière, 1855–56). J. M. D. Olmstead, *Claude Bernard, Physiologist* (New York: Harper and Brothers, 1938).

WALTER BRADFORD CANNON

W. Cannon, *Bodily Changes in Pain, Hunger, Fear and Rage* (New York: W. W. Norton, 1963). W. Cannon, "The James-Lange Theory of Emotions: A Critical Examination and an Alternative Theory," in Karl Pribram, editor, *Brain and Behavior*, vol. 4 (Harmondsworth, Eng.: Penguin Books, 1969), 433–451. W. Cannon, *The Wisdom of the Body* (New York: W. W. Norton, 1939).

JEAN MARTIN CHARCOT

J. M. Charcot, *Diseases of the Nervous System*, vol. 3 (London: Sydenham Society, 1889).

RENÉ JULES DUBOS

R. Dubos, *Man Adapting* (New Haven: Yale University Press, 1965). R. Dubos, *Man, Medicine and Environment* (New York: Praeger, 1968). R. Dubos, *Mirage of Health* (New York: Harper and Row, 1971. R. Dubos, "The state of health and the quality of life," *The Western Journal of Medicine* 125 (1976): 8–9.

HELEN FLANDERS DUNBAR

H. F. Dunbar, *Emotions and Bodily Changes* (New York: Columbia University Press, 1954).

JOEL ELKES

L. J. Dickstein and J. Elkes, "Health awareness and the medical student: A preliminary experiment," *Advances* 4 (1988): 11–23.

GEORGE L. ENGEL

G. L. Engel, "The need for a new medical model: A challenge for biomedicine," *Science*, 196 (1977): 129–136.

JEROME D. FRANK

J. Frank, *Persuasion and Healing* (New York: Schocken Books, 1961). J. Frank, "The faith that heals," *The Johns Hopkins Medical Journal*, 137 (1975): 127–131.

GALEN

The medical philosophy of Galen can be found in: L. Clendening, *Source Book of Medical History* (New York: Dover Publications, 1942),

41-51. Galen: *Three Treatises on the Nature of Science*, translated by Richard Walzer and Michael Frede (Indianapolis: Hackett, 1985), 55-56.

LAWRENCE J. HENDERSON
L. J. Henderson, *The Order of Nature* (Cambridge: Harvard University Press, 1925).

HIPPOCRATES
The medical philosophy of Hippocrates can be found in Clendening, *Source Book of Medical History*, 13-26. *The Genuine Works of Hippocrates*, translated by Francis Adams (Huntington, New York: Robert E. Krieger, 1972).

JIMMIE C. D. HOLLAND
M. A. Andrykowski, P. B. Jacobsen, E. Marks, K. Gorfinkle, T. B. Hakes, R. J. Kaufman, V. E. Currie, J. C. Holland, and W. H. Redd, "Prevalence, predictors and course of anticipatory nausea in women receiving adjuvant chemotherapy for breast cancer," *Cancer* 62 (1988): 2607-2613. W. Breitbart and J. C. Holland, "Psychiatric complications of cancer," in M. C. Brain and P. O. Carbone, editors, *Current Therapy in Hematology-Oncology*-3 (Burlington, Ontario, Canada: B. C. Decker, 1988), 268-274. P. B. Jacobsen, M. A. Andrykowski, W. H. Redd, M. Die-Trill, T. B. Hakes, R. J. Kaufman, V. E. Currie, and J. C. Holland, "Nonpharmacologic factors in the development of post-treatment nausea with adjuvant chemotherapy in breast cancer," *Cancer* 61 (1988): 379-385. J. C. Holland and S. Tross, "The psychological and neuropsychiatric sequelae of the Acquired Immunodeficiency Syndrome and related disorders," *Annals of Internal Medicine* 103 (1985): 760-764. M. J. Massie and J. C. Holland, "The cancer patient with pain: Psychiatric complications and their management," *Medical Clinics of North America* 71 (1987): 243-258.

OLIVER WENDELL HOLMES
O. W. Holmes, *Addresses and Exercises at the One Hundredth Anniversary of the Foundation of the Medical School of Harvard University, October 17, 1883* (Cambridge: John Wilson and Son, University Press, 1884), 17-18. O. W. Holmes, *Currents and Counter-Currents in Medical Science with Other Addresses and Essays* (Boston: James R. Osgood and Company, 1878). O. W. Holmes, *Collection of Medical Essays (1842-1882)* (Boston: Houghton Publishing, 1883). Contains 400-plus essays.

FRANZ J. INGELFINGER
   F. J. Ingelfinger, "Arrogance," *New England Journal of Medicine* 303 (1980): 1506–1511. F. J. Ingelfinger, "Those anti-doctor books," *New England Journal of Medicine* 294 (1976): 442–443.

WILLIAM JAMES
   W. James, *Psychology* (New York: World Publishing, 1948).

DAVID M. KISSEN
   D. M. Kissen, "Psychosocial factors, personality and lung cancer in men aged 55–64," *British Journal of Medical Psychology* 40 (1967): 29–43.

LAWRENCE LeSHAN
   L. LeShan, "A basic psychological orientation apparently associated with malignant disease," *The Psychiatric Quarterly* 36 (1961): 314–330. L. LeShan and R. E. Worthington, "Personality as a factor in the pathogenesis of cancer: A review of the literature," *British Journal of Medical Psychology* 29 (1956): 49–56. L. LeShan, *You Can Fight For Your Life: Emotional Factors in the Causation of Cancer* (New York: M. Evans, 1977).

MOSES MAIMONIDES
   Maimonides' Medical Writings, translated and annotated by Fred Rosner (Haifa, Israel: The Maimonides Research Institute, 1987). *The Medical Aphorisms of Moses Maimonides*, translated and edited by Fred Rosner and Suessman Muntner (New York: Yeshiva University Press, 1971), 41–53.

KARL MENNINGER
   K. Menninger, with M. Mayman and P. Pruyser, *The Vital Balance: The Life Process in Mental Health and Illness* (New York: Viking, 1963).

NEAL E. MILLER
   N. E. Miller, "Behavioral medicine: Symbiosis between laboratory and clinic," *Annual Review of Psychology* 34 (1983), 1–31. N. E. Miller and B. S. Brucker, "A learned visceral response apparently independent of skeletal ones in patients paralyzed by spinal lesions," in N. Birbaumer and H. D. Kimmel, editors, *Biofeedback and Self-Regulation* (Hillsdale, N.J.: Lawrence Erlbaum and Associates, 1979), 287–304.

SIR WILLIAM OSLER
   Sir William Osler, *Aequanimitas*, 3rd edition (New York: Blak-

iston Company, 1953). W. Osler, "The faith that heals," *British Medical Journal* 1 (1910): 1470–1472. H. A. Christian, editor, *Osler's Principles and Practice of Medicine*, 15th edition (New York: D. Appleton-Century, 1944).

PARACELSUS
The medical philosophy of Paracelsus can be found in L. Clendening, *Source Book of Medical History* (New York, Dover Publications, 1942), 95–105.

IVAN PETROVICH PAVLOV
I. P. Pavlov, *Lectures on Conditioned Reflexes* (New York: Liveright, 1928). I. P. Pavlov, *Lectures on the Work of the Principal Digestive Glands* (St. Petersburg: I. N. Kushnereff, 1897).

KARL H. PRIBRAM
K. H. Pribram, *Brain and Perception* (Hillsdale, N.J.: Lawrence Erlbaum and Associates, 1990, forthcoming). K. H. Pribram, "The Four R's of Remembering," in K. H. Pribram, editor, *On the Biology of Learning* (New York: Harcourt, Brace and World, 1969), 193–225. K. H. Pribram, "The new neurology and the biology of emotion: A structural approach," in K. H. Pribram, editor, *Brain and Behavior*, vol. 4 (Harmondsworth, Eng.: Penguin Books, 1969), 452–468. K. H. Pribram, "Proposal for a structural pragmatism: Some neuropsychological considerations of problems in philosophy," in K. H. Pribram, editor, *Brain and Behavior*, vol. 1 (Harmondsworth, Eng.: Penguin Books, 1969), 11–19. K. H. Pribram, "Proposal for a structural pragmatism: Some neuropsychological considerations of problems in philosophy," in K. H. Pribram, editor, *Brain and Behavior*, vol. 4 (Harmondsworth, Eng.: Penguin Books, 1969), 494–505.

AARON FREDERICK RASMUSSEN, JR.
A. F. Rasmussen, Jr., "Emotions and immunity," *Annals of the New York Academy of Sciences* 164 (1969): 458–461.

VERNON S. RILEY
V. Riley, M. A. Fitzmaurice, and D. H. Spackman, "Psychoneuroimmunologic factors in neoplasia: Studies in animals," in R. Ader, editor, *Psychoneuroimmunology* (New York: Academic Press, 1981), 31–102.

JONAS EDWARD SALK
J. Salk, "The mind of man," in: J. Salk, editor, *Man Unfolding* (New York: Harper and Row, 1972), 107–112.

HANS SELYE
H. Selye, *The Stress of Life* (New York: McGraw-Hill, 1956).

BENEDICTUS DE SPINOZA
B. de Spinoza, "On the origin and nature of the emotions," in C. H. Bruder, editor, *The Ethics* (Leipzig: Tauchnitz, 1843).

WILLIAM HENRY WELCH
Walter Burkett, editor, *Papers and Addresses by William Henry Welch*, 3 vols. (Baltimore: The Johns Hopkins Press, 1920). Simon Flexner and James Flexner, *William Henry Welch and the Heroic Age of American Medicine* (New York: Viking Press, 1941).

STEWART WOLF
S. Wolf, "The pharmacology of placebos," *Pharmacological Reviews*, 11 (1959): 698–704. S. Wolf and R. H. Pinsky, "Effects of placebo administration and occurrence of toxic reactions," *Journal of the American Medical Association* 155 (1974): 339–341.

HAROLD G. WOLFF
H. G. Wolff, *Stress and Disease*, revised and edited by Stewart Wolf and Helen Goodell (Springfield, Ill.: Charles C. Thomas, 1968).

현재 진행중인 생화학 경로에 관한 연구
A. Kling, K. H. Tachiki, A. Steinberg, P. Lucas, C. Kessler, N. Sachinvala, H. Von Scoti, M. Terpenning, P. Shapshack, and M. Cohen, "A psychoneuroimmunological study of an unusual family cohort of multiple paranoid schizophrenic siblings," *Neuropsychiatry, Neuropsychology, and Behavioral Neurology* 1 (1988): 191–215.

의사와 영양학
Dr. Robert A. Good's studies of diet and impaired immunological function are reported in R. A. Good and N. K. Day, "The influence of nutrition on autoimmunities, cancer, heart disease, and other diseases of aging," in Robert J. Morin and Richard J. Bing (eds.), *Frontiers in Medicine: Implications for the Future* (New York: Human Sciences Press, 1985), 207–221. R. A. Goode, "Nutrition, Immunity, Aging, and Cancer," *Nutrition Reviews* 46 (1988): 62–67.

Dr. Roy L. Walford's research on restricted food intake and life expectancy was reported in the following publications: Roy L. Walford, *The Maximum Life Span* (New York: Avon, 1984). Richard Weindruch and Roy L. Walford, *The Retardation of Aging and Disease by Dietary Restriction* (Springfield, Ill.: Charles C. Thomas, 1988). Roy L. Walford,

The 120 Year Diet Plan: How to Double Your Vital Years (New York: Simon and Schuster, 1986).

Dr. C. Everett Koop's report on the role of nutrition in health and disease, entitled, *The Surgeon General's Report on Nutrition and Health: Summary and Recommendations* (DHHS publication #88-50211), was published by the U.S. Public Health Service, Office of the Surgeon General, Department of Health and Human Services, 1988.

The study on nutrition education in medical schools from which excerpts in this chapter have been drawn was conducted by the National Research Council Committee on Nutrition in Medical Education. Their report, *Nutrition Education in U.S. Medical Schools*, was published by National Academy Press, Washington, D.C., in 1985.

졸업생들에게 : 의사의 신조

Norman Cousins delivered a commencement address in 1982 to the graduating class of the George Washington University Medical Center discussing the role of the physician, which later appeared in the *Journal of the American Medical Association* 248 (1982): 587–589.

참고 문헌

본 참고 문헌을 작성한 조언 보리센코 박사와 조지 솔러먼 박사에게 심심한 사의를 표한다.

일반 서적

ACHTERBERG, JEANNE. *Imagery in Healing: Shamanism and Modern Medicine.* Boston: New Science Library, 1985.
BENSON, HERBERT. *The Mind/Body Effect.* New York: Simon and Schuster, 1979.
BENSON, HERBERT, with MIRIAM Z. KLIPPER. *The Relaxation Response.* New York: Avon Books, 1976.
BENSON, HERBERT, and WILLIAM PROCTOR. *Beyond the Relaxation Response.* New York: Berkley, 1985.
BORYSENKO, JOAN. *Minding the Body, Mending the Mind.* New York: Bantam Books, 1987.
CAPRA, FRITJOF. *The Tao of Physics.* New York: Bantam Books, 1977.
DOSSEY, LARRY. *Space, Time and Medicine.* Boston: Shambhala Publications, 1982.
DREHER, HENRY. *Your Defense Against Cancer.* New York: Harper and Row, 1988.
EISENBERG, DAVID, with THOMAS LEE WRIGHT. *Encounters with Qi: Exploring Chinese Medicine.* New York: W. W. Norton, 1985.
JAFFE, DENNIS. *Healing from Within.* New York: Simon and Schuster, 1980.

KORN, ERROL R., and KAREN JOHNSON. *Visualization: The Uses of Imagery in Health Professions.* Homewood, Illinois: Dow-Jones-Irwin, 1983.
LOCKE, STEVEN, and DOUGLAS COLLIGAN. *The Healer Within: The New Medicine of Mind and Body.* New York: E. P. Dutton, 1986.
MATTHEWS-SIMONTON, STEPHANIE, O. CARL SIMONTON, and JAMES L. CREIGHTON. *Getting Well Again.* New York: Bantam Books, 1978.
PELLETIER, KENNETH. *Mind as Healer, Mind as Slayer.* New York: Dell Books, 1977.
PELLETIER, KENNETH. *Longevity: Fulfilling Our Biological Potential.* New York: Dell Books, 1982.
SELIGMAN, MARTIN E. P. *Helplessness: On Depression, Development and Death.* New York: W. H. Freeman, 1975.
SIEGEL, BERNIE S. *Love, Medicine and Miracles.* New York: Harper and Row, 1986.
WEIL, ANDREW. *Health and Healing: Understanding Conventional and Alternative Medicine.* Boston: Houghton Mifflin, 1983.

전문 서적

ADER, ROBERT, ed. *Psychoneuroimmunology.* New York: Academic Press, 1981.
BERGSMA, DANIEL, and ALLAN L. GOLDSTEIN, eds. *Neurochemical and Immunologic Components in Schizophrenia.* Proceedings of a conference held at the University of Texas Medical Branch, October 1976. New York: Alan R. Liss, 1978.
BRIDGE, T. PETER, ALLAN F. MIRSKY, and FREDERICK K. GOODWIN, eds. *Psychological, Neuropsychiatric and Substance Abuse Aspects of AIDS.* New York: Raven Press, 1988.
COOPER, EDWIN L., ed. *Stress, Immunity and Aging.* New York: Marcel Dekker, 1984.
COTMAN, CARL W., ROBERTA E. BRINTON, ALBERT GALABURDA, BRUCE MCEWEN, and DIANA M. SCHNEIDER, eds. *The Neuroimmune Endocrine Connection.* New York: Raven Press, 1987.
DILMAN, VLADIMIR M. *The Law of Deviation of Homeostasis and Diseases of Aging.* Boston: John Wright PSG/ 1981.
FREDERICKSON, ROBERT C. A., HUGH C. HENDRIE, JOSEPH N. HINGTGEN, and MORRIS H. APRISON, eds. *Neuroregulation of Autonomic, Endocrine and Immune Systems.* Boston: Martinus Nijhoff, 1986.
GOETZL, EDWARD J., ed. Proceedings of a conference on Neuromodulation of Immunity and Hypersensitivity, Coconut Grove, Florida, November 1984. *The Journal of Immunology* 135 (supplement) (1985).
GUILLEMIN, ROGER, MELVIN COHN, and THEODORE MELNECHUK, eds.

Neural Modulation of Immunity. Proceedings of an international symposium held under the auspices of the Princess Liliane Cardiology Foundation in Brussels, Belgium, October, 1983. New York: Raven Press, 1985.

JANKOVIĆ, BRANISLAV D., BRANISLAV M. MARKOVIC, and NOVERA HERBERT SPECTOR, eds. *Neuroimmune Interactions.* Proceedings of the Second International Workshop on Neuroimmunomodulation, Dubrovnik, Yugoslavia, June 1986. *Annals of the New York Academy of Sciences* 521 (1988).

KORNEVA, ELENA A., VIKTOR M. KLIMENKO, and ELENORA K. SHKHINEK. *Neurohumoral Maintenance of Immune Homeostasis,* translated from the Russian by Samuel A. and Elizabeth O'Leary Corson in collaboration with Roland Dartau, Justina Epp, and L. A. Mutschler. Chicago: University of Chicago Press, 1985.

LEVY, SANDRA M., ed. *Biological Mediators of Behavior and Disease: Neoplasia.* Proceedings of a symposium on Behavioral Biology and Cancer held at the National Institutes of Health, Bethesda, Maryland, May 1981. New York: Elsevier, 1982.

LLOYD, RUTH, ed., and GEORGE F. SOLOMON, consulting ed., and Martin E. Dorf, consultant in immunology. *Explorations in Psychoneuroimmunology.* Orlando, Florida: Grune and Stratton, 1987.

LOCKE, STEVEN E., ed. *Psychological and Behavioral Treatments for Disorders Associated with the Immune System: An Annotated Bibliography.* New York: Institute for the Advancement of Health, 1986.

LOCKE, STEVEN, ROBERT ADER, HUGO BESEDOVSKY, NICHOLAS HALL, GEORGE SOLOMON, and TERRY STROM, eds., and N. HERBERT SPECTOR, consulting ed., *Foundations of Psychoneuroimmunology.* New York: Aldine, 1985.

LOCKE, STEVEN E., and MADY HORNIG-ROHAN, eds. *Mind and Immunity: Behavioral Immunology.* New York: Institute for the Advancement of Health, 1983. Contains 1,453 research abstracts and references.

PEREZ-POLO, J. REGINO, KAREN BULLOCH, RUTH HOGUE ANGELETTI, GEORGE A. HASHIM, and JEAN DE VELLIS, eds., *Neuroimmunomodulation.* New York: Alan R. Liss, 1987.

PIERPAOLI, WALTER, and NOVERA HERBERT SPECTOR, eds. *Neuroimmunomodulation: Interventions in Aging and Cancer.* Proceedings of the First Stromboli Conference on Aging and Cancer, Stromboli, Sicily, June 1987. *Annals of the New York Academy of Sciences* 496 (1987).

PLOTNIKOFF, NICHOLAS P., ROBERT E. FAITH, ANTHONY J. MURGO, and ROBERT A. GOOD, eds. *Enkephalins and Endorphins: Stress and the Immune System.* New York: Plenum Press, 1986.

참고 문헌 433

SPECTOR, NOVERA HERBERT, ed.-in-chief. *Neuroimmunomodulation.* Proceedings of the First International Workshop on Neuroimmunomodulation, Washington, D. C., November 1984. New York: Gordon and Breach, 1988.

TEMOSHOK, LYDIA, guest ed. Special Issue on Acquired Immune Deficiency Syndrome (AIDS), *Journal of Applied Social Psychology* 17(3) (1987).

TEMOSHOK, LYDIA, CRAIG VAN DYKE, and LEONARD S. ZEGANS, eds. *Emotions in Health and Illness.* New York: Grune and Stratton, 1983.

입문서(개요서)

GORMAN, JAMES R., and STEVEN E. LOCKE. "Neural, endocrine and immune interactions." In *Comprehensive Textbook of Psychiatry/V*, edited by Harold I. Kaplan and Benjamin J. Sadock. Baltimore: Williams and Wilkins, 1989.

LOCKE, STEVEN E., and JAMES R. GORMAN. "Behavior and immunity." In *Comprehensive Textbook of Psychiatry/V*, edited by Harold I. Kaplan and Benjamin J. Sadock. Baltimore, Maryland: Williams and Wilkins, 1989.

MELNECHUK, THEODORE. "Emotions, brain, immunity, and health: A review." In *Emotions and Psychopathology*, edited by M. Clynes and J. Panksepp. New York: Plenum Press, 1988, 181–247. Contains 530 references.

PELLETIER, KENNETH R., and DENISE L. HERZING. "Psychoneuroimmunology: Toward a Mind-Body Model." *Advances* 5 (1) (1988): 27–56.

SOLOMON, GEORGE F. Psychoneuroimmunology: Interactions between central nervous system and immune system." *Journal of Neuroscience Research* 18(1) (1987): 1–9. This article also appears in *Neuroimmunomodulation* edited by J. R. Perez-Polo, K. Bulloch, R. H. Angeletti, G. A. Hashim, and J. de Vellis. New York: Alan R. Liss, 1987, 1–9.

잡지

Advances, published by the Institute for the Advancement of Health, 16 East 53rd Street, New York, NY 10022.

Brain, Behavior, and Immunity, edited by Robert Ader, published by Academic Press, Inc., 1 East First Street, Duluth, Minnesota 55802.

찾아보기

【ㄱ】

〈가자에서 눈이 멀어 Eyeless in Gaza〉
　(헉슬리) 210
가족 43, 148, 312, 357
　～과 희망 145
　～에 미치는 진단의 영향 141-143
　～에 미치는 환자 기분의 영향 43-47
　～으로부터의 정서적 지원 284
가치 254
　～와 의학 교육 255
갈렌(Galen) 253, 360
감각 입력 105
감마 글로블린 253
강제 체중 감량 80
개업 의사 54-57
건강 216, 268-269, 354
　～과 정서 106, 280, 281
　～에 대한 생물 정신 사회적 관점 368
　～에 대한 오해 314
　우울증과 ～, 341
　웃음과 ～, 172
　정서적 ～, 268
　정서가 ～에 미치는 영향에 관한 논쟁
　279-283
건강 교육 134, 356
건강에 관한 생물 정신 사회적 견해 368
건강을 돌보는 전문가 50
건강 증진 연구소 302
검사 83
　기능의 ～, 320
　불필요한 ～, 73
　～ 환경 302, 303-304
　환자의 감정이 ～에 미치는 영향 357-358
결의 17, 43, 59, 83, 88, 101, 109, 149, 172, 262, 277, 280, 332, 341, 357
　암에 있어서의 ～, 284
　～와 면역계 106, 110, 316
　～와 회복 163
　진단에 대한 반응으로서의 ～, 119
　투병에 있어서의 ～, 122
결장 210

결핵 32, 223, 317, 319
경동맥 절제 수술 214
경제적 문제와 사회적 문제 157-158
고골리(Gogol, Nikolai) 250
고르스키(Gorski, Roger A.) 372-373, 376
고밀도 리포프로테인(HDL) 380
〈고통, 기아, 공포 및 분노 상태에서의 신체적 변화 Bodily Changes in Pain, Hunger, Fear and Rage〉(캐넌) 36, 41
고혈압 92
골라벡(Golabek, Mona) 27, 185
골수 59
골절 213
공인 최면술사 235, 237
공포 17, 33, 81, 98, 119, 135, 356
　~는 질병을 악화시킨다 137, 236, 391
　암 진단에 따르는 환자의 ~, 118, 281
　중증 진단에 따르는 환자의 ~, 123, 343
　~증의 치료에서의 최면술 235-236
과식 380-381
과학 254, 255-256
　~과 인간성 255-257
　또한 의학 항목을 보라.
"과학, 법률 및 인간의 가치" 계획 (UCLA) 48
과학적 발견 265-267
과학적 방법 225, 255
　의학 교육에서의 ~, 345-347
　정신과 신체와의 관련성에 관한 연구에

서의 ~, 258
과학적 연구 34
과학적 지식 255, 256-257
관상 동맥의 맥관 조영도 214
관절염 210, 235
〈광인의 일기 The Diary of a Madman〉 (고골리) 250
교감 신경계 376
굿(Good, Robert A.) 378-379, 380
굿허트(Goodheart, Annette) 179
〈그를 회고하면서 As I Remember Him〉 (진저) 266
그리어(Greer, H. Steven) 281
그린(Green, Burton) 291
그린(Green, Elmer) 110, 123, 124, 133
그린블랫(Greenblatt, Milton) 25, 27-29, 34, 35, 37
그린스팬(Greenspan, Allan M.) 215
그린필드(Greenfield, Sheldon) 304
글라저(Glaser, Ronald) 63, 121, 269, 307, 349
글럭(Gluck, Christoph) 229
급성 심장 발작 186
긍정적 정서 42, 179, 349, 365
　~가 면역계에 미치는 영향 17, 64, 65
　~가 상처 회복에 미치는 영향 309
　~와 생물학적 변화 341
　~와 신체 변화 356
　~와 운동 187
　~의 생리적 효과 18, 29, 181
　~의 생화학(적 작용) 266, 357
　질병과 건강에서의 ~의 역할 106

투병과 ~, 171, 172-173, 277-278, 280, 297
기능 연령 314-320
기능주의 363
기대 43, 357, 367
　~가 생화학적 실체로 변화 299-302
　~로 인한 소화 작용의 변화 36
　~와 결과 137
　~와 신경계 활동 363
기술(기법) 49, 53, 55, 358, 388
　면역계를 이해하기 위한 ~, 61
　~에 대한 지나친 강조 347
　진단 ~, 83, 87, 94, 343
기요탱(Guillotin, Joseph-Ignace) 228
긴장 306, 349
긴장 해소 367
긴장 해소 기법 121, 124-125, 326
　~이 면역 상태에 미치는 영향 377
긴장 해소 반응 305-308
긴장 해소 훈련 65, 312, 370
〈꿈에서 발견에 이르기까지 From Dream to Discovery〉(셀리에) 265

노설(Nossal, Gustav) 61
노인 314-320
　~의 면역 기능 309, 315-316
노화 315-316
뇌 102-112, 169, 179, 362, 370
뇌하수체 104, 353
뉴로펩티드 수용체 108
뉴로펩티드(신경 펩티드) 62, 108, 271, 350-351, 353
　~가 세포 독소 세포와 림포킨에 미치는 영향 371-372
　~와 면역 세포 375
뉴로 호르몬 353
뉴립날러지(신경성 수면) 234
《뉴잉글랜드 의학지 New England Journal of Medicine》 56, 62, 268
　커즌즈가 기고한 기사 120, 171, 172-173
　태도가 질병에 영향을 미친다는 주장에 대한 논쟁 275-284
뉴턴(Newton, Tom) 374
니트로글리세린 220

【ㄴ】

나트륨 80
낙관주의 101, 284, 288
남성의 뇌와 여성의 뇌의 차이점 372
남캘리포니아 대학, 앤드루스 노인병 센터 190
내시경 검사 214
노르에피네프린 351
노블(Noble, Ernest P.) 26

【ㄷ】

다발성 경화증 113-115, 116, 375
〈닥터 지바고 Dr. Zhivago〉(파스테르나크) 245, 246
단순 포진 바이러스 64
당뇨병 116, 139
대뇌 변연계 108
대뇌 항체 349
대사 이상 377

찾아보기 437

대순회 강연회 38, 67
던바(Dunbar, Helen Flanders) 366
데카르트(Descartes, René) 266, 361
데칼브 병원(데카터, 조지아) 186
도스토예프스키(Dostoevski, Fëdor) 196, 250
도전자의 단체 321-338, 339-341
동맥 경화증 320
동맥 장애 78, 80, 82, 304, 380
동물 인력 229
동물 자기 225, 227, 229, 230, 232, 233, 240, 362
동정심 67-68, 120
두번째 의견 79, 162
듀 바리(du Barry, Marie Jean, Comtesse) 225
듀보(Dubos, Rene Jules) 365
듀크 대학 종합 암 센터 185
~의 서적, 오디오 카세트, 비디오 카세트 목록 196-197, 202-205
디니트로페놀 220
디로거티스(Derogatis, Leonard) 282
DRGs(지정 기관) 212
디에틸스틸베스트롤(DES) 373
DNA 320
DNA 복구 121, 309
디킨즈(Dickens, Charles) 253
디프테리아 223, 319
딜런(Dillon, Kathleen M.) 187

【ㄹ】

라드너(Lardner, Ring) 252

라부아지에(Lavoisier, Antoine-Laurent) 225, 228
라파예트(Lafayette, Marie-Joseph, Marquis de) 225, 232
래스머슨 2세(Rasmussen, Aaron Frederick, Jr.) 369
랜드 협회 214
램버트(Lambert, Edward) 209, 221
러시(Rush, Benjamin) 207
러프(Ruff, Michael) 108
러프코트(Lefcourt Herbert M.) 181
레들리히(Redlich, Fritz) 25
레비(Levy, Sandra M.) 120, 282
레빈(Levine, Jon D.) 301
레이널즈(Reynolds, Jacqueline Ann) 383
레티노이드 319
로덴슬래거(Laudenslager, Mark L.) 350
로드스(Rhodes, Josephine) 312
로마노 수녀원장 183-184
로빈스(Robbins, Tony) 239-240, 241
로스앤젤레스 지역 병원 184
로스앤젤레스 캘리포니아 대학(UCLA) 20, 34, 39
~ 의과 대학 19-22, 23-29, 32, 90, 255, 258
'치어(CHEER)' 계획 29
~뇌 연구소 40, 102-104, 265
~교육 대학원 308
~신경 정신 연구소 26
~에서의 커즌즈의 최종 보고서 342-358

~의 정신 신경 면역학 계획 16-17, 293-297, 307-313
~의 정신 신경 면역학 연구 272-274, 306-313
~의료 센터 68
~의약 및 공중 보건과 214
~잔슨 종합 암 센터, 존 웨인 진료 센터 372
~정신 의학 및 행동 과학과 22, 102
예술 / 유머 요법 184
또한 UCLA 정신 신경 면역학 특별 연구 위원회 항목을 보라.
로스턴(Rosten, Leo) 173, 196
로전스키(Rozanski, Alan) 304
로젠타인 2세(Rogentine, G. Nicholas, Jr.) 283
로체스터 대학 35
로크(Locke, Steven E.) 302
루비(Ruby, Jack) 26
루스 모트 재단(Ruth Mott Fund) 382
루이 16세(Louis XVI) 224, 226
류머티스성 관절염 372
르샨(LeShan, Lawrence) 370
리딩(Reading, Anthony) 303, 304
리베스킨드(Liebeskind, John C.) 243, 264
리튬 소금 222
리프(Leaf, Alexander) 382-383
릴리(Riley, Vernon S.) 368
림포킨 371, 374
림프구 122, 264, 315, 371
~의 신경 전달 물질 수용체 373

【ㅁ】

마그네슘 80, 93
마리아 테레사(Maria Theresa) 여왕 230
마리 앙트와네트(Maire Antoinette) 225, 227, 232
마에스트로니(Maestroni, Georges J. M.) 352
마음 235
건강과 치유에서의 ~의 역할 135, 359-360
~에 의한 물리력의 제어 242-244
~과 치료 분위기 258
~의 복잡성 362
마음 가짐, 감정 32, 341, 364
마음과 몸과의 관련성에 관한 연구 34, 36, 327, 354
UCLA 특별 연구 위원회 258-259, 260, 267-268
마음과 몸과의 상호 작용 35-38, 62, 105
~에 관련된 영광스러운 인물들 359-370
자율 신체 작용의 조절에서의 ~, 132
마이모니데스(Maimonides, Moses) 360
마이어(Meyer, Adolf) 37
마취 215, 348
최면 ~, 244
마취제 263
또한 진통제 항목을 보라.
마틴(Martin, Rod A.) 180
만성 피로 증후군(Chronic Fatigue Syndrome) 374, 377

말리(Maly, Rose) 305
망각 153
맥관도 78, 79, 81
맥관 플라스티 80, 82
맥기니스(McGinnis, J. Michael) 383
머내스(Manasse, Henri) 89
머릴(Merrill, Jean) 371, 375
머피(Murphy, Franklin) 18, 20, 29, 260
멀로니(Maloney, James) 289, 295
메닝거(Menninger, Karl J.) 37, 364-365
메닝거 재단 진료 센터 123
《메두사와 달팽이 The Medusa and the Snail》(토머스) 37
메즈머(Mesmer, Franz Anton) 224-235, 237, 240, 362
　~에 대한 혐의 225-227, 229-231
　~의 '접촉' 요법 226-227
　~의 치료법 231, 232-235, 234-235
메즈머리즘 234, 237
메츠니코프(Metchnikoff, Elie) 209, 318
메탈니코프(Metal'nikov, S.) 300
멜니척(Melnechuk, Theodore) 308
멜라토닌 352
멜린코프(Mellinkoff, Sherman) 19, 20-22, 27, 29, 68, 75, 90, 294, 355, 387
　~와 진단시의 의사의 배려 94-96
　~와 특별 연구 위원회 258, 259-260
　~와 휴머니티/의학 관련 강좌 247
멜메드(Melmed, Raphael) 377

면역 결핍 373
면역 결핍 바이러스(HIV) 111-112, 310, 311, 353
면역 관련 질병 268, 373
면역계 37, 59-63, 319, 354, 389
　긍정적 정서가 ~에 미치는 영향 16-17, 64, 65
　기대가 ~에 미치는 영향 300
　뇌와 ~, 105, 106, 353
　부정적 정서가 ~에 미치는 영향 120-123
　비장(지라)과 ~, 110
　스트레스가 ~에 미치는 영향 271, 307, 311, 316, 368-369
　심리적 및 심리 사회적 요인이 ~에 미치는 영향 354
　에이즈와 ~, 112
　엔도르핀과 ~, 195
　우울증이 ~에 미치는 영향 121, 136, 235-236, 323-324, 332-338, 357
　웃음이 ~에 미치는 영향 188-189
　~와 신체의 내인성 진통 역할 261
　~와 전이 271
　~의 결함과 신체 대체 계통 109
　~의 기관 59, 61
　~의 발달 단계에서의 호르몬 노출 372
　~의 역할 61
　~의 자기 조절 353
　~의 정신 분열병 376
　~의 조절 372
　~의 활성제로서의 정서적 요인 290
　자연적 진통 물질과 ~, 265
　정서와 ~, 33, 310-313, 337, 341

440

항생제가 ~에 미치는 영향 90
화학 요법이 ~에 미치는 영향 122, 335
'면역계와 신경계와의 상호 작용' 274
면역계의 조건 반사 300, 350, 363
면역 관련 질병 268, 373
면역 기능 107, 260, 282
  노인의 ~, 315-316
  심리 사회적 요인과 ~, 309-310
  ~에서의 남성과 여성의 차이 372-373
면역 반응 121, 271
  최면과 ~, 302
면역 세포 61, 109, 142, 164, 172, 272, 323
  긍정적 정서가 ~의 수에 미치는 영향 324
  뉴로펩티드와 ~, 108, 353, 375
  ~와 뇌의 유사성 263
  ~의 보상적 증가 310
  ~의 신경계 자극 351
  호르몬과 결합하는 ~의 수용체 376
  환자가 갖고 있는 수단을 총동원함에 있어서의 ~의 증가 189, 332-334, 340
'면역계와 신경계와의 상호 작용' 274
면역력의 증대 172
면역성
  스트레스가 ~에 미치는 영향 350-351, 369, 376-377
  영양 부족이 ~에 미치는 영향 377-379
  우울증이 ~에 미치는 영향 309
  행동과 ~, 350-352

면역성 악화 282
  스트레스로 인한 ~, 64
면역학적 분석 313
명상을 통한 긴장 완화 306
모르핀 263
모어(Mohr, Fritz) 37
모차르트(Mozart, Leopold) 229
모차르트(Mozart, Wolfgang Amadeus) 330
모튼(Morton, Don) 321, 322, 335, 336
목적 16, 17, 18, 172, 262, 277, 280, 356
  ~과 면역계 106, 316
목적론적 추론 266
몰리(Morley, Christopher) 198
몰리(Morley, John) 309, 315
몰리에르(Molière, Jean-Baptiste Poquelin) 209
무기 물질(미네랄) 보급 80
무기 물질(미네랄) 부족 80, 93
무력 33, 119, 343
  ~감 246, 332
  ~으로부터 벗어나기 위한 기법 123-131, 133
문학
  ~속의 의사 245-257
《문학 속의 의사 The Physician in Literature》(강좌) 245-257
미국 국립 보건 통계 조사국 214
미국 국립 심장, 폐, 혈액 연구소 212, 213
미국 국립 조사 연구 협의회, 식품 및

영양 보급 위원회, 의학 교육에서의 영양학 관련 분과 위원회 382-387
미국 상원 노화 특별 분과 위원회 214
미국 소아과 학회, 태아 및 신생아 위원회 220
《미국 유머의 금고 Subtreasury of American Humor》(화이트) 196
미국 의과 대학 협의회(AAMC) 384, 386
〈미국의 민주주의 Democracy in America〉(토크빌) 298
《미국 의학 협회지 Journal of the American Medical Associaton(JAMA)》 170
연방 식품 의약품국(FDA) 91, 220, 222
밀러(Miller, Bea Ammidown) 187, 308
밀러(Miller, Neal E.) 299, 349, 351, 367

【ㅂ】

바버러(Barbera, Joseph) 184
바스트(Bast, Robert) 185
〈바스티엔과 바스티에네 Bastien und Bastienne〉(오페라) 230
바예이(Bailly, Jean-Sylvain) 228
바이러스성 전염병 369
바이스만(Weismann, Marcia) 185
박테리아 211, 246
반발 현상 271
반슨(Bahnson, Claus B.) 260, 264, 269, 270, 283, 311
발륨 84-85, 88-89

발리우스(Baillieux, Rudy E.) 350, 351, 353
방사 121, 122, 126, 271
  엑스선의 ~, 216, 217
  흉선의 ~, 210
백혈병 319
버글랜드(Bergland, Richard) 236
버먼(Behrman, Richard) 382
버크(Berk, Lee S.) 188
버틀러(Butler, Samuel) 251
범죄 159
  질병과 ~, 144-154
베네스(Benes, Elizabeth) 258-259, 296
베르나르(Bernard, Claude) 37, 257, 362
베세도프스키(Besedovsky, Hugo O.) 352, 372
베타 엔도르핀 316, 371
베팅겐(Bettingen, Burton) 289, 291-297
벤슨(Benson, Herbert) 305, 306
벤저민(Benjamin, Harold) 118
벤트위치(Bentwich, Zvi) 301
병리학 267, 268
병원 내부의 교육 훈련 계획 302-303
보조 T 세포
  에이즈 환자의 ~의 감소 310
복(Bok, Derek) 65
부신 363
부작용 223, 300
부정맥 80
부정적 예상 269, 345
  ~가 치료에 미치는 영향 119

~과 노화 316-317
부정적 정서 29, 159
　~가 건강에 미치는 영향 281
　~가 신체의 화학 작용에 미치는 영향 16, 357
　~와 면역계 111, 120-123
　~의 생리적 효과 181
부질없는 기대와 부질없는 불안 136-143, 144, 148, 149, 346
분노 181, 187
불수의 신체 반응
　~의 조절 367
　또한 자율 신경계 항목을 보라.
불안 17, 33, 58, 98, 187, 306
　~과 부정적 진단 85
　~에 대한 검사 323
　~에 대한 생리적 반응 181
불편감 180
브라운(Brown, Patty) 295, 296
브레슬로(Breslow, Devra) 185, 307
브레이드(Braid, James) 234, 244
브레즈니츠(Breznitz, Shlomo) 312
브로디(Brody, Jane) 189-190
브로모 키니네(Bromo-quinine) 222
브론테(Brontë, Emily) 250
블레일럭(Blalock, J. Edwin) 62
블로크(Bulloch, Karen) 111, 352, 372, 373, 376
블루밍(Bluming, Avrum) 43-45, 164-165
B 세포 121, 351
비더(Bidder, Friedrich) 35
비만 92, 380

비샤(Bichat, Marie-Francois-Xavier) 266
비장 178, 352
　~과 면역계 59, 110, 266
비처(Beecher, Henry K.) 37, 300, 366

【ㅅ】

사고
　생화학적 실체로서 ~, 298-302
사기 98
사랑 17, 46, 106, 172, 277, 280, 365
〈사랑, 의술 그리고 기적 Love, Medicine and Miracles〉(시걸) 149
사망 46, 148, 366
　불필요한 수술로 인한 ~, 214
사혈(치료) 207-209
'사회와 인간의 가치'(공개 토론회) 20
사회의 지원 349
〈산사람 The Woodlanders〉(하디) 251
산화 방지제 319
삶에의 의욕 17, 38, 43, 46, 59, 106, 123, 141-143, 149, 159, 172, 253, 262, 284-285, 331, 341, 356, 392
　의사에 의해 고무된 ~, 137
　~의 유익한 효과 18, 32, 279-280
삶의 질 88, 98, 147, 279, 288
　~의 개선 306
　심장 이식 수술 환자의 ~, 313
　측관 수술 환자의 ~, 212
　태도가 ~에 미치는 영향 280, 281

〈상당히 진행된 악성 질병에 있어서 심리
　사회학적 요인과 생존과의 상관 관계
　Psychosocial Correlates of Survival in
　Advanced Malignant Disease〉(캐슬리
　스) 279-282
상상 187
　지도에 의한 ~, 274, 306, 307
상상력(창작력) 248
〈상상의 환자 Imaginary Invalid〉(몰리에
　르) 209
상상 훈련 312
상실 368
새뮤얼즈(Samuels, Arthur) 296
《새터디이 리뷰 Saturday Review》 18,
　19, 20, 21, 44, 73, 75, 330
　~의 독자 연락란 197, 198-201
샌프란시스코의 캘리포니아 대학 261
생리학적 측정 270
생명 147-148
　~의 연장 46, 147-148, 250, 315,
　331
　~의 이해 197
'생명의 유체'(메즈머) 230, 232
생물학
　신념이 ~에 미치는 영향 301-313,
　358
　정서의 ~, 15-39, 62-63
　희망의 ~, 106
　또한 정서가 ~적 작용에 미치는 영향
　에 관한 과학적 증거 항목을 보라.
생식기 포진 311
생존 기간의 연장 46, 147-148, 250,
　315, 331

또한 잔여 생존 기간의 연장 항목을 보
　라.
생체 임상 의학 264, 267
생체 자기 제어 기법 123, 133, 367
생활 양식 29, 42, 92, 108-109, 320
　질병과 ~의 조절, 82, 83, 211, 312-
　313
생활 환경
　~이 신체의 여러 계통에 미치는 영향
　365
샤르코(장 마르탱) 234, 362-363
샤비트(Shavit, Yehuda) 274
샤인(Shine, Kenneth) 74, 79, 90, 167
　~에게 제출한 커즌즈의 보고 342-358
샤펠리(Chiappelli, Francesco) 371
섀너헌(Shanahan, Fergus) 371, 375
서치맨(Suchman, Anthony) 300
서펜타닐(Sufentanil) 263
서프(Cerf, Bennett) 176
선천적 파괴(NK) 세포의 활동 122,
　309, 351, 371
　~과 만성 피로 증후군 377
　노인과 ~, 315-316
　부정적 정서가 ~에 미치는 영향 121
　우울증이 ~에 미치는 영향 282
설먼(Shulman, Joyce) 238-242
설먼(Shulman, Lee) 238-242
성 요셉 병원(휴스턴) 182-184
성 요한 병원(로스앤젤레스) 184
성장 47, 101, 169
성형 수술 215
세네카(Seneca) 65
세르카르츠(Sercarz, Eli) 312

세포 독소 T 세포 122, 371
세풀베다(캘리포니아) 재향 군인 병원 191-195
셀렌 319
셀리에(Selye, Hans) 37, 41-42, 265, 366
셔피로(Shapiro, David) 337
소극적 태도 288
소화계 36, 319
손에 피를 보내는 기법 114, 123-124, 125-126, 131-133, 163, 164, 331
손태그(Sontag, Susan) 246
솔러먼(Solomon, George F.) 109, 111, 165, 261, 309-311, 315-316, 376
 특별 연구 위원으로서의 ~, 263, 266-271, 283
솔먼(Solmon, Lewis) 308
솔크(Salk, Jonas Edward) 368
송과선 352
쇽(Shock, Nathan) 319
수면 상태 374
수명의 연장 119, 137, 318
 ~과 심리 사회적 요인 288
 AIDS 환자의 ~, 310-311
 ~의 단계 148
수술 145, 360, 391
 불필요한 ~, 211-212, 214-215
 ~에서의 그릇된 조치 213-214
 ~에서의 위험 215-216
 ~에서의 환자의 태도 161-164
 최면하의 ~, 235
수술 동의서 216, 299, 347

수은 220
순환계 63, 319, 380
슈미트(Schmidt, Carl) 35-36
슈바이처의 윤리 66
슈왈츠(Schwartz Gary E.) 187
스노(Snow, C. P.) 256
스위프트(Swift, Jonathan) 209
스타인(Stein, Marvin) 121, 271, 309
스타인벡(Steinbeck, John) 252
스텔린(Stehlin, John) 182-184
스톤(Stone, Arthur A.) 306
스트레스 41, 98, 106, 108, 123, 211, 247
 ~와 면역계 64-65, 271, 306, 312, 316, 349, 368-369
 ~와 면역성 351, 368, 377
 ~와 바이러스성 전염병의 감염 가능성 369
 ~와 병 253, 268
 ~와 심근 이스케미어 304
 ~와 암 122
 ~와 질병 366
 ~와 콜레스테롤 수준 380
 ~의 완화로서 웃음 180
 ~의 제어 350
 ~의 치료와 최면술 237
 생활 양식과 ~, 29
스트레스 반응 366
스트레스 호르몬 188
스티븐즈(Stephens, Robert L.) 312
스펙터(Spector, Novera Herbert) 178, 350
스피노자(Spinoza, Benedictus de) 361

찾아보기 445

슬픔(비애) 181, 187
〈승부 없는 싸움 In Dubious Battle〉(스타인벡) 252
시걸(Siegel, Bernie S.) 149
시더스 시나이 병원(로스앤젤레스) 185-186
시상 하부 105, 352, 372
식사(식이) 요법 42, 92, 211, 379-380, 381
신 361
신경계 221, 260, 264, 313
　~로부터 오는 감각 자극 입력 105
　~와 신체 회복 계통 309
　정서가 ~에 미치는 영향 36
　정서와 ~의 질병 363
　진통제가 ~에 미치는 영향 89
신경 내분비계 62, 352, 372, 376
신경 생리학 369-370
신경 세포 104
신경 세포 발달 요인 374-375
신경 아세포종 376
신경 전달 물질 271, 309
신경성 식욕 부진 221, 371
신념 17, 46, 106, 172, 262, 277, 280, 365
신념과 생물학 300-313
신념 체계
　통증 조절에 있어서의 ~, 240-243, 244
신체 38, 105-106, 133
　~가 분비하는 진통 물질 243, 271, 301
　~의 강인성 33, 356

~의 관한 지식 211, 391
~의 대체 계통을 활성화하는 데 있어서의 뇌의 역할 108-110, 135
~의 약제실 59
~의 자기 회복 능력 168-169
~의 투병 능력 188
또한 ~의 치유 계통 항목을 보라.
신체의 계통 264
신체의 자구 142-143, 389
　~ 진단에 의한 손상 119
　~에 관한 지식 258
　~의 동원 122
〈신체의 지혜 Wisdom of the Body〉(캐넌) 36, 364
신체적 요인
　건강과 질병에 관련된 ~, 281, 341
　~과 신체 기능의 변화 364
신체 화학 17
실라이퍼(Schleifer, Steven) 121, 309
실버즈(Silvers, Evelyn) 325
심근 이스케미어(심근 국소 빈혈증) 304
심기증 248
심리(정신) 요법 114, 115, 216, 311
심리적 요인
　~과 면역 기능 309-310
　암에서의 ~, 281-282
　의사의 의사 소통에서의 ~, 65
　~의 측정 270, 283
　질병에서의 ~, 48-49, 234-235, 302, 341
심장 178, 319
　~의 자기 회복 능력 33, 82, 83, 211
자연적 측관 109

심장 검사 303
심장 기능/문제 78-82, 83, 91, 349
심장 맥박 조정기 이식 214-215, 357-358
심장 발작 116
심장병 116, 117
또한 심장 기능 및 심장 문제 항목을 보라.
심혈관병 319

【ㅇ】

아리스토텔레스(Aristoteles) 17, 360
아미도피린 220
아스피린 91
아시모프(Asimov, Isaac) 196
아연 결핍 378-379
아이젠(Isen, Alice M.) 179
악성 흑색종 261, 270-272, 282, 283, 354
 ~환자에 대한 연구 계획 322-338, 339-341
악액질 377
알렉산더(Alexander, Franz Georg) 37, 364
알츠하이머병 63, 374-375
알코올 중독 235, 349, 379
암 75-79, 116-117, 149, 164-166, 319
 ~과 과식 381
 ~과 스트레스 121
 ~과 영양 불량 377-378
 ~과 우울증 110, 164, 290, 332
 ~과 정서 표현 282

 ~에 있어서의 면역계에 미치는 엔케팔린의 영향 107
 ~에 있어서의 심리 사회적 요인 281-282, 283-288, 369-370
 ~에 있어서의 심리적 요인의 측정 282
 ~에 있어서의 정서적 요인 260, 368
 ~의 원인 281
 ~의 진단에 대한 반응 118-120, 123
 ~의 치료 263
 태도가 ~에 미치는 영향 275-284
 또한 유방암 항목을 보라.
암시의 힘 223, 233, 234
 ~에 관한 연구 302
암 연구 262
암의 심리 사회적 요인 283-288, 370
암 환자
 ~를 위한 유머 요법 191-196
 ~의 마음 가짐과 투병 능력 321-339, 339-341
 ~의 생존 기간 370
 ~의 아연 결핍 378-379
 ~의 정서적/심리적 면모에 관한 개요 311-312
 ~의 특징 370
암페타민(Amphetamine) 221
압델-카리엠(Abdel-Kariem, Faisal) 371
애더(Ader, Robert) 35, 261, 300, 349, 351
애런슨(Aronson, Stanley M.) 382
앤턴(Anton, Peter) 375
앨포트(Allport, Gordon) 179
야빅(Jarvik, Lissy) 26
야빅(Jarvik, Murray) 26

약물
~ 사용의 장단점 264
유해 ~, 220-221
또한 약물 요법 항목을 보라.
약물 남용 89
약물 요법 156, 356, 367
　감독의 필요성 223
　~에서의 과오 219-223
　~의 문제점 90-94
　투약 사실을 의사에게 고지 85-88
약물 의존 90, 235, 300
약물 조건 반사 300
약물 체중 감량 220-221
〈약물 투여의 위험 Hazards of Medication〉 223
얀코비치(Janković, Branislav D.) 349
어윈(Irwin, Michael) 312
에너지 269
에르하르트(Erhard, Werner) 240
에이버릴(Averill, James R.) 180-181
에이즈(AIDS) 107, 263, 319, 353, 375
　~ 환자의 심리적 특징 311
　~ 환자의 태도 및 예후 109-112
에즈데일(Esdaile, James) 234, 244
에크먼(Eckman, Paul) 181
에피네프린 253
엑스레이 216-217
엔도르핀 33, 107, 167, 171, 253, 301, 309, 371
　~에 관한 연구 263
　~의 역할 195
　~의 통증 억제 효과 261
NK 세포 64, 263, 324, 340, 354, 379

엔케팔린 107, 167, 171, 253, 265, 371
L 도파 88
엘키스(Elkes, Joel) 51, 368
엡스타인 바 바이러스(Epstein-Barr virus) 64
엥겔(Engel, George L.) 37, 368
《연구자의 길 The Way of an Investigator》(캐넌) 36
염증성 대장병 375
영양 보급 80, 88, 98, 123, 211, 319-320, 360
　의사와 ~, 378-387
영양 실조 377-379
영양학 교육 383-387
영혼 360
예방 의학 319, 360
예상 수명 319, 320
　영양 보급과 ~, 379-381
예술 254
예술 요법 308, 368
예후 281
　질병 확정의 생물학 276, 280
오레건(O'regan, Brendan) 268
오슬러(Osler, William) 경 20, 160, 250, 362-363
오진 167, 215
오피오이드 309
와이너(Weiner, Herbert) 26, 261, 353, 374-375
　특별 연구 위원으로서의 ~, 262, 264, 266, 267, 274
와인버거(Weinberger, Howard) 74
완화(호전) 42, 58, 76, 137, 138

예상치 않은 병세의 ~, 147, 269, 344, 345, 357
완화율 171
요기(요가 수행자) 132-133
용서 151, 153
우연히 발견한 것 265, 267
우울증 17, 98, 123, 149, 263, 306, 349, 394
　~ 검사 323
　~과 NK 세포 활동 282
　~과 건강 341
　~과 암 110, 163-164, 290, 331
　~과 억제된 면역성 120-122, 309
　~이 면역계에 미치는 영향 121, 136, 235, 324, 332-336, 357
　중증 진단 후의 ~, 114, 119, 123, 136, 147, 161, 246, 290, 332, 343
　질병의 원인으로서의 ~, 33, 58, 357
　투병에서의 자기 제어 기법 133
운동 92, 98, 108, 211, 319, 360
　~과 적극적 정서 187
　~으로서의 웃음 179
운동 후 전기 심전도 검사 303
운터마이어(Untermeyer, Louis) 198
울코트(Wolcott, Deane) 313
울프(Wolf, Stewart) 369
울프(Wolff, Harold G.) 365
웃음 170-205, 262, 331
　스트레스 해소책으로서의 ~, 180
　~의 소재 196-197, 202-205
　~의 유익한 효과 172-173, 178-184, 187-197, 392

　~의 유익한 효과에 대한 오해 172, 277-278, 280
　~이 면역계에 미치는 영향 188-189
　진통제로서의 ~, 195
　치료법으로서의 ~, 28, 32
'웃음의 손수레' 189, 308
워렌(Warren Stafford) 20
워싱턴(Washington, George) 206-208
워싱턴(Washington, Martha) 206-208
월시(Walsh, James) 178
〈월장석 The Moonstone〉(콜린스) 251
월포드(Walford, Roy) 380
웨스트(West, L. Jolyon "Jolly") 21, 26, 29, 41, 218, 224, 237, 244, 322, 355
　~와 UCLA 정신 의학 및 행동 과학과 26
　특별 연구 위원으로서의 ~, 260
웰니스 공동체 109, 118-119
웰스(Wells, H. G.) 318
웰치(Welch, William Henry) 363
위 캔 두(We can do)! (단체) 308
위닉(Winick, Myron) 382
위생 환경
　~이 환자에 미치는 영향 302
　또한 치료 환경 항목을 보라.
위약 20, 349
위약의 효과 219, 299-302, 366, 369
위장관계 349, 351
윌리엄 도너 재단 382
유도된 상상 261, 306, 307-308
유머 173-174, 179
　~와 스트레스 174

통증 완화와 ~, 180
유머 요법 171, 181-187, 190-199, 308
~을 위한 자료 출처 196-197, 202-205
유머/X̀ 187, 308
유방암 120, 162-163, 282, 288, 312
UCLA 정신 신경 면역학 특별 연구 위원회 290, 298
~가 지원한 연구 300, 301, 304, 305, 307, 313, 315, 348-358, 371-376
~의 발족 258-274
캐슬리스 논쟁과 ~, 281-283
〈은유로서의 질병 Illness as Metaphor〉(손태그) 246
의료 과오 206-223
의료 과오 소송 53, 57
진단과 ~, 120, 136, 138, 344
의료 문제
근저에 깔려 있는 ~, 155-169
~에서의 심리적 요소 및 정서적 요소 35
의료 비용 52, 53-54, 83
불필요한 수술 214
심장 맥박 조정기 214
의사/병원 72-73
측관 수술 212
의료 업무 54
또한 환자와 의사와의 관계, 기법 항목을 보라.
의료인의 인간성 54, 368
의사 57-59, 73-74, 252-253, 304-305, 351

문학 속의 ~, 245-257
~와 신체의 면역력 335
~와 질병의 비의료적 원인 158, 159
~와 치료 환경 356-357
~와 희망 147
~와 희망의 생물학 165-168
~의 선택 54-57
~의 역할 284, 357, 388
~의 영웅적 역할 251
~의 인간성 51
~의 자질 66, 387-388
~의 진단술 358
~의 태도 361, 365, 369
정서의 생리적 효과에 대한 ~의 반응 18, 29-31, 278, 341, 354
환자가 자체 치료 수단을 총동원함에 있어서의 ~의 역할 97
환자의 정서적 요구에 대한 ~의 민감성 367
또한 의사의 화술, 환자와 의사와의 관계 항목을 보라.
의사와 환자와의 대화(의사 소통) 83, 96, 285-287, 288
~에 관한 연구 304-305
의사의 신조 387-392
의사의 윤리 54, 307
《의사의 탁상용 참고서 Physicians' Desk Reference》 86, 223
의사의 화술 49, 53, 55, 57-58, 65, 74, 120
~의 중요성 343-344, 345-346, 356
의술 57, 169, 257, 360, 389
의식 107, 263

의약품
  ~과 여성 52-54
  ~의 변화 254
의학 26, 144, 145, 169, 358, 389
  ~과 의술 27
  ~과 신체 자체의 수단에 관한 지식 268
  ~과 정서의 생물학 28-31
의학 교육 기관 385
  ~의 입시 정책 50-52, 256
  또한 의학 교육 항목을 보라.
의학 교육에서의 교양 과정 51, 65, 247, 254, 256
의학의 철학 49, 53, 273
이뇨제산 93
《이반 일리이치의 죽음 The Death of Ivan Ilyich》(톨스토이) 249
이스트먼(Eastman, Max) 330-331
이타주의 66
《인간의 본질 The Nature of Man》(메츠니코프) 317-318
인간의 생명 39, 365
인간의 신체: 신체 항목을 보라.
인간의 완전성 318
인간의 유일 무이성 46, 252, 262
인간의 정신 46, 97, 305
인간의 조건 257, 259
인슐린 요법 377
인슐린 충격 217-218
인터루킨-1(IL-1) 352, 375
인터루킨-2(IL-2) 272, 316
인터루킨-2 세포 122
인터페론 107, 253, 263

인턴
  ~ 기간 66-68, 161
일반 개업의 54
일반 의사 53
일반 적응 증후군(GAS) 366
임신 221, 222
임파선 59
잉겔핑거(Ingelfinger, Franz) 19, 62, 168, 268, 356, 367

【ㅈ】

자궁 절제 수술 214
자기 면역증 372-373
자신감 88, 147, 161, 332
  ~과 약물 효과 300
  ~과 회복 38
  의사에 대한 신뢰 59, 68, 285
  치료와 ~, 51
자신감(안심) 97-98, 116, 356
  환자의 ~, 96, 97-98
자율 신경계 63, 132-133, 264, 331, 367
자율 신체 기능에 대한 조절 122-131, 133, 331
자켈(Sakel, Manfred) 218
재생 33, 100
재처방 85, 87, 91
저밀도 리포 프로테인(LDL) 320, 380
적극적 태도 356-357
  ~가 면역계에 미치는 영향 310
  ~가 치유계에 미치는 영향 281
  ~와 암에 대한 반응 282, 288

~와 좌절감 276
적응성 있는 대처 능력 310, 365
적혈구 36, 110, 352
전기 경련(충격) 요법 218, 219, 350
전문화(의료) 52-53, 120
전신 근육통성 류머티즘 166
전이 271
전환 히스테리 234-235, 362
정년 317
정서 17, 37, 360, 361, 372
　~와 건강 279-284
　~와 뇌 105, 106, 319
　~와 면역계에 미치는 영향 33, 59, 310-313, 337, 341
　~와 생물학적 변화 63
　~와 신경계의 질병 363
　~와 신체 변화 363
　~의 생화학(적 작용) 108, 246, 258, 260, 262, 266, 342, 371-377, 392
　~의 심리적 효과 36, 337
　~질병 245-257, 321-338, 339-341
　또한 ~의 생물학, 부정적 ~, 긍정적 ~ 항목을 보라.
정서 상태
　~의 생리적 반응 181
　~의 생화학(적 작용) 262, 266
　~의 생화학적 효과 121-123
　~의 치료법으로서의 최면술 235
　진단시의 ~, 344
정서 상태의 분석표(POMS) 323, 332
〈정서와 신체 변화 Emotions and Bodily Changes〉(던바) 366
정서의 생화학(적 작용) 108, 246, 258,
260, 262, 266, 392
　~에 관한 연구 342, 370-377
정서의 표현 282
정서 장애(비통)
　~와 DNA 회복 309
정서적 억제 282
정서적 요인 281, 301
암의 ~, 260
면역계의 활성제로서 ~, 111, 290
정서적 지원 284, 307, 370
정신 273, 301, 309
정신 분열병 217-219, 221, 349, 374
　~의 유전적 요인 376
정신 분열병 또는 조울병 217-218
정신 상태 277, 281, 309, 313, 363, 367
　~의 생물학적 효과 348-356
《정신 생물학 Psychobiology》(와이너) 25, 262, 353
정신 신경 면역학 16-17, 35-37, 62-65, 261, 368
　~세계 대회 348-356
　~에 관련된 연구 265, 269-270, 272-274, 290, 298-313, 368
　~에 관련된 연락망 273
　또한 ~ 특별 연구 위원회 항목을 보라.
《정신 신경 면역학 Psychoneuroimmunology》(애더) 261
정신 신체 의학 27, 364, 367
정신 신체 증상 389-391
정신 약리학 368
정신 의학 217-219, 235, 364

정신 장애 235
《정신과 면역 : 행동 면역학 Mind and Immunity : Behavioral Immunology》 (문헌 목록) 302
정신과 신체와의 관련 281, 314, 316, 366
~에 관한 과학적 증거 299-313, 341
정신과 신체의 훈련 110
정신의 분비 36
제 3 자 지급인 83, 212
제임스(James, William) 318, 362, 369
제퍼슨(Jefferson, Thomas) 226
조브(Jobe, Frank) 131
조언 크러크 재단(Joan B. Kroc Foundation) 259
조절 기전 252
조절감(환자) 164
'조화 클럽' 227, 232
존스 홉킨스 대학 병원 221
종교 150
종양 괴사 요인(TNF) 375
종양 전문의 269, 335
　암에 관련된 ~와 심리 사회적 요인 283-288
종양의 성장 263, 271, 350
~과 엔도르핀/엔케팔린 107
태도/정서가 ~에 미치는 영향 121, 282
좌절 17, 41
〈죄와 벌 Crime and Punishment〉(도스토예프스키) 250
주치의 120
중독 89, 91, 223,

중추 신경계 62, 219, 275
쥬셔(Jussieu, Antoine-Laurent de) 228, 233
즐거움 337
증상
　진단시의 ~의 악화 113-118, 137, 333-344
　밑에 깔려 있는 문제점으로서의 ~, 155, 157
지건즈(Zegans, Leonard) 311
지겔보임(Zighelboim, Jacob) 374
〈지방 의사 The District Doctor〉(투르게네프) 250
지성 103, 264
~의 직접 사용 274
지원 단체 357
진단 53
~시의 환자와 의사와의 대화 83
~을 부인하지 말라, 그러나 그것을 거부하라! 58, 109, 113-135, 310, 331
~의 전달 방법 57-58, 65, 69-70, 116, 119-121, 136-137, 138-143, 148, 343-344, 358
~의 정확성 389
진단시의 경제적 요인 83, 119-120
진저(Zinsser, Hans) 266
진정제(항울증 제제) 84-86, 90
진통제 93, 134, 220, 223, 263, 391
~로서의 웃음 171-172, 195
~에 관련된 문제점 91, 92
~의 남용(오용) 89
~의 중독 가능성 223

뇌가 생성하는 ~, 107, 236
자연적 ~, 265
진화 364
질병 49, 100-101, 319, 353
　~과 관련된 불안과 우울증 58
　~과 관련된 행동 요인 261
　~과 면역학적 변화 313
　~과 삶의 양식 320
　~과 스트레스 366
　~과 영양 부족 379-380
　~과 정서적 요인 301
　~과 정신 상태 277
　~의 본질과 치료 255
　~의 심리적 요인 48-49, 235, 301
　심리 사회적 요인을 능가하는 ~의 생물학 276, 280
　태도가 ~에 미치는 영향 275-283
　투병의 신체 기전 134
질병에 대한 심리 사회적 적응(PAIS) 323, 334
〈질병의 해부 Anatomy of an Illness〉(커즌즈) 42, 144, 171, 181, 183, 189, 277
집단 지원 체계 308
집단 최면 237, 238-244
집단 히스테리 232

【ㅊ】

착한 사마리아인의 병원(로스앤젤레스) 185
창조성 121, 254, 256
　치료에 있어서의 ~, 182
처방 93, 209
처벌
　~로서의 질병 149-154
척추 관절염 166, 317, 372
철학 254, 256, 257, 318, 369
〈청년 The Adolescent〉(도스토예프스키) 196
최면(최면술) 40, 223, 224, 234-236, 237, 302 362
　집단 ~, 237, 238-244
최면 마취 244
최면 상태 234
충수 210
측관 수술 78, 79, 80, 212-213, 214
치료 75, 284-285
　~에 도움을 주는 긍정적 정서 278, 280
　~의 길 367
　~ 환경 260, 346, 357
치료(의료 조치) 18, 48, 96, 343, 359, 365
　개별적 ~, 172
　~의 자기 제한 356
　~요인 263
　~시의 의사와 환자와의 의사 소통 83
　~시의 의사의 역할 252-253, 284, 344, 347
　~에 대한 상이한 반응 288
　~에 대한 이해 370
　~에 있어서 희망 145
　~에서의 신념이 생물학(적 작용)에 미치는 영향 301

~와 위약 299
~으로서의 생체 자동 제어 기법 133
~의 균형잡힌 특성 389
치료로서의 예술 프로그램 307
치료에의 순응 98, 284, 305
치료 환경 53, 59, 75, 119, 281, 343, 358
~과 도전 357
~과 태도 37, 280
~수술 동의서 347
~에 관련된 환자의 책임 164
우울증의 완화와 ~, 290
~의 개선 43, 126
~의 영향 184
~의 중요성 138
최선의 ~, 149
치매 349, 375
치아 210, 211
치유 268
~ 계통의 장소 169
~ 수단으로서의 마음 135, 305, 331, 359
인간의 ~ 수단 254
치유 과정 262, 309, 331, 360
〈치유되는 심장 The Healing Heart〉(커즌즈) 303
친구 284, 357
침술 244

【ㅋ】

카네기 재단 382
칼륨 80, 93

칼슘 80
〈캉디드 Candide〉(볼테르) 249
캐넌(Cannon, Walter Bradford) 36, 41, 62, 110, 211, 352, 362, 363-364, 391
캐넘(Cannom, David) 74, 79-80, 81-82, 133, 185
캐슬리스(Cassileth, Barrie R.) 275-276, 278-283
캐츠(Katz, Alfred) 312
캐츠(Katz, Ronald) 299
캐플런(Kaplan, Sherrie) 304-305
커(Kerr, Douglas S.) 382
커블(Covel, Mitchel) 74, 93, 116, 159, 345
커즌즈(Cousins, Norman)
〈질병의 해부 Anatomy of an Illness〉 42, 144, 171, 181, 183, 189, 277, 280
〈치유되는 심장 The Healing Heart〉 303
~의 투병 체험 31-33, 75, 100, 133-134, 166-167, 171-172, 317, 331
~의 민원 조사관으로서의 역할 69, 74
~의 신념 267, 339-341, 355-356
~의 최종 보고서 342-358
웃음의 유익한 효과에 대한 논쟁 171-172, 277-278, 280
~와 환자와의 협조 40-47, 69-101, 113-117, 122-131, 145, 147, 148, 150-151, 159-165, 322-323, 342-343, 344

커즌즈(Cousins, Eleanor Ellen) 22,
24, 42, 45, 239, 289, 295
컬럼비아 내과 및 외과 의학 대학 19
케미니(Kemeny, Margaret) 274, 310,
311
케틀러(Kettler, James) 382
켈러(Keller, Steven E.) 309
켈시(Kelsey, Francis) 222
코건(Cogan, Dennis) 180
코건(Cogan, Rosemary) 180
코르네바(Korneva, Elena A.) 105,
350, 352
코빈(Kobin, Bill) 292-293
〈코시 판 투테 Cosi Fan Tutte〉(오페라)
230
코시체크(Kositchek, Bob) 74
코티솔 189, 371, 374
코헨(Cohen, Nicholas) 300
콜레스테롤 수준 63, 380
콜리스(Corless, Inge B.) 307
콜린스(Collins, Wilkie) 251
콩도르세(Condorcet, Marie-Jean, Marquis de) 225
쿠프(Koop, C. Everett) 381
크러크(Kroc, Joan) 258-259, 260,
267, 293-294, 296, 297, 323
크러크(Kroc, Ray) 258
클라크(Clark, William R.) 371
클레멘트(Clemente, Carmine) 102-
103, 104, 355
~과 특별 연구 위원회 260, 262,
264, 273
클리먼(Kleeman, Charles 'Chuck') 29

클리멘코(Klimenko, Viktor M.) 105
클링(Kling, Arthur) 374, 376
키니네 222
키선(Kissen, David M.) 369
키콜트 글라저(Kiecolt-Glaser, Janice)
63-64, 121, 307, 349

【ㅌ】

타액 면역 글로블린 A(sIgA)의 집결 188
타워즈(Towers, Bernard) 19, 25
"과학, 법률 및 인간의 가치" 계획 48
특별 연구 위원으로서의 ~, 260-262,
268, 269-270, 274, 307
《타임 Time》지 257-276
탈리도마이드 222
태도 29, 37, 253, 341
~가 가족들에게 미치는 영향 44-47
~가 면역계에 미치는 영향 33, 110-
111, 265
~가 일으키는 생화학적/생물학적 변화
63, 244, 258, 260
~가 일으키는 신체 변화 299
~가 질병에 미치는 영향 17, 18, 28,
276-283
~가 통증에 미치는 영향 391
~와 악성 흑색종 261
~와 암 284
~와 치료 환경 75
의사의 ~, 361, 365, 369
또한 적극적 태도 항목을 보라.
테모속(Temoshok, Lydia) 282
테일러(Taylor, Jane) 312

토머스(Thomas, Lewis) 37
토크빌(Tocqueville, Alexis de) 297
톨스토이(Tolstoy, Lev) 249, 253
통제력의 상실 246
〈통조림 공장이 있는 거리 Cannery Row〉(스타인벡) 252
통증 314
  기대와 ~의 완화 301
  뇌에 의한 ~의 제어 236, 243-244
  신체의 메시지로서의 ~, 134, 389-391
  웃음이 ~에 미치는 효과 171-172, 196
  유머와 ~의 완화 180
  ~에 대한 진통 반응 265
  ~의 생물학 261
투르게네프(Turgenev, Ivan) 250
투병 전략 316, 326, 349
'투쟁 또는 도피' 반응 105, 363, 373
T 세포 64, 121, 312, 324, 352

【ㅍ】

파라디스(Paradis, Maria Theresa von) 230
파라켈수스(Paracelsus) 227, 360-361
파리드(Fareed, Omar) 19, 23, 74, 167, 345
파리 왕립 학술원 231
파블로프(Pavlov, Ivan Petrovich) 35-36, 363
파스테르나크(Pasternak, Boris) 245-246, 249

파우지(Fawzy, Fawzy I.)
  ~와 도전자의 단체 325-326, 330, 331, 336, 340
  특별 연구 위원으로서의 ~, 261-262, 269, 302, 345
파이어 워킹 237, 238-244
파킨슨병 84, 87-89, 116, 349
패배주의 43, 45, 112, 135
퍼시(Percy, Walker) 252
퍼킨즈(Perkins, Maxwell) 330
퍼터먼(Futterman, Ann) 337
퍼트(Pert, Candace B.) 108, 353
퍼헤이(Fahey, John L.) 260, 265, 271, 273-274, 313, 321, 336, 354
페팅게일(Pettingale, Keith W.) 281
〈폐허 속의 사랑 Love in the Ruins〉(퍼시) 252
펜타닐 263
펠턴(Felten, David L.) 264, 351, 353-354
펩티드: 호르몬 뉴로펩티드 항목을 보라.
편도선 210
포크너(Faulkner, William) 252
포프(Pope, Alexander) 169, 249
〈폭풍의 언덕 Wuthering Heights〉(브론테) 250
풀러(Fuller, Melville Weston) 318
퓨제그(Puységur, Marquis de) 후작 234
프라이(Fry, William) 179
프래거(Prager, Carol) 275
프래그머티즘 362

찾아보기 457

프랭크(Frank, Jerome D.) 366-367
프랭클린(Franklin, Benjamin) 225-226, 228, 232-233, 237, 318
프로이트(Freud, Sigmund) 235, 362
프루스트(Proust, Marcel) 248
프리드먼(Freedman, Daniel) 26
프리브램(Pribram, Karl H.) 369
플라톤(Platon) 359
플렉스너(Flexner, Abraham) 346
플로트니코프(Plotnikoff, Nicholas P.) 107
P 물질 375
피로 374
피부 219
피어스(Pierce, Gilbert Ashville) 318
피에르파올리(Pierpaoli, Walter) 352, 372
필딩(Fielding, J. W. L.) 299
핑호(Ping Ho) 247

【ㅎ】

하디(Hardy, Thomas) 251, 253
하인즈(Hines, Melissa) 373
합리주의 226, 361
항상성 168, 332, 362, 364
항생 물질 90, 318, 365
항정신병 약물 요법 219
항체 122, 249
항체 억제 350
행동
 ~과 면역성 61-62, 349-352
 ~과 질병 261-262

'행동 신경 면역학 세미나'(UCLA) 272
행동 의학 367, 368
행복 16, 181, 187
허버(Heber, David) 377
허버먼(Herberman, Ronald B.) 120, 282
허스(Herth, Kaye Ann) 190
허스트(Hearst, Patricia) 27
헉슬리(Huxley, Aldous) 209
헌터(Hunter, Clarence) 289-290, 296
헐(Hull, John E.) 35
헐리(Hurley, Lucille S.) 382
헤이스팅즈 힐사이드 병원(웨스트체스터, 뉴욕) 217
헤밍웨이(Hemingway, Ernest) 251, 331
헤로도투스(Herodotus) 209
헤링(Herring, Marvin E.) 189
헥사클로로펜 219
헨더슨(Henderson, Lawrence J.) 364
《현대 의료 과오 Modern Medical Mistakes》(램버트) 209
혈당 320, 377
혈압 133
혈압 강하제 92
혈침 속도 278
형광 투시경 216
호르몬 104-105, 167, 271, 309
 성장 ~, 169
 공포와 ~, 236
호르몬 약제 221-223
호지킨병 319
호흡 172, 319

'호흡하는 힘' 167
홀(Hall, Nicholas R.) 122
홀런드(Holland, Jimmie C. D.) 370
홈즈(Holmes, Oliver Wendell) 253
화이트(White, E. B.) 196
화학 요법 63, 119, 122-123, 126, 271, 299, 370
~과 영양 부족 377
~이 면역계에 미치는 영향 331-335
~이 미치는 긴장 해소 반응과 완화 효과 306
신체 자체의 ~, 142, 149, 163-164
환자 49, 215
유사한 문제점이 있는 ~의 진단 98
~의 심리적 관리 253
~의 역할 284, 305, 310, 360
치료에 대한 ~의 상이한 반응 288
환자와 의사와의 관계 38, 49, 59, 69-101, 148, 250, 370
~에 관한 특별 연구 위원회의 연구 260, 269
~에 대한 관심의 상충 136-137, 138, 140
~에 대한 불만의 사례 69-73
~와 의료 과오 소송 120
~의 몰개성화(비인격화) 52
~의 중요성 280
의학 교육에서의 ~, 345-346, 358
인턴 기간의 ~, 67-68
협조 관계로서의 ~, 124, 135, 138, 358, 392
환자와 의사와의 상호 작용
~의 중요성 285-288

환자의 목표 101, 147, 269
환자의 치료 수단 332
~과 치료 147
~의 총동원 65, 137, 145, 253, 389, 392
의사와 ~, 345
환희 17, 172, 262, 278
회복 164-166, 268, 305
~과 의사의 태도 361
~과 죄책감 145-146
설명할 수 없는 ~, 268
회복력 365
후프(Hupp, Jack) 23-24
휴머니티
의료 ~, 54, 368
의학 교육에서의 ~, 51, 65, 247-248
흉선 210, 372, 378-379
~과 면역계 59, 265, 349
~의 신경 분포 352
희망 17, 18, 43, 46, 58, 97, 100, 101, 172, 262, 277, 280, 332, 341, 345, 365, 392
~과 면역계 105
~이 암 환자에 미치는 영향 284
치료에서의 ~, 139, 147
또한 부질없는 기대와 부질없는 불안 항목을 보라.
'히로시마의 처녀들' 34
히치흐(Hitzig, William) 29, 74, 166, 171, 278
히포크라테스(Hippocrates) 17, 35, 253, 359-360
히포크라테스의 철학 53

옮기고 나서

 이 책은 노먼 커즌즈(Norman Cousins)의 《Head First : The Biology of Hope》를 완역한 것이다.
 이 책의 저자인 노먼 커즌즈는 지금까지 《질병의 해부 Anatomy of an Illness》, 《치유되는 심장 The Healing Heart》, 《권력의 병리학 The Pathology of Power》 등과 같은 명저를 포함해서 20여 권의 책을 쓴 저술가이며, 4반세기 동안이나 《새터디이 리뷰》지의 편집장을 역임한 언론인이다. 또한 그는 10년 전 UCLA의 교수로 부임한 이래 현재까지 많은 활약을 하고 있는데 특히 각종 사회 의료 복지 단체의 주요 직책을 맡고 있으며 오늘날 미국의 저명한 인물 중 한 사람으로 꼽히고 있다.
 그러나 이와 같은 사회적 경력보다 그는 자신이 중병과 투쟁하면서 그것을 극복한 한 인간으로서 자신의 생생한 체험을 통해 인간의 정신, 특히 정서 상태가 질병에 심각한 영향을 미친다는 것을 깨닫고 이를 실천으로 옮김으로써 실의에 빠진 수많은 환자들을 격려하고 용기를 주어 증상을 호전시키거나 죽음을 눈앞에 둔 중환자들까지 병마를 이기게 해 새로운 인생을 맞게 했다. 그리고 한편으로는 이와 관련된 수많은 연구 계획을 추진케 하는 데 큰 공헌을 했으며 자신도 여러 동료 의학자들과 함께 이를 과학적으로 증명하려고 노력하였다. 마침내 오늘날 그 결실을 맺기 시작하였고 그 증거가 속속 발견되고 있다.
 이 책의 주제는 '정신 신경 면역학'이라는, 저자의 끈질긴 집념과 주도하에 새롭게 이 세상에 태어난 학문 분야의 명칭이 시사하는 바와 같이 바로 인간의 정신과 내분비계와 면역계 사이의 상호 관련성을 규명하는 데 초점을 맞추고 있다. 우리의 뇌는 의식이 자리잡고 있는 곳일 뿐만 아니라 정보의 통제 센터로서 그리고 더 나아가, 선(腺)의 조절 기구로서 직접 면역계를 활성화하는 기능을 갖고 있다. 우리가 병에 걸려 실망하거나 낙심 천만해 삶의 의욕을 상실하게 되면 면역계의 기능이 저하돼 증상을 더욱 악화시킨다. 우리의 신념이나 사고, 의지나 정서는 물질이 아니라는 일반의 통념을 깨고 그것이 생화학적 실체라는 현대 의학의 획기적인 발상이 바로 이와 관련된 연구를 통해 증명되고 있는데 이 책에서는 그 연구 결과의 개요를 망라해서 독자에게 알려 주고 있다.

저자는 이러한 주제에 대해서 뿐만 아니라 현재 미국 의학계와 의료 분야의 모든 문제에 걸쳐서 광범위하고 심도 깊게 언급하고 있다. 질병과 고통의 새로운 개념, 의학 교육, 의사와 환자와의 인간적 교류의 중요성, 의료 과오, 노인 문제와 노화, 최면술, 의사와 의료 종사자의 자질 문제, 환자의 건강 유지와 영양 보급의 중요성 등을 강조하면서 의학 및 의료 분야가 미래에 지향할 방향을 이 책에서 제시하고 있다.

저자는 비전문가로서, 그러나 비전문가이기 때문에, 문제를 좀더 포괄적이고 전체적으로 접근 파악할 수 있었고 현대의 기계론적이고 환원주의적인 사고의 틀을 넘어서서 인간의 가치라는 측면과 진정한 과학인 의학과 의술의 측면에서 문제를 해결하려고 시도한 것이다. 저자가 "인간은 인간과 세계와의 관계를 이해하고 싶다는 욕망이 있다. 역사를 얼룩지게 한 과오는 바로 철학의 빈곤에 있다. 인류는 객관적인 지식과 기술을 확충해 왔지만 가장 중대한 문제를 직시하고 심사 숙고해야 하는 입장은 본질적으로 바뀌지 않았다"라고 한 말에서 짐작할 수 있듯이 저자는 휴머니즘 철학과 진정한 과학적 정신에 입각한 '인간 위주의 의술'을 강조하고 있다.

인류는 격변의 한 세기를 보내면서 모든 학문과 기술 분야에서 급속한 발전을 이루고 있으며, 이로 인해 문명의 전환기라고까지 일컬어지는 다음 세기에 이러한 것들이 인류에게 새로운 빛이 될지 아니면 혼돈과 파괴로 이끄는 견인차가 될지는 아무도 모른다. 사고와 의식의 변화가 요구되는 시대에 미국의 의학과 의료 분야에서도 새로운 바람이 일고 있다. 그것은 근본적이고 본질적인 문제에 대한 새로운 접근 방법이며 사고 방식의 전환이다. 건강과 질병에 대한 기존 개념의 변화, 신체 계통의 구조와 기전에 대한 새로운 발견과 개념의 변화, 특히 신체 고유의 자연적 치유력(치유계)에 대한 인식의 증대 및 그 활용과 더불어 면역계의 활성화를 통한 현대의 불치병인 암과 AIDS의 새로운 퇴치 방법에 대한 연구, 과학으로서의 의학과 기술로서의 의료 기법(의술)에서 진정한 인술로서의 복귀, 유전자 공학의 발달로 인한 노화와 생명의 본질에 대한 인식의 전환 등 이루 헤아릴 수 없는 거센 변화의 물결이 일고 있다. 이 책은 이러한 변화의 물결을 독자들이 확인할 수 있는 기회를 제공해 주고 있으며 특히 현대의 질병에 시달리고 있는 환자들에게 새로운 희망과 용기와 자신감을 고취시키고 있다.

지금부터 5세기 전, 스위스의 의학자며 철학자인 필립푸스 아우렐리우스 파라켈수스는 이 우주를 대우주로 인간을 소우주로 보고, 인간이란 유기체는 우주의 흐름 속에 속해 있고 다른 만유와의 관계 속에만 존속하는 것의 일부며, 인간의 정신은 이 개개의 유기체가 만들어 내는 것으로 생각하고 질병은 이 소우주 안에서 이상이 생겼기 때문에 일어나는 것이며 이것을 원래대로 환원시키는 것이 의학이라고 말했다. 이것은 의미 심장한 말이다.

저자는 의학, 약학, 생물학, 생리학, 심리학에서 문학, 사회학, 철학 등에 이르기까지 거의 모든 분야에 걸친 해박한 지식과 70 평생을 통한 경험에서 우러나온 결정체로서, 특히 의과 대학에서 보낸 10년간의 활동을 요약한 자서전으로서 이 책을 저술했다. 이러한 훌륭한 책을 번역할 기회를 갖게 되어 역자는 큰 즐거움을 느꼈지만 저자의 의도에 반한 번역을 하거나 원서의 명문을 졸역하지는 않았나 걱정이 앞선다. 잘못된 곳이 있다면 독자 여러분의 기탄없는 질정을 바라 마지않으며, 참고 자료와 참고 문헌은 혼돈을 피하기 위하여 원문 그대로 수록하였음을 밝혀 둔다.

1991년 11월

옮긴이

옮긴이
이정식 번역가
역서 《과학의 역사》《시지프스의 신화》
《프로이트의 정신 분석학 입문》《비즈니스 영어》
《토털시스템으로서의 세계》 등 다수

희망, 웃음과 치료

지은이　노먼 커즌즈
옮긴이　이 정 식
펴낸이　이 은 범

펴낸곳　(주) 범양사 출판부
　　　　서울시 용산구 동빙고동 7-14
　　　　전화 : 799-3851~5
　　　　Fax : 798-5548
사서함　서울 중앙우체국 사서함 89호
등　록　1978. 11. 10. 제2-25호

1992. 2. 6. 제1판 제1쇄　　값 9,500원
1996. 5. 6. 제1판 제2쇄